QR코드를 활용한

NEW 임상연구방법론

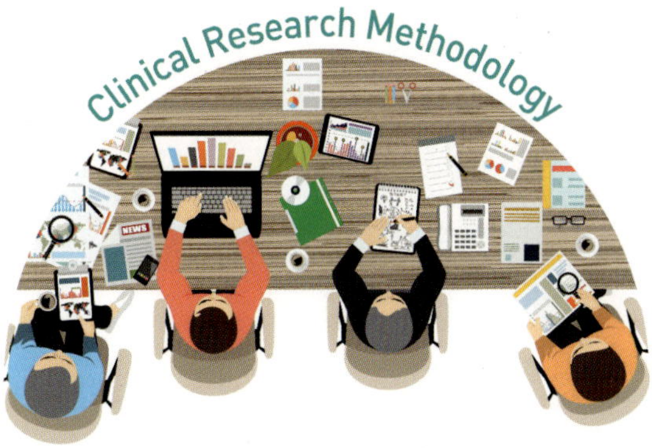

Pacific Books

Clinical Research Methodology

집필진

Clinical Research Methodology

대표저자

- 송창호(삼육대학교)
- 신원섭(대전대학교)
- 유재호(선문대학교)
- 이경진(경동대학교)
- 이규창(경남대학교)
- 이동엽(선문대학교)
- 이동진(광주보건대학교)
- 이정우(광주여자대학교)
- 조성현(남부대학교)
- 한상완(광주보건대학교)

집필진

- 강민혁(한국국제대)
- 김진섭(선문대학교)
- 김진욱(경동대학교)
- 문동철(김해대학교)
- 박대성(건양대학교)
- 박정서(대전과학기술대학교)
- 박희수(경동대학교)
- 서동권(건양대학교)
- 송창호(삼육대학교)
- 신원섭(대전대학교)
- 신준호(대전보건대학교)
- 심제명(강원대학교)
- 유경태(나사렛대학교)
- 유재호(선문대학교)
- 이경진(경동대학교)
- 이규창(경남대학교)
- 이동엽(선문대학교)
- 이동진(광주보건대학교)
- 이연섭(대원대학교)
- 이정우(광주여자대학교)
- 이종원(서영대학교)
- 이호승(충북보건과학대학교)
- 임종민(여주대학교)
- 정진규(전남과학대학교)
- 조미숙(나사렛대학교)
- 조성현(남부대학교)
- 한상완(광주보건대학교)
- 한슬기(유원대학교)
- 한진태(경성대학교)

(가나다 순)

Clinical Research Methodology

머/리/말

INTRODUCTION

현재는 4차 산업혁명이 진행 중에 있다. 정보통신 기술의 융합으로 인공지능, 로봇공학, 사물인터넷, 무인운송수단, 3차원 인쇄, 나노기술이 그 핵심이다. 4차 산업혁명은 물리적, 생물학적, 디지털적 세계를 빅 데이터에 입각해 통합시켜 다양한 분야에 응용가능하다. 보건의료분야에서도 바이오, 의료기, 헬스 케어 산업 분야에서 4차 산업혁명 기술이 많이 사용되어 지고 있으며, 개발되어진 기술과 제품에 대해 객관적 자료제출이나 검증을 요구하고 있다. 이에 따른 실험일지 작성, 공인기관의 기술 인증, 관련 선행 논문을 분석 할 수 있는 능력과 관련 학술지에 논문을 투고할 수 있는 역량 등은 점차 중요한 평가요소로 자리매김하고 있다. 뿐만 아니라 환자를 치료하는 모든 임상영역에서도 근거중심치료를 통해 중재와 관리가 체계적으로 이루어지고 있어 연구방법에 대한 이해는 매우 중요하다고 할 수 있다.

New 임상연구방법론은 현재 3판까지 출판된 임상연구방법론의 최종 정리 버전으로 볼 수 있다.

1부에서는 연구에 대한 전반적인 내용을 기술하였고, 2부에서는 기초통계학을 다루었으며, 마지막 3부에서는 실전통계학으로 구성하였다.

1부 1장 연구에서는 현재 새롭게 변화된 연구의 분류와 근거중심치료 실행 단계를 추가하였다. 특히, PICO를 통한 임상질문 작성과 논문검색 부분에서 실제 학술지에 실린 논문을 제시함으로써 독자들이 쉽게 이해할 수 있도록 구성하였다. 2장 연구윤리에서는 생명윤리의 역사를 체계적으로 정리하였고, 윤리 위반 사례를 제시하였다. 3장 연구 설계의 기본 구성에서는 모집단, 표본추출 부분으로 상세히 정리하였으며, 추출방법과 연구 대상자 산출근거 부분 기술 시 실제 사례를 보여줌으로써 해외논문 투고에도 대비를 할 수 있도록 기술하였다. 4장 연구 방법에서는 실험 설계 때 필요한 모든 내용과 방법을 체계적으로 설명해 놓았다. 5장 논문 작성에서는 실제 논문 사례를 활용해 향후 논문 작성 시 참고를 할 수 있도록 정리하였다. 6장에서는 EndNote 최신 활용법을 이용하여 참고문헌 정리에 도움을 주고자 하였다.

2부 기초통계학에서는 통계학의 이론적 내용을 기술통계학과 추측통계학으로 나누어 정리하였고, 측정도구에 대한 내용과 타당도 신뢰도에 대한 내용을 기술하였다.

3부 실전통계에서는 실제 데이터 분석을 위한 통계방법으로 제시하였고, 매 통계분석 마지막부분에는 통계를 돌려 나온 데이터를 논문 표로 만들어 실제 논문 표 작성 때 도움을 주고자 하였다. 또한 QR 코드를 삽입하여 핸드폰 앱을 이용해 엑셀을 다운받아 통계실습 때 쉽게 활용할 수 있도록 하였다.

기본적 개념을 쉽게 이해하고 실전에서도 응용할 수 있도록 실제 사례를 많이 삽입하여 내용을 구성하였으나 아직도 부족함이 많음을 느낀다. 항상 겸허한 마음으로 독자들의 비평과 충고를 지속적으로 수용하여 반영할 것을 약속드립니다.

저자 일동

CONTENTS

CHAPTER 01 연 구 9

1. 연구란? 11

1. 연구의 정의 _13
2. 연구의 목적 _15
3. 근거중심치료 정의 _16
4. 근거중심 물리치료 역사 _17
5. 근거수준 피라미드 _21
6. 연구의 분류 _23
7. 근거중심치료 실행 단계 _29

2. 연구윤리 41

1. 개 요 _43
2. 인간대상 연구윤리 _47
3. 기관생명윤리위원회 _54
4. 세계 각국의 연구윤리 및 부정행위 현황 _67
5. 연구부정행위 _69

3. 연구 설계의 기본 구성 85

1. 모집단과 표본추출 _87
2. 가설설정 _97
3. 유의수준과 유의확률 _101
4. 검정력과 표본크기 _111
5. 양측검정과 단측검정 _116
6. 효과크기 _119

4. 연구 방법이란? 123

1. 실험연구 _125
2. 조사연구 _144
3. 체계적 고찰과 메타분석 _155

5. 논문 작성 163

1. 연구 절차 및 주제선정 _165
2. 문헌 검색 _168
3. 제 목 _182

CONTENTS

4. 서 론 _183
5. 연구 방법 _192
6. 연구 결과 _201
7. 고 찰 _206
8. 결 론 _211
9. 참고문헌 _212
10. 연구결과 발표 _215

6. EndNote 활용법 233

1. EndNote 라이브러리 소개 _235

CHAPTER 02 기초통계학 249

1. 기술통계학 251

1. 중심경향치 _253
2. 산포도 _254
3. 왜도와 첨도 _255
4. 이상값 _256
5. 차트 _256
6. 막대차트 _257
7. 히스토그램 _257
8. 파이차트 _258
9. 산점도 _259
10. 꺾은 선 차트 _260
11. 상자도표 _260

2. 추측통계학 263

1. 정규분포 _265
2. 표준정규분포 _267
3. 측정과 척도 _268
4. 측정 도구 _272
5. 측정 타당도와 신뢰도 _285
6. 타당도와 신뢰도의 관계 _303

CONTENTS

CHAPTER 03 실전통계 307

1. 실전통계 309

1. SPSS의 시작 _311
2. 데이터 편집 _318
3. 데이터 탐색 _323
4. 비모수통계 검정 _342
5. T검정 _358
6. 일원배치 분산분석 _367
7. 상관분석 _373
8. 회귀분석 _377

2. 공분산분석 391

1. 개 요 _393
2. 공분산분석의 장점 및 주의사항 _393
3. 공분산분석 시 필요한 가정 _393
4. 예 제 _394

3. 반복측정 분산분석 407

1. 반복측정설계 개요 _409
2. 반복요인의 수에 따른 설계 _412

CHAPTER 부록 서식지 475

1 P·A·R·T

연 구

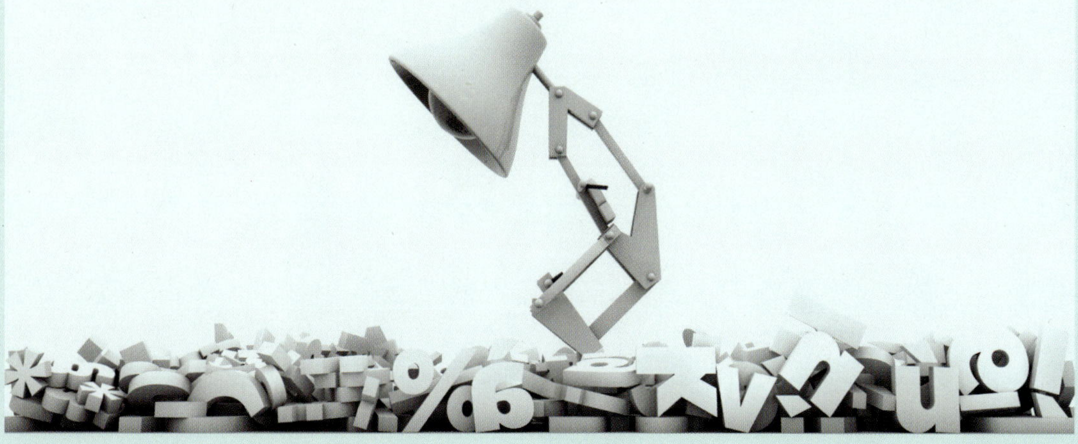

Clinical Research Methodology

Chapter 01

연구란?

학·습·목·표

1. 연구의 정의를 알 수 있다.
2. 근거중심치료의 정의를 알 수 있다.
3. 근거중심 물리치료의 역사를 이해할 수 있다.
4. 근거수준 피라미드의 구조를 이해할 수 있다.
5. 근거중심치료 실행 단계를 설명할 수 있다.

핵·심·용·어

- 연구
- 근거중심치료
- 근거수준 피라미드
- PEDro

Clinical Research Methodology

1 연구의 정의

최근에 근거중심치료(Evidence based practice, EBP)가 강조되면서 모든 치료행위를 시행함에 있어 연구를 이용한 근거의 제시는 필수적으로 되고 있다. 특히, 의료·보건 관련 연구자들은 건강한 대상자들 뿐 아니라 환자를 대상으로 하여 새로운 중재 방법을 찾아 연구하고, 근거가 부족한 부분들을 보완하기 위해 연구하고 있다. 이렇듯 최근 들어 많은 연구들이 시행되고, 그 결과가 보고되고 있지만, 실제적으로 연구의 개념에 대해 명확하게 정의내리기는 쉽지 않다. 그래서 의료분야를 다루는 건강관련 전문가들에 의해 시행되는 임상적 연구의 정의에 대해 알아보기 전에 연구 그 자체에 대한 이해가 필요하다.

1) 기존의 정의

연구는 명확하게 결론을 내릴 수 없을 정도로 다양하게 정의되어져 왔다. Cohen(1988)은 "지식의 탐구를 의미하는 연구는 현상의 본질을 이해하는 것"이라고 하였고, Creswell(2008)은 "주제 혹은 문제에 대한 우리의 이해의 질을 높이기 위한 정보를 수집하고 분석하는 일련의 작업"이라고 연구를 정의 하였다. Martyn Shuttleworth(2008)는 연구를 "지식의 진보를 위한 정보, 자료 그리고 사실들의 수집"이라고 정의 하였고, Merriam-Webster 온라인 사전에 등록된 연구의 정의는 "학구적인 탐구, 혹은 검사로서 특별히 사실의 해석과 발견, 이미 발표된 이론들이나 법칙의 적용 등에 초점을 맞춘 실험과 조사"라고 되어있고, Oxford 온라인 사전에는 "새로운 결과의 도달과 진실의 확립을 위한 자료들에 대한 체계적인 조사"로 정의 내려져 있다.

그 중 가장 현실적으로 연구의 정의에 대해 표현한 미국 연방규정(Code of Federal Regulation)에 따르면 "일반화할 수 있는 지식을 도출하거나 기여할 수 있도록 설계된 체계적인 조사를 의미한다. 체계적인 조사는 연구개발, 시험 및 평가를 포함한다"고 정의하였다. 이와 같이 여러 인물들 또는 사전 등에 의해 연구는 다양하게 정의 내려져 왔으나, 가장 현대적이며 일반적인 연구의 정의는 "자연이나 사회의 이치를 규명하고 거기서 법칙을 찾기 위하여 행하는 체계적인 활동"이라고 할 수 있다.

2) 과학적 연구

일반적으로 연구는 현대에서 과학적 연구, 혹은 과학적 방법이라는 의미로 주로 사용된다. 즉, 다시 말해서 우주의 사실에서 비롯된 현상들을 체계적이고 논리적인 형태로 자세히 서술하는 것을 의미한다. 실제적으로 과학적 연구는 현상에 대한 관찰, 관찰된 현상에 대한 가설 설정, 설정된 가설을 확인하기 위한 객관적이고 정확한 자료 수집, 철저한 자료 분석, 그리고 가설의 채택 유무에 따른 결론 등으로 이루어진 체계화된 절차를 통해 시행되어져야 하며, 또한 각 단계는 과학적인 방법으로 시행되어져야 한다. 그리고 나중에 다른 사람에 의해 이러한 절차와 방법으로 같은 연구가 반복되더라도 같거나 비슷한 결과가 도출되어 그 진위가 판단될 수 있도록 시행되어져야 한다. 연구의 주제 또한 일반적으로는 자연 현상에서 찾아야 하는데, 사실 추상적이거나 철학적인 주제들은 체계적이고 객관적인 절차에 따라 연구가 진행될 수 없기 때문에 과학적인 연구라고 볼 수는 없다. 그러나 이러한 연구들은 분야에 관계없이 특정 주제와 목적에 대한 체계적인 조사, 분석 그리고 분류 등을 위해 현대에서 다양하게 시행되기 때문에 일반적으로 연구라고 부르기도 한다.

3) 건강관련 직종의 연구

건강과 관련된 전문 직종에 종사하는 전문가들은 임상에서 어떤 실행을 할 때 정확하고 객관적인 분석과 함께 과학적 탐구를 통해 그 내용과 결과들을 문서화하고 분석하는 것이 필요하다는 것을 인지해야 한다. 그래서 건강과 관련된 전문 직종에서 연구의 개념은 건강 관련 체계에서 실행되는 방법을 변화시키고 발전시키는 것이라고 볼 수 있다. 일반적으로, 연구는 흰색 가운을 입은 과학자들이 복잡한 도구를 가지고 연구실에서 시행하는 실험이라고 여겨져 왔다. 그러나 임상적인 전문 직종이 발달하면서 연구는 더 넓은 의미를 가지게 되었다. 즉, 환자와 상황에 따라 적용되어지는 실행의 의미를 내포하게 된 것이다. 이렇듯 임상적 연구는 사실과 이론들에 대해 조사하고, 그 관련성에 대해 파악하는 등 구조화를 위한 과정이라고 할 수 있다. 다시 말해서 임상에서 나타나는 현상과 그 결과에 대해 조사하고, 또한 임상에서 나타나는 현상들 사이의 관련성에 대해서도 확립하여, 이를 통해 의사 결정을 위한 근거를 일반화시켜 임상적 실행 방법이 향상될 수 있도록 하는 것이다.

2 연구의 목적

1) 일반적 연구의 목적

연구의 목적 또한 명확하게 설명할 수 없고, 여러 가지 조건에 따라 다양해질 수 있다. 특히, 연구자가 어떠한 연구를 진행하는지에 따라 그 목적이 달라질 수 있을 것이다. 그러나 일반적으로 언구의 목적은 지식에 대한 근거를 제공하기 위한 무엇을 발견하어 해석하고, 이를 진보된 방법과 체계로 발전시켜 나가기 위한 것이라고 할 수 있다. 이러한 목적을 가지는 연구는 주로 세상에 존재하는 현상이나 법칙과 같은 지식들을 설명하기 위한 근거를 제공하는 자연과학 분야의 연구에서 많이 찾아볼 수 있다. 또한 연구는 인간이 생활하고 있는 사회의 특성을 설명하기 위한 정보와 이론을 조사하기 위해 시행되기도 하는데, 이러한 측면에서 이루어지는 연구들이 주로 사회과학 분야의 연구라고 할 수 있다. 사회과학은 사회 안에서 일어나는 다양한 현상들을 객관적이고 체계적인 방법으로 설명하기 위한 학문으로서 사회의 특성을 설명하기 위한 목적으로 시행된다. 그리고 자연과학과 사회과학 이외에도 예술 등 여러 분야에서 다양한 목적으로 연구가 진행되고 있는데, 결론적으로 모든 분야에서 시행되는 대부분의 연구는 각 분야에서의 인간의 이해를 한층 더하기 위한 목적을 가진다고 할 수 있을 것이다.

2) 건강관련 연구의 목적

건강과 관련된 전문 직종에 종사하는 전문가들은 임상에서 어떤 실행을 할 때 정확하고 객관적인 분석과 함께 과학적 탐구를 통해 그 내용과 결과들을 문서화하고 분석하는 것이 필요하다는 것을 인지해야 한다. 그래서 건강과 관련된 전문 직종에서 연구는 필수적이라고 할 수 있다. 객관적인 분석과 함께 과학적 탐구를 통해 방법과 결과들은 문서화하고 체계화하기 위해서는 과학적인 방법을 통한 연구 즉, 체계화된 단계들을 통한 연구를 하여야 한다. 객관화되고 신뢰할 수 있는 방법으로 고객들의 문제점을 파악하고, 이를 해결하기 위한 중재적 접근 또한 과학적인 방법으로 연구를 통해 증명된 근거에 기반을 두고 시행되어져야 한다. 최근 근거중심치료라는 용어는 낯설지 않게 사용되고 있다. 근거중심치료는 과학적인 방법을 통해 증명된 근거에 기반을 두고 안전하면서 가장 효과적인 치료를 고객들에게 제공하는 것이라고 할 수 있다. 이를 통해 우리는 가장 최선의 임상적 결과를 얻을 수 있을 것이다. 그래서 건강과 관련된 전문 분야에서 시행되는 연구는 가장 최선의 임상적 결과를 얻기 위한 방법을 발전시키는데 그 목적이 있다고 볼 수 있다.

3 근거중심치료 정의

근거중심치료(Evidence based Practice, EBP)는 최고수준의 과학적 연구(scientific research), 임상지식(clinical expertise) 및 환자의 특별한 가치와 환경(patient's unique values and circumstances)을 통합한 치료와 임상의사결정을 하는 방법이다(Linda & Julie, 2012). 근거중심치료를 할 때, 치료사는 과학적 연구를 바탕에 둔 치료방법을 제시해야 하며, 환자의 특별한 가치 및 환경에 최대한 연관된 임상 경험 지침에 따라 치료방법을 제시해야 한다. 치료사들은 환자에게 최선의 결과를 얻기 위해 이 세 가지의 토대위에 주어진 환경에 따라 치료의 실행을 결정해야 한다. Sackett 등(1996)은 각각의 환자를 치료 시 "최고의 근거중심결정(evidence-based decision making)을 위해 양심적이고, 명확한 판단을 해야 한다"라고 하였다. 즉, 근거중심치료는 실제 연관된 최선의 근거(Best research)를 바탕으로 체계적으로 얻어진 전문적 임상지식(Clinical expertise)과 환자선호도(patients Values)가 높은 치료를 수행하는 것을 의미한다(Sackett 등, 2000). 즉, 높은 질의 임상연구는 임상현장에서 실제 환자를 대상으로 시행된 연구를 주로 의미한다. 그 외에도 환자 보호자 심층면담, 지역사회 건강증진 프로그램 같은 공중보건관련 연구를 포함하며 최근에 진행된 '가장 좋은 근거(best evidence)'를 사용하여야 한다고 하였다. 전문적 임상지식은 숙련된 전문가의 경험을 통해 반영될 수 있는 것으로 오랜 기간 동안 끊임없는 연구와 고민을 통해 얻어진 임상추론 능력과 그로 인해 쌓이는 메타인지지식을 통해 발전된다. 환자 선호도는 치료사의 결정에 의해 진행되는 것이 아니라 환자 또는 고객과 논의 후 동의한 내용에 대해 치료를 진행하는 것을 의미한다. Herbert 등(2005)도 근거중심 물리치료(evidence-based physiotherapy)는 "질 높은 연구에 의한 물리치료 정보"라고 하였고, 높은 질의 임상연구, 환자선호도와 물리치료사의 임상지식의 통합으로 높은 수준의 근거중심 물리치료가 실행될 수 있다고 하였다.

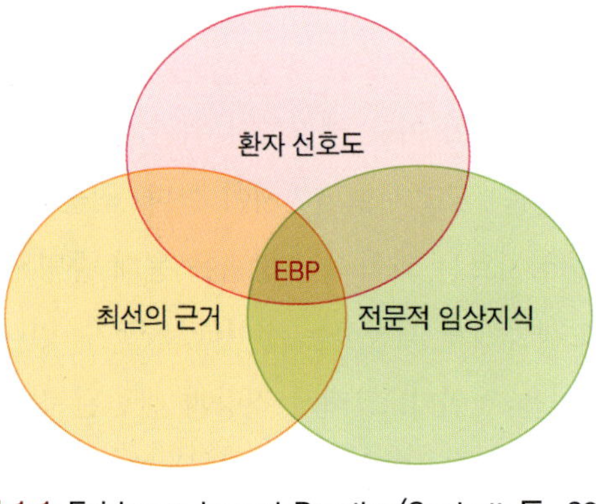

그림 1-1 Evidence based Practice(Sackett 등, 2000)

4 근거중심 물리치료 역사

물리치료 수행에 있어서 기초 연구 자료의 부족은 1969년도 초기부터 물리치료 전문가들에게 중요한 관심사로 대두되었다. 당시 미국물리치료사 협회(American Physical Therapy Association) 회장인 Eugene Michels는 동료들에게 개인 경험이나 동료들의 제안에 의한 치료에서 벗어나 과학적 근거에 바탕으로 한 치료를 해줄 것을 제안하였다(Michels, 1969). 그러나 1970년대 중반 이전에는 물리치료사에 의해 치료 방법을 결정한 것이 아니라, 대부분 의사에 의해 결정되었다. 1970년대 후반과 1980년대에 물리치료사는 임상의사결정을 위한 더 많은 책임을 부여받기 시작하였고, 점차적으로 의사에 의한 직접처방이 줄어들기 시작하였다. 그러나 과학적 근거에 기반을 둔 치료의 큰 흐름의 요구에도 불구하고 많은 물리치료사들은 일반적 경험을 통한 치료 방법을 선호하였다(Ritchie, 1999).

1992년 캐나다 McMaster 대학에서 '근거중심의학(evidence-based medicine)'이라는 용어가 Gordon Guyatt(1992)에 의해 처음 소개되었다. 그 팀들은 환자에게 효과적인 서비스를 제공하기 위해서는 높은 질에 근거한 평가와 치료가 뒷받침 되어야 한다고 주장하였다.

세계물리치료연맹에서도 근거중심 물리치료를 위한 노력들이 점차적으로 시도되어졌다. 특히, 1995년 워싱턴에서 열린 12차 세계물리치료연맹 총회에서 물리치료의 질 향상에 대한 표준화 선언을 채택하여 근거중심물리치료의 중요성을 강조하였다. 그러나 Turner(1999)의 연구에서 1997년과 1999년 근거중심 물리치료 연구에서도 과학적 근거를 통해 물리치료 중재를 하는 비율이 5%가 넘지 않는다고 하여서 아직까지도 근거중심에 의한 치료가 이루어지지 않고 있음을 안타까워하였다. Harris(1996)는 "고객에게 제공되는 치료방법에 대해 실험적 연구와 과학적 근거를 통한 치료 방법 및 효과에 대한 확인은 물리치료사들에게 꼭 필요한 시간이다."라고 하였다. 1999년 요코하마에서 열린 13차 세계물리치료연맹 총회에서 근거중심치료 국제회의를 조직하기로 결의하였다. 2001년 런던 세계물리치료연맹에서 근거중심 회의를 통해 근거중심 물리치료 필요성에 대한 많은 연구들이 이루어졌고, 근거중심치료 방법론, 수행, 행동계획, 국제 공동연구 등에 대한 구체적 방안을 마련하여 물리치료 분야에서도 빠르게 근거중심 물리치료에 대해 대처하기 시작하였다. 또한, 많은 물리치료 기관에서 EBP를 입증하기 시작하였다. 많은 물리치료사들이 과거 경험에 의존한 중재에서 벗어나 근거중심 기반 서비스 제공을 위해 도덕적, 전문가적, 윤리적 의무를 가져야 한다고 하였다.

현재 호주 시드니 대학에 본부를 둔 근거중심 물리치료센터(Centre of Evidence-Based Physiotherapy, CEBP)는 근거중심 물리치료의 실제 운영사례를 잘 말해주고 있는 단체로 작은 그룹의 임상 그리고 아카데믹 물리치료사들에 의해 1999년 설립되었다. CEBP에서는 "효과적 물리치료는 사람 중심적인, 예방에 초점을 맞춘, 안전하고 기술적으로 능숙한, 사용 가능한 최고의 근거를 바탕으로 한, 그리고 효율적으로 관리된 것이다"라고 하였다. CEBP는 자문을 통한 물리치료 연구를 촉진하고 효과적인 물리치료의 이행을 장려를 위한 비영리조직으로 Physiotherapy Choices와 PEDro 사이트를 운영하고 있다. 특히, PEDro 사이트는 무작위 임상실험 연구, 체계적 고찰 그리고 근거중심 임상치료 가이드라인의 데이터베이스이다. 물리치료사들은 물론이고 작업치료사, 언어치료사, 의사, 간호사 등 다른 건강 분야의 직군에서도 치료 효율성에 대해 가장 최상의 근거를 갖고 있는 논문의 초록과 문헌에 대해 자세한 사항을 빠르게 접근할 수 있도록 발전되어 오고 있다. 근거중심치료의 최대의 목적은 치료의 효과성에 대한 체계적 근거를 통해 치료방법의 정당성을 확보하는 것으로 임상에서 근무하고 있는 물리치료사는 물론이고 건강관련 업종의 모든 이들에게 매우 중요하다고 할 수 있다.

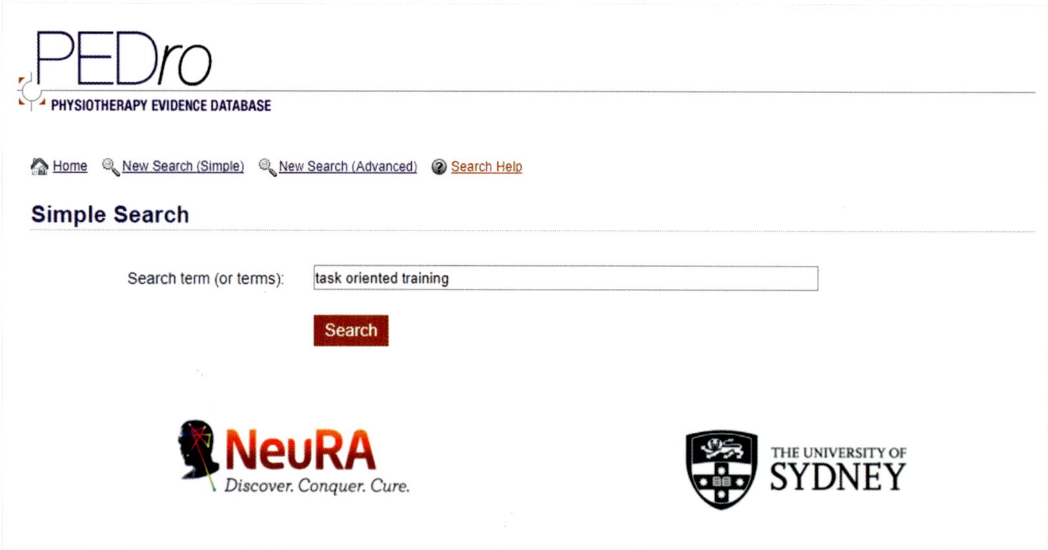

그림 1-2 PEDro 간단 검색 창

MEMO

PEDro
PHYSIOTHERAPY EVIDENCE DATABASE

Home | Display Selected Records | New Search (Advanced) | Continue Searching (Simple) | New Search (Simple) | Search Help

Search Results

Click on a title to view details of that record. If your search has returned many records you may need to move to the next page (at the top or bottom of the list of records). To display a list of records from one or a series of searches, click on *Select* and then *Display Selected Records*

Found 114 records

« 1 2 3 4 5 »

Title	Method	Score (/10)	Select Record
Core stability exercise is as effective as task-oriented motor training in improving motor proficiency in children with developmental coordination disorder: a randomized controlled pilot study [with consumer summary]	clinical trial	8/10	Select
Effects of task-oriented robot training on arm function, activity, and quality of life in chronic stroke patients: a randomized controlled trial	clinical trial	8/10	Select

그림 1-3 PEDro 검색을 통한 점수 확인

Detailed Search Results

Core stability exercise is as effective as task-oriented motor training in improving motor proficiency in children with developmental coordination disorder: a randomized controlled pilot study [with consumer summary]

Au MK, Chan WM, Lee L, Chen TMK, Chau RMW, Pang MYC

Clinical Rehabilitation 2014 Oct;28(10):992-1003

clinical trial

8/10 [Eligibility criteria: Yes; Random allocation: Yes; Concealed allocation: Yes; Baseline comparability: Yes; Blind subjects: No; Blind therapists: No; Blind assessors: Yes; Adequate follow-up: Yes; Intention-to-treat analysis: Yes; Between-group comparisons: Yes; Point estimates and variability: Yes. Note: Eligibility criteria item does not contribute to total score] *This score has been confirmed*

OBJECTIVE: To compare the effectiveness of a core stability program with a task-oriented motor training program in improving motor proficiency in children with developmental coordination disorder (DCD). DESIGN: Randomized controlled pilot trial. SETTING: Outpatient unit in a hospital. PARTICIPANTS: Twenty-two children diagnosed with DCD aged 6 to 9 years were randomly allocated to the core stability program or the task-oriented motor program. INTERVENTION: Both groups underwent their respective face-to-face training session once per week for eight consecutive weeks. They were also instructed to carry out home exercises on a daily basis during the intervention period. MAIN MEASURES: Short Form of the Bruininks-Oseretsky Test of Motor Proficiency (Second Edition) and Sensory Organization Test at pre- and post-intervention. RESULTS: Intention-to-treat analysis revealed no significant between-group difference in the change of motor proficiency standard score (p = 0.717), and composite equilibrium score derived from the Sensory Organization Test (p = 0.100). Further analysis showed significant improvement in motor proficiency in both the core stability (mean change (SD) 6.3 (5.4); p = 0.008) and task-oriented training groups (mean change (SD) 5.1 (4.0); p = 0.007). The composite equilibrium score was significantly increased in the task-oriented training group (mean change (SD) 6.0 (5.5); p = 0.009), but not in the core stability group (mean change (SD) 0.0 (9.6); p = 0.812). In the task-oriented training group, compliance with the home program was positively correlated with change in motor proficiency (rho = 0.680, p = 0.030) and composite equilibrium score (rho = 0.638, p = 0.047). CONCLUSION: The core stability exercise program is as effective as task-oriented training in improving motor proficiency among children with DCD.

그림 1-4 논문 점수에 대한 근거 분석

표 1-1 PEDro 점수 항목 기준

1. 대상자의 선정 기준이 특정화되어 있는가?
이 기준에 해당되지 않으면 나머지 항목을 평가할 수 없다. 참가한 대상자의 범위, 기준 목록이 기술되었을 때 만족한다. 이 기준은 점수에 포함되지 않는다.
2. 대상자는 각 그룹에 무작위 배정되었는가?
논문에 무작위 배정했다고 기술되어야 한다. 무작위 배정의 방법을 정확하게 특정화하지 않아도 된다.
3. 대상자의 그룹 배정을 알지 못하는가?
눈가림법(blind)에 대한 구체적인 기술이 있어야 한다.
4. 그룹은 중요한 예후 지표에 관한 기준선(baseline)이 비슷한가?
그룹들 사이의 기준선에 심한 차이가 있으면 무작위 절차가 부적절함을 시사한다. 그룹 사이의 기본선 측정 결과에서 예후 변수가 임상적으로 유의한 차이가 없어야 한다.
5. 모든 대상자는 자신이 속한 그룹을 알지 못하게 했는가?
대상자 눈가림은 대상자가 어느 그룹에서 치료를 받는지 알지 못하게 한다.
6. 치료를 시행하는 모든 치료사는 대상자가 속한 그룹을 알지 못하는가?
치료사 눈가림은 대상자가 어느 그룹에 속하는지 알지 못하게 한다.
7. 결과를 측정하는 모든 평가자는 대상자가 속한 그룹을 알지 못하는가?
평가자 눈가림은 대상자가 어느 그룹에 속하는지 알지 못하게 한다.
8. 주요 결과는 처음 무작위 배정된 대상자의 85% 이상에서 측정하였는가?
처음 무작위 배정한 대상자의 수와 결과를 측정한 대상자의 수를 명백하게 기술해야 한다. 측정에 참여한 대상자는 처음 실험에 참여한 대상자의 85% 이상이 되어야 한다.
9. 무작위 배정된 모든 대상자의 결과를 분석하였는가? 배정된 대로 분석(intention to treat)하였는가?
자료를 분석할 때 계획된 치료군과 대조군의 모든 대상자를 분석해야 한다. 모든 대상자의 추적관찰 또는 분석에 대한 명백한 진술이 있어야 한다.
10. 그룹 사이의 결과값을 통계적으로 비교하였는가?
그룹 사이의 결과 차이를 위해 통계 검정을 수행한다.
11. 주요 결과의 시점별 측정값과 변화량 결과를 기술하였는가?
측정결과에 대한 값을 기술한다. 표준편차, 표준오차, 신뢰구간, 사분위 범위, 범위 등을 표기한다.

- 1번 항목을 만족해야 나머지 항목을 점검을 할 수 있음
- 2~11번 항목에 조건이 충족되면 각 1점씩 주어 총 10점 만점으로 계산함
- 2명의 평가자가 항목 별로 유, 무를 체크함
- 단, 2명의 리뷰어가 의견일치를 하지 못하면 세 번째 리뷰어가 참여하게 되어 의견일치를 보게 됨

5 근거수준 피라미드

근거수준 피라미드는 아래에서부터 위로 올라갈수록 증거의 수준이 올라가는 것을 보여준다. 즉 맨 위에 있는 메타분석이나 근거중심수준 피라미드는 위단계로 갈수록 연구가 수행하기 어렵기 때문에 연구의 수는 적고 신뢰성이 높다. 반대로 맨 아래 전문가의 의견이 낮은 수준의 증거이다. 즉, 잘못된 증거일 가능성이 상대적으로 높다.

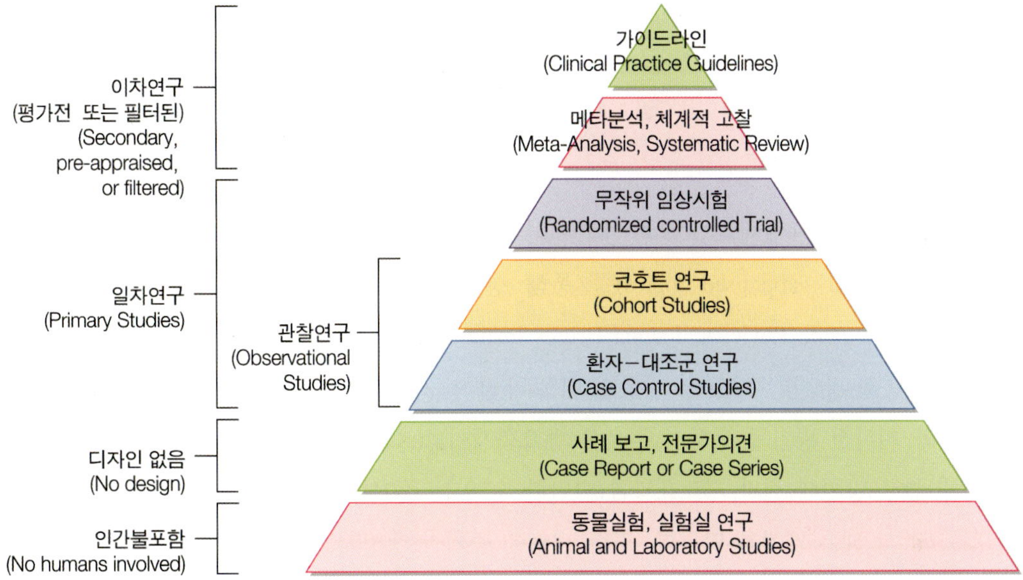

그림 1-5 전통적 근거수준 피라미드

기존의 근거수준 피라미드는 인간 대상이 아닌 동물 실험 연구가 가장 하위 연구로 분류되고, 그 다음은 디자인 없는 케이스 리포트, 케이스 시리즈 연구였다. 그 상위 연구로는 현재까지 일차연구와 이차연구가 있는데, 일차연구는 관찰을 통하여 진행되는 연구로 환자-대조군 연구(case control studies), 코호트 연구, 무작위 임상시험 연구를 지칭하며, 이차연구는 실험되어진 연구들을 토대로 그 결과들을 재분석하여 가장 근거 있는 치료들을 제시하는 방법인 메타분석, 체계적 고찰연구 및 임상가이드라인이 피라미드의 최고 상위에 위치하고 있다.

최근 들어 이러한 이차연구를 좀 더 체계적으로 분류하기 시작하였는데 일차 전통적 연구는 무작위 임상시험, 환자-대조군 연구, 케이스 시리즈, 케이스 리포트 등이 있다.

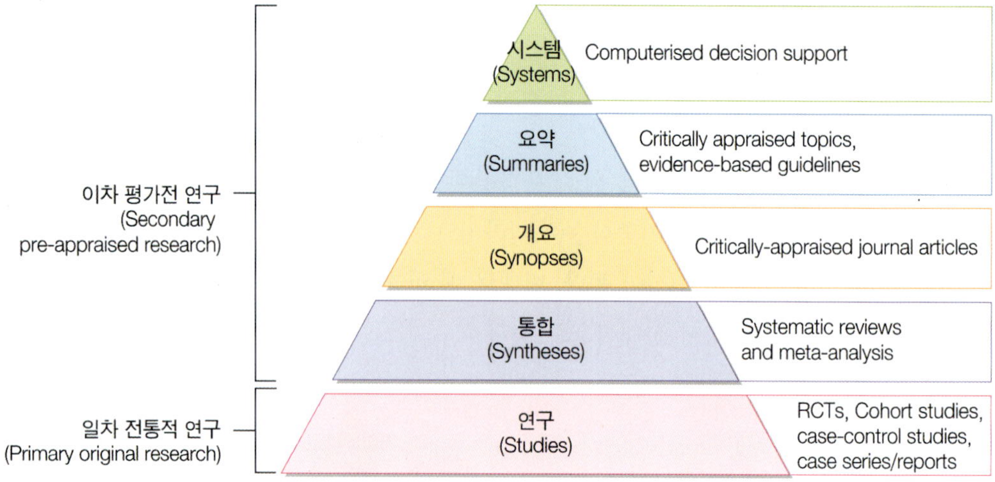

그림 1-6 최신 근거수준 피라미드

출처 : http://flinders.libguides.com/

이차 평가 전 연구는 체계적 고찰과 메타분석으로 같은 방법으로 시행한 논문들을 모아 비판적 평가(CATs, critically appraised topics)를 통해 정리해서 모아놓은(syntheses) 연구로 Cochrane Database of Systematic Reviews, Joanna Briggs Institute (JBI), PsycBITE, PubMed, Pedro 등의 사이트 검색을 통해 확인할 수 있다. 이를 토대로 개별 연구 되어진 초록을 구조적으로 분석하여 간단한 요약과 비판적 평가를 통하여 논문을 개요화시키고(synopses) 추천 및 권고한다. 이러한 방법을 통해 연구 방법의 질과 치료효과를 판단할 수 있는 근거를 제공하며, 임상가들에게 연구 원문 전체를 읽게 하는 계기를 만든다. 또한 새로운 증거가 생성되고, 평가될 때마다 기존 교재 및 자료를 정기적으로 업데이트를 시행하여 최상의 치료방법 및 임상치료지침 등의 임상가이드라인을 만든다(summaries). 최근에는 인공지능(AI)의 발달과 함께 이러한 가이드라인들을 모아 컴퓨터화 진단 보조 프로그램들을 만들게 되었다. 이 시스템(systems)은 임상의사결정을 향상시키기 위해 고안된 통합된 컴퓨터 의사결정 지원시스템이다. 이러한 시스템은 일반적으로 전자 환자 건강 기록 시스템에서 증거 기반 임상실무지침을 통합하여 환자별 치료 권장 사항 등을 생성한다. 이러한 컴퓨터화된 진단 보조 프로그램에는 왓슨(IBM) 등이 있다.

MEMO

6 연구의 분류

1) 양적연구와 질적연구(quantitative and qualitative research)

(1) 양적연구

양적연구는 객관적이고 표준화 및 수치화된 자료를 수집하여 통계적으로 분석하는 방법이다. 추상적인 개념을 객관적인 측정이 가능하도록 개념을 조작화하는 과정을 거치며 결과 요약의 표현이 통계적 분석이 용이하다. 문헌과 연구자의 생각을 기초로 한 가설을 수립하고 그것을 증명하는 연역적인 연구방법을 사용한다. 큰 규모의 표본에서 주로 실시한다. 자연과학 분야에서 일반적으로 시행되며 물리작업치료학 및 재활 분야에서 일반적으로 사용된다.

(2) 질적연구

질적연구는 주관적인 의식, 행동이나 현상을 기술적으로 표현하며 관찰이나 인터뷰를 통해 자료를 수집한다. 대화록이나 관찰일지 등을 활용하여 연구대상의 주관적인 의식에 대한 심층적인 이해를 분석한다. 자료수집을 통하여 결론을 도출해내는 귀납적인 연구방법을 사용한다. 적은 수의 표본에서도 연구가 가능하다. 인간의 의식, 행동, 상호작용 등 정량화를 통한 측정이 어려운 주제에 대한 연구를 할 때 주로 사용하며 개인의 사례를 중심으로 하므로 일반화에 어려움을 갖는다. 재활 및 물리작업치료학 분야에서는 연구의 사례가 매우 드물다.

예) 뇌졸중 환자 치료 시 경험하는 물리치료사의 소진에 관한 연구, 작업치료사로서의 갈등 경험에 관한 연구

2) 기초연구와 응용연구(basic and applied research)

(1) 기초연구

기초연구는 자연현상 및 관찰 가능한 사물의 기초가 되는 새로운 과학적 지식을 획득하기 위하여 주로 행하여지는 실험적 또는 이론적 연구를 말하며 새로운 이론과 지식을 정립하기 위한 목적으로 시행된다. 주로 실험실에서 행해지는 실험을 말하며 이러한 기초연구를 기초로 많은 임상의 응용연구들이 시행된다. 따라서 학문의 발전을 위하여 많은 기초연구들이 필요하다. 물리작업치료학에서는 신경과학, 생체역학, 병리운동학연구 등이 그 예라고 할 수 있다.

(2) 응용연구

응용연구는 기초연구의 결과 얻어진 지식을 이용하여, 주로 실용적인 목적과 목표 하에 새로운 과학적 지식을 획득하기 위한 독창적인 연구를 말한다. 주로 임상실무에서 발생하는 문제를 대상으로 연구를 진행하며 그 문제를 해결하기 위한 목적으로 진행한다. 대부분의 임상연구는 응용연구에 해당된다. 일반적으로 병원과 같은 임상현장에서 이루지는 연구이다. 기초연구와 응용연구는 구분되어 있지만 실제로는 연구의 연속으로 하나의 연구의 연속체라고 할 수 있다. 예를 들어 골관절염을 유발시킨 소동물을 대상으로 전기치료나 초음파치료를 한 이후에 통증과 관련된 물질 분비와 세포의 변화를 확인하는 기초연구 후에 이를 골관절염 환자에게 적용을 하는 임상(응용)연구를 시행하는 것이다.

(3) 개발연구

개발연구는 기초 및 응용연구로부터 얻어진 지식을 이용하여 새로운 재료 및 장치를 생산하거나, 이미 생산 또는 설치된 것을 실질적으로 개선하기 위한 체계적 연구를 말한다. 최근 의학과 공학의 융합연구가 많이 진행되어 물리작업치료학 분야에도 첨단 기술을 이용하여 치료기구나 장치를 개발하는 연구가 많이 진행되고 있다.

3) 실험연구와 비실험연구(experimental research and non-experimental research)

연구자의 조작(manipulation)의 유무에 따라 실험연구와 비실험연구로 나눈다. 비실험연구는 단순한 관찰을 통해 개인들에 대한 특성과 변수를 설명하는 연구방법인 기술연구(descriptive research)와 두 가지 또는 그 이상의 변수들이 가지는 관계에 대해 조사하는 탐색연구(exploratory research)가 있다. 비실험연구는 관찰연구(observational research)라고도 한다. 실험연구는 연구자가 의도적으로 처치, 자극, 환경조건을 조작 혹은 통제하여 연구대상이나 물체에 어떤 변화가 있는지를 분석함으로써 인과관계를 밝히는 연구를 말한다.

(1) 비실험연구 – 기술연구(descriptive research)

기술연구에서 연구자는 개인들에 대한 특성과 변수를 설명하는 연구방법이다. 설문지, 인터뷰, 직접관찰법이 포함된다. 기술적 데이터를 사용하여 향후 조사를 위한 기본을 제공하는 임상적 현상을 이해하고 분류하는데 도움을 준다. 기술연구에서는 변인을 통제하거나 조작하지 않기 때문에 인과관계를 밝힐 수 없다. 기술연구는 실험 연구가 어려운 측면을 연구할 수 있고 행동을 정확하게 이해하는데 도움을 줄 수 있다. 발달학적 연구(developmental research), 정량화 연구(normative research), 질적 연구(qualitative research), 사례 연구(case study) 등이 있다. 발달학적 연구는 연령이나 성장 정도에 따라 다른 수준에서 나타나는 개개인들의 행동을 조사하는 것이다. 정량화연구는 어떤 집단 또는 표본에서 나타나는 특징에 대해 조사하여 표준화된 자료를 제공하는 것이다. 질적 연구는 자연현상, 사회현상, 인간의 행동, 경험에 대한 특성을 밝히기 위하여 인터뷰나 관찰을 통하여 자료를 수집하여 심도 깊게 연구하는 방법이다. 사례연구는 혁신적 중재의 효과 특이한 현상을 밝히기 위해 한명 혹은 여러 명의 환자에 대한 기술 분석을 요하는 연구이다.

(2) 비실험연구 – 탐색 연구(exploratory research)

탐색 연구는 두 가지 또는 그 이상의 변수들이 가지는 관계에 대해 조사하는 연구이다. 연구자들은 주로 이러한 접근을 한 변수에 또 다른 변수가 미치는 영향에 대해 예측하거나, 또는 임상적 이론에 의해 지지되는 관계에 대해 조사하기 위해 사용한다. 이 연구에서는 특정한 검사의 결과와 환자에게서 나타나는 결과의 관계에 대해 조사함으로써 진단적 요인과 예측성 요인을 구명하게 된다. 또한 이 연구에는 지난 과거로부터 존재하는 자료를 분석하거나, 앞으로의 자료를 수집하는 것도 포함된다. 코호트 연구(cohort studies), 환자–대조군연구(case-control studies), 상관연구(correlational research), 신뢰도–타당도연구(reliability-validity research) 등이 포함된다.

탐색연구는 비록 원인과 결과의 성립이 되지 않더라도 임상 현상과 관련하여 나타나는 근거가 부족한 임상 연구에 중요한 역할을 한다. 실험적 방법을 사용하여 반응과 행동의 요소를 측정하고 변수들 간에 관계가 어떤지를 먼저 파악해야 한다. 많은 현상이 우연적으로 성립되지는 않기 때문에 우리는 다양하게 공존하는 변수의 분석을 통해 어떻게 그러한 현상이 발생되는가에 관해 비판적 시각을 가지고 질문을 던져야 할 것이다.

① 단면적 연구(cross-sectional study)

유병률 연구(prevalence study)라고도 불리며, 짧은 기간 내 대상인구 개인의 유병 여부와 연구하고자 하는 속성의 유무를 조사한 후 상호관계를 찾아내는 연구설계이다. 대상에 대한 측정을 1회만 시행한 후 측정한 것 사이에 연관성을 보는 것으로 측정 당시의 상황만 연구가 가능하다. 예를 들어 "운동선수의 발목부종에 대한 도수 배액법이 균형, 근력, 체형 및 통증에 미치는 영향"의 주제로 연구를 하였다면 상관관계를 본 단면적 연구로 실험에 대한 치료적 관점을 본 것이 아니라 발목의 부종에 따른 다양한 요인 간에 관계를 본 연구이다.

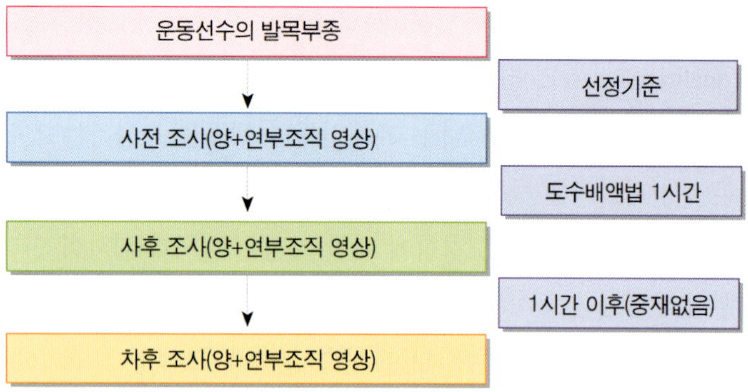

그림 1-7 단면적 연구의 도식화

② 코호트 연구(cohort study)

특정사건에 대한 노출경험의 차이에 근거하여 둘 이상의 대상군을 구성한 후 추적하여 각각의 군에서 특정질병 또는 특정결과가 얼마나 많이 발생 하는가를 살핀다. 특정 질병발생에 관여할 것으로 의심되는 특성에 노출된 정보를 수집한 다음 시간 경과에 따라 특정 질병의 발생을 전향적으로 추적 관찰함으로써 특정요인에 노출되지 않은 집단에 비해 노출된 집단의 질병 발생률을 비교하는 역학적 연구방법이다. 먼저 질환을 분류한 것이 아니라 노출 요인 또는 위험요인을 조사하고 장기간 관찰 후 질병의 크기와 의심되는 요인 간에 상관성을 비교위험도(relative risk)로 제시하는 연구이다.

예) 광산에서 분진 등으로 고생하며 일하는 근로자를 대상으로 다양한 질환유무에 관한 연구 등

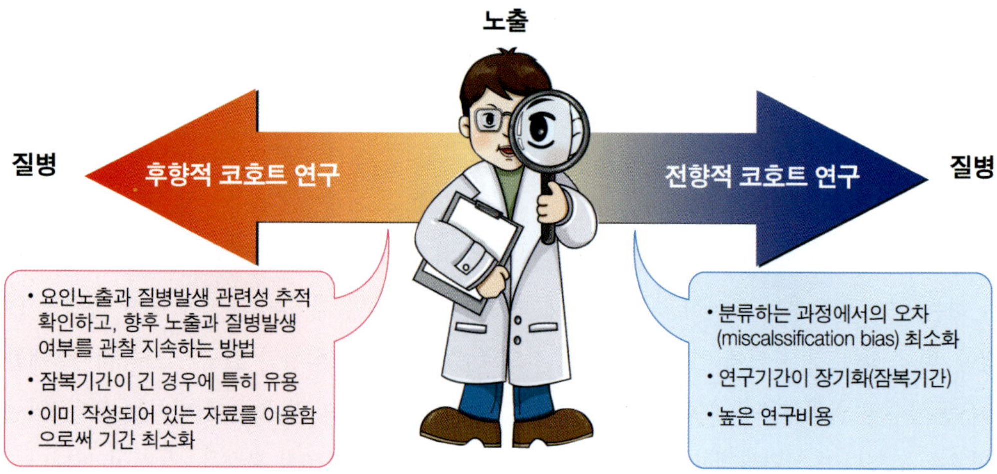

그림 1-8 코호트 연구방법

③ **환자－대조군연구(case-control group study)**

질병의 위험 요인 규명에 유용하며, 단일한 질병을 발생시키는 여러 가지 위험 요인들을 비교하여 동시에 파악할 수 있다. 질병 유무를 기준에 두고 과거의 요인들에 대한 분석을 통해 상관관계를 비차비(odd ratio)로 제시하는 연구설계로 후향적 성격을 띠고 있다. 환자－대조군 연구는 특정질병이 있는 사람과 그 질병이 없는 사람을 선정하여 질병발생과 관련이 있다고 판단된 인자나 위험요인에 대한 노출된 정도를 비교하는 연구설계이다. 비교적 단시간에 적은 연구비로 연구결과를 도출해낼 수 있다는 장점이 있다. 그러나 연구의 대상자 수가 적은 경우에는 적용하기 힘들며, 무작위 배정이 힘든 경우는 편향(bias)이 발생할 수 있다.

예) 뇌졸중 집단과 정상 집단의 과거 흡연, 음주, 운동부족 등의 다양한 요인을 조사하여 질병 유무와 요인간의 관계를 비차비(odd ratio)로 제시하는 연구

(3) 실험연구(experimental research)

탐색 연구는 독립 변수와 종속 변수 사이에 나타날 수 있는 원인과 영향에 대해 조사하는 것이다. 실험 연구에서 실험군과 대조군을 무작위로 배정하여 연구를 시행하는 무작위 임상시험(Randomized controlled trial, RCT)이 기본적인 설계이고, 무작위로 대상자들을 배정할 수 없는 경우에 사용되는 연구를 기타대조임상시험(other controlled clinical trial)이라고 하며 유사 실험연구(Quasi-experimental studies)라고도 한다.

4) 조사연구(survey research)

조사연구(survey research)는 자료를 수집하여 분석하는 연구방법으로 사회과학 연구에서 많이 쓰이는 연구방법이다. 물리치료학에서는 많이 사용되는 방법은 아니지만 치료에 대한 만족도, 직무분석에 관한 연구, 교육관련 연구 등 물리치료 정책 수립과 관련된 분야 등에서 필요로 한다. 또한 실험연구에서도 일부 설문형 질문지를 사용하기도 한다. 조사는 직접 만나 대화하는 면접법이나 설문지를 이용하여 응답하는 설문법이 사용된다. 설문은 전통적으로 설문지를 사용하나 최근에는 인터넷을 이용하여 웹상에서 전자설문을 통해 진행하기도 한다. 일반적으로 실험연구보다 모집단이 크며 연구의 목적에 따라 특정 집단을 대상으로 조사를 하기도 한다.

5) 1차 연구와 2차 연구

1차 연구는 원자료를 이용하여 직접적으로 연구결과를 보고하는 것으로 실험연구, 임상시험, 조사연구 등이 해당된다. 2차 연구 또는 통합연구는 1차 연구들을 요약하고 이를 바탕으로 결론을 유도하는 것으로 고찰(review), 체계적 고찰(systemic review), 메타분석(meta-analysis), 의사결정 분석(decision analysis) 등이 해당된다.

(1) 체계적 문헌고찰(systemic review)

체계적 문헌고찰은 연구주제와 관련된 모든 연구들을 수집하여 종합적으로 분석하고 평가하는 문헌고찰이다. 잘 설계된 하나의 임상연구 논문은 치료효과에 대한 치료적 근거를 제공할 수 있으나 한편으로는 잘 못된 정보를 제공할 수 있다. 연구에 있어서 경우에 따라 치료의 기술적인 측면이 부족한 상태에서 실험을 할 수도 있으며, 치료 대상자의 반응이 특별히 더 좋거나 더 나쁘게 반응할 수도 있다. 따라서 하나의 임상연구보다 여러 개의 임상연구 논문들에서 같은 치료의 효과에 대한 연구를 통하여 같은 결과를 나타낸다면 하나의 개별적 임상연구 논문보다 좀 더 정확한 치료효과에 대한 근거를 주장할 수 있게 된다.

(2) 메타분석(meta analysis)

메타분석은 연구주제와 관련된 모든 연구들의 각 결과들을 효과크기(effect size)라는 통계적 방법으로 나타내고 이들을 통해 연구의 효과에 대한 결론을 도출하는 분석방법이다. 체계적 문헌고찰과 메타분석은 동의어가 아니며, 일부 메타분석이 체계적 문헌고찰에 포함된다.

MEMO

7 근거중심치료 실행 단계

1) 임상적 질문(Clinical question)

임상적 질문은 필요한 정보를 확인하고 관련된 질문을 구체화시키는 단계이다.

예) 20세 남성 배구 선수가 어깨 통증으로 병원에 방문하였다. 물리치료사는 O'brien 검사, Speed 검사 등을 통하여 SLAP lesion에 약간 문제가 있음을 발견하였고, 치료 방법에 대해 고민하였다. 현재 근무병원에 Biodex 장비가 있어 일반운동보다 등속성 운동을 시행하려고 한다. 그러나 과연 "이 방법이 일반적 운동치료 보다 효과적인 것인가?"라는 의문은 충분히 가질 수 있다.

위 사례의 임상적 질문은 아래와 같은 사항이 중요하다.

(1) 환자의 특성 : 환자의 건강상태와 관련된 특징을 정확히 파악하였는가?

(2) 환자관리 : 환자 관리를 위해 필요한 구성요소를 결정한다. 즉, 측정, 진단, 예후 및 중재에 관해 관련 연구 디자인들이 서로 다를 수 있다. 당신의 임상적 질문과 관련된 알맞은 연구를 찾아 그 효과에 관해 분석한다.

(3) 관심결과 : 연구의 결과 및 환자의 목표를 파악하여 최종 치료 목표를 결정한다.

(4) PICO를 이용한 임상질문을 통해 효과적인 치료 방법을 찾는 것도 좋은 방법이다.

정확한 임상질문을 위하여 우선 환자 정보와 관련 문헌을 검색하여 PICO 또는 PICOS(P : Patient or Problem, I : Intervention, C : Comparison O : Outcome, S : Study designs) 방법으로 정리한다.

- P : 환자 또는 대상자의 임상적 특징(문제점)은 무엇인가?
- I : 환자에게 제공될 중재방법은 무엇인가?
- C : 비교될 수 있는 기존 중재방법(대조군에서 시행되는)은 무엇인가?
- O : 획득된 또는 얻고자 하는 치료 결과는 무엇인가?
- S : 검색한 논문의 연구 디자인은 무엇인가?

표 1-2 PICO를 이용한 임상질문 작성 사례

요소	내용	질문
P	환자 병명 혹은 특성	목근육의 통증이 있는 18세 남성에게
I	새로운 중재 방법	도수치료를 시행하는 것이
C	대조군 or 전통적 중재 방법	전기치료 보다
O	관심 결과	통증 감소에 효과적인가?

RESEARCH Report

Effectiveness of Soft Tissue Massage for Nonspecific Shoulder Pain : Randomized Controlled Trial.

van den Dolder PA, Ferreira PH, Refshauge KM.

BACKGROUND : Soft tissue massage and exercise are commonly used to treat episodes of shoulder pain.

OBJECTIVE : The study objective was to compare the effects of soft tissue massage and exercise with those of exercise alone on pain, disability, and range of motion in people with nonspecific shoulder pain.

DESIGN : This was a randomized controlled trial.

SETTING : The study was conducted in public hospital physical therapy clinics in Sydney, New South Wales, Australia.

PARTICIPANTS : The study participants were 80 people with an average age of 62.6 years (SD=12.2) who were referred to physical therapists for treatment of nonspecific shoulder pain.

INTERVENTION : Participants were randomly assigned to either a group that received soft tissue massage around the shoulder and exercises (n=40) or a group that received exercise only (n=40) for 4 weeks.

MEASUREMENTS : The primary outcome was improvement in pain, as measured on a 100-mm visual analog scale, 1 week after the cessation of treatment. Secondary outcomes were disability and active flexion, abduction, and hand-behind-back range of motion. Measurements were obtained at baseline, 1 week after the cessation of treatment, and 12 weeks after the cessation of treatment.

RESULTS : The between-group difference in pain scores from the baseline to 12 weeks after the cessation of treatment demonstrated a small significant difference in favor of the group receiving exercise only (mean difference=14.7 mm). There were no significant differences between groups in any other variable.

LIMITATIONS : It was not possible to mask therapists or participants to group allocation. Diagnostic tests were not used on participants to determine specific shoulder pathology.

Conclusions : The addition of soft tissue massage to an exercise program for the shoulder conferred no additional benefit for improving pain, disability, or range of motion in people with nonspecific shoulder pain.

그림 1-9 Abstract from van den Dolder PA, Ferreira PH, Refshauge KM. Effectiveness of Soft Tissue Massage for Nonspecific Shoulder Pain: Randomized Controlled Trial. Phys Ther. 2015;95(11):1467–77.

표 1-3 임상논문 분석을 통한 PICO 질문 작성 사례

요소	내용	질문
P	환자 병명 혹은 특성	비특이성 어깨 통증을 가지고 있는 평균 62세 환자들에게
I	새로운 중재 시도	일반 운동에 어깨주위 마사지를 추가한 집단이
C	대조군 or 전통적 중재 시도	일반 운동만 시행 집단보다
O	관심 결과	통증, 장애정도, ROM 증진에 유의한 효과는 보이지 않음
S	연구 디자인	무작위 임상실험연구

2) 검색(Search)

최상의 근거를 찾기 위해 아래와 같은 문헌검색 사이트를 이용한다.

＊ 외국 사이트

- PEDro — https://www.pedro.org.au/
- PubMed — https://www.ncbi.nlm.nih.gov/pubmed/
- Embase — https://www.elsevier.com/
- Cochrane Library — http://www.cochranelibrary.com/
- CINAHL — https://www.ebscohost.com/nursing/products/cinahl-databases/
- 미국물리치료사협회 — https://www.apta.org/
- 미국작업치료사협회 — https://www.aota.org/
- google — https://scholar.google.co.kr/

＊ 국내 사이트

- 국립중앙도서관 — http://www.nl.go.kr
- 국회도서관 — http://www.nanet.go.kr/
- 국가과학기술전자도서관 — https://www.ndsl.kr/
- 교보쇼콜라 — http://scholar.dkyobook.co.kr
- 뉴논문 — http://newnonmun.com
- 학술교육원 — http://www.earticle.net
- 학술연구정보서비스 — http://www.riss.kr
- DBpia — http://www.dbpia.com
- KoreaMed — https://koreamed.org/SearchBasic.php
- KISS — http://kiss.kstudy.com
- Medric — http://kmbase.medric.or.kr/
- Riss4U — http://www.riss.kr/index.do

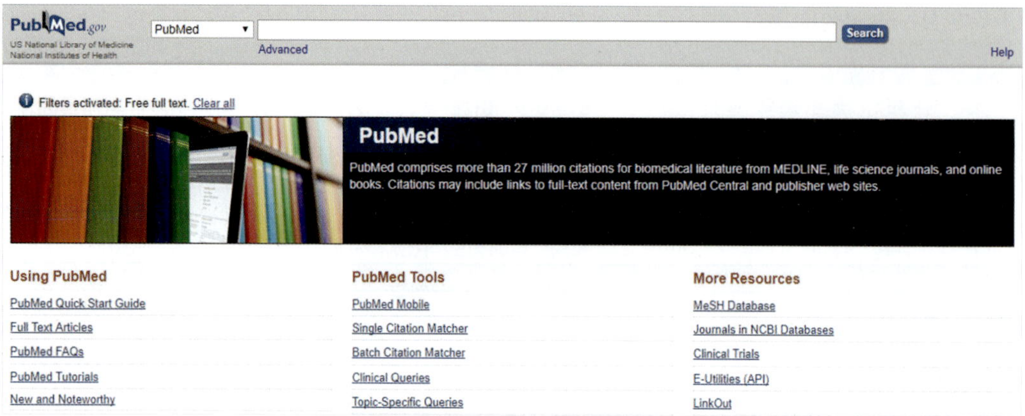

그림 1-10 PubMed 메인화면

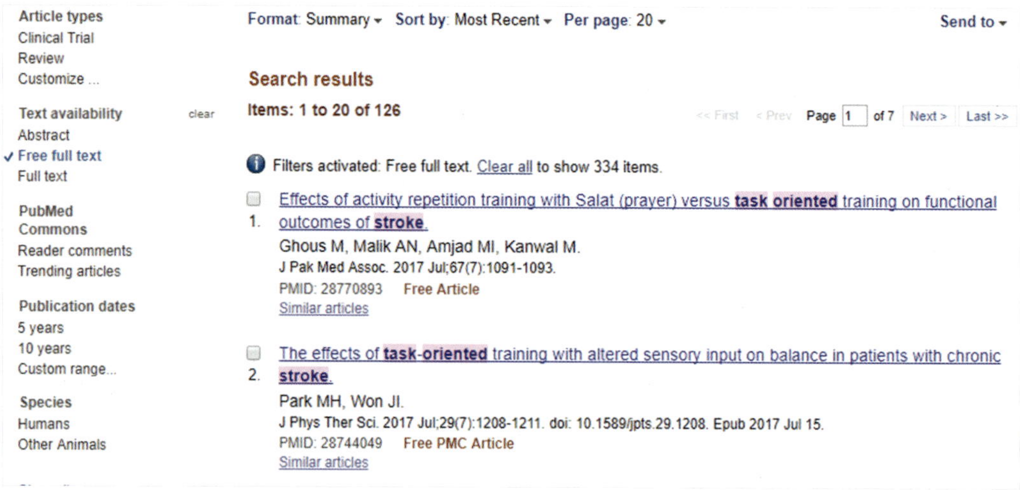
Article types
Clinical Trial
Review
Customize ...
Text availability
clear
Abstract
✓ Free full text
Full text
PubMed Commons
Reader comments
Trending articles
Publication dates
5 years
10 years
Custom range...
Species
Humans
Other Animals
Format: Summary ▾ Sort by: Most Recent ▾ Per page: 20 ▾
Send to ▾
Search results
Items: 1 to 20 of 126
<< First < Prev Page 1 of 7 Next > Last >>
Filters activated: Free full text. Clear all to show 334 items.
1. Effects of activity repetition training with Salat (prayer) versus task oriented training on functional outcomes of stroke.
Ghous M, Malik AN, Amjad MI, Kanwal M.
J Pak Med Assoc. 2017 Jul;67(7):1091-1093.
PMID: 28770893 Free Article
Similar articles
2. The effects of task-oriented training with altered sensory input on balance in patients with chronic stroke.
Park MH, Won JI.
J Phys Ther Sci. 2017 Jul;29(7):1208-1211. doi: 10.1589/jpts.29.1208. Epub 2017 Jul 15.
PMID: 28744049 Free PMC Article
Similar articles

그림 1-11 PubMed에서 "stroke"과 "task oriented" 키워드로 무료 원문보기 검색한 화면

3) 사정(Appraise)

논문 검색 시 중재 연구의 적합성, 연구방법에 대한 질적 근거, 중재결과, 임상적 결론(clinical bottom line)에 대해 정리부분을 비판적으로 평가한 후 적용한다.

(1) 연구의 적합성은 논문 검색 시 연구설계, 표본추출방법, 무작위배정, 눈가림방법, 실험방법, 분석방법 등의 내용이 자세히 기술되어 있는 높은 수준의 근거를 가지고 있는 논문을 선택하여 평가한 후 임상치료에 적용한다.

(2) 연구 디자인, 치료방법, 평가도구의 신뢰성과 타당성, 중재결과 등에 대한 충분한 평가와 더불어 임상적 결론(clinical bottom line)으로 제시한 부분을 잘 분석하여 실제 임상에서 적용할 수 있는지에 대해 고민한다.

(3) 근거중심피라미드에 의하면 임상연구의 질은 제일 상위에 가이드라인, 메타분석, 체계적 고찰, 무작위대조군 연구, 코호트 연구, 환자-대조군 연구, 단면적 연구, 사례보고 및 사례연구, 전문가 의견 및 동물실험 순으로 분류된다.

(4) 일반적 외국 논문은 주로 PubMed에서 검색한다. 그러나 그 논문의 수준 평가를 보기 위해 PEDRO나 Cochrane library에서 검색을 하면 해당 논문에 근거를 통한 평가 점수나 코멘트가 나와 있어 참고를 하면 효과적이다.

(5) 임상치료지침(Clinical Practice Guidelines, CPG)은 의료진, 혹은 관련 치료사들이 특정한 임상 상황에 처해있는 환자 또는 일반인들에게 적합한 의료 및 치료를 제공할 수 있도록 의사결정을 하는데 도움을 준다. 임상적으로 활용하는 것 외에도 보건의료정책 수립 및 의사결정 시 중요한 역할을 할 수 있고, 보건의료영역에서 광범위한 건강관련 주제들이 포괄적으로 진료지침에 다루어져 왔다. 예를 들어 필라델피아 지침에 따른 목통증 치료법(Philadelphia guideline for intervention), 오타와 지침에 의한 골관절염 환자의 운동법(Ottawa guidelines for exercises of osteoarthritis)등이 대표적인 예다.

(6) 임상치료지침 개발 후 신뢰성 등에 대한 평가도구로 많이 사용되는 GRADE(Grading of Recommendation, Assessment, Development and Evaluation), AGREE Ⅱ(The Appraisal of Guidelines for Research & Evaluation) 도구는 서로 질적 수준이 다른 진료지침, 특히 질이 낮은 진료지침의 문제를 해결하고 표준화하기 위한 방안으로 개발되었으며, 이러한 도구를 활용하여 개발된 임상치료지침을 미리 검증한 후 배포하는 것이 바람직하다. AGREE Ⅱ는 23개의 평가항목들은 각각 7점 척도(1점-전혀 동의안함, 7점-매우 동의함)로 되어있다(표 1-4).

J Shoulder Elbow Surg. 2017 May;26(5):757-765. doi: 10.1016/j.jse.2017.01.012. Epub 2017 Mar 18.

Randomized controlled trial of supervised physiotherapy versus a home exercise program after hydrodilatation for the management of primary frozen shoulder.

Robinson PM[1], Norris J[2], Roberts CP[2].

⊕ Author information

Abstract

HYPOTHESIS AND BACKGROUND: Hydrodilatation and physiotherapy are commonly used treatments for primary frozen shoulder. Little is known about the optimal form of physiotherapy. This study reports a randomized controlled trial comparing 2 forms of physiotherapy after hydrodilatation. The null hypothesis was that there would be no difference between the 2 groups at 1 year as measured by the Oxford Shoulder Score (OSS).

METHODS: We randomized 41 patients undergoing hydrodilatation for primary frozen shoulder into 2 treatment groups: group 1 (n = 20) underwent supervised physiotherapy in addition to a home exercise program, and group 2 (n = 21) followed a self-directed home exercise program in isolation. Assessment was carried out by a blinded research nurse at baseline, 4 weeks, 3 months, 6 months, and 1 year. The primary outcome measure was the OSS. Other measures were range of movement, visual analog scale pain score, and EQ-5D index.

RESULTS: There was no significant difference between the treatment groups at any time point as measured by the OSS or EQ-5D index. In group 1, the OSS improved significantly from 25.00 (95% confidence interval [CI], 21.92-28.08) at baseline to 38.29 (95% CI, 34.01-42.58; P < .0001) at 4 weeks and 43.71 (95% CI, 41.61-45.80; P < .0001) at 1 year. In group 2, the OSS improved significantly from 26.60 at baseline (95% CI, 22.50-30.70) to 40.07 (95% CI, 36.77-43.36; P < .0001) at 4 weeks and 43.00 (95% CI, 39.69-46.31; P < .0001) at 1 year. All outcome measures improved significantly from baseline to 4 weeks.

CONCLUSION: In this group of patients, after a hydrodilatation procedure for the treatment of primary frozen shoulder, there was no significant difference in clinical outcomes between supervised physiotherapy in addition to a home exercise program and a self-directed home exercise program in isolation.

Copyright © 2017 Journal of Shoulder and Elbow Surgery Board of Trustees. All rights reserved.

KEYWORDS: Shoulder; adhesive capsulitis; frozen shoulder; hydrodilatation; hydrodistension; physiotherapy

그림 1-12 PubMed에서 RCT 논문 검색

표 1-4 AGREE II 평가도구를 통한 임상치료지침

평가영역 1. 범위와 목적
1. 치료지침의 전반적인 목적이 구체적으로 기술되어 있다.
2. 치료지침에서 다루고자하는 임상 질문들이 구체적으로 기술되어 있다.
3. 치료지침을 적용할 대상 환자가 구체적으로 기술되어 있다.
평가영역 2. 이해당사자의 참여
4. 치료지침 개발 그룹은 관련전문가가 포함되어 있다.
5. 치료지침을 적용할 집단(환자, 일반인 등)의 관점에서 선호도를 고려하였다.
6. 가이드라인이 사용할 집단에 따라 분명하게 규정되어 있다.
평가영역 3. 개발의 엄격성
7. 근거의 검색 시 체계적 방법이 사용되어 있다.
8. 근거 선택의 기준이 분명하게 기술되어 있다.
9. 근거 자료의 강도와 한계가 분명하게 기술되어 있다.
10. 권고안이 분명하게 기술되어 있다.
11. 건강상의 이점, 부작용, 위험요인의 권고안이 분명하게 기술되어 있다.
12. 권고안이 뒷받침하는 근거를 명확하게 밝히고 있다.
13. 치료지침이 출판 전에 외부 전문가들에 의해 검토과정이 있었다.
14. 치료지침의 업데이트가 제시되고 있다.
평가영역 4. 표현의 명확성
15. 권고안은 구체적이며 모호하지 않다.
16. 임상 상황에서 선택할 수 있는 다양한 대안이 분명하게 제시되어 있다.
17. 주요 권고안은 쉽게 확인가능하다.
평가영역 5. 적용성
18. 치료지침은 권고안이 임상에서 실제 사용될 수 있는 조언과 도구를 제시하고 있다.
19. 진료지침은 이를 실행하는데 장애요인과 촉진요인을 기술하고 있다.
20. 권고안 적용 시 필요로 할 수 있는 잠재적인 자원의 영향과 의미가 고려되어야 한다.
21. 치료지침 수행 정도에 대한 감독 및 평가 기준을 제시하고 있다.
평가영역 6. 편집의 독립성
22. 재정후원단체의 의견이 진료지침에 영향을 주지 않았다.
23. 치료지침 개발에 참여한 구성원들의 이해관계가 기록되어 있고 그 내용이 언급되어 있다.

출처 : 보건복지부, 대한의학회, K-AGREE II 도구 활용안내서. 2009.

4) 통합(Integration)

비판적으로 평가된 근거중심 연구와 전문가의 의견 및 환자의 가치와 상황을 통합한다.

(1) 근거에 중심한 선행 논문 사례를 참고하고, 치료사의 전문적 지식과 환자 및 보호자가 원하는 치료를 통합적으로 구성하여 최상의 중재를 제공한다.

(2) 강력한 연구 근거와 연구결과에 대한 평가 또는 전달을 위해 정리를 할 수 있는 양식으로 옥스퍼드 대학 내 근거중심의학센터에서 제공하는 Critically Appraised Topic(CAT)을 사용하기도 한다(표 1-5). 자세한 내용은 www.cebm.net/에서 찾아볼 수 있다.

(3) 원하는 치료 방법 등에 대해 재정적 지원(건강보험, 자동차 보험, 자기부담)이 가능한지 논의한 후 치료를 시행한다.

(4) 예를 들어 수중 치료를 제공하려고 할 때 논문을 통한 근거의 확인을 통해 치료 방법, 절차, 결과 등에 대해 충분히 숙지하고, 관련 전문가의 임상적 소견을 공유한 다음 환자 및 보호자에게 상황 설명 및 재정부담 등 협의를 통해 수중 치료를 시행한다.

5) 최종 평가(Evaluation)

5단계에서는 1단계와 4단계 거치며 확인할 수 있는 중재 결과의 유효성(efficacy)과 효과성(effectiveness)에 대해 평가하고 추후 개선시킬 수 있는 계획을 세워야 한다.

(1) 유효성(efficacy)은 통제된 실험환경에서 중재가 제공된 결과를 의미하며, 효과성(effectiveness)은 임상 환경에서 제공된 중재결과이다. 예를 들어 무작위대조군 연구는 유효성의 근거를 제공하는 실험설계 연구라고 할 수 있다.

(2) 실험 연구를 통해 유효성에 대한 결과가 검증되었으면 임상 환경에서 진행되는 치료에도 효과성을 보이는지 확인한다.

(3) 일반적으로 대상자가 적은 연구에서는 일반화에 제한점을 따르기 때문에 많은 논문 결과의 유효성과 효과성을 다양한 방법으로 검증한 후 사용하는 것이 바람직하다.

(4) 임상질문의 답을 찾기 위해 인터넷에서 다양한 사이트에 접속하여 원하는 정보를 얻는다. MEDLINE, PubMed, Cochrane Library, PEDro 등을 통해 근거중심치료에 대한 자료를 얻을 수도 있고, 교재나 CATs 도구, CONSORT 지침서 등을 활용하여 연구의 질을 평가할 수도 있다.

(5) EndNote는 참고문헌을 정리하고 외부반입 및 관리할 수 있는 프로그램으로 많이 사용되고 있다.

표 1-5 Critically Appraised Topic (CAT) **체크리스트**

1	CAT 질문에 내용과 배경에 대한 설명이 명확히 되었는가?	
2	CAT 질문은 명확하게 초점이 맞추어져 있는가? 분명히 답을 할 수 있는가?	
3	CAT 질문에 PICO 질문이 정형화되어 있는가?	
4	대상자, 관심결과, 연구디자인의 내용이 명확히 포함되어 있는가?	
5	관련 연구 데이터베이스를 사용하여 포괄적인 문헌 검색을 수행하였는가?	
6	검색이 체계적이고 재현성이 있는가?	
7	연구 시 포함 또는 제외기준 등을 선정하여 진행하였는가?	
8	연구의 특징(연도, 인구, 표본크기, 연구설계, 결과측정, 효과크기, 제한점, 신뢰도)을 명확하게 설명하였는가?	
9	미리 정해진 기준을 사용하여 각 연구 방법의 적합성을 평가하였는가?	
10	CAT 질문의 주요 요소/구조에 대한 정의를 제공하였는가?	
11	가설 등을 명확하게 기술하였는가?	
12	신뢰도와 효과크기를 포함한 주요 발견사항과 내용을 제공하였는가?	
13	CAT 질문의 주요 결과에 대해 명확하고 간결한 결론을 제공하였는가?	
14	모든 제한 사항을 명확히 설명하고 CAT의 결과에 어떻게 영향을 미칠지 논의하였는가?	
15	당신은 실행결과에 대한 요점을 명확하게 기술하였는가?	

출처 : www.cebm.net/

MEMO

참·고·문·헌

- 고주연 등. 근거 및 사례중심 임상의사결정. 정담미디어. 2016.
- 김대훈 등. 물리치료 임상의사결정. 대한나래출판사. 2017.
- 박승규 등. 임상의사결정. 아카데미. 2012, 2017.
- 보건복지부·대한의학회. K-AGREE Ⅱ 도구 활용 안내서. 2009.
- 이동진 등. 임상연구방법론. 퍼시픽북스. 2015.
- 이상호 등. 임상의사결정. 애듀팩토리. 2015.
- 차유진, 김세언(2014) 뇌손상 환자의 지역사회재활(CBR) 프로그램의 효과: ICF 모델에 근기한 메티분석. 2014;14(3):203-214.
- 황성동. 알기쉬운 메타분석의 이해. 학지사. 2014.
- Barnard S, Wiles R. Evidence based physiotherapy: Physiotherapists' attitude and experiences in the Wessex area. Physiotherapy. 2001;87(3):115-124.
- Car J, Mungovan S, Shepherd R, Dean C, Nordholm L. Physiotherapy in stroke rehabilitation: base for Australian physiotherapist' choice of treatment. physiotherapy theory and Practice. 1994;10:201-209.
- Cohen J. Statistical power analysis for the behavioral sciences. 2d ed. Hillsdale, NJ: Lawrence Erlbaum Associates. 1988.
- Creswell JW. Educational Research: Planning, conducting, and evaluating quantitative and qualitative research(3nd ed.), Upper Saddle River: Pearson. 2008.
- Cromwell FS, Kielhofner GW. An educational strategy for occupational therapy community service. Am J Occup Ther. 1976;30(10):629-633.
- Guyatt GH, Sackett DL, Cook DJ. Users' gudies to the medical literature Ⅱ. How to use an article about therapy or prevention. B. What were the results and will they help me in caring for my patients? Evidence-Based Medicine Working Group. JAMA. 1994;271(1):59-63.
- Guyatt GH, Sackett DL, Sinclair JC et al. Users' guides to the medical literature. IX. A method for grading health care recommendations. Evidence-Based Medicine Working Group. 1995;274(22): 1800-1804.
- Harris S. How should treatments be critiqued for scientific merit? Physical Theray. 1996;76(2): 175-181.
- Harrison M. Evidence based practice: Practice: Practice based evidence. Physiotherapy Theory and Practice. 1996;12:129-130.
- Haynes R, Devereaux P, Guyatt G. Clinical expertise in the era of evidence-based medicine and patient choice. ACP Journal Club. 2002;87(3):115-124.
- Health Professions Council Standards of Proficiency (Physiotherapy) draft documentation. Paper resented at: Quality ASSURANCE agency for Higher Education, 2003; London.

참·고·문·헌

- Herbert R, Jamtvedt G, Mead J et al. Outcome measures measure outcomes, not effects of intervention. Aust J Physiother. 2005;51(1):3-4.
- Herbert R, Jamtvedt G, Mead J et al. Practical Evidence-Based Physiotherapy. BUTTERWORTH HEINEMANN, Oxford, 2009:1-10.
- Herbert R, Sherrington C, Maher C, Moseley A. Evidence-based description of clinical practice. Prthopedic Physical Therapy. 1996;76(2):175-181.
- Linda F, Julie T. Evidence based physical therapy. F.A. Davis. 2012.
- MacIntyre D, McAuley C, Parker-Taillon D. Canadian physiotherapy research and evidence-based practice initiative in the 1990's. Physical Therapy Review. 1999;4:127-137.
- Marthyn Shuttleworth. What is Research? Retrieved 26 Jan. 2012 from Experiment Resources: http://www.experiment-resources.com/what-is-research.html. 2008.
- Michels E. The 1969 presidential address. Physical Therapy. 1969;49:1191-1200.
- Ottawa panel. Ottawa panel evidence-based clinical practice guidelines for therapeutic exercises and manual therapy in the management of osteoarthritis. Phys Ther. 2005;85(9):907-971.
- Philadelphia Panel. Philadelphia panel evidence-based clinical practice guidelines on selected rehabilitation interventions for neck pain. Phys Ther. 2001;81(10):1701-1717.
- Parker-Taillon D. CPA initiatives put the spotlight on evidence-based practice in physiotherapy. Physiotherapy Canada. 2002; Winter:12-15.
- Morris J. Evidence-based practice: The way forward. Physiotherapy. 2003;89(6):330-331.
- Ramírez-Vélez R, Bagur-Calafat MC, Correa-Bautista JE et al. Barriers against incorporating evidence-based practice in physical therapy in Colombia: current state and factors associated. BMC Med Educ. 2015;15(220):2-11.
- Ritchie J. Using qualitative research to enhance the evidence-based practice of health care providers. Australian Journal of Physiotherapy. 1999;45:251-256.
- Robertson V, Spurrit D. Electrophysical agents: Implications of their availability and use in undergraduate clinical placements. physiotherapy. 1988;84:335-344.
- Robinson PM, Norris J, Roberts CP. Randomized controlled trial of supervised physiotherapy versus a home exercise program after hydrodilatation for the management of primary frozen shoulder. J Shoulder Elbow Surg. 2017;26(5):757-765.
- Rothstein J. Caveat Emptor(Editorial). Physical Therapy. 1990;70:278-279.
- Sackett DL, Straus SE, Richardson WS et al. Evidence-based medicine: how to practice and teach EBM. 2nd ed. Edinburgh: Churchill Livingstone, 2000.

참·고·문·헌

- Straus S, Richardson S, Glasziou P et al. Evidence-based Medicine: How to Practice and teach EBM. 3rd ed. Endinburgh, UK, Elsevier Churchill Livingstone; 2005.
- Tilson JK, Marshall K, Tam JJ et al. A bibliometric analysis of statistical terms used in American Physical Therapy Association journals(2011-2012): evidence for educating physical therapists. BMC Med Educ. 2016;16(1):118.
- Turner P. Evidence based practice and physiotherapy in the 1990's. Physiotherapy Theory and Practice. 2001;17:107-121.
- Turner P, Whitfield T. Physiotherapists' use of evidence based practice: A cross-national study. Physiotherapy Research International. 1997;2(1):17-29.
- Van den Dolder PA, Ferreira PH, Refshauge KM. Effectiveness of Soft Tissue Massage for Nonspecific Shoulder Pain: Randomized Controlled Trial. Phys Ther. 2015;95(11):1467-77.
- Wood S, Mayo-Wilson E. School-based mentoring for adolescents: A systematic review and meta-analysis. Research on Social Work Practice. 2012;22(2):257-269.
- Wu WT, Chang KV, Han DS et al. Effectiveness of Glenohumeral Joint Dilatation for Treatment of Frozen Shoulder: A Systematic Review and Meta-analysis of Randomized Controlled Trials. Sci Rep. 2017;7:10507.

02 Chapter

연구윤리

학·습·목·표

1. 연구윤리와 생명윤리에 대해 이해할 수 있다.
2. 기관생명윤리위원회의 법률 근거에 대해 이해할 수 있다.
3. IRB 연구 심의의뢰 절차에 대해 이해하고 수행할 수 있다.
4. 세계 각국의 연구윤리 및 부정행위에 대해 이해할 수 있다.
5. 연구부정행위에 대해 이해하고 설명할 수 있다.

핵·심·용·어

- 연구윤리
- 생명윤리
- 기관생명윤리위원회 IRB
- 연구부정행위

Clinical Research Methodology

1 개 요

1) 연구

연구란 일반화 가능한 지식을 개발하거나 실제 기여할 수 있도록 고안된 연구 개발, 검사와 평가를 포함한 체계적인 조사를 총칭하여 나타낸 말이다. 사전적 의미로는 '어떤 일이나 대상을 깊이 있게 조사하고 생각하여 이치나 진리를 밝히는 힘'라고 정의할 수 있다. 즉, 연구자는 이치나 진리를 밝히고자 뭘 하는지 모르면서 꾸준히 열심히 하다가, 수많은 과정을 거치면서 결국 새로운 지식을 얻게 되는 과정이라 볼 수 있다.

2) 연구윤리

(1) 연구윤리의 의미

연구윤리는 연구자가 연구를 진행하면서 실천해야 할 원칙 또는 행동양식을 의미한다. 자연과학과 인문과학을 모두 포함하는 학문 전반에서 실천해야 하는 것으로 각 영역에서 연구윤리가 중요하다는 것을 인식하는 것이 필요하며, 연구윤리는 협의의 의미로 연구자에 의해 연구를 신청해서 수행되며, 그 결과를 제출하는 과정에서 이루어져야 할 행동방식이다.

일반적으로 윤리(ethics)는 인간들이 사회생활을 유지하고 서로에게 지켜야할 규범을 의미한다. 따라서 윤리학이 학문을 탐구하고 분석하며 해석하는 대상이라고 한다면 연구윤리(Research ethics)는 학문, 생물과의 관계에서 얽혀 있는 기본적인 윤리 원칙을 과학적 연구 관점에서 다루고 복잡한 쟁점들에 적용한다고 할 수 있다. 과학적 관점에서 윤리적 기준은 생명과 매우 밀접한 연관이 있고 심각하게 고려해야 할 많은 쟁점들이 사회과학적으로 연결되어 있다. 특히 연구윤리는 의학연구 분야에서 가장 발달했으며 최근, 인간과 동물을 대상으로 한 실험, 연구 부정행위, 내부고발, 연구 규제, 부도덕한 연구행위 등이 심각한 논쟁의 쟁점이 되고 있다. 연구 부정행위 방지와 예방, 연구윤리의 진작을 위해 윤리적 판단과 기준을 설정하고 이를 실천하려는 연구자의 의지와 부정 방지를 위한 대중화를 위한 교육이 선행되어야 한다.

(2) 연구윤리의 구성요소

연구윤리에서 핵심이 되는 논제는 연구자의 연구 활동이 사회적 책임에 부합하여 공익을 추구하는 방향으로 나아가고 있느냐는 것이다. 책임 있는 연구 수행에 필요한 공통적 가치로는 정보를 정직하게 전달하고 이를 지켜나가는 것의 정직성, 연구 결과를 명확하게 전달하고 실수를 줄이기 위해 최선의 노력을 기울이는 것의 정확성, 최소의 노력으로 최대의 능력을 발휘하게 하고 낭비를 줄이는 것의 효율성, 사실을 명확하게 제시하고 옳지 못한 편견을 배제토록 하는 것의 객관성으로 제시하고 있다. 이에 미국 연구윤리국(Office of Research integrity, ORI)은 연구윤리의 출발점으로 정직성, 정확성, 효율성 및 객관성으로 요약하고 있다.

❋연구윤리의 4가지 구성요소

- 정직성 : 정보를 정직하게 전달하고 약속을 지킨다.
- 정확성 : 연구결과를 정확하게 보고하고, 오차를 피하는데 최선을 다한다.
- 객관성 : 사실을 정확하게 밝히고, 부당한 편견을 피한다.
- 효율성 : 자원을 현명하게 사용하도록 하고 낭비하지 않는다.

인간 및 동물을 대상으로 연구를 수행하다보면 수많은 윤리적 문제 및 결단을 해야 하는 여러 가지 상황에 직면하게 되고 조금만 방심하면 법을 어기고 양심을 팔게 되기도 한다. 국가마다 이를 감시하고 관리하는 체계를 만들고 대학, 연구소마다 연구윤리 관리시스템으로 이를 지켜나가고 수행하고 있다. 그렇다면 연구자들은 다양한 연구를 수행하기 위해 어떤 방식으로 연구를 해야 하고 연구자들이 가져야 할 자세와 태도, 행동강령은 무엇인지 선행학습 할 필요가 있다. 나라마다 이를 지켜나가는 방식은 각기 다르듯이 완전한 규정은 있을 수 없으며 단지 과학적 상황에 맞춰 사례별 대응을 하고 이를 학습하여 이를 준수해 나가야 한다고 본다. 이는 연구수행에 따라 인정되어온 관행들이 학문과 실험실별로 각기 다를 수 있기 때문이다. 따라서 바람직한 연구수행은 연구자들이 자발적으로 그 사회의 가치규범을 통해 지켜 나갈 수 있어야 한다.

따라서, 연구윤리는 연구를 수행하는 모든 연구자가 반드시 지켜야 할 윤리 원칙 및 행동양식으로 연구윤리에 대해 정확하게 이해해야 하고 연구수행자는 올바른 태도를 바탕으로 정직성과 책임감을 가져야 하고 더불어 연구 수행과정과 절차를 성실하게 지키고 실천해야 한다.

(3) 연구윤리의 원칙

미국의 연구윤리학자 레스닉(Resnik, 2012)은 영향력 높은 많은 연구기관이 추가하는 윤리적 지향점을 조사하여 연구자가 과학 활동을 수행하는데 필요한 12가지 기본 원칙을 제시하였다.

다음은 레스닉이 제시한 연구윤리 및 수행 12가지 원칙이다(**표 2-1**).

표 2-1 연구윤리원칙

원칙	내용
정직성 (honesty)	• 연구자는 데이터나 연구결과, 방법과 절차, 출판 상황, 참여자의 기여도, 이해충돌의 가능성 등에 대해 정직하게 보고해야 한다. • 논문, 보고서, 연구비 신청서들에서 데이터를 날조, 변조하거나 왜곡하여 제시해서는 안된다. 연구자는 연구과정의 모든 측면에서 객관적이고 비편향적이며 정직해야 한다.
객관적 타당성 (objectivity)	• 실험계획, 데이터 분석과 해석은 물론, 논문심사, 연구비 신청, 전문가 진술 등이 요구되는 상황에서 객관적 타당성을 얻기 위해서 애써야 한다.
개방과 수용 (openness)	• 연구자는 데이터, 결과, 방법, 아이디어, 기법, 도구, 재료 등을 공유해야 한다. 다른 연구자들의 비판을 수용하는 한편, 새로운 아이디어에 대해 열려 있어야 한다.
비밀준수 (confidentiality)	• 논문심사와 연구비 제안서 등은 물론, 기업과 군사의 기밀사항 그리고 연구대상자(피실험자)의 개인기록에 대한 보안을 확보해야 한다.
주의깊음 (carefulness)	• 연구자는 본인뿐 아니라 동료의 연구 수행 과정이나 결과 제시 과정에서 오류가 발행하지 않도록 주의를 기울여야 한다. • 데이터 수집, 실험디자인, 피험자 등의 확보, 논문투고 후 교신 등의 연구활동에서 철저히 기록을 남겨야 한다.
동료의 존중 (respect for colleagues)	• 동료, 학생 그리고 부하 연구원을 존중해야 한다. 동료에게 해를 가하지 말고, 공정히 대우해야 한다. 성, 인종, 종교 등 과학적 소양과는 무관한 이유로 동료를 차별하지 않는다. 차세대 연구자들을 교육하고 보육하며 도울 수 있어야 한다.
지식 재산의 존중 (respect for intellectual property)	• 특허, 저작권 등 지식재산을 존중해야 한다. 타인의 발표되지 않은 데이터, 방법 또는 결과를 허가 없이 사용하지 않도록 한다. • 인용을 할 경우 출처를 밝혀야 하며, 표절해서는 아니 된다.
준법 (respect for the law)	• 과학자는 자신의 연구 활동에 적용되는 법규 및 기관의 규정을 준수해야 한다.
실험대상의 존중 (ect for subjects)	• 실험대상에 대해서 적절한 존엄성을 가지고 조심해서 다뤄야 한다. 필요하지 않거나 제대로 계획되지 않은 실험을 시작해서는 안 된다. • 인간을 대상으로 한 실험에서 인간의 존엄성을 존중하고 혜택을 최대화해야 한다. 인권, 사생활, 자유의지를 존중하도록 한다.
자원의 관리 (stewardship)	• 인권, 경제적, 기술적 자원을 잘 활용한다. 자원, 도구, 샘플, 연구 현장을 잘 관리하도록 한다.
사회적 책임 (social responsibility)	• 연구, 컨설팅, 전문가 증언, 대중교육과 적극적 지지를 통해서 사회적으로 좋은 결실이 유발되도록 힘써야 한다.
자유 (freedom)	• 과학자의 사고와 탐구에의 자유는 연구기관과 정부에 의해 간섭을 받아서는 안 된다.

출처 : 경제·인문사회연구회, 연구윤리 평가기준 및 사례집. 2013.

3) 연구윤리의 핵심가치 : 연구자가 지켜야할 연구윤리

연구자가 연구윤리를 바탕으로 지켜야 할 핵심가치는 정직성(정직한 정보전달), 정확성(정확한 연구결과), 효율성, 객관성(객관화된 자료와 편견의 배제)을 바탕으로 연구자는 연구의 진실성을 추구해야 한다는 것이다. 또한 연구윤리에 필요한 연구자의 윤리강령을 책임 있고 성실한 자세로 수행하여야 한다. 연구자가 항상 기억하고 실천해야 할 사안으로 연구부정행위에 대해 철저하게 지키고 연구의 객관성을 유지해야 한다. 연구결과를 출판할 때는 이중게재나 중복게재를 하지 않도록 처음부터 부정행위에 대한 인식을 가져야 하고 연구 성과를 부풀리거나 이익만을 추구하지 않는다. 그리고 실험실의 교수와 동료 간에 약속을 지키고 윤리적 기준에 맞춰 생활해야 할 것이고 성희롱, 성차별을 하지 않도록 한다. 또한 생명에 대해 존중하고 실험 대상자가 인간이든 동물이던지 주의와 배려가 우선되도록 한다. 이해가 서로 상충될 때에는 공개적이고 합리적인 선택과 객관적인 대응을 하도록 한다(**표 2-2**).

표 2-2 연구윤리에서 연구자가 지켜야 할 규율

기준	내용과 범위
객관성	연구의 객관성(속임수, 오류, 자기기만의 부정확한 연구결과를 발표하지 않음)을 유지하고 연구부정행위인 날조, 변조, 표절을 하지 않는다.
출판윤리	연구 성과를 부풀릴 목적의 이중게재와 중복게재를 하지 않는다. 연구 참여자에 대한 배려를 위해 명예저자 표시를 하지 않도록 하고 확정되지 않은 연구결과를 사전에 발표하지 않는다.
동료 간 윤리	지도교수, 대학원생간에 서로의 예의를 갖고 생활하고 성희롱 및 성차별 배제, 금품수수, 연구비 착복과 같은 행위를 금하고 실험실에서의 안전을 지킨다.
생명 존중	인간 뿐 아니라 동물, 생명체에 대한 존중과 실험자에 대한 사생활에 관여하지 않도록 하고 충분한 고지와 사전 동의에 의해 실험을 한다.
공정성	사회적 책임을 지키고 연구비로 책정된 공금을 개인용도로 사용하지 않아야 하며 공공성에 반하는 연구가 이루어지지 않았는지 수시로 확인해야 한다.
이해상충에 따른 합리적 판단	연구 수행에 따른 이해상충이 있을 경우 합리적인 판단에 의해 일을 수행하도록 하고 연구 수행에 대해 철저한 감독 및 절차가 이루어지도록 한다. 연구부정행위에 대해 법에 기준한 조사와 처리를 하게 한다.

4) 연구윤리 준수의 중요성

연구 수행 과정에서 최소한의 데이터 위조나 변조 또는 표절 등 거짓과 속이는 행동을 해서는 안 되고 특히, 인간이나 동물을 대상으로 하는 연구에서 대상자를 항상 존중하고 피해를 주지 않는 마음가짐을 가지는 것이 연구자에게 요구되는 의무일 것이다. 연구자의 연구윤리 준수의 중요성은 2007년 연구윤리확립추진위원회의 권고문에서 잘 기술되어 있다. 다음의 권고를 통해 연구윤리를 준수할 것을 강조하였다. 즉, 이러한 연구자는 연구윤리를 바탕으로 책임 있는 연구를 수행하여야 하며, 다른 연구자의 연구결과를 신뢰하고 이를 가감하여 본인의 연구를 발전시켜나가야 한다.

※ 2007년 연구윤리확립추진위원회의 권고문 : 연구윤리 준수의 중요성

"연구는 연구윤리가 제대로 확립되었을 때 비로소 연구의 진실성은 확보된다. 진실성이 결여된 연구를 통해서는 진리에 도달 할 수 없고, 인류 사회 발전에 기여할 수도 없다. 진리를 추구하는 연구자는 누구보다도 스스로 연구윤리를 잘 준수해야 한다. 만약 연구윤리를 훼손하는 경우는 학문 공동체의 성장 동력을 파괴할 뿐 아니라 국가의 위신과 장래까지도 훼손할 수 있기 때문이다."

2 인간대상 연구윤리

1) 인간대상연구

인간대상연구는 사람을 대상으로 물리적으로 개입하거나 의사소통, 대인접촉 등의 상호작용을 통하여 수행하는 연구 또는 개인을 식별할 수 있는 정보를 이용하는 연구를 말한다. 다음은 인간대상연구의 범위에 대해 정리하였다.

표 2-3 인간대상연구의 범위

연구 구분	연구 내용
사람을 대상으로 물리적으로 개입하는 연구(실험적 연구)	연구대상자를 직접 조작하거나 연구대상자의 환경을 조작하여 자료를 얻는 연구
의사소통, 대인접촉 등의 상호작용을 통하여 수행하는 연구	연구대상자의 행동관찰, 대면 설문조사 등으로 자료를 얻는 연구
개인을 식별할 수 있는 정보를 이용하는 연구	연구대상자를 직접, 간접적으로 식별할 수 있는 정보를 이용하는 연구

2) 생명윤리

생명윤리(Bioethics)는 인간의 생명과 관련하여 지켜야 할 윤리를 말하며, 인간대상자와 동물을 대상으로 한 연구에서 이를 보호해야 하는 연구윤리로 정의할 수 있다. 생명윤리라는 말을 처음으로 사용한 사람은 1970년 미국 위스콘신 대학의 종양학자 포터가 1970년에 처음으로 사용하였다. 포터(1970)에 의하면 생명윤리란 '생물학의 지식과 인간의 가치 체계에 관한 지식을 결합하는 새로운 학문 분야'라고 정의를 하였다.

(1) 생명윤리법

『생명윤리 및 안전에 관한 법률』 (이하 "생명윤리법")은 생명과학기술에 있어 생명윤리 및 안전을 확보하여 인간의 존엄과 가치를 침해하거나 인체에 위해를 주는 것을 방지하고, 생명과학기술이 인간의 질병 예방 및 치료 등을 위하여 개발·이용될 수 있는 여건을 조성함으로써 국민의 건강과 삶의 질 향상에 이바지하고자 2004년 1월 29일 제정되어 2005년부터 시행되어 오고 있습니다. 적용범위는 생명과학기술에 있어서 생명윤리 및 안전에 관하여는 다른 법률에 특별한 규정이 있는 경우를 제외하고는 이 법을 따르도록 하고 있습니다.

주요내용은 다음과 같다.

- 인간대상자등의 인권과 복지 우선
- 충분한 정보에 근거한 자발적인 동의
- 인간대상자등의 사생활 보호
- 연구대상자등의 위험 최소화
- 취약한 피험자 보호
- 인간복제의 금지 및 이종간 착상 금지
- 유전정보에 의한 차별 금지
- 국가생명윤리심의위원회
- 기관생명윤리위원회
- 인간대상연구 및 연구대상자보호
- 배아생성 및 생식세포 제공, 잔여배아 및 잔여난자 제공
- 배아연구 및 체세포복제배아등의 연구, 배아줄기세포주 등록
- 인체유래물연구 및 인체유래물은행
- 유전자치료 및 유전자검사

인간대상연구란 사람을 대상으로 하면서 물리적으로 개입하거나 의사소통, 대인 접촉 등의 상호작용을 통하여 수행하는 연구 또는 개인을 식별할 수 있는 정보를 이용하는 연구로서 보건복지부령으로 정하는 연구를 말한다(생명윤리법 제2조). 인간대상연구를 하려는 자는 인간대상연구를 하기 전에 연구계획서를 작성하여 기관생명윤리위원회의 심의를 받아야 한다. 다만, 연구대상자 및 공공에 미치는 위험이 미미한 경우로서 국가위원회의 심의를 거쳐 보건복지부령으로 정한 기준에 맞는 기관생명윤리위원회의 심의를 면제 할 수 있다(생명윤리법 제15조).

생명윤리법에 따라 인간대상 연구자는 인간대상 연구를 하기 전에 연구대상자로부터 다음의 사항이 포함된 서면동의(전자문서 포함)를 받아야 하며, 서면동의를 받기 전에 충분히 설명하여야 합니다(생명윤리법 제16조).

✻ 생명윤리 및 안전에 관한 법률

제3장 인간대상 연구 및 연구 대상자 보호 16조 1항

1. 인간대상연구의 목적
2. 연구대상자의 참여기간, 절차 및 방법
3. 연구대상자에게 예상되는 위험 및 이득
4. 개인정보 보호에 관한 사항
5. 연구 참여에 따른 손실에 대한 보상
6. 개인정보 제공에 관한 사항
7. 동의의 철회에 관한 사항
8. 그 밖에 기관위원회가 필요하다고 인정하는 사항

「아동복지법」 제2조에 따른 아동 또는 그 밖에 대리동의가 필요하다고 보건복지부 장관이 정하는 연구대상자가 참여하는 연구의 경우에는 다음 각 호에서 정한 대리인의 서면동의를 받아야 합니다. 이 경우 대리인의 동의는 연구대상자의 의사에 어긋나서는 안됩니다(생명윤리법 제16조 제2항).

✻ 생명윤리 및 안전에 관한 법률

제3장 인간 대상 연구 및 연구대상자 보호 16조 2항

1. 법정대리인
2. 법정대리인이 없는 경우 배우자, 직계존속, 직계비속의 순으로 하되, 직계존속 또는 직계비속이 여러 사람일 경우 협의하여 정하고, 협의가 되지 아니하면 연장자가 대리인이 됩니다.

아래 요건을 모두 갖춘 경우에는 기관생명윤리위원회의 승인을 받아 연구대상자의 서면동의를 면제할 수 있습니다. 다만, 이 경우 대리인의 서면동의는 면제하지 않는다(생명윤리법 제16조 제3항).

> **❋ 생명윤리 및 안전에 관한 법률**
> 제3장 인간 대상 연구 및 연구대상자 보호 16조 3항
> 1. 동의를 받는 것이 연구 진행과정에서 현실적으로 불가능하거나 연구의 타당성에 심각한 영향을 미친다고 판단되는 경우
> 2. 동의 거부를 추정할 만한 사유가 없고, 동의를 면제하여도 연구대상자에게 미치는 위험이 극히 낮은 경우

인간대상연구자는 연구 및 연구환경이 연구대상자에게 미칠 신체적·정신적 영향을 사전에 평가하여 안전대책을 마련해야 합니다(생명윤리법 제17조).

인간대상연구자는 연구대상자로부터 개인정보 제공에 관한 서면동의를 받은 경우에는 기관생명윤리위원회의 심의를 거쳐 익명화하여 제3자에게 제공할 수 있습니다(생명윤리법 제18조).

인간대상연구자는 인간대상연구와 관련한 사항을 기록·보관해야 하며, 연구대상자의 정보 공개 요구가 있을 때에는 특별한 사유가 없으면 정보를 공개해야 합니다(생명윤리법 제19조).

(2) 생명윤리의 역사

인간을 대상으로 하여 연구윤리문제가 대두된 것은 역사적 배경과도 관련이 있다.

① 뉘른베르크강령(Nuremberg Code)

제2차 세계대전 중에 독일의 의사와 과학자들에 의해 포로가 된 실험대상자들에게 상상하기 힘들만큼의 큰 고통을 주는 실험을 실시하였다는 사실이 전쟁 후 밝혀져 충격을 주었다. 이 중 20명의 의사와 3명의 과학자가 전범 재판을 받게 되었으며, 그 중 16명은 유죄판결이 내려졌다. 법원은 이 판결문을 낭독하면서 '의학실험이 지켜야 할 10가지 필수요소'를 명시하였는데 이것이 '뉘른베르크 강령'이라 한다.

❋ 뉘른베르크 강령의 10가지 필수요소

1. 실험 시 피험자의 자발적 동의(voluntary consent)가 반드시 필요하다.
2. 실험은 다른 연구방법·수단에 의해서는 얻을 수 없는 사회적 이익을 위해 유익한 결과를 낳을 수 있는 것이어야 하며, 성질상 무작위로 행해지거나 불필요한 것이어서는 아니 된다.

3. 실험은 그로 인하여 기대되는 결과가 당해 실험의 실행을 정당화할 수 있도록 동물 실험의 결과와 연구대상이 되는 질병의 자연발생사 및 기타 문제에 관한 지식에 근거하여 계획되어야 한다.
4. 실험을 할 때는 모든 불필요한 신체적·정신적 고통과 침해를 피해야 한다.
5. 피험자에게 사망 또는 불구의 장해가 발생할 수 있으리라고 추측할 만한 이유가 있는 경우에는 실험을 행할 수 없다.
   단, 실험을 하는 의료진도 그 대상이 되는 실험의 경우는 예외로 한다.
6. 실험으로 인하여 감수해야 하는 위험의 정도나 그로 인하여 해결되는 문제의 인도주의적 중요성 정도를 초과하여서는 아니 된다.
7. 상해, 붂, 사망 등의 어떠한 일말의 가능성으로부터도 피험자를 보호하기 위하여 적절한 준비와 적당한 시설을 갖추어야 한다.
8. 실험은 과학적으로 자격을 갖춘 자에 의해서만 행해져야 한다. 실험을 시행하고 이에 참여하는 사람에게는 실험의 모든 단계를 통하여 최고도의 기술과 주의가 요구된다.
9. 실험이 진행되는 동안 피험자가 실험의 계속이 불가능하다고 보이는 신체적·정신적 상태에 이르게 된 경우 실험을 자유로이 종료시킬 수 있어야 한다.
10. 실험이 진행되는 동안 당해 과학자는 그에게 요구되는 선의, 고도의 기술 및 주의력으로 판단해 볼 때, 실험의 계속이 피험자에게 상해, 장애 또는 죽음을 야기하리라고 믿을 만한 상당한 이유가 있는 경우에는 어느 단계에서든 실험을 중지할 준비가 되어 있어야 한다.

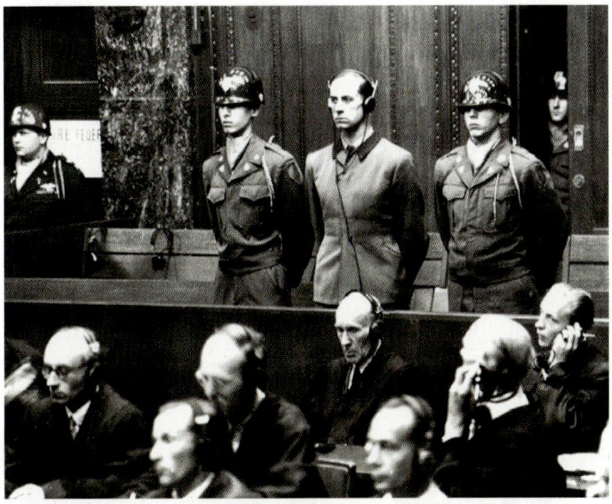

그림 2-1 뉘른베르크 강령

② 헬싱키 선언(Declaration of Helsinki)

뉘른베르크 강령이 법률가들의 재판과정에서 만들어진 것과 달리 헬싱키 선언은 의사들 스스로가 뉘른베르크 강령으로부터 많은 영향을 받았고 그로 인해 의학적 실험에 대한 규정에 대한 필요성을 절실히 느끼게 됨으로서 총 32개의 조항으로 된 헬싱키 선언문이 발표되게 되었다. 주요내용은 다음과 같다.

❋ **헬싱키 선언문의 주요내용**

1. 인간을 대상으로 하는 생명의료연구는 일반적으로 승인된 과학 원칙에 따라야 하며, 적절히 시행된 실험·동물실험의 근거가 있어야 한다.
2. 실험의 계획 및 시행은 국내법 규정에 다라 독립적인 위원회의 사전 심의를 거쳐야 한다.
3. 자격 있는 유능한 과학자의 책임 하에 연구를 진행해야 한다.
4. 연구 목적의 중요성은 위험과 균형을 이루어야 한다.
5. 과학적, 사회적 이익보다 연구 대상이 되는 사람의 안녕이 우선적으로 고려되어야 한다.
6. 신체의 완전성에 대한 권리, 프라이버시를 존중해야 한다.
7. 연구에 따른 위험이 잠재적 이익보다 크다고 판단할 때에는 연구를 중단해야 한다.
   연구결과를 발표할 때 의료진은 결과의 정확성을 유지하고, 이 선언에 규정된 원칙을 따라야 한다.
8. 연구자체의 목적과 방법, 예견되는 이익과 내재하는 위험성, 그에 따르는 고통 등에 관하여 피험자에게 사전에 충분히 알려주어야 하며 또한 그들로부터 충분한 설명에 근거하여 자유로이 이루어진 동의를 받아야 한다. 이때 동의는 그 연구에 참가하지 않고, 독립된 지위에 있는 의료인이 받아야 한다.
9. 법률상 무능력자에 대해서는 국내법에 따라 법적 대리인의 동의를 얻어야 한다.
10. 연구자는 모든 재정적 이해관계를 윤리심사위원회와 잠재적 연구참여자에게 밝혀야 하며, 간행되는 논문에도 이를 명시해야 한다.
11. 새로운 치료와 유효성을 지지하지 않는 반대연구의 결과도 발표되어야 한다.

③ 벨몬트 보고서(Belmont Report)

미국정부는 가난한 흑인 매독환자 600여명을 대상으로 병을 치료해 준다고 하여 1936년부터 약 40여 년 동안 실험만 실시하고 병을 치료하지 않아 발생한 사건(터스키기 매독 연구)은 미국 전역에 커다란 파문을 불러일으키게 되었다. 1972년 터스키기 실험이 폭로된 이후, 인간 대상 실험에 대한 윤리적 자각이 높아지면서 의학연구의 윤리성을 심사하는 제도가 마련되어야 한다는

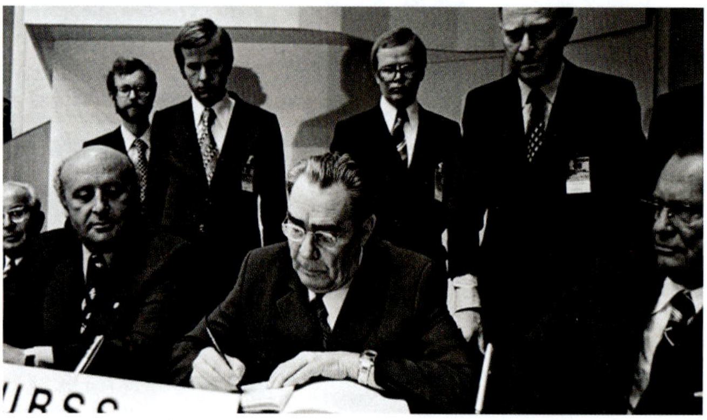

그림 2-2 헬싱키 선언을 하는 세계보건협회의 수장

여론이 커지게 되었다. 이에 미국의회는 1973년 '생의학 및 행동과학 연구 실험대상자의 보호를 위한 국가위원회'를 설립했다. 일반시민과 여러 전문분야(의학, 법학, 윤리학, 신학, 생물학, 물리학, 사회과학, 철학, 인문학 보건행정, 정부, 사회사업)를 대표한 11인의 위원(의학 분야 위원이 5인을 초과할 수 없음)으로 구성된 위원회는 1979년에 '벨몬트 보고서'(Belmont Report)를 발표하였다. 이 보고서는 특히 가장 피해 받기 쉬운 사회적 약자들인 죄수, 정신지체인, 어린이, 시설아동 등을 인체실험으로부터 보호해야 한다는 점을 강조하였다.

벨몬트 보고서는 인간 대상 실험에 관한 기본 원칙을 제시하였다.

- 첫째, 인간존종의 원칙이다. 이 원칙은 "개인은 자율적인 행위자"라는 믿음과 "자율적 능력이 부족한 개인은 보호받아야 한다"는 것이다.
- 둘째, 실험대상이 되는 인간의 복지와 행복을 지켜주어야 한다는 원칙이다. 이 원칙은 "남에게 해를 끼치지 말라"는 것과 "가능한 한 이익을 최대로 하고 손실을 최소화"하라는 것이다.
- 셋째, 정의의 원칙이다. 이 원칙은 연구대상자를 선정하고 실험결과를 이용함에 있어 부당한 차별이 있어서는 안된다는 것이다.

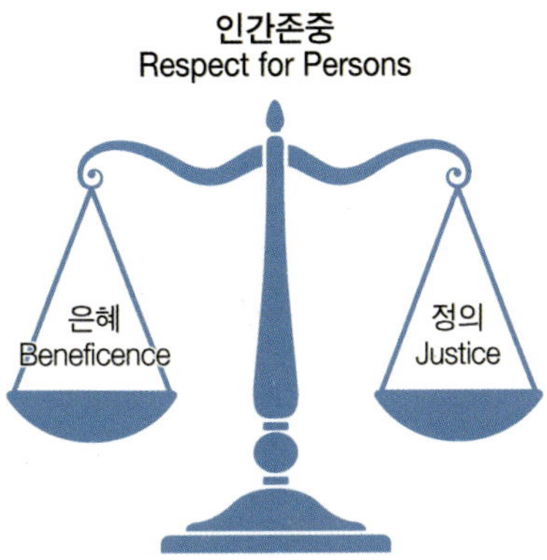

그림 2-3 벨몬트 보고서의 주요요소

MEMO

3 기관생명윤리위원회

1) 개요

기관생명윤리위원회(Institutional Review Board, IRB)는 인간 또는 인체유래물을 대상으로 한 연구나 배아 또는 유전자 등을 취급하는 기관에서 실험을 위해 신청자의 연구계획서, 연구신청서, 실험참여동의서 등을 심의하고 연구과정 및 연구결과를 감독, 조사하는 기관으로 더불어 연구자 및 연구대상자를 모니터링하여 최대로 보호하는 자율적 독립 윤리심의기구이다. 여기서 대부분은 인간대상연구를 수행하며 보건복지부령으로 정하는 연구를 의미한다.

인간대상연구에서의 연구란 중재(intervention)연구, 상호작용(interaction)을 통한 연구, 개인식별 정보를 가진 연구, 복합적으로 수행된 연구로 규제한다. 그 외에도 인체유래물연구, 인체유래물은행, 배아 등의 취급, 배아줄기세포주의 등록, 제공 및 이용, 유전정보의 취급까지 연구될 수 있다.

2) 법률 근거

기관생명윤리위원회의 설치에 따른 법률적 근거는 생명윤리법 제10조(기관생명윤리위원회의 설치 및 기능)에서 생명윤리 및 안전을 확보하기 위해 다음 각 호의 기관은 기관생명윤리위원회를 설치하여야 한다. 라고 명시하고 있다.

1. 인간대상연구를 수행하는 자(이하 '인간대상연구자'라 한다)가 소속된 교육·연구기관 또는 병원 등
2. 인체유래물연구를 수행하는 자(이하 '인체유래물연구자'라 한다)가 소속된 교육·연구기관 또는 병원 등
3. 제22조 제1항에 따라 지정된 배아생성의료기관
4. 제29조 제2항에 따라 등록한 배아연구기관
5. 제31조 제3항에 따라 등록한 체세포복제배아등의 연구기관
6. 제41조 제1항에 따라 보건복지부장관의 허가를 받은 인체유래물은행
7. 그 밖의 생명윤리 및 안전에 관해 사회적으로 심각한 영향을 미칠 수 있는 기관으로서 보건복지부령으로 정하는 기관

3) 위원회의 기능 및 업무

(1) 연구계획서의 심의

① IRB위원회는 연구계획서의 윤리적·과학적 타당성여부를 심의(연구결과를 심의하지 않음)한다.

② IRB위원회는 연구대상자 등으로부터 적법한 절차에 따라 동의를 받았는지를 심사한다.

③ IRB위원회는 연구대상자 등의 안전에 관한 사항과 대책마련안에 대해 심의한다.

④ IRB위원회는 연구대상자의 개인정보 보호 대책 수립 여부를 심의한다.

⑤ IRB위원회는 그 밖의 기관에서의 생명윤리 및 안전에 관한 사항을 심의한다.

(2) 기관에서 수행중이거나 승인을 한 연구의 진행과정 및 결과에 대한 조사와 감독

① IRB위원회는 해당 기관의 연구자 및 종사자 교육을 심의할 수 있다.

② IRB위원회는 취약한 연구대상자 등의 보호 대책 수립할 수 있다.

③ IRB위원회는 연구자를 위한 윤리지침 수립(헬싱키 선언 등 국제규범 참조)에 대한 대책을 심의할 수 있다.

＊인간대상의 기관생명윤리위원회(IRB)의 심사 항목

- 연구자의 연구계획서의 윤리적, 과학적 타당성
- 연구대상자에 대한 위험성 여부
- 연구대상자의 이득과 위험이 합리성 여부, 얻게 될 지식의 정도
- 연구대상자의 공정한 선별
- 연구대상자의 충분한 고지와 동의
- 연구대상자가 충분한 설명을 들은 후 동의서 기재여부
- 연구대상자의 개인정보보호 여부와 비밀보장

연구계획서(예시)

1. 연구책임자

   소속 : ○○대학교 ○○○○학과 성명 : (확인)

2. 연구과제 명 :

3. 인간 대상 연구목적 : (예시)

   본 연구는 일반인들을 대상으로 다리를 꼬고 앉은 자세의 지지면과 자세에 따른 복부근의 초음파 영상을 통한 두께 변화를 확인하여 다리를 꼬고 앉은 자세와 꼬지 않고 바로 앉은 자세에서의 일반인의 복부근육의 변화를 분석하고자 하는 것으로 누구나 평생에 한번은 겪는 허리통증의 원인 및 발생양상을 줄여 건강증진에 기여하고자 합니다. 이 연구에 참여하여도 신체적 위험은 없습니다. 본 연구는 면접설문 조사를 하므로 연구원이 사심 없이 열심히 들어줄 것이며 이로 인해 자신의 이야기를 할 기회가 되어 도움이 될 경우도 있습니다.

4) IRB 심의 의뢰 절차에 따른 연구계획서 작성

성공적인 연구계획서 작성을 위해서 당신의 연구과제가 왜 중요한지에 대해 설득할 수 있어야 한다. 주제에 대한 아이디어는 독창적이고 참신해야 하며, 실행가능하고, 흥미롭고, 새롭고, 윤리적이며, 타 연구들과 관련성이 있어야 한다. 아무리 좋은 아이디어라 하더라도 대상자 등을 구하기 어렵던지, 연구를 다시 재현하기가 어려우면 좋은 연구계획이라고 볼 수 없다. 연구계획서에는 연구의 목적 및 배경이 서술되어야 하며, 연구방법에서 연구방법의 개요와 피험자 모집 방법, 피험자의 동의 취득 절차, 피험자의 선정기준 및 제외기준, 목표 피험자의 수 및 산출근거, 비교군 설정, 무작위배정, 눈가림 방법, 중재방법 및 측정도구에 대한 내용, 통계분석이 있어야 하며, 연구수행 일정표, 피험자에 대한 안전성의 배려 내용(심각한 부작용에 대한 대처 사항 등)이 있어야 한다.

또한 윤리적인 문제를 해결하기 위해 기관생명윤리위원회(Institutional Review Board, IRB)에 계획서에 제출하여 연구과제의 적절성을 심사받는다. 각 대학에서 임상연구심의위원회나 기관에서 인증을 받으면 되며 기본 틀은 비슷하지만 세부 양식은 조금씩 다를 수 있다. 보통 일반적 공통서류에는 다음과 같은 서류들이 있다.

(1) 공통 서류

① 생명윤리심의위원회 심의 요청서
② 생명윤리준수 서약서
③ 생명윤리심의위원회 심의용 연구계획서

(2) 해당자 제출 서류

① 심의 면제 요청서
② 피험자에게 제공되는 설명문

*** 설명문은 다음 사항을 포함하여야 함**

- 해당 생명과학기술의 연구·개발 또는 이용의 목적, 필요성 및 방법
- 해당 생명과학기술의 연구·개발 또는 이용에 관한 윤리적 고려사항에 대한 설명
- 동의권자 정보보호 대책에 관한 사항
- 동의권자에게 예견되는 위험 및 부작용 또는 불편에 관한 기술
- 동의권자에게 예견되는 이득에 관한 기술
- 동의권자 보상 여부 및 배상 여부 및 내용
- 피해발생시 배상에 대한 내용 및 배상 보험 적용 시 동의권자가 알아야 할 보험계약 내용
- 동의의 철회 및 동의권자의 권리 및 정보보호에 대한 애용

③ 피험자 동의서

④ 피험자 동의 면제 사유서

⑤ 피험자 모집문건

⑥ 피험자에게 제공되는 서류(연구일지, 설문지 등)

⑦ 증례기록서(Case Report Form)

⑧ 제조(수입)품목 허가증 사본

⑨ 임상시험자 자료집

⑩ 타기관 IRB 승인서 사본

⑪ 식약청 또는 주관연구기관 승인서

⑫ 변경 사항 대조표

⑬ 기타 심의에 필요한 참고자료

(3) 심의 결과 통보

① 심의 결과 통보서를 발송

② 승인이 되면 위원회에서 피험자 설문지 등 관련 서류에 승인 확인 도장을 찍어 심의신청자에게 제공하며 연구자는 이러한 승인 확인 도장이 있는 서류만을 연구에 사용하여야 함

MEMO

생명윤리심의위원회 심의 요청서

<table>
<tr><td>연구과제명</td><td colspan="4"></td></tr>
<tr><td rowspan="7">연구책임자</td><td colspan="2">인적사항</td><td colspan="2">연락처</td></tr>
<tr><td>성 명</td><td></td><td>연구실 전화</td><td></td></tr>
<tr><td>대 학</td><td></td><td>휴대전화</td><td></td></tr>
<tr><td>학부(과)</td><td></td><td>FAX</td><td></td></tr>
<tr><td>직 급</td><td></td><td>E-mail</td><td></td></tr>
<tr><td>세부전공</td><td></td><td></td><td></td></tr>
<tr><td>지도교수
※ 학생인 경우 기재</td><td colspan="3">•</td></tr>
<tr><td>연구종류
※중복표기가능</td><td colspan="4">( ) 설문조사 ( ) 관찰연구 ( ) 행동실험연구 ( ) 조직 및 검체 연구(혈액, 체액 등)
( ) 배아생성 ( ) 배아연구 ( ) 체세포복제배아연구 ( ) 유전자은행
( ) 유전자연구 ( ) 유전자치료연구 ( ) 보관된 검체 연구 (○) 임상시험
( ) 기타 :</td></tr>
<tr><td>연구대상 수</td><td colspan="4">( ) 명 ( ) 해당 없음</td></tr>
<tr><td>연구예정
기간</td><td colspan="4"></td></tr>
<tr><td>피험자
동의취득</td><td colspan="4">( ) 서면 ( ) 구두(※ 사유서 첨부) ( ) 불필요(※ 동의면제사유서[서식 7] 첨부)</td></tr>
<tr><td>타기관
IRB 승인</td><td colspan="4">( ) 승인 ( ) 해당 없음</td></tr>
<tr><td>연구비</td><td>지원기관</td><td></td><td>연구비</td><td>원</td></tr>
<tr><td rowspan="4">심의종류
※중복표기가능</td><td colspan="4">( ) 심의면제 ※ 심의 면제 요청서[서식 4] 첨부</td></tr>
<tr><td colspan="4">( ) 초기심의 ( ) 재심의</td></tr>
<tr><td colspan="4">( ) 사전심의 ( ) 정규심의 ( ) 신속심의</td></tr>
<tr><td colspan="4">( ) 지속심의 ※ 심의 주기 : ( ) 3개월 ( ) 6개월 ( ) 12개월 ( ) 기타 : __________</td></tr>
</table>

<table>
<tr><td rowspan="2">피험자 정보</td><td>연구대상군</td><td colspan="2">( ) 건강인 ( ) 환자 ( ) 취약한 피험자군</td></tr>
<tr><td colspan="3">※ 연구대상군이 취약한 피험자군에 해당되는 경우 추가 기재
( ) 임산부 ( ) 아동 ( ) 장애인 [( ) 육체적 ( ) 인지적 ( ) 정신적]
( ) 연구책임자의 피고용인 ( ) 연구책임자의 연구원이나 학생
( ) 학생 ( ) 군인 또는 군속 ( ) 시설에 수용된 자
( ) 수감자 ( ) 외국인 ( ) 말기 환자
( ) 사회적 낙인이 찍힌 질환을 가진 자</td></tr>
<tr><td>연구의 특성</td><td colspan="3">• 피험자 모집 방법 : 발목염좌를 경험한 환자 중 Cumberland평가도구 24점 이하인 자(예시)
• 피험자 모집 문건(광고, 전단, 인터넷, 이메일 등)의 사용 : ( ) 예 ( ) 아니오
• 피험자와 접촉 여부 : ( ) 예 ( ) 아니오
• 시술/투약/검사 등의 개입 여부 : ( ) 예 ( ) 아니오
• 피험자의 사적 정보의 이용 여부 : ( ) 예 ( ) 아니오
• 시료의 수집 및 보관 여부 : ( ) 예 ( ) 아니오
• 유전학적 정보의 수집 및 보관 여부 : ( ) 예 ( ) 아니오
• 사용되는 시술 : ( ) 침습적 ( ) 비침습적 ( ) 해당 없음
• 다기관 공동연구 : ( ) 예 ( ) 아니오
• 경제적 이해관계 명시 : ( ) 해당 있음 ( ) 해당 없음</td></tr>
<tr><td>제출서류 목록</td><td colspan="2">( ) 생명윤리준수 서약서
( ) 심의용 연구계획서
( ) 심의 면제 요청서
( ) 피험자에게 제공되는 설명문
( ) 피험자 동의서
( ) 피험자 동의 면제 사유서
( ) 피험자에게 제공되는 서류
(환자일지, 설문지 등)</td><td>( ) 피험자 모집 문건
( ) 증례기록서(Case Report Form)
( ) 제조(수입)품목 허가증 사본
( ) 임상시험자 자료집
( ) 타기관 IRB 승인서 사본
( ) 식약청 또는 주관연구기관 승인서
( ) 변경 사항 대조표[서식 7]
( ) 기타 심의에 필요한 참고자료</td></tr>
</table>

<table>
<tr><td rowspan="7">지속심의 신청의 경우 추가 기재 사항</td><td>• 해당 사항
( ) 새로운 피험자 모집 (※ 변경사항 대조표[서식 7] 첨부)
( ) 등록된 피험자를 대상으로 연구 계속</td><td>( ) 자료분석만 남은 경우
( ) 해당 없음</td></tr>
<tr><td colspan="2">• 직전 IRB 심의 후 계획서 변경 여부
( ) 없음 ( ) 있음 (※ 변경사항 대조표[서식 7] 첨부)</td></tr>
<tr><td colspan="2">• 직전 IRB 심의 후 참여 연구자 변경 여부
( ) 없음 ( ) 있음 (※ 변경사항 대조표[서식 7] 첨부)</td></tr>
<tr><td colspan="2">• IRB 지속심의 후 참여 피험자 집단, 피험자 모집 및 선정기준의 변경 여부
( ) 없음 ( ) 있음 (※ 변경사항 대조표[서식 7] 첨부)</td></tr>
<tr><td colspan="2">• IRB 지속심의 후 동의 획득 과정 또는 동의서 내용 변경 여부
( ) 없음 ( ) 있음 (※ 변경사항 대조표[서식 7] 첨부)</td></tr>
<tr><td colspan="2">• 직전 IRB 심의 후 예상하지 못한 합병증 또는 부작용 발생 여부
( ) 아니오 ( ) 예 (※ 설명 서류 첨부)</td></tr>
<tr><td colspan="2">• 이 연구계획과 관련된 피험자에 대한 위험/이익 평가에 영향을 줄 수 있는 정보가 문헌으로 발표되거나 이 연구나 유사한 연구를 통해 도출되었는가?
( ) 아니오 ( ) 예 (※ 설명 서류 첨부)</td></tr>
<tr><td colspan="3">위 연구과제에 대한 ○○대학교 생명윤리심의위원회의 심의를 신청합니다.
첨부 제출 서류 각 5부
년 월 일
신 청 자 : 상 (인)

○○대학교총장 귀하</td></tr>
</table>

생명윤리준수 서약서

본인은 생명과학기술의 연구, 개발 및 이용에 있어 실험의 대상이 되는 실험 동물의 생명을 최대한 존중하며, 피험자의 존엄성, 권리, 안전 및 안녕을 존중하고 연구의 결과가 전 세계의 모든 인류에 혜택이 될 수 있도록 최선의 노력을 다하겠습니다. 「생명윤리 및 안전에 관한 법률」을 포함한 국내법과 헬싱키선언 등 국제 지침을 준수하며 연구를 수행하겠습니다.

년 월 일

소 속 :

직 급 :

성 명 : (인)

○○대학교총장 귀하

연구 계획서

연구과제명					
연구책임자	성 명		소 속		
연 구 비	지원기관			연구비	원

1. 연구의 목적 및 배경
2. 연구 방법
   가. 연구 방법 개요
   나. 피험자 모집 방법
   다. 피험자의 동의 취득 절차
   라. 피험자의 선정 기준 및 제외 기준
   마. 목표 피험자의 수 및 산출 근거
   바. 비교군 설정(해당되는 경우)
      무작위 배정(해당되는 경우)
   사. 눈가림법(해당되는 경우)
   아. 투여량, 투여방법, 투여기간 및 설정 사유(해당되는 경우)
   자. 대조약 사용 시 그 선택 사유(해당되는 경우)
   차. 관찰항목, 관찰검사방법 및 임상검사항목(해당되는 경우)
   카. 효과평가변수, 평가방법 및 해석방법(해당되는 경우)
   타. 안전성 평가기준, 평가방법 및 보고방법
   파. 통계분석 원칙 및 방법
3. 연구수행 일정표
4. 연구비 내역
5. 피험자에 대한 안전성의 배려(시험중지, 심각한 부작용에 대한 대처 사항 등)
6. 연구의 윤리적 수행을 위해 필요한 사항(피험자의 사생활 정보 보호에 대한 대책, 헬싱키 선언에 입각한 연구수행 등)
7. 연구책임자 및 공동연구자의 최근 이력 또는 기타 경력

연구 설명문 예시

안녕하십니까?

발목 염좌 환자분들을 대상으로 Short foot exercise와 고유수용감각 훈련 각 각의 고유수용성감각, 균형능력, 발목불안정성의 변화를 알아보기 위한 프로그램입니다. 전체 소요 기간은 총 10주간이며 실질적인 훈련 프로그램은 8주간 주 3회에 걸쳐 진행하고 훈련 전과 후의 사전, 사후 평가를 실시합니다.

훈련 1주 전 측정 및 평가를 실시하여 이중 운동 과제 훈련과 러닝머신 훈련 중 한 가지 운동 훈련만을 받게 되며 본 훈련을 통하여 수집된 자료는 컴퓨터에 입력되어 일괄적으로 처리되므로 개인기록이 외부에 노출되지 않으며 분석된 자료는 연구목적으로만 사용될 것입니다. 프로그램 중간에라도 참여를 원하지 않을 때에는 언제라도 철회할 수 있습니다.

본인은 본 훈련의 목적, 방법에 대해 충분한 설명을 듣고 이해하였으며 자유로운 의사에 따라 본 훈련에 참여하기로 결정하신 분은 다음 동의서에 서명하시면 됩니다.

연구 책임자 ○○○ 올림

연구 참여 동의서

1. 본인은 연구의 목적, 방법에 대해 아래 담당자에게 충분히 설명을 듣고 이해합니다.
2. 본인은 원하지 않을 경우 언제든지 연구 참여를 거절할 수 있으며, 이에 따른 어떠한 불이익도 본인에게 없음을 이해합니다.
3. 본인은 연구 목적을 위해 자발적으로 연구에 참여함을 동의합니다.
4. 본인은 이 동의서의 사본을 받을 것을 알고 있으며, 연구가 종료될 때까지 보관할 것입니다.
5. 본 연구의 진행 중 문의 사항이나 애로 사항이 있을 경우 조교실이나 ○○○ (tel : 000－0000－0000)로 문의하시기 바랍니다.

4 세계 각국의 연구윤리 및 부정행위 현황

연구윤리는 세계 각국에서도 민감하지만 엄격하게 적용해야 하는 연구 규범으로 정의하고 있다. 한국 뿐 아니라 연구윤리와 관련하여 세계 각국의 연구윤리 및 부정행위 현황에 대해 알아보는 것이 필요하다. 과학연구의 증가와 함께 연구대상자의 인격 및 신체 보호에 대해 관심이 늘어나고 있다. 역사적 으로 제 2차 세계대전 중 독일의 과학자들이 유대인에게 행한 비인간적인 실험에 대한 재판에 의해 드러났고 이는 1947년 뉘른베르크 강령을 마련하는 계기가 되었다. 그 이후 1964년 헬싱키에서 개최된 제 18회 세계의사협회에서 인간을 대상으로 한 의학 연구에 대한 윤리적 원칙을 채택한 것이 유명한 헬싱키 선언은 여러 차례 수정을 거치면서 지금에 이르고 있으며, 1930년대부터 약 30년 간 미국 앨라배마주에서 동의도 구하지 않고 흑인 매독 환자를 대상으로 비윤리적인 의학연구를 실시한 것에 대한 반성으로 미의회는 의학 및 행동연구에서 인간 피험자 보호를 위한 국가위원회를 구성하였고 이 위원회는 1979년 벨몬트보고서를 발표하여 국제적인 연구윤리의 기틀을 마련하게 되었다. 연구윤리 및 부정행위의 범위와 검증체계는 그 사회의 연구환경, 문화, 가치관을 반영하고 있다.

1) 미국

미국은 어느 나라와 달리 매우 엄격한 법 규정과 세심한 대학 내 연구윤리 지침을 가지고 있다. 1970~1980년 대 미국 내 연구부정행위에 대한 대형 사고들이 불거지면서 사회적 문제로 부상하자 미연방정부와 의회에서 법으로 규제할 필요성을 가지게 됨에 다라 미국 대학도 연방법보다 더 엄격한 연구윤리 지침을 가지게 되었다. 또한 인터넷의 발달로 표절에 대한 접근이 쉬워지자 미국 각 대학은 학생들 리포트의 표절 검색 시스템을 개발하여 실천해 오고 있다. 특히 미국 백악관 과학기술정책실(Office of science and technology policy, OSTP)은 2000년 연구부정행위 내용에 대한 가이드라인을 발표하였으며 그 이후 대부분의 미국 연방기구에서 채택하여 사용하고 있다.

2) 영국

영국은 정부와 관련기관의 지대한 관심 속에 연구윤리 교육 및 관리에 많은 관심을 기울이고 있다. 영국 정부는 대학과 연구기관에서 연구윤리를 잘 준수하도록 2001년부터 연구 거버넌스(research governance)라는 개념을 제시하였고 이는 인간, 동물, 이익갈등의 연구윤리, 연구 진실성 등 다양한 범주까지 아우르는 준수 지침을 마련해서 운영하고 있다. 연구윤리를 담당하는 주요 연구지원기관인 의학연구위원회(Medical research council, MRC)와 웰컴재단은 연구윤리와 관련하여 '위조', '변조', '표절', '고의 도는 부주의한 일탈', 사람 및 동물 등에 대한 위험방지 규정'등을 다루고 있다. 일부 연구윤리를 준수하는 기관 뿐 아니라 맨체스터대학교는 연구부정행위에 대한 지침이 미국보다도 더 크고 숫자도 훨씬 많은 상태다. 특히 학교 내 모든 보고서는 표절 검색 프로그램을 통해 진행하도록 하고 있다. 이 프로그램에 동의하지 않으면 수강신청이 되지 않도록 되어 있다.

*** 영국의 의학연구재단(MRC)과 웰컴재단이 규정하는 연구윤리 기준**
① 연구 계획, 수행, 결과 보고에 있어 위조, 변조, 표절(FFP)
② 연구수행 중 고의 또는 부주의한 일탈 행위
③ 사람 및 척추동물 등에 대한 위험방지 규정 위반

3) 독일

독일은 다른 여러 나라처럼 정부차원의 연구윤리기구는 없지만 연구 기관 자체적으로 운영하는 '우수한 과학행위 규정'(Rules of good scientific practice)을 1998년에 채택하여 이 규정에 의해 과학연구 활동이 이루어지도록 권장하고 있다. 이러한 규정은 모든 대학들의 규정집에 명시해야 하고 이를 따르지 않을 경우 독일연구재단으로부터 연구비 신청이 되지 않도록 하고 있다.

4) 프랑스

프랑스는 대학에서 구성하는 연구윤리 관리체계가 따로 없으며 영국, 미국처럼 체계화되어 있지 않다. 대부분은 국가연구기관에서 연구부정행위에 대한 규범을 정하고 이를 법에 기반하여 연구부정행위 사항을 처리하고 있다. 이 기관은 국가생명윤리위원회가 관리하고 있으며 연구윤리 관련한 정책을 추진하고 있는 것으로 보아 자체적으로 연구윤리를 잘 실천하고 있음을 보여준다고 볼 수 있다. 대학의 연구소와 실험실은 국가생명윤리위원회의 통제를 받아 운영되고 있다. 2007년 3월에 처음으로 연구윤리교육이 실시되었고 대학 내 실험실 별로 연구노트작성을 권장하고 있다. 이처럼 다른 유럽국가와는 달리 강력한 통제를 하지 않는 이유는 프랑스 과학자들의 인식에 연구부정행위를 통해 잃는 손실이 상대적으로 너무나 크기에 애초부터 부정을 저지를 생각을 하지 않는다고 본다.

5) 북유럽

북유럽에 자리 잡고 있는 덴마크와 스웨덴, 노르웨이는 위조와 변조, 표절, 부당한 공로배분, 타인의 연구 성과를 왜곡, 부당한 저자표시, 연구 신청 시 허위 보고에 대해 엄격하게 기준을 마련해 놓고 있다. 특히 핀란드는 사기(Fraud), 표절 등 부적절한 논문저자표시, 연구수행에서의 부주의, 중복출판 등의 연구부정해위에 대해 지침을 제정하여 지속적으로 관리하고 있다.

6) 일본

일본 문부과학성은 2006년 8월 연구부정행위 대응지침(Guidelines for responses to research misconduct)을 만들어 공표하였다. 일본의 국민성답게 세계적으로 연구부정행위 문제가 대두되기 이전인 2006년 현황 파악과 동시에 대응책을 마련하였다. 과학자의 행동규범이라는 체계를 만들어 연구원이나 관련 대상자들이 준수해야 하는 11가지 원칙을 정하고 이를 자체적으로 지켜나가게 하고 있다. 특히 모든 과학분야에서 준수하도록 제도화하고 이를 발전시켜 나가며 감독체계도 잘 갖추어져 있다.

5 연구부정행위

1) 연구부정행위의 개념

연구부정행위는 연구자가 연구과정에서 행하는 위조, 변조, 표절, 부당한 저자 표시 등으로 학문 분야에서 일상적으로 용인되는 범위를 심각하게 일탈하는 행위를 의미한다. 한국연구재단 지정 연구윤리정보센터에 의해 연구부정해위는 각 나라마다 다른 정의를 가지고 있으며 우리나라의 경우에 교육과학기술부 2007년에 제정한 연구윤리 확보를 위한 지침에서 연구부정행위를 다음과 같이 정의하고 있다. 연구자의 속임수, 자기기만 등으로 연구자 뿐 만 아니라 사회 전반에 심각한 위해를 유발하는 것이라 하였다. 특히 날조(Fabrication), 변조(Falsification), 표절(Plagiarism)이 대표적이다. 넓게는 연구 개발의 제안, 연구개발 수행, 연구개발 결과의 보고 및 발표에 의해 행해진 위조, 변조, 표절, 부당한 논문저자 표시 등으로 규정하고 있다. 또한 연구진실성을 심하게 저해하고 있는 행위 이외에도 부정행위 조사 방해 및 제보자에 대한 위해 등에 대해서도 연구부정행위로 보고 있다. 다만 연구자의 책임 있는 연구 수행을 하는 것에 대해 유형을 광범위하게 적용하기보다 최소한도록 규정하고 있는 점이 특이할 만하고 예를 들어 연구비 유용의 경우는 연구진실성에 직접적으로 저촉되는 것이 아니라고 보고 연구부정행위에는 포함하지 않았다. 이러한 연구부정해위에 대한 판단은 매우 어려우나 일반적으로 연구의 원 데이터와 연구노트를 가지고 하고 이를 증명하기 어려울 경우 이메일 송수신 자료와 회의록 등이 참고로 활용할 수 있다.

연구부정행위가 성립되기 위해서는 다음의 조건이 충족되어야 한다.

첫째, 관련된 연구자 사회(relevant research community)에서 수용하는 연구행위와는 매우 다른 것이어야 한다. 둘째, 연구자가 계획적이고 고의적으로 숙지하고 있었으면서 행하였거나 또는 행위가 이루어지는 것에 대해 개의치 않으면서 시행한 경우이다. 셋째, 연구자의 연구 부정행위의 혐의를 받고 있으면서 증거의 우세(preponderance of evidence)로 입증된 경우이다.

*** 연구 부정행위가 성립되기 위한 조건**

- 대다수의 연구자 사회가 수용하는 연구행위와 큰 차이 발생
- 연구자가 부정한 행위에 대해 계획적이고 고의적으로 숙지하고 있으면서 묵인하는 행위
- 부정행위의 혐의를 받으면서 증거가 우세하여 입증된 경우

2) 연구부정행위의 발생원인

연구부정행위가 발생하는 원인으로는 연구 수행 자체의 특성에 다라 달라지며 연구 환경, 관행, 혹은 제도 등의 사회문화적 차원에서 발생한다. 그리고 연구자 개인의 윤리의식 수준에 따라 발생하는 경우가 많다.

(1) 연구 수행의 특성

연구 수행의 기준이 객관성과 합리성에 따라 이루어질 경우 이의를 제기하기 어렵지만 단지 연구의 객관성과 합리성의 분류가 정확히 무엇을 의미하는지 밝혀내기 힘들다는 한계를 가지고 있다.

(2) 사회문화적 요소 - 연구 환경, 관행 혹은 제도 등의 사회문화적 요인

한국도 마찬가지지만 전 세계적으로 연구 인구가 증가하고 지적 경쟁과 승인 경쟁이 고도화되고 경쟁이 치열해짐에 따라 연구자들이 받는 업적 압력이 많이 작용하고 심하게는 자살하는 연구자들도 발생하고 있다. 이러한 저변에는 연구가 점점 상업화하고 연구실 내에서 비민주적인 연구부정에 대해 침묵하는 사례가 종종 발생하는데 있다.

(3) 연구자의 윤리의식 차이

연구자 개인의 윤리의식이 점점 무뎌지는 이유는 시간이 흐를수록 경쟁으로 인한 압박감이 연구자들 본인에게 점점 크게 작용하는 것으로 볼 수 있다. 인간의 심리상 누군가 계속적으로 감시를 하지 않을 경우 금지된 것을 하고 싶어지는 유혹에 직면하는 할 수 있고, 위반에 다른 이득이 크면 클수록 유혹의 강도는 더 강해져 연구자들이 부정한 상황에 많이 흔들리게 되는 경우도 많다.

3) 연구부정행위의 유형

다음은 위의 연구부정행위의 유형은 크게 6가지 정리하였다.

(1) 위조(Fabrication)

연구자가 실험이나 관찰, 혹은 조사 등을 통해 얻은 결과가 존재하지도 않으면서 실험의 결과 및 자료를 있는 것으로 꾸미거나 만들어내는 행위를 말한다. 또 다른 의미로 조작이라고도 불린다. 매우 심각한 부정행위에 해당한다. 교육과학부의 『연구윤리 확보를 위한 지침』의 제 12조에서는 위조를 존재하지 않는 연구 원자료 또는 연구자료, 연구결과 등을 허위로 만들거나 기록 또는 보고하는 행위로 정의내리고 있다. 사례는 다음과 같다.

❀ 위조에 대한 사례

- 가상의 인터뷰 대상, 가상의 주제에 대한 설문지를 완성하여 연구결과를 허위로 날조하는 행위
- 실제 수행한 적 없는 실험 및 연구의 데이터를 날조하는 행위
- 실제 수행한 실험 및 연구의 유효성을 추가하기 위해 허구의 자료를 첨가하는 행위

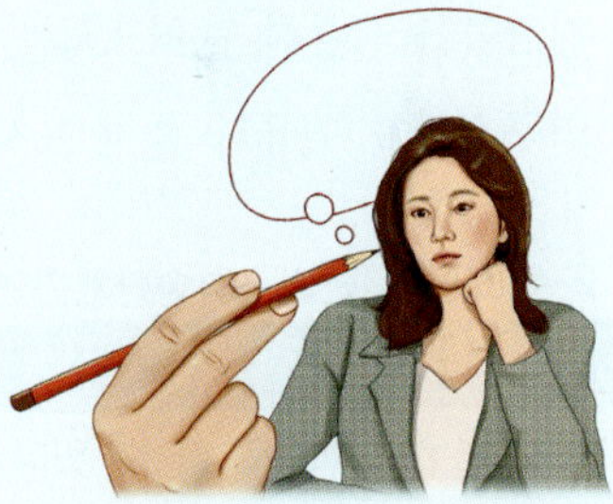

(2) 변조(Falsification)

연구자가 실험을 통해 추출해 낸 결과 값을 자신의 입맛에 맞게 즉, 본인의 가설과 맞추어 왜곡 및 변경하는 행위이다. 변조의 유형으로 수집한 원래 데이터를 임의로 변경하거나 누락하며 추가하는 것이다. 또한 연구기록물에서 날짜와 실험 과정을 의도적으로 실험 후에 바꾸는 것, 연구방법을 잘 못된 방식으로 나타내고, 통계분석 결과를 가설과 다르다고 가공하거나 왜곡하여 설명하는 것을 예로 들 수 있다.

❋ 변조의 사례

- 연구자료를 변경하여 자료들의 상이함을 수정하는 행위
- 연구기록에서 연구날짜나 실험과정을 변경하는 행위
- 통계분석 결과를 일부러 틀리게 설명하는 행위
- 대상 환자의 수 등을 일부러 틀리게 언급하는 행위
- 임상연구에서 피험자의 기록을 다른 피험자의 기록으로 바꾸는 행위
- 임상연구에서 피험자가 검사를 위해 방문한 날짜와 결과를 변경하는 행위
- 혈액채취날짜를 변경하는 행위

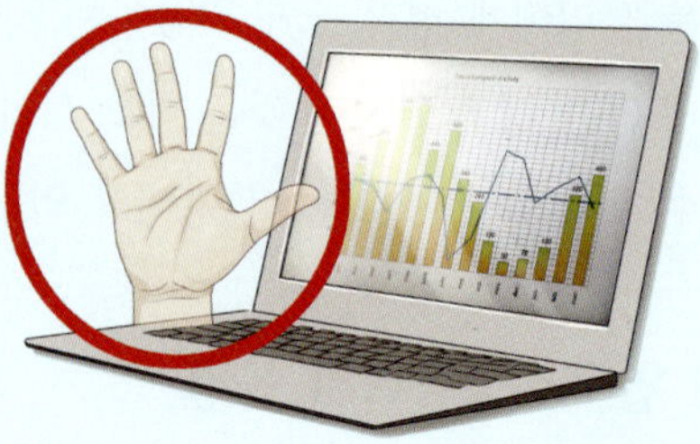

(3) 표절(Plagiarism)

표절은 연구자가 본인의 연구 성과로 가져오거나 연구를 위해 타인의 연구결과나 아이디어를 가져와서 기록하는 것이다. 표절은 자연, 인문, 사회 및 예체능분야 할 것 없이 연구부정 행위 사례 중 가장 높은 비율을 차지한다. 교육과학부의 『연구윤리 확보를 위한 지침』 제 12조를 밝힌 내용을 보면 일반적 지식이 아닌 타인의 독창적인 아이디어 또는 창작물을 적절한 출처표시 없이 활용하여, 제 3자에게 자신의 창작물인 것처럼 인식하게 하는 행위로 규정한다. 과학계에서 표절에 대해서는 의도적·비의도적인 것을 구분하지 않고 일반적 정의의 개념을 벗어난 다른 사람의 아이디어나 저작물을 충분한 출처표시를 하지 않고 자신의 것처럼 사용하고 있다(표 2-4). 첫째, 다른 사람의 연구결과를 인용과 출처 표시 없이 일부러 복사하기와 붙이기를 반복하여 본인의 연구결과로

표 2-4 표절의 근거–학술단체총연합회의 표절 지침

학술단체총연합회 지침 : 표절
다음의 경우는 표절로 볼 수 있다. ① 이미 발표되었거나 출판된 타인의 핵심 아이디어를 적절한 출처표시 없이 사용한 경우 ② 이미 발표되었거나 출판된 타인의 저작물의 전부 또는 일부를 적절한 출처표시 없이 그대로 사용하거나 다른 형태로 바꾸어 사용한 경우 ③ 연구계획서, 제안서, 강연자료 등과 같은 타인의 미출판물에 포함된 핵심 아이디어나 문장, 표, 그림 등을 적절한 출처표시 없이 사용한 경우
다음에 해당하는 유형은 표절에 포함되지 않는 것으로 볼 수 있다. ① 독창성이 인정되지 않는 타인의 표현 또는 아이디어를 이용하는 경우 ② 여러 개의 타인 저작물의 내용을 편집하였더라도 소재의 선택 또는 배열에 창작성이 인정되는 출처표시를 한 편집저작물의 경우 ③ 기타 관련 학계 또는 동일 분야 전문가들 사이에 표절이 아닌 것으로 분명하게 평가되고 있는 경우

기재했다면 완전한 표절로 볼 수 있다. 둘째, 타인의 저작물의 단어, 문장 구조를 일부 변형하여 사용하면서 출처표시를 하지 않은 경우이다. 셋째, 타인의 독창적인 생각 등을 활용하면서 출처를 표시하지 않은 경우이며 넷째, 타인을 저작물을 번역하여 활용하면서 출처를 표시하지 않은 경우가 표절에 해당한다. 다음은 표절로 의심되거나 유형별 위반사례를 들어 제시하였다(표 2-5).

표 2-5 표절의 10가지 유형별 위반사례

표절의 종류	다른 명칭	유형
1. 중복	자기표절, 재사용	• 연구자가 자신의 이전 연구 결과 및 논문을 밝히지 않고 재사용하는 행위 • 논쟁이 있지만 베낀 내용에 따라 중복으로 판단되기도 함
2. 표현의 변경	표절, 지적 절도	• 다른 사람이 작성 한 글에서 단어를 바꾸었거나, 인용표시를 하지 않은 외부 출처에서 가져온 글이지만 자신의 독창적인 아이디어 또는 연구 결과로 보이게 하는 행위 • 단순한 가필에서 원래의 아이디어나 개념을 유지하면서 내용을 다시 쓰는 행위 등 다양함
3. 2차적 출처	부정확한 인용	• 연구자가 메타연구처럼 2차적 출처를 사용하면서 2차적 출처에 포함된 1차적 출처만 인용 표시를 하는 행위
4. 유효하지 않은 출처	잘못된 인용, 조작, 변조	• 연구자가 부정확하거나 존재하지 않는 출처를 인용하는 행위 • 참고문헌의 양을 늘려 불충분한 연구를 감추려는 시도일 수 있음
5. 반복연구	자기표절, 재사용	• 비슷한 방법론을 사용한 유사한 연구에서 데이터와 글을 가져와서 인용을 제대로 하지 않고 새로운 연구 논문에서 다시 재사용하는 행위 • 이전의 연구를 적절하게 인용하지 않은 경우 발생함
6. 복제	저자 제출 위반	• 하나의 논문을 여러 간행물에 제출 하여 동일한 원고가 2번 이상 발표하는 행위(연구윤리 위반)
7. 잘못된 인용	부정확한 인용	• 원고에 기여한 저자들의 목록을 부정확하게 또는 불충분하게 표시하는 행위 • 연구에 부분적이든 또는 상당히 기여한 저자들을 정당하게 밝히지 않거나, 반대로 전혀 기여하지 않은 사람들을 논문의 저자로 표시하는 경우 발생함
8. 비윤리적 협력	부정확한 저자 표시	• 공동으로 연구를 진행하는 사람들이 공동연구한 사실을 밝히지 않은 행위 즉, 협력을 통해 얻어진 글, 연구결과 및 아이디어를 공동연구라는 사실과 참여한 저자들을 밝히지 않고 사용하는 행위
9. 문언 표절	복사해서 붙이기, 지적 절도	• 다른 사람의 글과 연구결과를 적절한 인용 표시 없이 복사하는 행위 a. 표절자가 출처를 표시하더라도 직접 인용임을 밝히지 않음 b. 출처를 전혀 밝히지 않음으로서 다른 사람이 슨 내용을 사실상 자신으로 것으로 비쳐지게 하는 행위
10. 완전 표절	지적 절도	• 연구자가 극단적으로 다른 연구자의 연구, 원고 또는 기타 작업 결과를 가져다가 자신의 이름으로 다시 제출하는 행위

① 출처의 표시와 인용방법

참고문헌의 출처 표시와 인용방법은 각 학술지의 특성에 다라 다르고 대학마다 따로 정해진 틀이 없이 저자에게 맡기는 형편이다. 하지만 피인용 논문은 저자명, 발표년도, 논문명, 학술지명, 권(volume)과 호(number), 페이지(page) 정보가 반드시 기재하여야 한다. 저서일 경우는 논문명 대신 인용한 장의 제목, 서적명, 출판사, 출판년도, 출판사의 소재지(필요에 따라) 등을 기재한다. 만약 아직 출판되지 않은 데이터나 정보도 출처표시를 해서 사용하도록 한다. 학술대회에서 연사가 발표한 내용도 본인 논문에 언급할 때도 그 출처를 밝히도록 하고 있다.

② 텍스트 표절

텍스트가 문제되는 경우는 주로, 복제, 짜깁기, 말 바꾸어 쓰기, 잘못된 전문인용, 포괄적 인용, 데이터 표절 등이 해당한다.

(4) 부당한 논문 저자 표시

연구자의 실험 및 연구에서 얻은 내용과 결과를 가지고 과학적이고 기술적으로 이 연구에 전혀 기여하지 않았음에도 불구하고 감사의 표시 및 예우를 해주기 위해 논문의 저자 자격을 부여하는 것을 말한다. 이는 결코 바람직하지 않으며 연구부정행위에 해당한다. 이공계 분야에서 많이 발생하는 연구부정행위중 하나가 저자 표기이다. 논문에 저자로 표기한다는 것은 그 연구에 충분한 자격이 있고 그에 대해 책임을 진다는 것을 의미한다. 저자로서 같이 참여할 수 있는 지에 대한 내용은 다음 표를 통해 이해할 수 있다(표 2-6, 표 2-7).

표 2-6 저자 자격 기준

자격 기준	설명
연구계획	• 처음부터 연구를 계획한 경우
수집	• 연구설계를 바탕으로 자료를 수집한 경우
분석 및 해석	• 실험결과를 분석하고 이를 해석하여 연구 참여를 충분히 한 경우
책임에 대한 동의	• 학문적으로 실험에 대한 내용을 비판하고 수정한 경우 • 연구결과 및 내용에 대해 일부 혹은 전체에 대해 책임을 지는데 동의한 경우
연구자 제외	• 연구비 수주, 자료 수집, 연구관리만을 담당한 경우

표 2-7 저자자격기준 : 국제의학학술지편집인협회

국제의학학술지편집인협회 : 저자자격
저자의 자격을 갖추려면 다음의 세 가지 조건을 모두 만족하여야 한다. ① 연구의 기획, 자료의 획득 또는 자료의 분석과 해석 등에 상당 부분 기여한다. ② 원고의 초안을 작성하거나 주요 지적 내용에 대해 비판적으로 수정한다. ③ 출판될 최종 원고를 승인한다.

※ **부당한 논문저자 표시의 사례**

- 연구내용 또는 결과에 대한 공헌 또는 기여가 없음에도 저자 자격을 부여하는 행위
- 연구내용 또는 결과에 대한 공헌 또는 기여가 있음에도 저자 자격을 부여하지 않는 행위
- 지도학생의 학위논문을 학술지 등에 지도교수의 단독 명의로 게재, 발표하는 행위

(5) 중복게재

처음 게재한 학술지 편집책임자의 허락이나 동의 없이 같은 논문 또는 가설, 자료, 토론, 논집, 결론 등이 상당 부분 겹치거나 실질적으로 유사하게(substantially)하게 작성된 논문을 2개 이상의 학술지에 게재하는 행위를 의미한다. 종류로는 복사, 쪼개기, 덧붙이기, 번역출판 등이 해당한다.

표 2-8 중복게재 사례

유형	내용
1. 복사 중복게재	• 과거의 논문의 전부 또는 일부를 동일하게 혹은 거의 비슷하게 복사해서 다른 곳에 게재하는 행위
2. 쪼개기 중복게재	• 하나의 연구결과에서 얻어진 연구 데이터를 쪼개어 여러 편의 논문에 게재하는 행위, 일명 살라미 출판*이라 불림 • 연구 내용에 따라 연구대상을 조개는 경우와 연구결과를 쪼개는 경우로 구분함
3. 덧붙이기 중복게재	• 기존에 출판된 논문에 연구대상이나 가설, 혹은 결과를 덧붙여서 새 논문으로 게재하는 행위 • 작은 논문 두 편 이상을 묶어서 하나의 논문으로 게재하는 경우도 해당
4. 번역출판	• 한글로 출간된 논문을 영어로 번역하여 국제학술지에 발표하거나 영어로 발표한 논문을 한글로 재 번역하여 국내 학술지에 발표하는 행위

*살라미(Salami)란 이태리 소시지를 의미함

(6) 본인 및 타인의 부정행의 의혹에 대한 방해

연구자가 본인 또는 동료의 부정행위 의혹에 대해 숙지하고 있고 이에 대한 조사를 방해하거나 제보자를 대상으로 위해와 보복을 가하는 행위도 부정행위에 속한다.

4) 연구부정행위의 유형별 사례

연구 부정행위로 발생하는 사례는 한국 뿐 아니라 전 세계적으로 폭넓게 나타나고 있다. 한국에서는 98년 10월 네이처에 실린 경희대 장모교수의 논문인 전기장으로 유도한 비정질 실리콘의 결정화, 황우석교수의 줄기세포연구논문 조작, 변조, 표절의 사례에서부터 해외 사례로 2006년 동경대 대학원 다이라 가스나리 교수의 논문의 실험재현이 불가능하여 연구부정사례로 꼽히고 있다(**표 2-9**). **표 2-9**는 개정된 연구부정행위의 연구윤리 지침에 대한 내용이다.

표 2-9 개정된 연구부정에 관한 연구윤리 지침

현행	개정
③ '표절'은 타인의 아이디어, 연구내용, 결과 등을 적절한 인용 없이 사용하는 행위	③ '표절'은 다음 각 목과 같이 일반적 지식이 아닌 타인의 독창적인 아이디어 또는 창작물을 적절한 출처표시 없이 활용함으로써 제 3자에게 자신의 창작물인 것처럼 인식하게 하는 행위 가. 타인의 연구내용 전부 또는 일부를 출처를 표시하지 않고 그대로 활용하는 경우 나. 타인의 저작물의 단어 및 문장 구조를 일부 변형하여 사용하면서 출처 표시를 하지 않는 경우 다. 타인의 독창적인 생각 등을 활용하면서 출처를 표시하지 않는 경우 라. 타인의 저작물을 번역하여 활용하면서 적절하게 출처를 표시하지 않은 경우
④ '부당한 논문저자 표시'는 연구내용 또는 결과에 대하여 공헌 또는 기여를 한 사람에게 정당한 이유 없이 논문 저자 자격을 부여하지 않거나, 공헌 또는 기여를 하지 않은 자에게 감사의 표시 도는 예우 등을 이유로 논문저자 자격을 부여하는 행위	④ '부당한 저자 표시'는 다음 각 목과 같이 연구내용 또는 결과에 대하여 공헌 또는 기여를 한 사람에게 정당한 이유 없이 저자 자격을 부여하지 않거나, 공헌 또는 기여를 하지 않은 사람에게 감사의 표시 또는 예우 등을 이유로 저자 자격을 부여하는 행위 가. 연구내용 또는 결과에 대한 공헌 또는 기여가 없음에도 저자 자격을 부여하는 경우 나. 연구내용 또는 결과에 대한 공헌 또는 기여가 있음에도 저자 자격을 부여하지 않는 경우 다. 지도학생의 학위논문을 학술지 등에 지도교수의 단독 명의로 게재 발표하는 경우
<신설>	⑤ '부당한 중복게재'는 연구자가 자신의 이전 연구결과와 동일 또는 실질적으로 유사한 저작물을 출처표시 없이 게재한 후 연구비를 수령하거나 별도의 연구업적으로 인정받는 경우 등 부당한 이익을 얻는 행위

출처 : 연구윤리 확보를 위한 지침, 교육부(2015)

표 2-10 연구부정행위의 사례별 분석

유형	사례	내용
위조	하루카 오보카타(일본 이화학연구소, RIKEN)	2014년 1월 30일에 네이처에 발표한 만능세포 STAP에 대한 2편의 논문이 조작(실험의 재현성 불가)으로 판명
	황우석 교수의 줄기세포연구 논문조작	2005년 5월에 발표한 맞춤형 인간배아복제 줄기세포에 관한 연구 논문은 조작으로 판결
	윌리엄 서머린 논문 조작	1974년 윌리엄 서머린은 논문 일부의 조작과 함께 거짓 증언을 함. 미국 내 대표적인 데이터조작사건
변조	황우석 줄기세포 연구의 변조	사용한 난자의 개수 누락, 사진 조작
표절	동서대 백모교수 논문 표절	• K대 P 교수와 부산 D대 B 교수, 그리고 P공대 H 교수 등 3명이 2001년 5월 공동명의로 게재했던 "유틸리티 모델을 이용한 멀티미디어 인터넷 서비스의 약정 관리"가 캐나다 빅토리아대학의 에릭 메닝(Eric G. Manning) 등 4명이 공저한 3편의 논문을 표절한 것이라고 제시함 문구, 도표, 수식 30개 항목 표절 • 문대성 국회위원 당선자 표절로 탈당(2012)
부당한 저자 표시	황우석 줄기세포에서 부당한 저자표기	조작, 표절, 변조, 명예저자까지 폭넓은 연구부정행위의 사례
	존다시(John Darsee, 미국) 논문 부정행위	1981년 논문에 수많은 공저자를 올림. 대부분은 직접 연구에 참여하지 않은 명예저자임

5) 연구부정행위의 예방 및 준수

(1) 연구윤리 준수 확인

대부분의 연구와 관련된 연구소 등에서 국내외 학술지 논문투고, 대학에서 석사 및 박사 학위 논문을 제출하기에 앞서 논문 투고 대상자들에게 '연구윤리준수 확인서'를 제출하도록 요구하고 있다. 또한 연구기관 및 학계에서는 연구윤리 의식의 고취와 연구부정행위 예방을 위해 논문을 준비하는 학부생, 대학원생, 교수 및 연구책임자(위원장 및 간사)를 대상으로 정기적으로 연구윤리 교육을 실시하고 있다.

(2) 논문 유사도 검색시스템

논문 표절은 매스컴을 통해 연일 사회적 이슈화되어 보도되고 있고 대학 및 학계와 연구기관에서는 이러한 부정적 이미지를 완화하기 위한 방안으로 논문 유사도 검사를 하도록 투고자들에게 제안하고 있다. 정부에서도 학회 등에 연구윤리 이행 여부와 관련하여 객관적인 검증절차를 구비하도록 요구하고 있다. 중복게재·표절예방을 위한 학술단체 전용서비스로 현재 많이 보급되어 있는 국내외 표절검색 시스템이 국내가 카피킬러(Copykiller www.copykiller.com)(그림 2-4), Scholar's Aid, DEVAC, Plagscout이다. 국외가 1994년 미국 UC버클리 대학 학생들이 만들어 지금은 전 세계 126개국이 유료로 사용하는 세계적 논문 표절검색시스템인 'Turnitin'(www.turnitin.com)이 있다(그림 2-5).

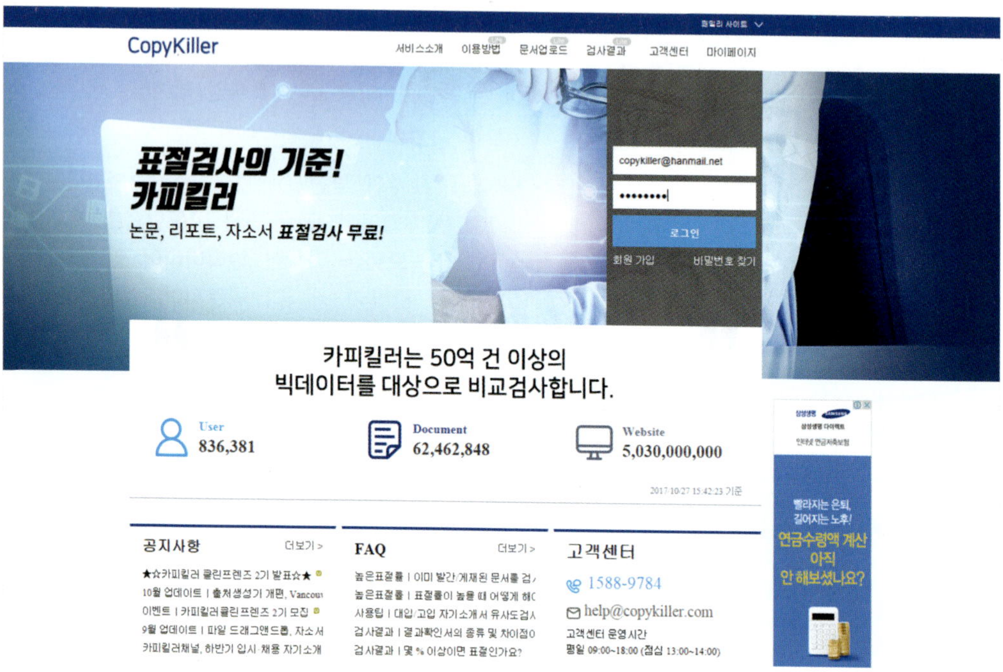

그림 2-4 국내 대표 표절 검색시스템 'CopyKiller'

(3) 근절되어야 할 연구부적절 행위

책임 있는 연구수행을 위해 연구자는 학문공동체에서 통상적으로 용인되는 범위를 심각하게 벗어나지 않도록 하여야 하고 이와 더불어 연구윤리를 확립하고자 하는 의미 있는 노력을 소홀히 하지 않도록 마음가짐을 분명히 하여야 한다. 다음은 미국 NAS(National Academy of Society)에서 분류한 연구부적절행위에 대해 기술하였다.

- 연구데이터의 부적절한 보존과 기록
- 연구에 기여가 없는 자로 하여금 공로를 인정하는 행위
- 연구데이터에 대한 합당한 공개 및 공유에 대한 거절
- 부적절한 연구 감독 또는 멘토링
- 연구결과의 중요성을 강조하기 위한 부적절한 데이터의 통계처리

연구자는 연구데이터의 부적절한 보존이나 기록과 함께 공로로 인정받을 수 없는 저자로의 추가, 합당한 이유 없이 연구데이터를 공개하거나 공유에 대한 거절을 하여서는 안 된다. 연구자는 부적절한 연구 감독 또는 멘토링을 위해 사적인 커뮤니티를 만들지 않도록 하여야 한다.

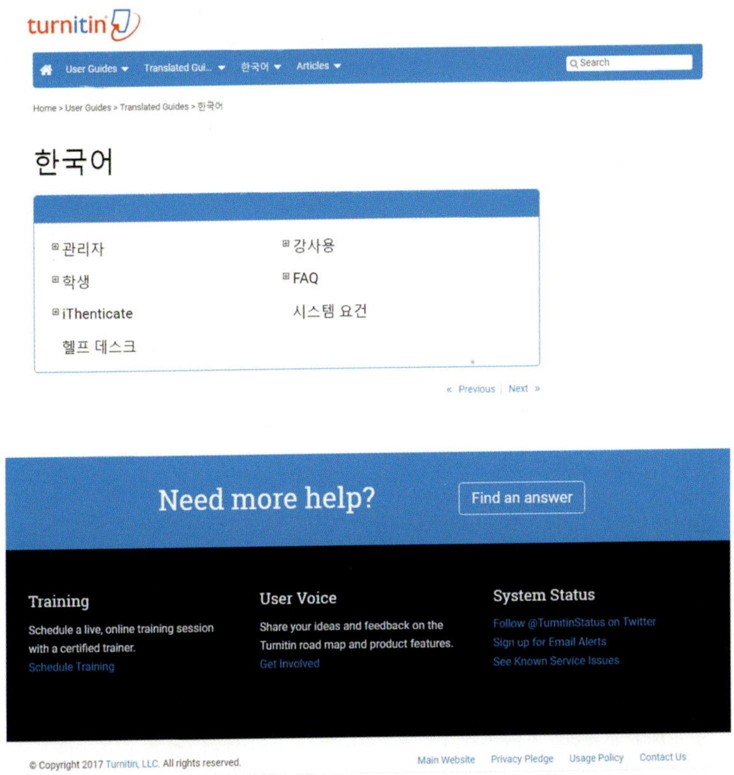

그림 2-5 국외 대표 표절 검색시스템 'Turnitin'

6) 이익의 충돌 관리

연구윤리에서 중요한 또 다른 관점은 상호간의 이익 충돌(conflict of interest)이다. 이익충돌은 연구자 본인의 업무와 개인의 이익이 맞물려 충돌하는 것을 나타낸다. 연구를 수행하는 대부분의 연구자는 정보, 지식 사용에 대해 많은 자율적 재량을 가지게 되고, 연구와 관련 있는 회사의 실험을 도와주거나 자문역할을 수행하기도 한다. 그러다 보면 소속된 자신의 기관 이익과 회사 사이에서 이익에 따른 충돌이 발생하는 경우를 종종 접하게 된다. 이익의 충돌은 연구를 하는 누구에게도 발생할 수 있으며 만약 이익 충돌이 발생하려한다면 연구자는 이를 피하는 것이 연구윤리를 지키는 것이고 윤리적 수행을 했다고 볼 수 있다. 이익의 충돌에는 직위를 가지고 압력을 행사하거나 친분이 있어 이와 연관 짓는다면 이는 비윤리적 상황에 접하게 되는 것이다. 이익의 충돌에는 다음과 같이 인적 충돌, 지적 충돌, 재정적 충돌, 직무 충돌로 구분한다. 이익의 충돌에 따른 문제 발생 시 연구자는 해당하는 심사를 미리 '회피'해야 하며 이는 윤리적 기준을 지키는 것이다. 연구자는 이익의 충돌을 예방하고 최소화할 수 있는 선에서 업무를 수행하도록 실천해야 한다(표 2-11).

표 2-11 이익 충돌에 따른 분류

기준	설명
인적 이익충돌	특정집단(친인척, 동문, 아는 기관)에 대한 유·불리한 편견이 개입되는 것. 신고방법과 범위가 애매하여 회피가 선행되어야 함
지적 이익충돌	학술적 가치가 서로 달라 충돌이 발생하여 편견이 적용되는 것
재정적 이익 충돌	소속된 기관, 또는 자문을 맡고 있는 업체에 유리한 심사 평가(창업, 물품구매, 재정지원, 연구비지원, 라이센싱 계약과 관련하여)를 하는 것
직무 이익충돌	연구자가 소속된 기관과는 별개로 다른 업체와의 겸직을 하는 경우 직무상 이익 충돌 발생함

(1) 인적 이익의 충돌

연구자의 입장에서 개인이 심사 또는 평가 시 친척이나 동문, 지인, 기업의 자문의 입장을 대변하거나 유리 또는 불리하게 적용하거나 편견이 개입하는 것을 의미한다.

(2) 지적 이익의 충돌

연구자와 상대방 사이에 서로 다른 의견 및 학설이 대치되는 상황으로 연구 내용을 주장하는 연구자 사이에서 심사와 평가의 편견이 발생하여 이가 작용되는 것을 의미한다.

(3) 재정적 이익의 충돌

연구자가 소속된 실험실 또는 연구실에서 연구에 필요한 장비를 구입하기 위해 여러 업체 장비를 심사하는 회의 그리고 위원회의 결정에서 본인이 자문하는 업체의 장비를 피평가 항목으로 밀어 넣는 경우를 의미한다. 즉 본인의 이익과 관련이 있는 상황으로 판단될 경우 해당하는 심사나 평가를 해서는 안되며 사전에 이를 인지했다면 회피하도록 한다. 이는 창업, 물품구입, 재정적 지원, 연구비지원, 라이센싱 계약 건 등에서 해당 결과를 본인이 연결되어 있는 기업체에 유리하게 적용할 수 있어 재정적 이칙 충돌을 막을 수 없기 때문이다. 미국과 같은 해외의 사례에서도 이와 비슷한 경향이 있기 때문에 모든 연구자와 그의 직계가족의 수입과 외부 활동 상황을 신고하도록 하는 법률이 제정되어 있다. 특히 의과대학이 있는 대학병원 내 임상교수들의 경우 제약회사를 통한 리베이트와 신약개발에 따른 심사와 평가가 많이 결부되어 문제를 초래하고 있다.

(4) 직무 이익의 충돌

연구자는 임용계약을 한 연구소와 기관에서 업무에 지정된 연구 이외에 사외 기관에서 겸직을 하는 것을 최대한 억제하고 있다. 이는 두 개 이상의 기관의 직무상 이익이 충돌할 경우 제대로 된 직무를 수행하지 못할 것을 염려하기 때문이다. 보통 교수들의 겸직이 주로 문제가 발생하는데 기관에서 이를 예방하기 위한 차원에서 대부분 임용 계약서 상에 겸직을 허용하지 않는다는 문구를 명시하고 있다. 하지만 최근에는 계약을 한 해당기관에 사전 신고를 한 후 창업이나 겸직을 허용하는 분위기로 가고 있는데 이는 정부정책상 산학연의 협력과 시너지 효과를 높이기 위한 전략과도 맞물려 이루어지고 있다.

MEMO

참·고·문·헌

- EBM연구회. 근거중심의학 워크북. 아카데미아. 2007.
- 가톨릭대학교 교양교육원(2011). 가톨릭대학교 대학생 학습윤리 가이드북. 부천 : 가톨릭대학교.
- 경제·인문사회연구회, "경제·인문사회연구회 연구보고서 연구윤리 평가규정", 2015. 3. 6.
- 경제·인문사회연구회, 연구윤리 평가기준 및 사례집. 2013.
- 교육과학기술부·한국연구재단(2011). "연구윤리의 이해와 실천", 교육과학기술부·한국연구재단
- 교육과학기술부·한국연구재단(2011). 좋은 연구 실천하기. 서울 : 교육과학기술부·한국연구재단.
- 김옥주(2007). 외국의 연구윤리 실천 현황. 제1회 2007 연구윤리 포럼, 9-47.
- 김원호, 박은영 공역. 물리치료학 연구방법론. 정담미디어. 2010.
- 대한가정학회(2010). 올바른 학술적 글쓰기를 위한 연구윤리의 이해. 서울 : 대한가정학회. 13. 박영배. 학문과 연구윤리 : 도덕성과 자기규제를 향한 윤리규범의 정착을 위하여. http://www.grp.or.kr/index.jsp?m1=3&m2=9의 연구윤리 특강자료.
- 배한동(2012). 학생 연구윤리 교육 특강집 ppt 자료.
- 서연수(2010). 연구부정의 폐해와 KAIST 연구진실성 검증 사례의 경험 공유. 충청지역 연구윤리 강화를 위한 학술대회 : 연구윤리교육 체제구축 방향과 과제, 117-148.
- 서이종. 학문후속세대를 위한 연구윤리. 박영사. 2014.
- 손순종(2010). 연구윤리와 연구결과의 소통 : 교수행위와 연구윤리. 한국학술단체총연합회 2010년 제1차 연구윤리포럼 발표집, 33-51.
- 연구윤리확립추진위원회, "연구윤리 확립을 위한 권고문", 2007. 4. 26.
- 이인재(2007). 인문사회 분야 표절 해결 방안. 제1회 2007 연구윤리포럼 : 올바른 연구 실천의 방향과 과제, pp.51-71.
- 이재형 외 6명 역. 근거중심물리치료. E Public. 2009.
- 이준영 역. 한눈에 알 수 있는 의학통계학 3판. E Public 2010.
- 이충휘. 물리치료사와 작업치료사를 위한 연구방법론 제4판. 계축문화사. 2012.
- 정병헌(2010). 연구윤리 정착을 위한 실천 방향의 탐색. 한국학술단체총연합회 2010년 제1차 연구윤리포럼, 3-12.
- 정학섭(2010). 연구윤리와 연구자료, 자료의 해석 : 연구자료의 이용과 인용의 윤리–사회과학을 중심으로. 한국학술단체총연합회 2010년 제1차 연구윤리포럼.
- 최훈, 신중섭(2007). 연구부정행위와 연구규범. 과학철학, 10, 103-126.
- 한국과학학술지편집인협의회. 『이공계 연구윤리 및 출판윤리 매뉴얼』. 2014.
- 한국연구재단(2011a). 연구윤리의 이해와 실천. 대전 : 한국연구재단.
- 한국연구재단(2011b). 좋은 연구 실천하기 : 연구윤리 사례집. 대전 : 한국연구재단.
- 황은성(2012). 바람직한 연구수행과 결과발표. 성균관대학교 강의자료.
- David B. Resnik(2012). Environmental Health Ethics. Cambridge University Press
- David B. Resnik(2012). Ethical Issues in Field Trials of Genetically Modified Disease-Resistant Mosquitoes. Developing World Bioethics 12 (3):37-46.

참·고·문·헌

- David B. Resnik(2015). Retracting Inconclusive Research: Lessons From the Séralini GM Maize Feeding Study. Journal of Agricultural and Environmental Ethics 28 (4):621-633.

» 사이트

- 국회도서관 » http://www.nanet.go.kr/
- 대한물리치료사협회 » http://www.kspm. or.kr/
- 대한임상전기생리학회 » http://www.kacep.ye.ro/
- 대한재활의학회지 » http://www.karm.or.kr/
- 물리치료과학회지 » http://www.kptsa.or.kr/
- 사이언스다이렉트 » http://www.sciencedirect.com/
- 특수교육재활과학연구 » http://risers.taegu.ac.kr/
- 연세대학교 연구윤리 » https://yure.yonsei.ac.kr/life/lifeIntro.do
- Cochrane » http://www.updateusa.com/clibhome/clib.htm
- KISS » http://kiss.kstudy.com/
- KoreaMed » http://www.koreamed.org
- 의학연구정보센터 Medric » http://kmbase.medric.or.kr
- Embase » www.embase.com
- Health Gate » http://www.healthgate.com/HealthGate/MEDLINE/b.search.shtml
- MEDLINE Pubmed » www.pubmed.org
- Medscape » http://www.medscape.com
- PEDro » http://www.pedro.org.au/
- World Medical Association (2013) WMA Declaration of Helsinki - Ethical principles for medical research involving human subjects. Online. Retrieved 28 July, 2015 » http://www.wma.net/en/30publications/10policies/b3/
- 보건연구정보센터인 Rich » http://www.richis.org
- 학술연구 정보서비스 RISS4U » http://www.riss4u.net/
- RISS4U » http://www.riss.kr
- 한국의학도서관협의회 » http://www.kmla.or.kr
- APTA journal » http://www.ptjournal.org
- 국가과학기술 전자 도서관 » http://ndsl.or.kr/eng/newindex.html
- 국회 도서관 » http://www.nanet.go.kr/
- 미국국립의학도서관 » http://www.nlm.nih.gov/PubMed & InterMed
- 근거-중심 물리치료 » http://www.pedro.fhs.usyd.edu.au/CEBP/index_cebp.html
- 영국 근거-중심의학 » http://www3.interscience.wiley.com/cgi-bin/mrwhome/106568753/HOME
- http://blog.naver.com/turnitinkorea

Clinical Research Methodology

03

Chapter

연구 설계의 기본 구성

학·습·목·표

1. 연구수행 과정 중 연구 설계의 중요성과 특징을 확인할 수 있다.
2. 연구에 적절한 데이터를 표본추출하는 방법을 찾을 수 있다.
3. 연구 설계의 가설 설정과 가설검정의 오류에 대해서 이해할 수 있다.
4. 유의수준과 유의확률의 개념에 대해서 이해할 수 있다.
5. 검정력과 표본크기의 산출방법에 대해서 해석할 수 있다.
6. 양측검정과 단측검정에 대해서 비교할 수 있다.
7. 효과크기의 개념과 원리를 이해할 수 있다.

핵·심·용·어

- 모집단과 표본추출
- 가설설정
- 유의수준
- 유의확률
- 양측검정
- 단측검정
- 효과크기

Clinical Research Methodology

1 모집단과 표본추출

1) 표본추출

정확한 결과를 산출하기 위해서는 전체 집단에 대해 자료를 수집하여 통계 처리하는 전수조사의 방법이 가장 좋으나 시간적, 경제적 제한 때문에 전체를 대표할 수 있는 표본을 추출하여 그 결과를 전체 집단의 특성으로 간주한다.

(1) 모집단과 표본(population and sampling)

조사의 대상이 되는 자료 전체의 집합으로 연구의 결과를 일반화할 수 있는 큰 집단을 모집단이라 부른다. 즉 조사자가 정보를 얻기 원하는 대상 전체를 의미한다. 만약 ○○병원 환자 만족도 조사의 경우 모집단은 현재 등록되어 있는 환자가 모집단이 될 수 있다. 표본(sample)은 모집단의 일부로 설문 또는 실험을 위해 선택된 응답자 또는 대상자를 말한다. ○○병원 환자 만족도를 조사하기 위하여 300명을 뽑았다면 이들이 표본이다.

✻ 모집단과 표본

- 모집단 : 우리가 어떤 관심을 갖는 확률변수의 값들의 커다란 집합. 예를 들면 어떤 지역에서 초등학교에 재학 중인 학생들의 체중을 재고자 한다면 모집단은 그 지역의 모든 초등학교 학생이다. 모집단은 유한 또는 무한할 수 있다.
- 표본 : 모집단의 한 부분. 예를 들면, 모집단이 어떤 초등학교에 재학하고 있는 학생들의 체중으로 되어 있다. 그러면 만일 이들 중에서 일부 학생들의 체중을 잰다면 그것은 모집단의 표본이 된다.

(2) 표본 프레임(sampling frame)

표본 프레임은 모집단 전체 응답자와 그것을 구별할 수 있는 ID 리스트를 표본 프레임이라고 한다. 병원 환자를 대상으로 설문을 조사할 경우 병원 환자 명부, 환자의 ID 번호가 그 예이다. 대학생이라는 모집단을 가장 잘 대표하는 대학생 전체를 망라한 목록으로 한국대학생인명부, 매년 교육부에서 발행하며 대학생 숫자를 대학 유형별, 전공별, 성별, 학년별, 연도별 등으로 구분해 놓은 교육통계연보, 노동부나 기타행정부서에서 발행하고 대학생의 취업분포도 등을 알 수 있는 통계연보 등이 있다. 기타로 전화번호부, 인물인명록, 각 학회나 단체의 회원주소록, 각 기관이나 단체가 발행하고 있는 주소록 등이 해당된다.

(3) 표본오차(sampling bias)

모집단 전부를 조사하지 않고 일부만 조사하기 때문에 표본으로부터 얻은 추정치와 모집단의 참값 사이에 발생하는 차이를 표본 오차라 한다. 표본오차는 연구 진행에서 어떠한 현상과 관련된 모집단 중에 지나치게 많거나, 지나치게 적게 대상자가 추출되었을 때, 모집단을 대표할 수 있는 전형적인 구성 요소를 선택하지 못함으로써 발생하는 오차이다. 이러한 표본오차는 오차(bias)와 우연(chance)에 의해 발생한다. 우연에 의한 오차는 표본의 크기를 증가시키는 방법으로 감소를 시킬 수 있으며, 편의에 의한 오차는 표본 선택 방법을 엄격하게 함으로써 줄일 수 있다. 표본추출 오차는 의식적 또는 무의식적으로 발생할 수 있다. 의식적 오차는 어떠한 목적을 갖고 의도적으로 선별할 때 발생하는 것이다. 무의식적 오차는 의도하지 않은 어떠한 상황 속에 조사자가 무작위 방법이나 우연한 방법으로 길거리 등에서 설문을 조사할 때 잠재적인 선입견이 반영되는 경우이다.

예)
- 의식적 오차 : 치료사가 초음파, 전기 자극 등의 효과를 입증하기 위해 적용한 후 효과가 좋지 않아 임의로 대상자를 제외시켜 버리는 경우에 발생한다.
- 무의식적 오차 : 설문을 통해 연구를 진행하는데 있어 관심 있어 하는 대상자만을 대상으로 하거나, 성별, 차림새, 태도 등을 고려하여 협조적인 대상자만을 대상자로 선정하는 경우에 대표성에 문제가 생길 수 있다.

비표본오차는 표본오차 이외에 조사 과정, 자료수집 및 집계 등 전 과정에서 발생하는 모든 오차를 말한다. 비표본오차(non-sampling error)의 종류는 다음과 같다.

① 범위오차

잘못된 프레임과 잘못된 표본추출과정이나 조사원의 착오로 발생한다. 대상범위가 과다하게 혹은 너무 작게 정하였을 때 발생하는 오차로, 모집단에 속하는 모든 조사단위를 포함하지 못하거나 실제 조사에서 특정한 조사단위를 누락한 경우를 과소범위오차(undercoverage error)라 하고, 표본 프레임에 잘못된 조사단위가 포함되어 있거나 실제 조사 시 오류로 인해 2번 이상 조사된 경우를 과다범위오차(overcoverage error)라 한다.

② 응답오차

응답자가 정확한 값을 기입하지 않은 응답자 오차와 조사자가 그 값을 정확하게 기록하지 못하거나 정확하게 측정하지 못했을 때 발생하는 조사원 오차가 있다. 설문지 등을 조사할 경우 타인에게 드러내기를 꺼려하는 문항(예, 소득, 학교 졸업 등)에 대해서 높여 응답할 가능성이 있는데 이를 응답 오차라고 한다. 응답 오차를 줄이기 위해서는 응답자가 비밀을 보장 받는다고 느낄 수 있도록 조사자가 멀리 떨어져 있거나 본인이 직접 박스함에 넣게 하는 방법이 있다.

③ **측정오차**

설문지 등의 질문에 기록된 응답과 실제 값 사이에 차이로 발생할 수 있다. 이러한 오차는 응답자, 조사원, 자료수집방법 또는 측정도구에 관해 일부 응답자나 측정자의 정확하지 못한 개념이나 명확성 부족, 불충분한 표현, 정보의 잘못된 제공 또는 오해로 발생할 수 있다.

④ **처리오차**

통계처리 과정에서 생기는 오차로 자료코딩, 입력 또는 결측치 대체 중에 발생할 수 있다.

(4) 표본추출기법(sampling techniques)

표본추출은 확률적 표본추출방법(probability sampling)과 비확률적 표본추출방법(nonprobability sampling)으로 분류한다. 확률적 추출은 무작위 선택의 절차를 통해 만들어진다. 무작위는 아무렇게나 추출하는 것을 의미하는 것이 아니다. 그것은 모집단의 모든 개인이 공평한 기회 또는 확률로 선택되는 것을 의미한다. 무작위는 모집단을 통해 나타나는 노출 또한 특성의 일부를 가지고 공평한 기회를 통해 선택되는 것을 의미한다. 이러한 방법을 통해 표본추출에서 발생되는 오차를 줄일 수 있고 모집단을 대표할 수 있게 되는 것이다. 비확률적 표본추출방법은 무작위 방법의 절차 없이 진행된다. 그러므로 표본 오차의 정도가 성립하지 않는다. 이러한 방법은 특별한 추출 방법을 통해 진행되며 일반화를 제한하는 결과를 가져온다. 비확률적 추출방법은 어쩔 수 없는 임상연구에서 종종 사용된다.

① **확률적 표본추출**(probability sampling)

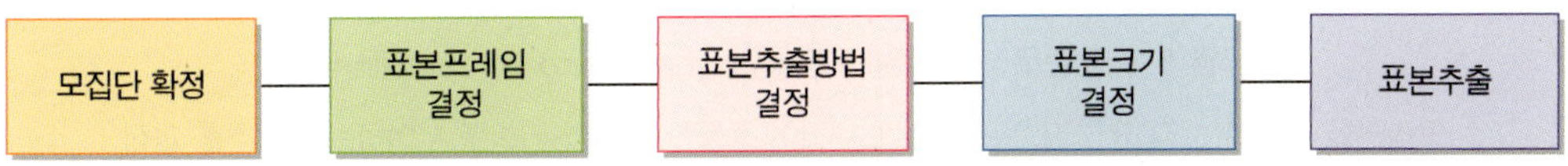

- 확률적 표본추출은 표본으로 추출될 확률이 알려져 있고 무작위로 추출되는 방법으로 표본 선정 시 편향(bias)이 적게 발생하기 때문에 표본 분석결과의 일반화가 가능하다.
- 표본의 대표성은 모집단의 구성 요소 하나하나가 표본으로 뽑힐 확률이 동등할 때 가장 잘 보장된다. ✏ 확률적 표본추출(probability sampling)
- 확률적 추출 방법에는 단순무작위 표본추출(simple random sampling), 계통 표본추출(systematic sampling), 층화표본추출(stratified sampling), 군집표본추출(cluster sampling) 등이 있다.

- **단순무작위 표본추출법**(simple random sampling, SRS)
  - 모집단을 구성하는 각 요소가 표본으로 선택될 확률이 같도록 하여 표본을 선정하는 방법이다.
  - 모집단의 각 구성요소에 고유번호를 부여한 후 무작위로 규정된 표본의 수만큼 번호를 뽑아 추출하는 방법이다.
  - 번호 추출의 방법으로는 추첨, 난수표, 동전 던지기, 엑셀이나 통계적 기법을 이용하는 방법이 있다.
  - 다른 확률추출방법에 비해 모집단의 특성에 대한 사전지식과 분류가 필요로 하지 않아 간편하며 선정 시 오차를 최소화 할 수 있다.
  - 단순 무작위 추출법에는 복원추출법과 비복원추출법이 있다. 복원추출법은 한 번 뽑힌 요소를 다시 모집단으로 포함시킨 후 표본을 뽑는 방법이고 비복원추출법은 한 번 뽑힌 요소는 모집단에서 제외하고 다음 표본을 뽑는 방법이다. 복원추출법은 비복원추출법에 비해 좀 더 빈번히 사용되며, 모집단의 크기가 비교적 작을 때 적합하다.
    - ◦ 모집단을 대표하는 표본 추출이 가능하고 가장 이상적 방법이다.
    - ◦ 실제 표본 프레임을 구하는 것이 불가능한 경우가 많고, 표본 응답자에게 반드시 해야 하므로 시간과 경비가 많이 든다.

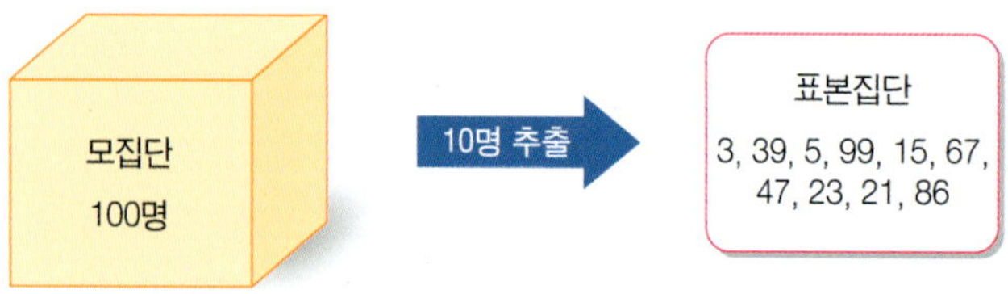

그림 3-1 단순무선(무작위)표본추출(simple random sampling)

모집단을 구성하는 각 요인 또는 구성원에 대하여 동등한 선택의 기회를 부여하는 표본추출 과정 (예, 난수표이용)

＊ 적용예시

100명의 학생들 중 10명의 표본을 구할 때 단순 무작위 표본은 난수표를 사용하거나 제비뽑기식 추출법을 이용하여 무작위로 10명을 뽑게 된다.

로또 복권 추첨은 정해진 방식이 아니라 무작위로 일정한 개수가 하나하나 우연히 나오게 된다. 이러한 추출법을 단순무작위 표본추출이라고 한다.

- **체계적 무작위 표본추출법(systematic random sampling)**
  - SRS방법과 유사하지만 계통 추출법에서는 난수표를 한 번만 이용한다.
  - 모집단을 구성하는 구성요소들에게 번호를 부여하여 나열한 후 표본의 수만큼 매 k번째 요소를 추출하는 방법이다.
  - 하나의 모집단 배열이 무작위로 되어 있을 때 체계적 수단을 동원해 표본을 추출하는 방법이다.
    - ✏ 모집단 전체 응답자에 일련번호를 부여한다(꼭 연속 번호 아니어도 됨).
    - ✏ 모집단 수를 표본 수로 나누어 그 값을 G라고 한다면 G=N/n이 된다.
    - ✏ 1부터 G까지 응답자 중 난수를 이용하여 한 명을 뽑고 그 다음부터는 그 난수에 G씩 더해가면서 해당되는 일련번호를 뽑으면 된다.

모집단을 대표하는 표본을 뽑을 수 있고, 매번 난수를 찾는 번거로움이 없다.

실제 표본 프레임을 구하는 것이 불가능한 경우가 많다. 모집단의 배열이 일정한 주기성과 특정경향성을 보일 때에는 주기별로 비슷한 특성의 순위가 뽑히기 때문에 오히려 대표성에 문제가 발생한다.

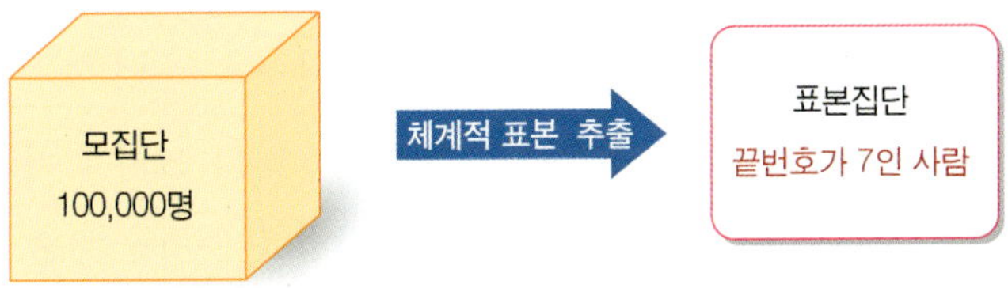

그림 3-2 체계적 무작위 표본추출(systematic random sampling)

표본 간격을 구하여 무선시작 혹은 임의시작의 방법을 통해 연속적으로 추출하는 방법
(예, 모집단이 너무 클 때...)

＊ 적용예시

100명의 학생들 중 10명의 표본을 구할 때 계통추출법을 사용한다면 100명의 학생들에게 001에서 100까지 번호를 매겨 무작위로 숫자를 뽑는다. 그 숫자가 013이라면 표본에 뽑히는 번호는 003, 013, 023, 033, 043, 053, 063, 073, 083, 093이 된다. 만약 병원 내원고객을 대상으로 만족도를 조사하는 경우 ID를 사용하여 표본을 얻을 수 있지만 병원 앞에서 조사하는 경우 표본을 뽑을 때 사용한다. 조사일에 예상 인원은 6,000명이고 표본 수를 200명으로 한다면 30번째, 60번째, 90번째……를 고객을 조사하면 된다. 조사 시 응답 거절, 무응답으로 인하여 오차가 있다.

- **층화표본추출법**(stratified sampling)
  - 연구자가 필요로 하는 표본이 모집단에서 차지하는 비율에 따라 선정되도록 하는 추출법이다. 예를 들면 학년별로 비율에 따라 몇 명씩 표본을 선정하는 방법이다.
  - 모집단을 특정에 따라 동질적인 소집단을 층(strata)으로 나누어 그룹화(예, 성별, 학년별, 직업별, 지역별에 의한 그룹화) 한 후 각 그룹에서 일정한 크기의 표본을 선택하여 전체 표본을 구성하는 방법이다.
  - 층화표본추출은 모집단에서 각 계층이 차지하는 크기에 비례하여 표본크기를 정하는 비례층화표본추출(proportionate stratified sampling)과 각 계층의 크기와 상관없이 같은 수의 표본을 추출하는 비비례층화표본추출(disproportionate stratified sampling)로 구분된다.
  - 모집단을 그룹화 할 때 그룹을 나누는 변수를 하나만 사용할 필요는 없다. 그룹을 나누는 특성 변수가 2개인 경우 2단계 층화 추출, 3단계 이상인 경우 **다단계 층화 추출**이라 한다. 예를 들어 성별과 학년 모두를 이용하여 모집단을 그룹화 한다면 우선 성별에 의해 그룹을 나누고 각 그룹을 학년에 의해 다시 그룹화 하여 8개의 그룹에 대해 표본추출 한다.
    - ✏ 모집단을 인구학적 특성에 의해 분류－응답 성향이 서로 다를 것이라고 생각되는 인구학적 변인을 이용하여 모집단을 그룹(층)으로 나눈다.
    - ✏ 각 층에서 표본을 몇 개나 뽑을지는 층을 구성하는 크기에 따라 결정한다.
    - ✏ 각 그룹에 배당된 표본을 추출하는데 SRS방법이나 계통 추출 방법을 사용한다.

    표본 추출 비용과 시간을 절약할 수 있다. 현실적으로 가장 많이 사용한다.

    그룹 간 응답의 차이가 없다면 재추출을 위하여 비용과 시간이 더 필요할 수 있다.
  - 모집단을 일정한 기준에 따라 2개 이상의 동질적인 층화집단으로 구별하고 층화된 각 집단으로부터 단순 무선 표집을 함으로써 표본을 취한다(예, 처음부터 집단의 특성이 있어 차이가 있을 것을 예상할 때, 즉 한국인의 식습관을 조사할 때 세대별, 남녀별로 다를 수 있다).

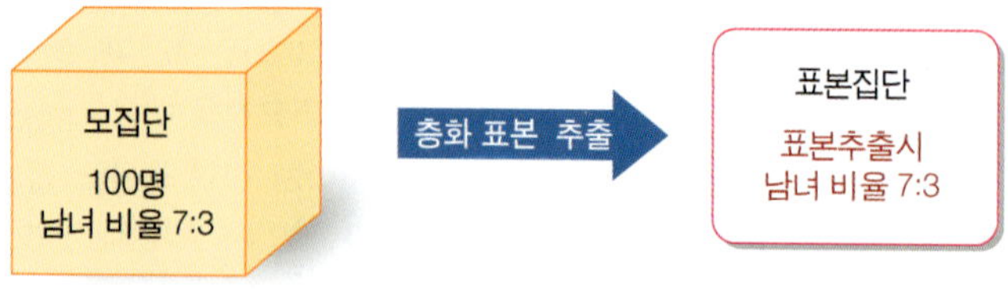
모집단
100명
남녀 비율 7:3
층화 표본 추출
표본집단
표본추출시
남녀 비율 7:3

그림 3-3 층화 무작위 표본추출(stratified random sampling)

❋ 적용예시

○○대학교의 학년별 학생 수 비율이 3 : 3 : 2 : 2이다. ○○대학교의 학생(24,000명) 만족도 조사를 위해 400명을 층화 추출로 뽑을 경우, 학교에 대한 학생만족도가 학년별 차이가 있을 것으로 판단하여 층을 학년으로 구성한다면, 1, 2학년은 120명, 3, 4학년은 80명을 뽑으면 된다. 각 학년에 배당된 표본의 크기를 뽑을 때는 SRS방법을 사용한다. 1학년이 7,200명이므로 1학년에 일련번호를 부여한 후 난수를 이용하여 120명을 뽑으면 된다.

- **군집 표본추출법(cluster sampling)**
  - 모집단의 조사 단위 틀을 연구 목적에 적합하도록 알맞게 묶어 군집으로 구성해 표본을 추출하는 방법이다. 즉, 모집단에서 먼저 자연적 또는 인위적 군집(지역, 학교, 병원 등)을 선정하고 그 군집 중에서 필요한 만큼 표본을 추출하는 것이다.
  - 각 군집의 특성은 동질적이고, 군집 내가 이질적이면 단순임의추출보다 효율성이 높다.
  - 군집은 주로 지리적 구획과 같이 자연스럽게 나뉘었거나 행정적으로 혹은 조직체제상 구분된 단위들을 사용한다.
    - ✏ 모집단을 인구학적 특성에 의하여 군집으로 나눈다.
    - ✏ 난수에 의해 군집을 임의로 선택한다. 선택된 군집에 속한 모든 응답자를 표본으로 선택한다.

추출비용과 시간을 절약할 수 있다. 층화 추출 방법보다 비용과 시간을 더 줄일 수 있다. 나눈 군집 간 응답 성향의 차이가 있다면 조사 결과가 왜곡된다.

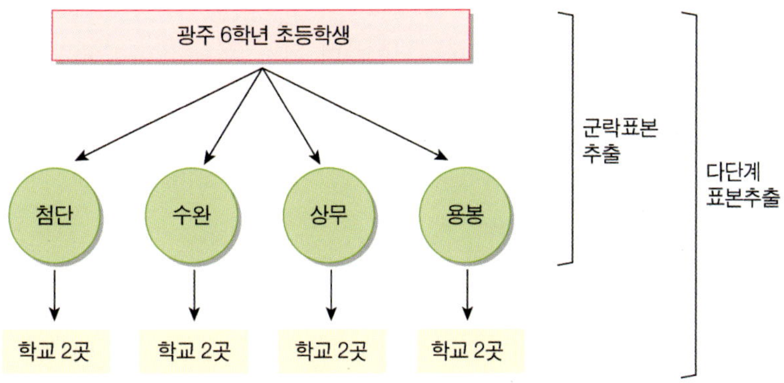

그림 3-4 군집표본추출

표집될 모집단의 대상을 우선 몇 개의 집단이나 또는 군락으로 구별해 놓고 무선 표집 방법에 의하여 사례를 추출함

＊ 적용예시

○○대학교 학생(10,000명) 가족에 대한 만족도 조사를 위하여 표본을 150명을 군집 추출로 뽑는다고 가정하자. 가족에 대한 인식이 단과 대학별 차이는 없다는 가정이 적절하다면 단과 대학에 1~9번 번호를 부여하고 난수표를 이용하여 9개의 단과 단과대학 중 한 개를 선택한다. 단과 대학이 9개 밖에 안되므로 종이에 이름을 적고 그 중 하나를 뽑아도 된다. 단과 대학 중 보건계열이 추출되었다면 보건계열 학생 중 150명을 SRS방법으로 뽑으면 된다.

② 비확률적 표본추출(non-probability sampling)

앞에서 언급한 확률적 표본 방법을 적용하는 데는 다음과 같은 어려움이 있다.

✏ 표본 프레임을 작성할 수 없는 경우 : 학교 폭력 피해자 실태 조사 등

✏ 표본 프레임을 얻을 수 있어도 조사비용이 많이 드는 경우

이런 어려움을 해결하기 위한 방법으로 비확률적 표본 추출 방법을 사용하게 된다. 비확률적 표본추출은 연구자의 주관적 방법으로 추출하는 방법으로 뽑혀질 확률이 모두 같지 않기 때문에 표본 자체의 결과만 해석하는 것이 바람직하고 일반화에 대해 제한점을 가진다. 비확률 표본 추출 방법을 사용할 때는 표본 오차 계산이 불가능하다.

- **편리 표본추출법(convenience sampling)**
  - 연구자 자신의 편리한 방법으로 표본을 얻는 것으로 우연 추출방법(incidental sampling)이라고도 한다.
  - 길거리에서 만난 사람에 대한 설문조사, 자신의 근무지에 국한된 환자만을 대상으로 하는 경우가 해당된다.
  - 편리 추출 방법은 객관성만 유지할 수 있다면 가장 유용한 방법이다.

＊ 논문 리뷰어 질문 실제 사례

편리 표본추출법(Convenience sampling)

Reviewer's Question : The method to select participants should be described in detail(consecutive or convenient sample?).

Author's Answer : We recruited the subjects using the convenient sampling method.

연구방법에는 대상자를 모집하는 표본추출기법에 대해서 세부사항이 제시되어야 한다.

- 편리 표본추출(convenience sampling)은 조사시점과 조사장소에 있는 연구대상을 표본으로 선택하여 쉽게 사용할 수 있는 표본 추출방법이다. 비확률적인 추출방법(non-probability sampling)은 확률추출에 비해서 간편하고, 경제적인 장점을 가지고 있다. 확률적 표본추출을 하기에는 표본크기가 너무 작다면

연구자가 대표적이라고 생각하는 개체들을 주관적으로 선택하여 표본을 구성하는 것이다. 비확률적인 표본추출 방법은 추정하고자 하는 모수가 꼭 확률표본이 아니라 해도 결과에 큰 영향이 없을 경우에 쉽게 사용할 수 있다.

• 편리 표본추출법에 대한 구체적인 논문 사례의 예시는 다음과 같다.

recording between patients with FM and normal population. Also we wanted to define diagnostic accuracy measures of obtainable thenar muscle H-reflex and clarify if this non-invasive tool can be used as an adjunctive measure to help diagnosis of FM.

METHODS

We carried out a matched comparative cross-sectional study with two groups of volunteers, one of FM patients and other of healthy controls. The study was conducted from September 2010 to February 2011 in outpatient clinics of physical and rehabilitation medicine at two large referral academic hospitals.

PARTICIPANTS AND SAMPLING

We recruited patients and healthy subjects between 20 to 60 years of age. First we recruited 5 FM patients. H--reflex could be obtained in 2 of them. Assuming power of 80%, alpha of 0.05 and confidence interval of 95%, we calculated the sample size of 30 for each arm. So, 30 subjects with FM and 30 age and sex frequency matched healthy subjects entered the study. We recruited the subjects using the convenient sampling method. Overall, 13 pairs of patients with their matched controls were examined in one hospital, and

INCLUSION AND EXCLUSION CRITERIA

All the subjects signed the provided informed consent before the first physician visit. Exclusion criteria were pain due to disorders other than FM, other rheumatologic, immunologic, inflammatory and hormonal disorders interfering with diagnosis of FM, any condition that made relaxing of the upper limb impossible such as spasticity, conditions potentially affecting the assessment of H-reflex such as radiculopathies, upper motor neuron diseases, compressive neuropathies, especially Carpal Tunnel Syndrome (CTS), and peripheral neuropathies. Besides, patients with limited range of motion in upper limb and muscular weakness did not enter the study. Recruited participants were screened to ensure that they have not used medications, which increase serum serotonin level within the last one-month before the study. We excluded individuals if they could not tolerate the procedure of H-reflex measurement.

RANDOMIZATION AND BLINDING

The investigators who performed EMG studies were blinded to the study question and to patient's medical history. The clinical assessors were unaware of the results of the previous hospital visits. We used a block design to randomize the patients to observers. There

출처 : Azma et al., Thenar muscles H-reflex in patients with fibromyalgia: a case control study. Acta Reumatol Port. 2016;41:145-150.

• **의도적 표본추출법(purposive sampling method)**

연구자가 인구비례와 상관없이 연구목적에 맞는 사람들을 의도적으로 뽑는 방법으로, 가용표본추출법과 다른 점은 특정한 성향을 가진 사람들만 조사한다는 것이다. 즉, 연구 의도에 맞는 대상자(현재 그 분야에서 활동을 하고 있거나 최근까지 하고 있던 사람들)를 추출하는 것이다. 예를 들어 간병 서비스 향상을 위해 간병인들을 대상으로 추출하였다면 의도적 표본추출이 될 수 있다.

- 본 연구에 앞선 예비조사나 사전연구에 많이 쓰인다.
- 대상자에 대한 지식이 적은 경우에는 사용하기 어려우며 판단추출법으로 선정하였지만 표본이 가진 모집단의 대표성을 확신할 방법이 없다.

*** 의도적 표본추출법**

- 유의표집(purposive sampling)은 판단표집이라고도 부르며, 연구자가 조사문제에 관련된 지식을 충분히 가지고 표본에 포함시켜야 하는 전형적인 사례를 선정하는 것이다.
- 연구자에 의해 주관적으로 결정되어 자신의 주관적 견해를 통해 실험검사에 가장 명확한 대표가 되는 요소를 선정하는 것이다.

- **할당 표본추출법(quota sampling)**
  - 할당법이란 특정 변수(주로 인구학적 변인)의 구성비 등 모집단을 어떤 특성에 따라 세부집단으로 구분하고 세부집단의 크기에 비례하여 추출한 표본의 수를 결정하여 각 집단에서 표본을 편의 혹은 판단에 의해 추출하는 방법이다.
  - 즉, ㅇㅇ학교 남녀 비율이 5 : 5인 것을 확인하고 그 비율대로 나누면 층화 표본추출이지만, 연구자가 조사 대상 중에 여자가 더 중요하다고 판단해 6 : 4로 편의에 의해 나누면 할당 표본추출이 된다.
  - 예를 들어 유모차 디자인에 관한 조사라면 결혼한 20~30대 여성들이 중요하기 때문에 이들을 더 많이 조사하게 된다. 이처럼 연구목적에 맞게 조사해야 하는 합당한 이유가 있을 때에는 할당 표본추출법을 사용한다.
  - 장점 : 응답자 비율만 맞추면 되므로 조사가 편하고 경비나 시간적 효율성이 좋다. 모집단과 유사한 비율로 표본을 구성하면 신뢰도 높은 조사가 된다.
  - 단점 : 비율을 맞추는데 급하여 조사자의 편리성으로 인해 조사 과정에서 편의가 발생할 가능성이 높고, 비율 구성을 위한 변수(예, 성별) 선택이 잘못되면 조사의 신뢰성이 떨어진다. 또한 무작위성이 보장되지 않는 단점이 있다.

*** 할당 표본추출법**

할당표집(quota sampling)은 모집단의 각 단위가 가지는 여러 가지 속성 가운데서 조사내용에 영향을 미치는 요소를 설정한다. 여기에 따라 모집단을 세분하고 요구되는 크기의 표본을 일정한 비율에 따라 할당하고 이에 해당하는 표본을 조사자가 임의로 요구되는 수만큼 선정하는 것이다.

- **눈덩이 표본추출법(snowball sampling)**
  - 특수한 모집단의 경우처럼 대상자를 찾기 어려운 경우에 사용하는 방법으로 알고 있는 소수의 대상자로부터 소개를 받아 연구에 적합한 표본의 크기만큼 키워나가는 방법이다.

- 모집단을 파악하기 어렵거나 구하기 어려운 응답자를 확보하는데 효율적이다.
- 학교폭력, 아동폭력, 성 폭력 피해자의 실태 조사, 에이즈 환자의 의식 조사와 같이 어떤 사람들이 응답 대상인지 모르는 경우 해당 사람들이 생길 때마다 조사하는 표본추출 방법이다.

• **가용 표본추출법**(available sampling method)

가용 표본추출법은 표본의 특성에 상관없이 연구자 주변에서 쉽게 구할 수 있는 가족, 친지, 자신의 수업을 듣는 학생 등을 표본으로 선정하는 방법이다. 주로 설문지를 완성하기 위한 예비조사에 쓰인다.

2 가설설정

1) 가설설정

가설(hypothesis)이란 실험자가 실험을 통하여 밝히고자 하는 현상을 요약한 문장이라고 할 수 있다. 좋은 가설이 되기 위해서는 실험과 관련된 변수들의 관계가 정확히 표현되어야 하고, 표현된 문장은 실험을 통하여 검증되어야 한다. 일반적으로 가설에는 연구가설(research hypothesis)과 통계적 가설(statistical hypothesis)이 있다. 연구가설은 연구 동기가 되는 추측 등의 가정을 의미한다. 그것은 연구자가 오랫동안 관찰이나 경험으로부터 얻은 하나의 경험적인 가설로 연구의 동기가 되며 과학적 조사의 기초가 되는 가설이다. 반면 통계적 가설은 표본으로부터 얻은 자료를 적절한 통계기법으로 분석하여 그 표본이 추출된 모집단에 관하여 어떤 결론을 내릴 수 있도록 하는 가설이다.

❋ **가설**

어떤 현상이나 원인이 일어날 것이라는 가정을 말한다.

예) 온습포가 통증에 미치는 영향에서 가설은

• 온습포가 통증에 영향을 미치지 않을 것이다.

• 온습포가 통증에 영향을 미칠 것이다.

즉, 어떠한 사실은 실험을 통해 증명하기 전에 결과에 대한 예상과 주장

(1) 영가설

① 영가설/귀무가설(null hypothesis : H0) : 독립변수와 종속변수 간에 유의한 차이가 없을 것이라는 진술로, 가설을 무효화(nullifying)하기 위해 설정 → 가설을 기각할 것을 전제로 한 가설

② 연구에서 검증하는 가설

③ 집단별 모평균이 모두 같다.

④ 집단별 모평균의 차이가 없다.

예) 만성 뇌졸중 환자와 파킨슨 환자의 균형 능력은 같다.

(2) 대립가설

① 대립가설/연구가설(alternative hypothesis : H1) : 독립변수와 종속변수 간에 통계학적으로 유의한 차이가 있을 것이라는 진술로, 새로운 예상이나 주장을 하고자 설정 → 가설을 채택할 것을 전제로 한 가설

② 영가설과 반대되는 가설

③ 모평균이 모두 같지 않다.

④ 모평균에서 다른 집단이 1개 이상 있다.

⑤ 실험집단과 대조군 간에 차이가 있다.

예) 만성 뇌졸중 환자와 파킨슨 환자의 균형 능력은 다르다.

❋ 가설검정

모집단의 어떤 현상에 대한 가설을 표본집단의 자료를 이용하여 판단하는 과정을 말한다.
연구에서는 가설을 세워 결과에 따라 가설을 기각할 것인지,
채택할 것인지를 선택하여 결론을 얻는 과정에서 가장 중요한 부분이다.

예) 위의 온습포의 가설에서 결과가 통증이 감소되었음
→ '가설 기각하고 온습포가 통증에 영향을 미칠 것이다'를 채택한다.

표본에서 어떤 변수의 값을 측정하거나 어떤 변수에 대한 실험을 하여 얻은 표본의 산술 평균값을 검정하고자 할 때 그 결과가 모평균 값보다 큰지 작은지 구애되지 않고 단지 차이가 있는지 없는지를 검정하는 경우(양측검정)와, 그 결과가 모평균 값보다 큰지 혹은 작은지 검정(단측검정)하고자 하는 두 가지 경우로 나눌 수 있다.

위의 대립가설의 예를 들어 설명하자면 만성 뇌졸중 환자보다 파킨슨 환자가 균형능력이 높은지 아니면 낮은지가 구체적으로 기술되어 있지 않다. 이렇게 방향성이 없을 경우 양측검정(two-tailed test)을 실시한다. 만약 대립가설에서 만성 뇌졸중 환자 또는 파킨슨 환자에게서 균형능력이 더 낮은지를 알기 원하면 단측검정(one-tailed test)을 실시해야 한다.

※ 기각역과 채택역

- 기각역 : 귀무가설을 기각할 수 있는 통계량의 영역
  [대립가설 채택($p<0.05$)]
- 채택역 : 귀무가설을 채택할 수 있는 통계량의 영역
  [대립가설 기각($p>0.05$)]
- 임계점 : 기각역과 채택역의 경계

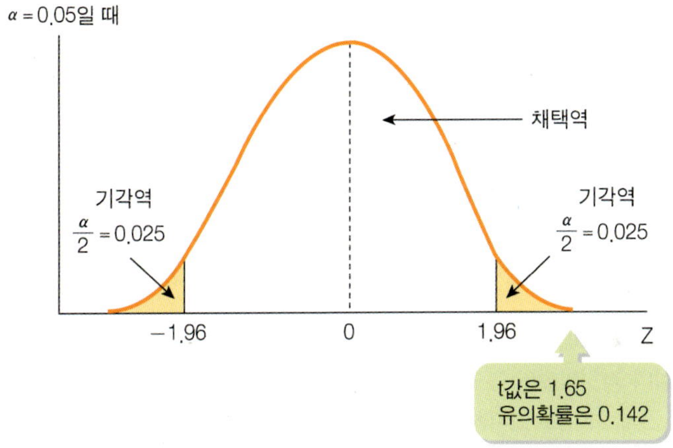

그림 3-5 기각역과 채택역

MEMO

2) 가설검정의 오류

연구에서 표본집단을 가지고 모집단을 추정하기에 오류가 나고, 표본 통계량을 가지고 가설을 단정해야 하기에 충분한 오차가 존재한다. 일반적으로 가설검정이나 통계적인 추측은 어떠한 가설을 증명하기 보다는 얻은 자료를 바탕으로 그 가설을 지지하는지 그렇지 않은지를 알아보려고 하는 것이다. 가설검정은 모집단을 다 조사한 것이 아니고 표본으로부터의 통계적 추론에 의하여 판단하기 때문에 언제든지 잘못 판단할 가능성이 있다. 잘못 판단할 가능성을 두 가지 오류에 의해 설명하면 다음과 같다.

표 3-1 가설검정과 통계적 오류

	귀무가설 기각	귀무가설 채택
귀무가설이 참일 경우	제1종 오류(α)	**올바른 의사결정**(신뢰수준 : $1-\alpha$)
귀무가설이 거짓일 경우	**올바른 의사결정**(검정력 : $1-\beta$)	제2종 오류(β)

✽ 제1종 오류(type I error)

가설검정에서 발생할 수 있는 오류는 **"귀무가설이 옳음에도 불구하고 그 가설을 기각하는 경우"** 즉 두 집단 간에 유의한 차이가 나지 않았는데 차이가 있다고 하는 경우이다. 대립가설을 채택하는 판단의 오류로 α로 표기한다. α는 **유의수준**(significant level)이라고 한다.

✽ 제2종 오류(type II error)

반대로 **"귀무가설이 거짓임에도 불구하고 그 가설을 기각하지 못하고 받아들이는 경우"**이며 β로 표기한다. 즉 두 집단 간에 차이가 있지만 잘못해서 차이가 없다고 그릇된 판정을 내리는 경우이다.

귀무가설을 기각할 때는 언제나 이러한 제1종 오류를 범할 가능성이 있고 이럴 확률을 α라 하며, 반면에 가설을 받아들일 때에는 언제나 제2종 오류를 범할 가능성이 있고 그럴 확률을 β라 한다. 그런데 제2종 오류 β는 실제로는 대립가설의 타당성을 입증하지 못하는 경우에 발생하는 오류이다.

3) 가설검정의 절차

가설검정의 기본 원리는 같지만 자료의 종류나 특성에 따라 몇 가지 방법이 있다. 편의상 다음과 같이 분류하여 검정을 할 수 있다.

(1) 귀무 가설 H_0와 대립가설 H_1을 설정한다.

양측검정을 할 것인지, 단측 검정을 할 것인지 결정한다.

(2) 유의수준 α(α =0.05, α =0.01)를 설정하고 기각역을 정한다.

(3) 검정통계량을 계산한다.

(4) 통계적 결정을 한다.

(5) 결론을 내린다.

계산된 유의확률(p 값)의 크기가 유의수준(α)보다 작으면 귀무가설을 기각하고 통계적으로 유의한 결과를 얻었다고 하며, 계산된 유의확률(p 값)의 크기가 유의수준(α)보다 크면 귀무가설을 채택하고 유의수준(α)에서 통계적으로 유의하지 않다고 한다.

3 유의수준과 유의확률

1) 유의수준 α

(1) 유의수준이란 연구자가 귀무가설(연구에서 검증하는 가설)을 기각할지 또는 채택할지를 결정하기 위한 그 수준을 의미하며, 수준에 따라 의사결정을 하는 기준이다.

(2) 연구자가 심각한 오판인 1종 오류를 허용하는 수준이다.

(3) 심각한 오판을 저지를 수준은 0에 가까워야 한다.

(4) 유의수준의 설정(0.01/ 0.05) 등은 의사결정의 기준이 되기 때문에 연구가 시작되기 전 연구자에 의해 결정되어야 한다.

2) 유의확률 p값

(1) p값은 유의수준 α와 직접적인 관계가 있는 것으로 만약 어떤 표본을 검정할 때 p값이 α보다 작으면 귀무가설이 사실이라는 하에서 그 검정통계량의 값이 나타날 가능성이 거의 없다(희귀하다)라고 판단하므로 귀무가설을 기각한다.

(2) p값이 α보다 크면 귀무가설이 사실이라는 하에서 그 검정통계량의 값이 나타날 가능성이 크다고 판단하므로 귀무가설은 기각되지 않는다.

(3) 유의수준에 의해 나타나는 오판의 확률이 나타난다.

(4) 유의수준을 .01로 설정하여 검정하였을 때, 귀무가설(연구에서 검증하는 가설)이 기각되었다면 $p< 0.01$로 표기 한다.

(5) 유의수준을 .01이라고 설정하여 검정했다고 한다면, 이는 연구자가 동일한 연구를 100번 시행한다고 가정했을 때 표본에서 얻어진 통계치가 귀무가설이 사실이라고 보았을 때의 확률이 1번 정도로 매우 낮아 귀무가설이 사실이 아니라고 판단할 때 발생할 수 있는 오판의 확률을 말함

(6) 표본에서 얻어진 통계치가 귀무가설이 사실이라고 보았을 때 나올 확률을 유의확률 p값이라고 하며, 유의확률이 연구자가 설정한 유의수준보다 낮으면 귀무가설이 사실이라고 보았을 때 흔히 일어나지 않는 결과이므로 귀무가설을 기각하고 통계적으로 유의하다고 해석함

3) 통계적 유의성과 실제적 유의성

(1) 통계적 유의성 : 통계적 가설 검증을 위해 설정한 유의수준에 입각한 유의미한 정도를 말한다.

(2) 실제적 유의성 : 연구결과가 실질적으로 집단 간에 차이가 있는지, 변수 간에 고려할 만한 관계가 있는지를 의미한다.

*** α값 또는 유의수준(level of significance)**

"**옳은 귀무가설을** 기각할 확률의 최댓값" 즉 1종 오류를 범할 수 있는 확률이다. 옳은 귀무가설을 기각하는 것은 결국 오류가 되므로 옳은 귀무가설을 기각하는 확률은 작아야만 한다. 허용하는 유의수준이 5%라면 귀무가설을 기각하는 검정결과의 5%는 잘못될 가능성이 있고, 95%는 신뢰할 수 있다는 의미이다. 대부분의 연구에서는 $\alpha=0.05$를 일반적인 기준으로 삼고 있으며, 가장 많이 사용하고 있다. **검정 시 1종 오류의 확률(유의확률)이 유의수준보다 작다면 그 검정결과를 받아들일 수 있다.**

*** p값 또는 유의확률(significance probability)**

통계분석에 가장 많이 나오며 중요한 개념으로 "**귀무가설이 맞는데 잘못해서 기각할 실제 확률**"이다. 즉, 귀무가설을 기각하는 검정 결과가 틀릴 확률이다. 허용하는 유의수준이 0.05이고 유의확률(1종 오류의 확률, 귀무가설을 잘못해서 기각할 확률)이 0.01이라면, 귀무가설을 기각하는 검정결과가 잘못될 확률이 허용하는 유의수준보다 작으므로 귀무가설은 기각되고 대립가설이 받아들여진다.

p값 $< \alpha$이면 귀무가설을 기각한다. 일반적으로 정확한 p값을 제시하거나 $p < .001$, $p < .01$ 또는 $p < .05$ 등의 용어를 사용하며 통계 값이 0.05보다 작으면 유의한 차이가 있다고 해석하고, 0.05보다 큰 경우에는 유의한 차이가 없다고 해석한다.

4) 유의수준의 보정 방법

실험을 통해서 각 요인의 효과를 분산분석에 의하여 검정한 경우, 주효과가 인정되어도 어떤 수준 간에 유의한 차이가 존재하는지를 알 수 없다. 그와 같은 경우 다중비교를 통해서 요인의 각 수준에 대하여, 모든 조합에 대한 평균의 차이를 검정하게 된다. 여러 번 검정을 동시에 시행하기 때문에 개체 내 변화의 정보를 잃어버리게 되고, 제 1종 오류가 증가하게 되는 다중 비교의 문제가 발생한다. 이러한 1종 오류의 문제점을 해결하기 위해서 Bonferroni의 방법을 대표적으로 적용한다.

(1) Bonferroni's method

Bonferroni's method는 여러 사후분석법 중에서 가장 보수적인 방법 중 하나로 어느 통계 분석법에나 적용할 수 있고, 또 직관적인 이해가 가능한 장점이 있다. 반복적인 비교에서 α－오류가 증가될 수 있으므로 Bonferroni 부등식에 따라 개별비교 시 유의수준을 보정하는 것을 고려한다.

$$p = \frac{.05}{\text{비교횟수}}$$

Bonferroni's method에서는 유의수준 5%를 검정의 총 개수로 나누어 개별 검정에 적용한다. 3군을 비교할 때는 0.05/3 =0.0167(A군－B군, A군－C군, B군－C군), 4군이면 0.05/6=0.0083(A군－B군, A군－C군, A군－D군, B군－C군, B군－D군, C군－D군)이 적용된다. 반복측정 분산분석에서 '옵션' 메뉴에서 → 주효과 비교 → Bonferroni 방법을 사용하면 된다.

① 시점 간 비교를 위한 사후검정

반복측정 분산분석을 통해 시간의 효과가 입증되면 어느 시점에서 기저값과 유의한 차이를 보이는지 사후검정을 수행해 줄 수 있다. 사후검정은 다중비교이므로 유의성 보정이 필요하다. 만약 치료 시작 후 5회 반복하여 측정하였다고 하면 동시에 총 5회의 검정을 수행해야 하므로 Bonferroni's method에 의해 유의수준을 0.05/5=0.01로 보정해 준다. SPSS 프로그램에서는 옵션을 통해 사후검정을 시행할 수 있다.

② 시점별로 군 간을 비교하는 사후검정

반복측정 분산분석을 통해 시간과 군의 교호작용이 유의함이 입증되면 다음 단계로 어느 시점에서 두 군이 차이를 보이는지 사후검정을 시행한다. SPSS 프로그램에서는 시점별로 군 간을 비교하는 사후검정을 옵션으로 제공해주고 있지만 Bonferroni's method를 통해 유의수준을 보정한 뒤 독립표본 T 검정을 통해 시점별로 두 군을 비교할 수 있다. 예를 들어, 총 4회의 시점이 존재한다면 0.05/4=0.0125로 유의수준을 보정하여 각 시점마다 군 간 차이를 비교한다.

(2) Bonferroni's method 실제 예제 분석

분산분석에서 독립변수 중 하나 이상이 반복측정 요인일 경우, 반복요인이 있는 분산분석이라고 한다.

동일집단에게 2회 이상 반복적인 처치를 실시하며 처치 간 평균 차이 검정을 목적으로 사용한다. 예를 들어 동일 집단에게 서로 다른 3개의 진동운동의 주파수를 적용하면서 관절가동범위를 측정하여 주파수 간 관절가동범위의 차이를 검정하고자 할 때 일원배치 반복측정분산분석을 사용한다.

진동 운동의 빈도수 수준을 주파수 10Hz, 20Hz, 30Hz로 조정하여 각각의 주파수에서 남녀 총 18명의 관절가동범위(Range of Motion, ROM)를 측정하였다. 이들의 관절가동범위가 주파수에 따라 차이가 있는가를 유의수준 .05 이내로 검정하라.

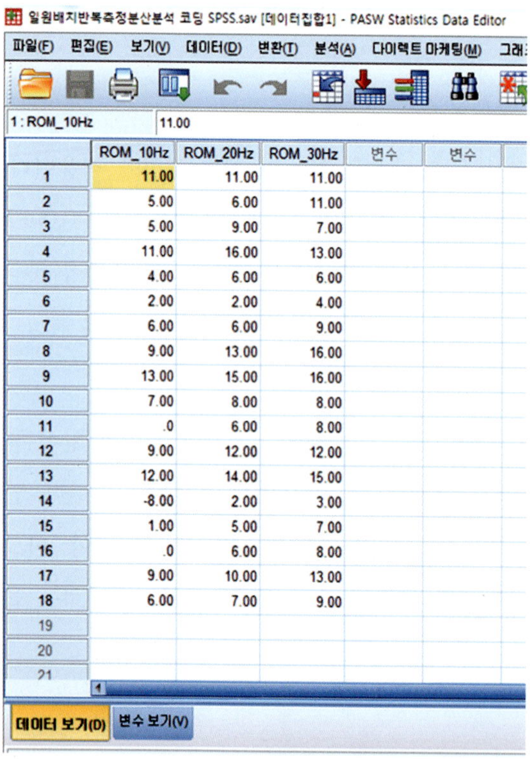

	ROM_10Hz	ROM_20Hz	ROM_30Hz	변수	변수
1	11.00	11.00	11.00		
2	5.00	6.00	11.00		
3	5.00	9.00	7.00		
4	11.00	16.00	13.00		
5	4.00	6.00	6.00		
6	2.00	2.00	4.00		
7	6.00	6.00	9.00		
8	9.00	13.00	16.00		
9	13.00	15.00	16.00		
10	7.00	8.00	8.00		
11	.0	6.00	8.00		
12	9.00	12.00	12.00		
13	12.00	14.00	15.00		
14	-8.00	2.00	3.00		
15	1.00	5.00	7.00		
16	.0	6.00	8.00		
17	9.00	10.00	13.00		
18	6.00	7.00	9.00		
19					
20					
21					

종속변수인 관절가동범위가 연속형 변수이므로 다음으로 정규성 검정의 실시 여부를 판단한다. 반복측정 자료이므로 '10Hz∼20Hz' 차이 분포와 '20Hz∼30Hz' 차이 분포를 가지고 정규성 검정을 실시해야 한다. 정규성 검정 결과 'Kolmogorove-Smirnov' 검정에서 p값이 0.05보다 크므로 정규성이 만족되었다고 가정하고 모수적 통계방법으로 일원배치 반복측정분산분석을 적용한다.

① 일원배치 반복측정분산분석 순서

메뉴에서 [분석] → [일반선형모형] → [반복측정(측도)]을 선택한다.

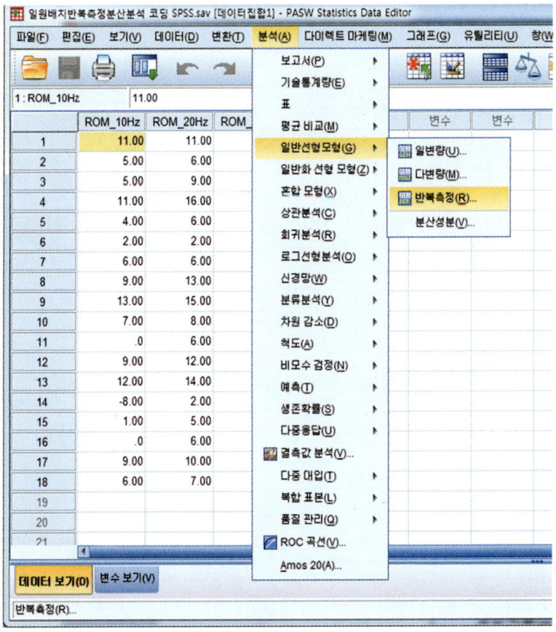

② 반복요인의 정의

- '반복측정(측도) 요인 정의' 대화상자가 열리면 '개체-내 요인이름' 칸에 반복요인의 이름을 만들어 넣는다. 여기서는 주파수 간 비교이므로 '주파수'로 입력한다.
- '수준의 수' 칸에는 반복측정의 횟수를 입력한다. 10Hz, 20Hz, 30Hz 간 비교이므로 '3'을 넣는다.
- '추가' 단추를 누른다.

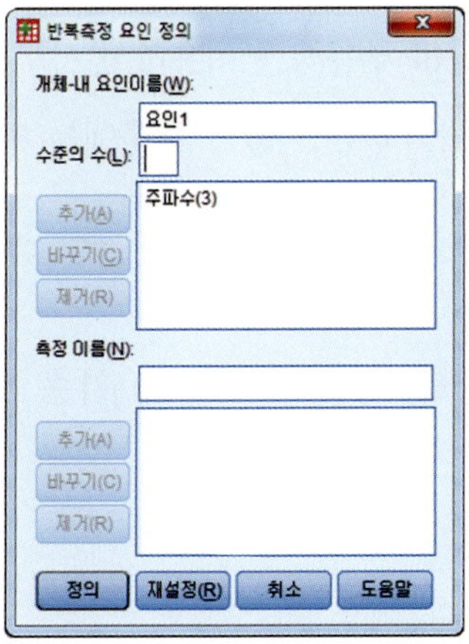

③ 반복측정된 종속변수의 이름 입력과 반복요인의 정의 완료

- 개체 내 요인이 '주파수(3)'으로 입력된 것을 확인한다.
- '측정 이름' 칸에 'ROM'이라고 입력한다.
- '추가' 단추를 누른다.
- '정의' 단추를 눌러 반복요인에 대한 정의를 끝낸다.

④ 반복측정의 대상변수 지정 및 옵션 설정

- '반복측정' 대화상자가 열리면 '10Hz', '20Hz', '30Hz' 변수를 '개체－내 변수' 칸으로 정의된 순서에 맞추어 각각 옮긴다.
- '옵션' 단추를 누른다.
- '반복측정 : 옵션' 대화상자가 열리면 '표시' 항목에서 '기술통계량'을 선택한다.
- '효과크기 추정값'을 선택한다[집단 간 요인이 없으므로 '동질성 검정'은 선택하지 않는다].

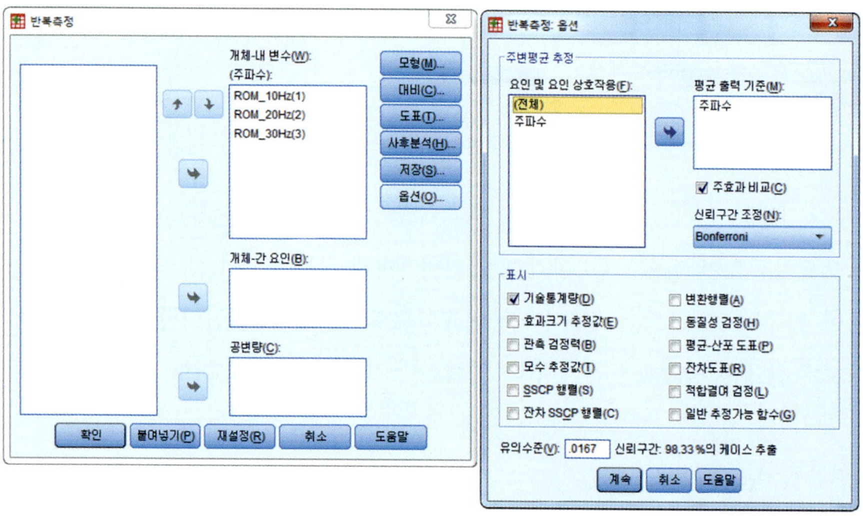

여기서부터는 반복요인에 대한 사후분석 방법이다. Bonferroni 부등식을 이용하여 사후분석을 나중에 별도로 진행할 수도 있지만 집단 간 요인이 없이 반복요인만 있는 경우에는 아래 절차에 따라 Bonferroni 방법으로 사후분석이 가능하다.

⑤ 반복요인의 사후검정방법 지정

- '요인 및 요인 상호작용' 칸에 있는 반복요인인 '주파수'를 '평균 출력(표시) 기준' 칸으로 옮긴다.
- '주효과 비교'를 선택한다.
- '신뢰구간 조정(수정) :' 항목에서 'Bonferroni'를 선택한다.

⑥ 반복 쌍 비교에 대한 Bonferroni 부등식의 적용

- 3개의 주파수 간 사후검정이므로 개별 비교 시 유의수준을 보정하여(.05/3=.0167) '유의수준 :' 칸의 '.05'를 '.0167'로 바꾸어 입력한다.
- '계속' 단추를 누른다.

⑦ 일원배치 반복측정분산분석의 도표 선택과 설정 및 실행

- '반복측정(측도)' 대화상자로 돌아오면 '도표' 단추를 누른다.
- '반복측정(측도) : 프로파일 도표' 대화상자가 열리면 '주파수'를 '수평축 변수' 칸으로 옮긴다. 일반적으로 반복요인을 수평축으로 옮기면 보기 편한 그림이 그려진다.
- 도표 옆에 있는 '추가' 단추를 누른다.
- '도표' 항목에 '주파수'가 입력된 것을 확인하고 '계속' 단추를 누른다.
- '반복측정(측도)' 대화상자로 돌아오면 '확인' 단추를 눌러 분석을 실행한다.

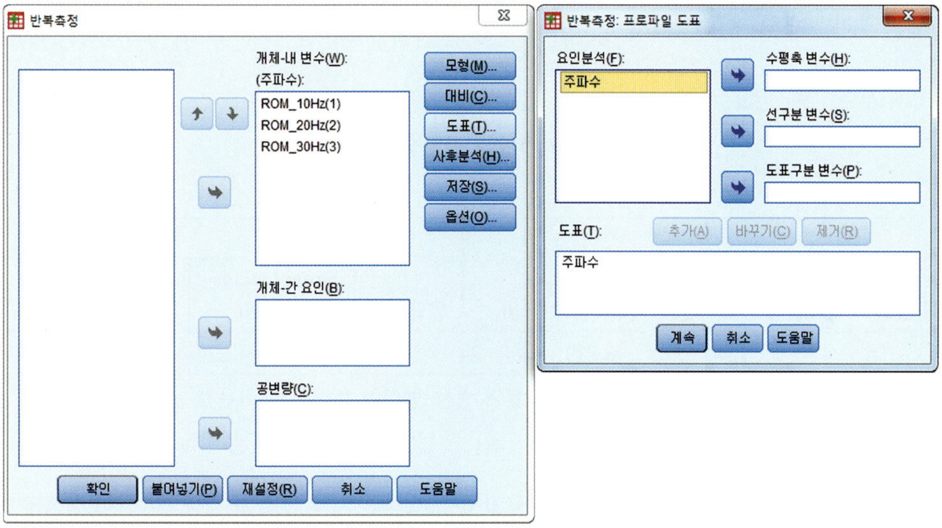

⑧ 일원배치 반복측정분산분석의 분석결과

다음 표는 분석결과 중 '개체 내 요인' 부분이다. 반복요인의 정의에서 설정한 바와 같이 개체 내 요인으로 '주파수'가 입력된 것을 알 수 있다.

개체 내 요인

측도 : ROM

	종속변수
1	ROM_10Hz
2	ROM_20Hz
3	ROM_30Hz

다음 표는 분석결과 중 '기술통계량'부분이다. 옵션에서 기술통계량을 선택하였으므로 출력되었다. 각 주파수별로 관절가동범위의 평균과 표준편차가 계산되었다.

기술통계

	평균	표준편차	N
ROM_10Hz	5.6667	5.29150	18
ROM_20Hz	8.5556	4.20395	18
ROM_30Hz	9.7778	3.85861	18

다음은 분석결과 중 '구형성 검정' 부분이다. '구형성 가정'에서의 가설은 다음과 같다.

- H_0 : 반복측정 데이터의 구형성 가정은 성립한다.
- H_1 : 반복측정 데이터의 구형성 가정은 성립하지 않는다.

구형성 검정결과 유의확률이 .158이므로 05보다 크므로 영가설을 채택하여 구형성 가정이 성립되는 것을 알 수 있다. 따라서 이후 단계의 '개체 내 효과 검정'에서 '구형성 가정'의 결과를 해석한다.

Mauchly의 구형성 검정[a]

측도 : ROM

개체 내 효과	Mauchly의 W	근사 카이제곱	df	유의수준	엡실론[b]		
					Greenhouse-Geisser	Huynh-Feldt	하한
주파수	.794	3.689	2	.158	.829	.908	.500

직교 규격화된 변환 종속 변수의 오차 공분산 행렬이 항등 행렬에 비례하는 귀무가설을 검정합니다.

a. 디자인 : 절편
개체 내 디자인 : 주파수

b. 평균 유의수준 검정의 자유도를 조정하는 데 사용할 수 있습니다. 개체 내 효과 검정 테이블에 정정된 검정이 표시됩니다.

다음은 분석결과 중 '개체-내 효과 검정' 부분이다. 이 부분이 일원배치 반복측정분산분석에 대한 주요 결과이다. 일원배치 반복측정분산분석에서의 가설은 다음과 같다.

- H_0 : 반복측정 간(주파수 간) 관절가동범위의 평균 차이는 없다.
- H_1 : 반복측정 간(주파수 간) 관절가동범위의 평균 차이는 있다.

'구형성 검정'에서 구형성 가정이 성립되었음을 확인하였으므로 '개체 내 효과 검정' 부분에서 '구형성 가정' 부분을 해석한다. '구형성 가정' 부분의 유의확률이 .000으로 .05보다 낮으므로 영가설을 기각하여 반복측정 간(주파수 간) 관절가동범위의 평균 차이가 있는 것으로 판단한다.

개체 내 효과 검정

측도 : ROM

소스		유형 Ⅲ 제곱합	df	평균제곱	F	유의수준
주파수	구형성 가정	160.444	2	80.222	25.203	.000
	Greenhouse-Geisser	160.444	1.659	96.740	25.203	.000
	Huynh-Feldt	160.444	1.816	88.372	25.203	.000
	하한	160.444	1.000	160.444	25.203	.000
오류(주파수)	구형성 가정	108.222	34	3.183		
	Greenhouse-Geisser	108.222	28.195	3.838		
	Huynh-Feldt	108.222	30.864	3.506		
	하한	108.222	17.000	6.366		

다음은 '도표' 부분이다. 주파수가 증가할수록 관절가동범위가 지속적으로 증가하는 현상을 보여주고 있다.

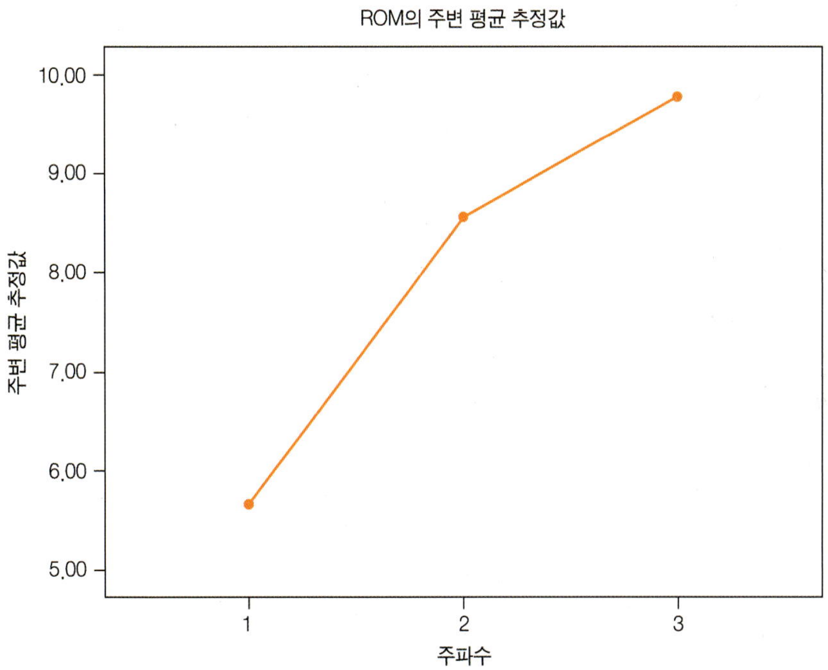

프로파일 도표

⑨ 사후분석

일원배치 반복측정분산분석 결과 관절가동범위는 주파수 간 의미 있는 차이가 있는 것으로 나타났으므로 사후분석을 진행한다. 반복측정 데이터의 사후분석은 Bonferroni 부등식으로 유의수준을 보정하여 개별 쌍 비교를 실시한다($p=0.05/3=0.0167$). 하지만 일원배치 반복측정 분산분석에 한하여 분석 중 '옵션'을 통해 결과를 출력할 수 있다.

다음 표는 Bonferroni 부등식으로 유의수준을 보정하여 사후검정을 실시한 '대응별 비교' 부분이다. 각 쌍 비교에서 유의수준은 .0167임이 명시되어 있다. 주파수 1은 '10Hz', 주파수 2는 '20Hz', 주파수 3은 '30Hz'를 의미한다.

- 주파수 10Hz와 20Hz 및 30Hz 간 관절가동범위 비교에서는 10Hz가 20Hz와 30Hz에 비해 각각 유의한 차이가 있는 것으로 나타났다($p<.0167$).
- 주파수 20Hz와 30Hz 간 관절가동범위 비교에서는 유의한 차이가 없었다($p>.0167$).

대응별 비교

측도 : ROM

(I) 주파수	(J) 주파수	평균 차이(I-J)	표준 오류	유의수준[b]	차분의 98.33% 신뢰구간[b]	
					하한	상한
1	2	-2.889*	.626	.001	-4.874	-.904
	3	-4.111*	.685	.000	-6.286	-1.936
2	1	2.889*	.626	.001	.904	4.874
	3	-1.222	.447	.042	-2.640	.196
3	1	4.111*	.685	.000	1.936	6.286
	2	1.222	.447	.042	-.196	2.640

주변 평균 추정값 기준

*. .0167 수준에서 평균 차이가 유의합니다.

b. 다중 비교를 위한 조정 : Bonferroni.

MEMO

4 검정력과 표본크기

1) 검정력(power)과 표본크기(sample size)

검정에 있어서 표본의 크기는 중요하다. 표본의 수가 많을 경우 통계적 검정력이 좋다. 통계적 검정력은 두 집단의 차이를 차이가 있다고 이야기할 수 있는 힘이다. 알파값은 0.05이고, 파워값은 0.8보다는 커야 한다. 표본의 수가 적으면 모집단의 특성을 대표하는데 어려움이 있다. 그러므로 집단의 차이가 인정되기가 어렵다. 그러나 임상연구에서는 작은 표본을 사용하는 경우가 종종 있지만 검정력은 상당히 감소한다. 다양한 무료 통계 소프트웨어 프로그램이 많이 있다. 그 중 하나인 G-Power 3.1은 검정력 분석 프로그램으로 통계 분석을 수행하기 위해 최소 표본의 수를 결정해 주는 무료 소프트웨어로 많이 사용하고 있다.

이 프로그램은 Exact test, F-test, t-test, X^2-test and, z-test에 대한 통계의 표본 수를 구해준다.

❋ 검정력(power)

대립가설이 참일 때, 귀무가설을 기각시키는 확률로서 귀무가설이 거짓이면 이것을 버리고 대립가설을 채택하는 것이다. 그러므로 이 값이 크다는 것은 검정력이 좋다는 것을 의미한다. 따라서 1-β는 모집단의 대립가설이 참이고 검정결과 역시 대립가설의 타당성을 입증하게 되는 확률을 의미한다. 따라서 제2종 오류가 최소일 때 검정력을 가장 커진다. 예를 들어 90%의 검정력이라는 의미는 '실제로 두 집단 간의 차이가 있다고 판단을 내릴 수 있는 확률을 90%로 하겠다'는 연구자의 의지라고 할 수 있다.

❋ 중요한 통계학적 공식

$$\downarrow(\text{낮아진다})SE(\text{표준오차}) = \frac{S(\text{표준편차})}{\sqrt{n}\uparrow(\text{높으면})} \qquad \uparrow t = \frac{B\uparrow(\text{표준화계수})}{SE\downarrow}$$

- 표준화계수 : 영향력(연구자가 그토록 추구하고자 하는 결과값)
- 표본이 작으면 표준오차는 커지고, 표본이 크면 표준오차는 작아진다.
- 표본이 클수록 가중치가 크다.

$$W^{\uparrow}(\text{가중치}) = \frac{1}{(SE)^2\downarrow}$$

$|t| > 1.96 \uparrow$, p(유의확률) < 0.05

$|t|$ 가 1.96보다 크면 유의한 차이가 있다.

2) 예상 연구대상자 수와 산출 근거

(1) 실제 연구자가 모집단의 모든 피험자를 대상으로 자료를 수집한다는 것은 거의 불가능하다. 따라서 전체 모집단 피험자 대신 적은 수의 표본을 통해 동일한 정보를 얻을 수 있기 때문에 모든 실험 연구에서는 표본을 통한 자료 수집이 이루어진다.

(2) 표본의 크기에서 신뢰할 만한 피험자 수는 연구문제의 성격과 통계적 분석 방법에 따라 달라지며, 어떤 통계적 분석방법은 신뢰할 만한 결과를 얻기 위해 최소한 표본의 크기를 요구한다.

(3) 대부분의 실험 연구의 경우, 실험처치 집단별로 최소 30명의 피험자를 무작위 배치하기를 권장한다. 그러나 엄격한 통제가 이루어진 실험연구의 경우에는 처치 집단별로 15명 정도만 배치하여도 타당한 실험결과를 얻을 수 있는 것으로 본다(Roscoe, 1975;. Dharnidharka et al., 2002).

(4) 그러므로 이러한 기준을 통해 제시되는 표본의 크기는 절대적 기준이 아니다. 따라서 통계학적으로, 실제적인 관점에서 신뢰할 만한 분석결과를 얻기 위해 최소한으로 요구되는 표본의 크기에 대하여 해당 연구와 가장 관련성이 높은 선행 연구 논문을 표본의 크기에 대한 지침으로 활용하고자 한다.

(5) 표본의 수가 작을 경우 정규성을 만족하기 어려워 비모수검정을 사용할 확률이 높아지고, 비모수검정으로는 두 집단의 동질성 평가에 어려움이 따르므로 최소인원을 각 그룹당 30명으로 설정함으로써 정규성검정 및 등분산검정을 만족하고자 한다.

❋ Sample size

- 표본 크기에 대한 결정은 연구의 통계학적 결론의 정당성에 커다란 영향을 줌
- 표본이 클수록 모집단을 대표할 가능성이 높음
  → 실험 연구의 경우 30명의 참가자가 속해 있는 집단 크기는 모집단을 정당하게 일반화하고, 통계 검증의 가정에 적합한 최소한의 크기가 됨
  → 기술적 연구의 경우 기술의 정확성은 표본의 크기에 달려있음
- 표본 크기를 결정할 때, 연구자는 예상된 실험 탈락률을 계산해야 함

MEMO

표본 크기 계산에 대한 선행논문에 대한 기술의 예시는 다음과 같다.

Sample size calculation

The estimated sample size was 20 participants in each group, based on a previous study [14], which would provide a power of 90 % to detect a significant mean difference of 3.5 (3) points in the palpation assessment (OSCE), assuming a type 1 error (α) of 5 % and a type 2 error (β) of 10 %. Considering a drop-out rate of 20–30 %, we decided to enrol 24–25 subjects per group. Before the on-campus sessions, the participants were assigned randomly to each group by an independent researcher using the EPIDAT 3.1 software (Xeral de SaúdePública, La Coruña, Spain).

Statistical analysis

Data were analyzed using IBM SPSS Statistics, version 22.0. The results are expressed as the mean, standard deviation (SD) and confidence interval (95 % CI). Because the Kolmogorov-Smirnov test revealed a normal distribution ($P > .05$) of OSCE and MCQ, we applied Student's t test. The non-parametric Mann–Whitney U test was used to analyze the differences in the OSCE time. The statistical analysis was conducted at a 95 % confidence level, and a P value less than .05 was considered statistically significant.

출처 : Fernández-Lao et al. (2016). The effectiveness of a mobile application for the development of palpation and ultrasound imaging skills to supplement the traditional learning of physiotherapy students. BMC Medical Education. 16:274.

2. Materials and methods

2.1. Samples and recruitments

This was a randomized, controlled trial with a 1 year follow up. The participants included 104 older adults who were living in a rural area of Tasala District, Nakhon Si Thammarat Province, Thailand. Potential participants were recommended to the study by their healthcare providers and an individual interview determined eligibility using the following criteria: (1) aged ≥ 60 years; (2) balance impairment (full tandem standing test < 10 seconds); (3) independent mobility (walks outdoors with no more support than a single point stick); (4) no cognitive impairment (testing by the Chula Mental Test)[16]; (5) living in the community for 1 year; (6) ability to be contacted via telephone; and (7) willingness to participate in a 3-month simple balance training program.

The sample size calculation was based on the proportion of older people who fell once or more in a 12 month prospective community study, an expected reduction from 0.50 to 0.30, and 20% allowance for dropouts[11]. Potential participants were informed there was an equal chance they would receive the exercise program or act as a control. A total of 104 community-dwelling older adults were selected from two villages and randomized into two groups: the exercise group, submitted for balance training; and the control group, without intervention. The exclusion criteria for this intervention were: (1) cerebral vascular or cardiovascular accidents re-

출처 : Thiamwong & Suwanno. (2014). Effects of Simple Balance Training on Balance Performance and Fear of Falling in Rural Older Adults. International Journal of Gerontology. 8:143–146.

＊ 예상 연구 대상자와 산출근거에 대한 예시(논문 실제 사례를 중심으로)

Reviewer's question : In method, sample size calculation was not given to prevent type I and II errors. 연구방법에서 1종 오류와 2종 오류를 방지하기 위해서 표본 크기 계산이 제시되지 않았다.

Author's answer : 예상 연구대상자 수와 산출 근거를 제공하였다.

Sample size was estimated with a commercially available software package (G-Power) and with mean and SD data from similar exercise and pain studies.

Assuming power of 90%, alpha of 0.05 and confidence interval of 95%, we calculated the sample size of 26 for each group. So, 26 subjects with stroke subjects and 26 age and sex frequency matched healthy subjects entered the study.

• G power 검정은 독립 t검정의 표본크기를 산출하였습니다.

TABLE II. PARAMETERS OF ELICITED H-REFLEX FOR FM AND CONTROL GROUPS

	Study group (mean ± SD)		
	FM	Control	P-value*
Minimum stimulation intensity (mA)	15.1±3.9	19.6±3.6	0.04
Amplitude (mV)	9.7±1.2	8.7±1.1	0.79
Onset latency (ms)	24.2±1.4	28.6±4.4	0.01

*The level of significance is 0.05

Azma et al., Thenar muscles H-reflex in patients with fibromyalgia: a case control study. Acta Reumatol Port. 2016;41:145-150.

• 참고한 선행논문에서 실험군의 onset latency의 평균은 24.2 ms이고, 대조군의 onset latency의 평균은 28.6이다.
• 참고한 선행논문에서 실험군의 onset latency의 표준편차는 1.4ms이고, 대조군의 onset latency의 표준편차는 4.4이다.
• 가설검정시 유의수준(α err prob) 0.05이내에서 양측검정(two-tailed test)으로 설정한다.
• α error prob(유의수준)=0.05, power (1-β error prob=검정력)=0.9로 설정하였다.
• 표준화 차이(Effect size d)는 1.347641
• 각 집단의 표본크기는 13명 이상, 전체 표본의 크기는 26명 이상으로 산출하였다.
• Number of predictors=26
• 이 때 실제 검정력(Actual power)은 90.1이다.
• 예상하는 연구 대상자의 최소인원은 26명으로 설정하고자 한다.
• G-power 프로그램을 통한 샘플 사이즈 계산 예시는 다음과 같다.
  G-power 무료소프트웨어 http://www.gpower.hhu.de
  샘플 사이즈 계산 웹사이트에서 계산하기 https://www.stat.ubc.ca/~rollin/stats/ssize/
• Sample size 계산법 (drop rate를 고려한)
  Sample size / (1 - drop rate)

MEMO

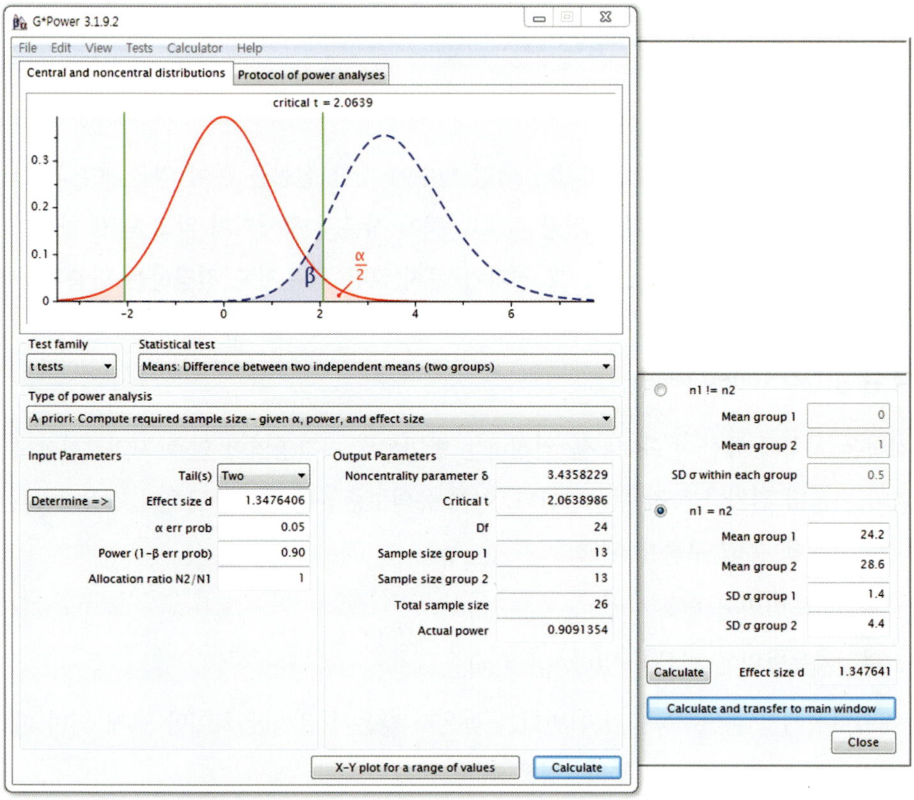

그림 3-6 G-power 표본크기 산출 예시

❋ Sample size 산출시 주의할 점

1. 표본 크기를 가능한 한 크게 만든다면, 연구는 많은 사람들이 이익을 알 수 없는 과정에 노출된다는 것을 의미하기 때문에 윤리적으로 의문을 가져옴
2. 표본이 너무 크면 연구 과정에서 다른 측면으로 주의가 분산되는 관리상 문제가 발생됨
3. 크기가 매우 큰 집단에 대한 연구 결과는 통계학적 차이가 실제로 아주 적을 수 있음

MEMO

5 양측검정과 단측검정

표본에서 어떤 변수의 값을 측정하거나 어떤 변수에 대한 실험을 하여 얻은 표본의 산술 평균값을 검정하고자 할 때 그 결과가 모평균 값보다 큰지 작은지 구애되지 않고 단지 차이가 있는지 없는지를 검정하는 양측검정이 있고, 그 결과가 큰지 혹은 작은지를 검정하는 단측검정이 있다.

1) 양측검정(two-tailed test)

양측검정은 처치에 대한 변화여부를 검정하는 방법으로 기각영역이 양측 꼬리부분에 위치하며 채택영역이 가운데 위치하는 경우를 말한다. 이때 유의수준 α를 2로 나눠주어 기각영역의 임계치를 표준정규분포를 통해 구하게 된다.

- H_0 : 관절가동범위에 변화가 없다. ($\mu = \mu_0$)
- H_1 : 관절가동범위에 변화가 있다. ($\mu \neq \mu_0$)

위의 대립가설에서 관절가동범위의 변화가 높은지 낮은지 유의한 차이만 보게 되며 따로 방향성이 정해질 필요는 없을 경우 양측검정을 한다.

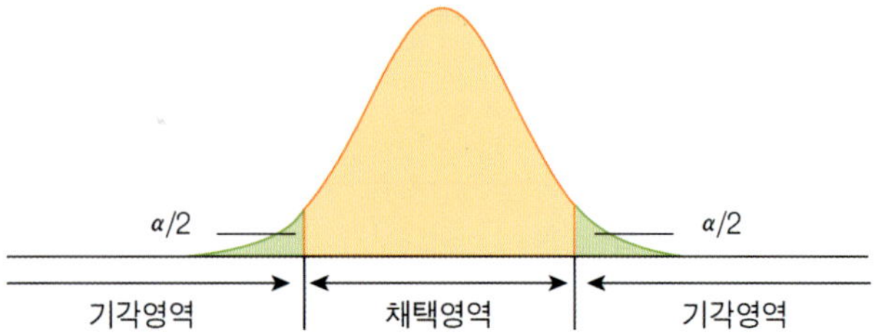

2) 단측검정(one-tailed test)

기각영역이 양측검정(two-tailed test)과 달리 한쪽 영역에만 존재하는 검정 방법으로 모집단의 평균 μ가 대립가설에서 새로 가정한 μ_0보다 작을 때는 기각영역이 좌측에 위치하게 되고, 평균μ가 대립가설에서 새로 가정한 μ_0보다 클 때는 기각영역이 우측에 위치하게 된다. 단측검정은 양측검정과 달리 기각영역이 한 쪽에만 나타나므로 α를 나눌 필요가 없게 된다.

기각영역의 분포가 우측 꼬리에 위치한 경우

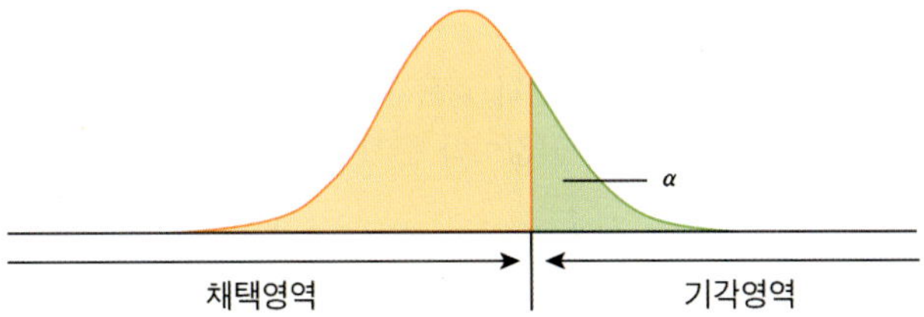

- H_0 : 월 매출액의 향상이 없었다. ($\mu \leq \mu_0$)
- H_1 : 월 매출액의 향상이 있었다. ($\mu > \mu_0$)

기각영역이 좌측 꼬리에 위치한 경우

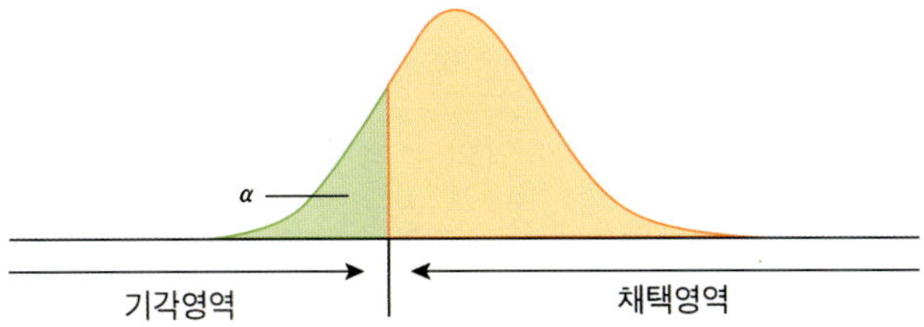

- H_0 : 전년도 대비 불량률의 감소가 보이지 않았다. ($\mu \geq \mu_0$)
- H_1 : 전년도 대비 불량률의 유의한 감소가 있었다. ($\mu < \mu_0$)

양측검정이냐? 단측검정이냐?를 결정하는 것은 우리가 무엇에 관심을 갖느냐 하는데 있다. 예를 들어 불량률과 같이 ~값 미만에 관심이 있다면 왼쪽이 단측검정, 이익과 같이 ~값 이상에 관심이 있다면 우측이 대립가설이 단측검정을 실시한다. '차이가 없다'와 같이 양쪽 모두에 관심이 있다면 양측검정을 실시한다.

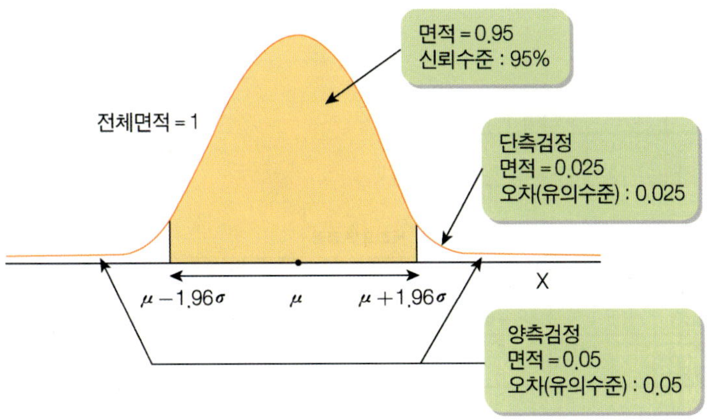

✻ 양측검정과 단측검정

- 양측검정 : 표본의 평균이 모집단의 평균과 **같은가 또는 다른가**를 판정하는 경우의 가설과 검정법
- 단측검정 : 표본의 평균이 모집단의 평균값보다 **크지 또는 작은지**를 검정하고자 하는 경우에 사용하는 가설과 검정법

✻ 95% 신뢰구간과 5% 오차

- 95% 신뢰구간 : 표본의 평균 100개 중에서 95개가 모집단의 평균을 포함할 확률(표본이 클수록 신뢰 구간이 작아진다)
- 5% 오차 : 5개는 모집단의 평균을 포함하지 않을 확률

3) 자유도(degree of freedom, df)

주어진 조건 아래 자유로이 변화 할 수 있는 점수 또는 변인의 수 또는 한 변인의 범위의 수를 말한다. 기호로는 df로 표시한다. 제한 없이 임의로 다섯 개의 숫자를 선택하라고 하는 경우 다섯 개의 숫자를 마음대로 선택 할 수 있으므로 자유도는 5이다. 즉 실질적으로 독립값들의 개수를 의미한다.

예를 들어 5명의 학생이 있을 때, 학생들에게 자신이 좋아하는 학생을 1명씩 선택하라고 한 경우 선택할 수 있을 경우가 자신을 빼고 4명을 선택할 수 있음으로 자유도는 $N-1=5-1=4$이다. 이 자료의 자유도는 4라고 볼 수 있으며 즉, 자료의 개수가 N이 되고, 1은 선택할 때의 제한조건의 수이다. 제한 조건의 수를 k라고 하면 자유도의 일반 공식은 $df=N-k$이다.

데이터가 정규분포인 것이면 표본분산 추정량은 분모를 $n-1$의 자유도로 해야 분산을 추정하는 편의가 없는 추정치를 얻는다. 자유도는 $n-1$이 자유도라고 볼 수 있다.

예를 들어 아래표와 같이 두 집단 간 거리의 변수를 보는 통계가 있다. 실험군 1이 15명, 실험군 2는 13명이다. 여기서 등분산이 가정함으로 $n-1$을 적용하여 $15-1=14$, $13-1=12$를 합치면 자유도가 26이 되는 것을 알 수 있다.

집단통계량

	치료	N	평균	표준편차	평균의 표준오차
d거리2	1	15	1248.66	229.203	59.180
	2	13	1343.19	274.916	76.248

독립표본 검정

		Levene의 등분산 검정		평균의 동일성에 대한 t-검정						
		F	유의확률	t	자유도	유의확률 (양쪽)	평균차	차이의 표준오차	차이의 95% 신뢰구간 하한	차이의 95% 신뢰구간 상한
d거리2	등분산이 가정됨	.419	.523	-.993	26	.330	-94.532	95.240	-290.300	101.236
	등분산이 가정되지 않음			-.979	23.502	.337	-94.532	96.520	-293.962	104.898

6 효과크기

효과크기란 비교하려는 집단 사이에 "얼마나"차이(혹은 연관성)가 있는지를 나타내 주는 지표를 말한다.

P값은 "관찰된 현상이 기존에 알려진 확률 분포와 비교해 볼 때 어느 정도로 희귀하게 발생하는 가"에 대한 확률적 의미를 가지고 있지만, 효과크기는 실제 관찰된 데이터에서 비교하려는 집단 사이의 차이(혹은 연관성)를 직접적으로 기술해 준다는 장점이 있다.

예를 들어, 고혈압 약제 A와 B의 효과를 비교하는 연구를 진행함에 있어 어떤 연구자는 10mmHg의 기준으로 유의하다고 판정하고, 다른 연구자는 5mmHg의 기준으로 유의하다고 판정한다고 할 때, 실제 연구에서 두 약제의 혈압 강하 효과가 8mmHg 차이가 관찰되었다면, 같은 연구 결과에 대해 두 연구자는 정반대의 연구 결론을 내리게 된다. 이러한 논란을 줄이기 위해 비교하려는 집단 사이의 실제 차이를 기술하는 것이 필요하다. 이렇듯 추론 통계에서 주로 P값이 사용된다면, 기술 통계에서는 효과크기가 사용되는 것이다.

검정력에 영향을 미치는 요인 중 귀무가설에서 설정한 모평균 μ_0와 실제모평균 μ_1의 차이가 클수록 검정력은 커지게 된다. 두 집단의 효과크기를 구할 때에는 μ_0와 μ_1의 차이를 표준편차 σ로 나눈 효과크기(effect size)의 개념을 검정력에서 고려할 수 있다.

$$d = \frac{\mu_1 - \mu_0}{\sigma}$$

효과크기 d는 μ_0와 μ_1의 차이를 모집단의 표준편차로 설명된 정도의 추정치이다. 효과크기가 0이라는 것은 실험집단의 평균과 통제집단의 평균이 같다는 뜻이고, +값이 나왔다는 것은 실험집단의 평균이 통제 집단의 평균보다 크다는 것을 의미하고, −값은 그 반대를 의미한다. 즉 값이 크다는 것은 실험 효과가 좋다는 것을 의미하고 0은 효과가 없는 것을 의미한다. 일반적으로 효과 크기가 .80 이상일 경우 효과가 높다고 본다(Cohen, 1988).

표 3-2 Cohen의 효과크기

효과크기	*d*	중복되는 퍼센트
소	.20	85
중	.50	67
대	.80	53

❋ Cohen's d값을 계산해주는 사이트

- 95% 신뢰구간 : 표본의 평균 100개 중에서 95개가 모집단의 평균을 포함할 확률
  두 집단의 평균을 비교하는 경우 사용하는 효과크기 값이 cohen's d입니다.
- http://www.uccs.edu/~lbecker/

❋ 효과크기

- 효과크기는 치료 또는 개입의 효과(impact of intervention)를 나타냄
- 효과크기는 두 변수 간의 관계 및 방향을 나타내는데 활용되기도 함

표본크기 (Sample)	표본오차 (SE)	가중치 (W)	효과크기 (ES)
↑	↓	↑	↓
↓	↑	↓	↑

MEMO

참·고·문·헌

- 남상건. 효과크기의 이해. 효과크기의 이해. Hanyang Med Rev. 2015.
- 남상석. G*Power와 sample size. 한나래출판사. 2015.
- 성태제. SPSS/AMOS를 이용한 알기쉬운 통계분석. 학지사. 2014.
- 신임희. Solution 의학통계학 1. 군자출판사. 2008.
- 안재억. SPSS 18.0 의학·보건학 통계분석. 한나래출판사. 2016.
- Azma K, Raeissadat SA, Hosseini A, Mahmoudi H, Sepehrian M, Salehi Z. Thenar muscles H-reflex in patients with fibromyalgia: a case control study. Acta Reumatol Port. 2016;41(2):145-150.
- Dharnidharka VR, Kwon C, Stevens G. Serum cystatin C is superior to serum creatinine as a marker of kidney function: a meta-analysis. Am J Kidney Dis. 2002;40(2):221-226.
- Faul F, Erdfelder E, Lang AG, Buchner A. G*Power 3: A flexible statistical power analysis program for the social, behavioral, and biomedical sciences. Behavior Research Methods. 2007;39(2):175-191.
- Faul F, Erdfelder E, Buchner A, Lang AG. Statistical power analyses using G*Power 3.1: Tests for correlation and regression analyses. Behavior Research Methods. 2009;41(4):1149-1160.
- Fernández-Lao C, Cantarero-Villanueva I, Galiano-Castillo N, Caro-Morán E, Díaz-Rodríguez L, Arroyo-Morales M. The effectiveness of a mobile application for the development of palpation and ultrasound imaging skills to supplement the traditional learning of physiotherapy students. BMC Medical Education. 2016;16(1):274.
- Hwang S, Jeon HS, Kwon OY, Yi CH. The effects of body weight on the soleus H-reflex modulation during standing. J Electromyogr Kinesiol. 2011;21(3):445-449.
- Roscoe JT. Fundamental Research Statistics for the Behavioral Sciences, 2nd edition. New York: Holt Rinehart & Winston. 1975.
- Simonsen EB, Dyhre-Poulsen P. Test-retest reliability of the soleus H-reflex excitability measured during human walking. Hum Mov Sci. 2011;30(2):333-340.
- Thiamwong L, Suwanno J. Effects of Simple Balance Training on Balance Performance and Fear of Falling in Rural Older Adults. International Journal of Gerontology. 2014;8(3):143-146.

Clinical Research Methodology

04

Chapter

연구 방법이란?

학·습·목·표

1. 무작위 임상시험의 정의와 절차를 이해한다.
2. 유사실험연구의 종류와 방법을 이해한다.
3. 무작위배정 방법과 절차를 이해한다.
4. 블록화, 짝짓기의 의미와 방법을 이해한다.
5. 눈가림법의 종류와 방법, 적용시기를 이해한다.
6. 실험설계의 다양한 종류와 목적을 이해한다.
7. CONSORT지침에 세부사항과 의미를 이해한다.
8. 조사연구의 방법과 절차를 이해한다.
9. 설문지법의 작성방법과 절차를 이해한다.
10. 체계적 고찰과 메타분석의 절차와 결과분석방법을 이해한다.

핵·심·용·어

- 무작위 임상시험
- 유사 실험 연구
- 무작위배정
- 블록화
- 눈가림법
- CONSORT 지침
- 체계적 고찰
- 메타분석

Clinical Research Methodology

1 실험연구

1) 무작위 임상시험(Randomized controlled trial, RCT)

실험 연구의 목적은 독립 변수와 종속 변수 사이에 나타날 수 있는 원인과 영향에 대해 조사하는 것이다. 실험 연구에서 연구자는 독립 변수의 수준을 조절하여, 종속 변수(dependent variable)에 미치는 영향 또는 그 차이를 결정할 수 있다. 실험 연구의 설계는 다양하게 구성될 수 있지만, 중재를 적용받는 실험군과 중재를 적용받지 않는 대조군을 무작위로 배정하여 연구를 시행하는 무작위 임상시험(Randomized controlled trial, RCT)이 중요한 원칙에 해당하는 기본적인 설계이고, 무작위로 대상자들을 배정할 수 없는 경우에는 기타대조임상시험(other controlled clinical trials)라고 부르며 전통적인 분류법으로는 유사 실험 연구(Quasi-experimental studies)라고 한다. 실험 연구를 위한 설계에서 대상자들은 최소한 두 개 이상의 군에 무작위로 배정된다. 이 때 무작위로 실험군과 대조군에 대상자들을 배정하는 것은 연구자의 편향(bias)이 개입될 수 있는 경우를 최소화하기 위해서이다. 이렇게 집단의 동질성을 위하여 무작위로 실험군과 대조군을 구분하여 시행되는 연구 설계가 무작위 임상 실험이다.

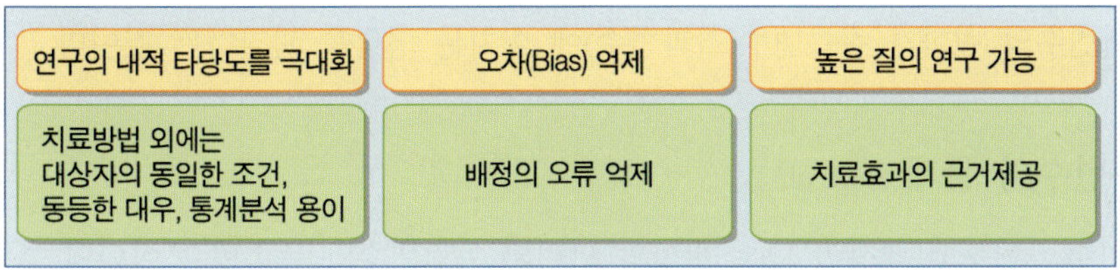

그림 4-1 무작위 임상실험 효과

무작위 임상시험이 의학연구의 황금표준이라고 불리지만 무작위 임상시험이 불가능하거나 부적절한 경우도 있다. 처치를 대조군에 하지 않을 경우 대상자에게 치명적인 결과가 예상될 경우에는 비윤리적이기 때문에 불가능하며 코호트연구, 환자－대조군연구, 단면조사연구등 다른 연구방법을 선택해야하는 경우에 무작위 임상시험을 사용하는 경우는 부적절한 경우이다.

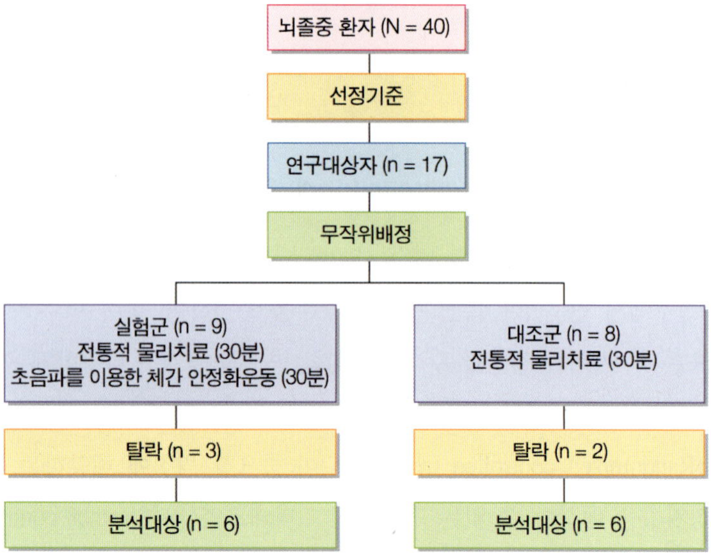

그림 4-2 무작위 실험을 위한 연구설계 도식화

2) 실험설계의 기본조건

(1) 실험변수의 조작(manipulation)

연구자가 인위적으로 독립변수(원인변수)의 종류 및 변화의 강도를 조절하여 실험대상에 가함으로써 독립변수의 변화가 종속변수(결과변수)에 미치는 영향을 관찰하는 것이다.

(2) 외생변수의 통제(control)

① 외생변수 : 연구의 대상이 되는 현상과 관련된 독립변수와 종속변수 이외의 기타 변수로서 종속변수에 영향을 미칠 수 있는 변수이다.

② 독립변수와 종속변수간의 인과관계를 규명하기 위해서는 외생변수의 영향을 제거할 수 있어야 한다.

(3) 실험대상의 무작위화(randomization)

① 인과관계를 연구한 실험결과가 일반화되어지려면 실험대상자들을 모집단으로부터 무작위표본추출(random sampling)을 해야 한다.

② 실험대상자들을 각 집단에 배정하는 과정에도 무작위배정(random assignment)이 되어야 한다.

③ 무작위 임상시험(Randomized Controlled Trial, RCT)은 순수실험설계의 필수적인 대표 요소이다.

❋ 단순 무작위배정

엑셀, 통계프로그램을 이용한 난수생성, 난수표를 이용하는 방법, 주사위 던지기, 동전던지기(coin-tossing), 제비뽑기(drawing of lots) 등을 사용한다. 이러한 방법이 어려울 경우 유사무작위배정(quasi-random allocation)을 사용하기도 한다. 방법으로 주민등록번호 끝자리에서 홀수, 짝수로 나누어 분류한다던지, 병원환자일 경우 ID 번호 끝자리로 홀수, 짝수로 나누는 방법 등 상황에 따라 간편하게 할 수 있다.

❋ 블록 무작위배정

실험집단들이 상당히 이질적일 때 완전무작위설계에 의한 실험집단들의 배치에서 우연히 나타날 수 있는 실험집단들의 편중에 대한 가능성을 줄이기 위하여 실험집단들을 유사한 것끼리 묶어서 몇 개의 블록으로 만든 후에 각 블록 내에서 실험집단들을 각각의 처리수준에 확률적으로 배치하는 방법이다. 치료군과 대조군의 인원 등의 불균형을 최소화 할 수 있다.

❋ 층화 무작위배정

만약 특정한 질병에 의한 예후요인이 나이에 관련되어 발생되었을 때 나이 분포에 따라 몇 개의 계층으로 나눈 다음 무작위배정을 통해 집단을 나누는 방법이다. 인적 요소의 균형을 이루게 해줌으로 선택편위(selection bias) 등이 최소화될 수 있다.

④ 무작위배정은 단순 무작위배정(simple randomization), 블록 무작위배정(block randomization), 층화 무작위배정(stratified randomization) 등이 있다.

(4) 통제집단의 사용(대조군)

① 외생변수의 효과를 배제하기 위하여 가장 효과적인 방법은 통제집단 또는 대조군을 사용하는 것이다.

② 통제집단의 대상자에게는 ⓐ 전혀 처치를 하지 않는 방법 ⓑ 플라시보(placebo)를 사용하는 방법 ⓒ 실험집단과 다른 처치를 하는 방법이 있다.

③ 실험군에서 특정한 치료를 한 후 결과를 보는 동안 대조군에서는 보통 전통적 치료(traditional therapy)를 많이 사용한다.

(5) 블록화(blocking)

① 실험연구에서 개인의 특성은 행동 변화 측정에 큰 영향을 준다. 대상자 선정 시 그러한 영향을 줄일 수 있는 간단한 방법은 특성들을 동질화시키는 것이다. 즉, 블록화는 하나의 동질한 특성(예, 나이, 성별, 진단명 등)을 가지고 있는 집단으로 분류하는 것을 의미한다.

② 통제하고자 하는 혼동요인을 하나의 블로킹변수로 처리한다.

나이의 영향을 관심을 두고 실험을 진행한다면, 예를 들어 30세 이하, 30~40대, 40대 이상 등 세 집단으로 대상자를 나눈 후 실험을 진행한다.

✏ 각각의 나이 범주를 블록(block)이라고 하고, 변수로서 나이를 블로킹 변수(blocking variable)라고 한다.

✏ 블록 디자인 설계를 사용하여 치료를 하고 나이에 따른 차별적인 효과를 분석한다.

③ 각 블록 내의 대상자들이 처치집단에 무작위로 배치되었을 때 그 설계를 무작위화 블록설계(randomized block design)라 한다.

(6) 짝짓기(matching)

① 외생변수를 다루기 위한 전략 중 하나로 대상자의 특성에 기초하여 짝짓기를 한다.

② 만약 실험군과 대조군의 나이 차이를 동등한 집단으로 맞추기 위해 짝짓기를 사용한다. 예를 들어 동일한 질환명과 동일한 상태를 가지고 있는 환자를 실험군과 대조군에 각각 무작위로 배치하는 방법이다. 이 방법을 **짝짓기 설계(matched pairs design)**라 한다.

(7) 눈가림법(blinding)

① 단일 눈가림법(single blinding)

- 연구대상자가 실험상황이나 연구자의 기대에 대하여 알고 있다면 의식적으로든 무의식적으로든 연구결과에 영향을 미칠 수 있다.
- 연구대상자가 실험집단에 속해있는지, 통제집단에 속해있는지, 또는 어떠한 처치를 받는지 모르게 함으로써 실험 오차(bias)를 제거하려는 것이 단일 눈가림법이다.

② 이중 눈가림법(double blinding)

- 연구대상자 뿐만 아니라 연구자에 의한 편견 가능성은 중요한 문제이다.
- 실험 오차를 줄이기 위해 연구자나 대상자가 데이터 수집이 끝날 때까지 어느 집단에 속해 있는지 알지 못하게 하는 것이 이중 눈가림법이다.
- 최근에는 이중 눈가림 표현 대신에 대상자 눈가림, 치료사 눈가림, 측정자 눈가림, 통계전문가 눈가림 등으로 정확한 표현을 권장하는 추세이다.

3) 전통적인 실험설계의 종류

(1) 실험설계의 기본모형

실험설계는 실험변수와 실험대상이 되는 실험집단의 선정 및 실험효과의 측정으로 이루어진다.

O_0	X	O_1

X는 실험변수를 실험대상에 적용함을 나타낸다. 즉, 중재 방법을 의미한다.

Oi는 실험변수의 측정을 말한다(O_0 : 사전측정, O_1 : 사후측정).

(2) 실험설계(experimental design)

① 독립집단 단일-요인 설계(single-factor designs for independent groups)

독립집단 단일요인설계는 일원배치법(one-way design)으로도 불리며, 하나의 독립변수에 대해 미치는 효과를 알아보기 위한 구조이다. 이 연구는 하나 또는 둘 이상의 종속변수를 포함하고 있다.

- **사전사후검사 통제집단설계(pretest-posttest control group design)**

실험집단 R	O_1	X	O_2
통제집단 R	O_3		O_4

  - 무작위 임상시험(RCT)의 가장 기본적인 구조이다.
  - 실험집단과 통제집단이 무작위할당으로 결정될 뿐만 아니라 사전검사도 실시된다. 따라서 사후검사에서 실험집단과 통제집단에서 차이가 난다면 그것은 실험처치의 결과 때문이라고 해석할 수 있다.
  - 통제 집단에 대한 중재는 하지 않거나 속임수로 진행한다.
  - 이 설계는 원인과 결과를 성립하기 위한 임상연구의 과학적 기준으로 볼 수 있다.

- **두 집단 사전사후 설계(two-group pretest-posttest design)**

1실험집단 R	O_1	X_1	O_2
2통제집단 R	O_3	X_2	O_4

- 무작위할당과 사전검사, 사후검사가 모두 들어있는 설계이다.
- 중재 부분에 있어서 사전사후검사 통제집단 설계와 차이가 있다. 실험집단에서 중재는 새로운 치료법이 들어가고 통제집단에서도 윤리적인 문제 등을 고려하여 전통적 치료법 또는 치료법이 중재로 들어가는 설계방법이다.
- 무작위로 집단을 분류한 후 만약 대조군에 표준 혹은 전통적 치료를 하지 않더라도 동등성을 유지하기 위해 실험군과 대조군에 각기 다른 치료를 제공한다.

• **복합집단 사전사후 설계**(multigroup pretest–posttest design)

1 실험집단 R	O_1	X_1	O_2
2 실험집단 R	O_3	X_2	O_4
3 대조군 R	O_5		O_6

- 이 설계는 사전사후 통제집단 설계의 확장이다.
- 이 설계는 강력한 내적 타당성을 갖는다.
- 사전 검사는 강력한 근거로 집단 간 원인 요소 사이에서 초기 동질성을 만들 수 있는 기본요소를 제공한다.
- 여러 집단에서 무작위할당이 이루지기 때문에 선택 편위(selection bias)가 줄어든다.

• **사후검사 통제집단설계**(posttest only control group design)

실험집단 R	X	O_1
통제집단 R		O_2

- 실험집단과 통제집단이 무작위할당(randomization)으로 결정된다.
- 사전검사가 없다.
- 무작위할당으로 집단을 배정하였으므로 두 집단 간 사전검사 측정치의 차이가 없을 것이라는 전제하에 사후검사의 차이만을 비교한다.
- 통제 집단에 대한 중재는 하지 않거나 속임수(placebo)로 진행한다.

• **솔로몬 4집단 실험설계(solomon four group design)**

R	O_1	X	O_2
R	O_3		O_4
R		X	O_5
R			O_6

- 사후검사 통제집단설계와 사전사후검사 통제집단설계를 혼합한 방법이다.
- 이상적인 실험설계이나 경비와 시간이 많이 소요된다.
- 첫 번째 집단은 사전검사, 중재, 사후검사를 실시한다. 두 번째 집단은 중재 없이 사전, 사후검사를 실시한다. 세 번째 집단은 사전검사 없이 중재 후 사후검사를 실시한다. 네 번째 집단은 사후 검사만 실시한다.

② 독립집단 복합－요인 설계(multi–factor designs for independent groups)

• **요인설계(factorial design)**

- 요인설계는 앞에서 기술한 한 가지 독립변수를 적용하는 방법이 아니라 두 가지 이상의 독립변수에 대한 내용을 설명할 때 사용하는 방법이다.
- 두 가지 이상의 독립변수가 종속변수에 미치는 주효과(main effect)와 교호작용(ineteraction effect)을 알아보는데 유용하다.
- 2×2 연구가 가장 간단한 연구설계이다. 숫자 2는 각 독립변수의 수준(level)의 수를 말하다. 수준은 각 독립변수의 조건 또는 치료 종류를 말하는 것으로 예를 들면 첫 번째 독립변수인 운동시간(20분, 40분)이고, 두 번째 독립변수는 운동장소(치료실안, 치료실 밖)이면 첫 번째 독립변수의 수준은 2가 되고, 장소도 두 군데이므로 두 번째 독립변수의 수준도 2가 된다. 2×2는 첫 번째 독립변수 2가지 수준과 두 번째 독립변수 2가지 수준에서 나오는 조건의 경우의 수, 또는 집단의 수가 4라는 것이다. 만약 독립변수의 수가 3개이면 삼요인 설계, 4개이면 사요인 설계가 된다.
- 각각의 독립변수의 성질이 대상자간 변인 또는 대상자내 변인인가에 따라 설계를 다르게 할 수 있다. 만약 각각의 수준이 2개인 2개의 독립변수가 모두 대상자간 변인이라면 2×2 요인설계 또는 2×2 대상자간 설계(between-subject design)라고 한다. 여기서는 모두 4집단이 필요하다. 만약 2개의 독립변수가 모두 대상자내 변인라면 2×2 요인설계 또는 2×2

대상자내 설계(within-subject design)라고 한다. 대상자내 설계의 경우 모든 대상자에게 4가지 치료를 하는 것이므로 실험에 필요한 실제 집단은 1집단이다.

❋ 적용예시

운동시간과 운동장소에 따라 근력에 어떠한 영향을 미치는가?

		A: 운동시간	
		A_1(20분)	A_2(40분)
B: 운동장소	B_1 치료실 안	A_1B_1 (I 요인)	A_2B_1 (II 요인)
	B_2 치료실 밖	A_1B_2 (III 요인)	A_2B_2 (IV 요인)

그림 4-3 2×2요인 설계

A: 운동시간	
A_1(20분)	A_2(40분)
A_1B_1 (I 요인)	A_2B_1 (II 요인)
A_1B_2 (III 요인)	A_2B_2 (IV 요인)

B: 운동장소			
B: 운동장소	B_1 치료실 안	A_1B_1 (I 요인)	A_2B_1 (II 요인)
	B_2 치료실 밖	A_1B_2 (III 요인)	A_2B_2 (IV 요인)

그림 4-4 2요인 설계의 주효과(main effect)

두 독립 변수가 완벽하게 교차되어 각 해당 요인들과 결합하여 하나의 다른 요인을 만들어 내는 것을 알 수 있다. 여기서 **주효과**(main effect)는 운동시간에 따른 근력의 차이가 있는지와 운동장소에 따라 근력의 차이가 있는지를 각각 검증하는 것이고, **교호작용**(interaction effect)은 두 독립변수 간에 결합효과 즉, 운동시간과 운동장소에 따른 상호작용이 있는지 검증하는 것이다.

표 4-1 운동시간과 운동장소에 따른 환자의 하지 근력에 미치는 영향 (Nm)

		운동시간		평균	차이
		20분	40분		
운동장소	치료실 안	40	50	45	10
	치료실 밖	60	45	52.5	－15
	평균	50	47.5	48.75(전체평균)	
	차이	20	－5		

✏ 운동시간에 관계없이 운동장소에 따라 근력의 차는 유의한가? 주효과 1
치료실 안에서 근력이 평균 45Nm, 치료실 밖이 52.5Nm으로 치료실 밖에서 운동효과가 높다고 할 수 있는데 이것을 주효과(main effect)라고 한다.

✏ 운동장소에 관계없이 운동시간에 따라 근력의 차는 유의한가? 주효과 2
20분에 평균 50Nm, 40분에 평균 47.5Nm의 근력으로 거의 차이가 없음을 알 수 있다.

✏ 근력에 영향을 주는 운동장소와 운동시간의 교호작용(interaction effect)이 발생하는가?
상호작용효과, 치료실 안에서는 근력이 40Nm에서 50Nm으로 향상하였고, 치료실 밖에서는 60Nm에서 45Nm으로 감소하였다. 아래 그림을 보면 교차하는 부분이 있는 것을 알 수 있다. 이러한 장소에 따라 시간의 변경이 교차점을 지나며 확연한 차이를 보일 때 교호작용 또는 상호작용이 발생함을 알고 있다.

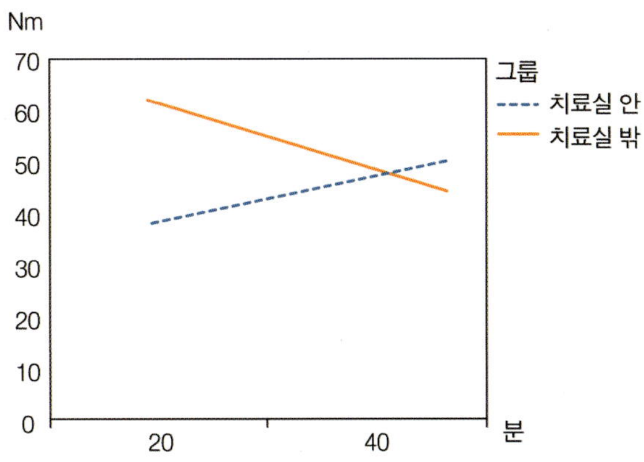

그림 4-5 운동장소와 시간에 따른 근력의 변화

③ 반복측정 단일-요인 설계(single-factor designs for repeated groups)

• **일요인 반복측정 설계(one-way repeated measures design)**

O_1	X	O_2	X	O_3

– 단일-요인 실험에서 반복측정의 가장 기본 형태이다.
– 측정을 2번 이상, 혹은 여러 번 반복하였을 때 시행한다.

• **교차설계(cross-over design)**

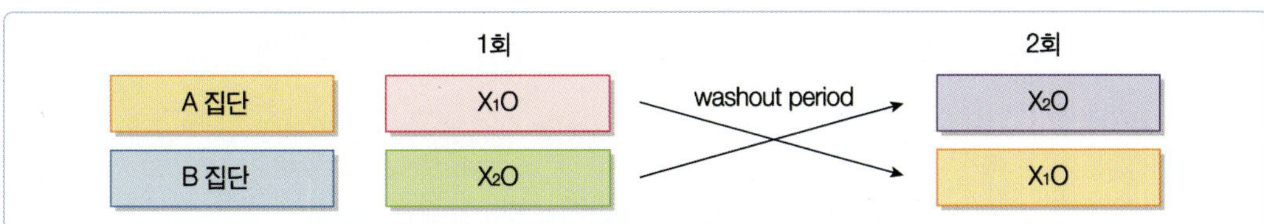

– 교차설계는 실험군 1과 실험군 2에서 각기 다른 치료가 시행되고, 즉시 또는 일정한 시간이 지난 후 치료를 바꾸어서 하는 연구설계이다.
– 두 기간 교차설계(two-period cross-over design)의 단순한 형태는 실험군과 대조군을 무작위로 분류한 후 각 집단에 맞는 치료를 하다가 일정한 시간이 경과한 후에 치료방법을 서로 바꾸는 형태이다. 전형적인 두 기간 교차설계는 처음 대상자들에게 무작위로 일정 기간 치료를 시행한 후, 치료방법을 바꾸기 전에 환자의 몸속에 투여하였던 약물 등의 영향이 완전히 없어질 때까지 휴지기간(washout period)을 둔 다음, 교차된 치료나 약물 등을 투여하는 형태이다.
– 임상연구에서 개인 내 결과비교가 가능한 설계의 예이다. 교차설계는 동일한 대상자들에게 여러 가지 치료를 무작위순으로 서로 다른 시간대에 적용하는 것이다. X_1O와 X_2O는 사전 사후 중재의 개념이다.
– 첫 번째 치료의 이월효과(carry-over)가 소실되기 위한 기간(washout period)을 두고 A집단에서 첫 번째 치료 X_1O를 적용했다면, 두 번째 치료 X_2O를 적용한 후 분석한다.

④ 반복측정 복합 – 요인 설계(multi–factor designs for repeated groups)

• **이요인 반복측정 설계(two–way repeated measures design)**

독립변수 혹은 요인이 두 개인 경우, 그 요인들의 수준이 서로 교차하고, 교차된 수준들로 이루어진 실험조건에서 동일한 대상자에게 반복적으로 측정을 한 것이다.

• **혼합요인 설계(mixed design)**

– 하나의 독립 변수는 대상자간 변인이고 다른 독립변수는 대상자내 변인일 때 2×2 요인설계 또는 2×2 혼합설계라고 하며 연구에 필요한 집단은 2집단이다. 즉, 독립변수의 대상자 간 조작과 대상자 내 조작을 둘 다 포함하고 있는 실험설계이다.

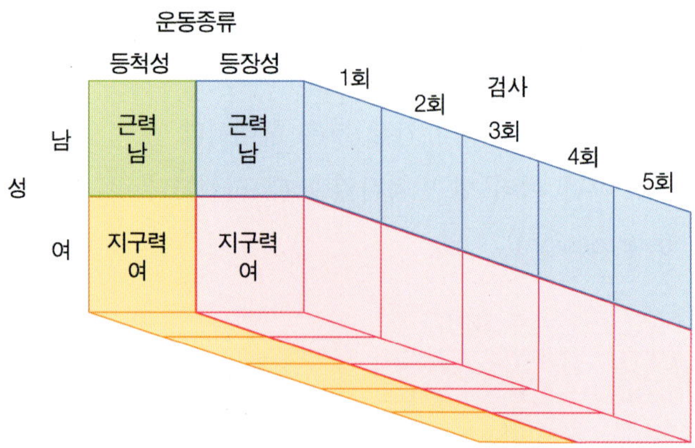

그림 4-6 반복측정이 들어간 2×2×5 요인설계(혼합설계)

예) 운동종류(등척성, 등장성 운동)와 성별에 따른 고유수용성 감각에 미치는 영향을 조사한다고 가정하면 제1독립변수(운동종류)의 수준(근력과 지구력)은 2이고 대상자내 변인이다. 제2독립변수(성별)의 수준(남, 여)은 2이고 대상자간 변인이다. 그러므로 정확한 설계는 2×2 요인설계 또는 2×2 혼합설계이다.

(3) 유사실험설계(quasi-experimental design)

- 실험설계는 가장 바람직스러운 인과관계의 증명방법이지만, 인원수의 제약으로 통제집단을 두거나 무작위할당을 하기가 현실적 제약 때문에 사회적 현상의 적용에 있어서는 유사실험설계가 더 많이 이용된다. 유사실험설계는 현장실험설계(field experimental design)라고도 한다.
- 유사실험설계는 실험설계처럼 내적 신뢰도 위험요인을 제거하기 힘들 때 적합하다.
- 유사실험설계는 실험자의 스케줄 및 치료 조건 때문에 무작위할당이 어렵고 실행이 어려우며 비윤리적인 문제에 대해 포용적이기 때문에 임상 연구에 주요한 기여를 하는 대표적 성격을 가진다.
- 여러 가지 방법을 통하여 실험의 내적타당도와 외적타당도를 높여야 한다.

① 단일집단 설계(one-group design)

- **단일집단 사전사후설계(one group pretest-posttest design)**

O_0	X	O_1

  - 무작위할당, 통제집단이 없다.
  - 처치에 앞서 사전검사를 실시한다.
  - 사후검사가 사전검사보다 더 높다고 하더라도 그것이 처치의 결과인지 다른 요인의 영향인지 밝히기 어렵다.

- **일방향 반복측정설계(one-way repeated measures design over time)**

A sample	O_0	X	O_1		O_2

B sample	O_0	X	O_1	X	O_2

- 많은 연구에서는 다양한 변수를 반복 측정하여 얼마나 효과가 있었는지를 보는 경우도 흔히 있다.
- A 경우는 실험 전 측정을 하고 중재를 한 다음에 2번 측정을 시간 간격을 두고 진행한 경우이다.
- B 경우는 실험 전 측정을 하고 중재를 한 다음 중간 측정 후 중재 후 마지막 측정을 한 경우이다.

• **단일집단 시계열설계(one-group time series design)**

사전검사		사후검사
O_1 O_2 O_3 O_4	X	O_5 O_6 O_7 O_8

- 시계열 설계는 사전에 여러 번 측정을 하고 어느 순간 중재 후 다시 반복 측정을 하는 설계이다.
- 중재 후에만 측정치가 변하고 다시 반복 측정 시 이전 값으로 돌아가면 중재에 효과가 있었다고 본다.
- 지역사회 중재나 정책 변화 연구에 많이 사용한다.
- 통제가 쉽다.
- 실험 흥미상실, 성숙과 경험이 문제된다.

② 복합집단 설계(multi-group designs)

• **비동등 사전사후 통제집단설계(nonequivalent pretest-posttest control group design)**

	사전검사		사후검사
실험집단 NR	O_1	X	O_2
통제집단 NR	O_3		O_4

- 비동등 사전사후 통제집단설계는 사회, 임상 및 행동과학에 사용되고 있다. 특히 사회적, 임상적 연구에서는 임상 및 학교 등에서 실험을 할 경우 집단이나 학급이 고정되어 있을 경우 보편적으로 사용한다. 특히 학교나 임상에서는 지원자가 자발적으로 지원하였을 때 많이 사용한다.
- 기존에 두 집단이 따로 분류되어 있는 상황에서 선발하는 것이다. 그러므로 두 집단은 처음 측정 시 동질성을 확인하는 과정을 거쳐야 한다.

- 무작위할당 없이 집단을 분류 후 사전검사, 중재 후 사후검사를 시행하고 대조군은 중재를 하지 않거나, 속임수 검사 혹은 전통적 치료를 시행한 후 사후 검사를 진행한다.
- 비동등 사전사후 통제집단설계는 무작위할당 부분만 제외하면 사전사후 실험설계와 유사하다.
- 예를 들면 50명의 대상자에서 실험군 25명은 A 병원에서 대조군 25명은 B 병원에서 선발하는 것이다.

(4) 단일대상자 설계(single-subject design)

① 전통적 실험 설계 방법은 다양한 원인의 임상적 문제로 인해 장벽에 종종 부딪치게 된다. 이 설계는 임상에서 단일 케이스 혹은 몇 개의 주제 연구, 치료 상황에 대한 변화를 관찰하기 위한 유연한 방법으로 사용된다.

② 시계열 설계와 비슷하지만 대상자가 1명이라는 점에서 차이가 있다.

③ 각 환자는 기초선에 초점을 맞추어 임상적 결정이 되며 치료가 진행된다.

④ 각 환자의 종속변수를 반복해서 측정한다.

⑤ 행동의 지속적인 평가와 중재의 반복을 통해 효과를 알아보는 것이다.

⑥ 치료 효과를 보기 위해 여러 번 측정한다. 이것은 반복검사로 인해 결과가 더 좋아질 수도 나빠질 수도 있다.

⑦ 독립변인이 주어지기 전에 자료를 수집하는 기간인 기초선 시기를 거쳐 중재를 한 다음 유지되는 시기를 거쳐 그래프로 표현한다.

⑧ 실험 결과를 일반화하는데 제한점이 있다.

❋ 경향선(celeration line, split middle procedure)은 다음과 같이 그린다.

a. 기초선(baseline) 기간에 얻은 자료를 반으로 구분하는 수직선을 긋는다.

b. 수직선 좌우 각각에서 각각의 중위수를 구하고 각 중위수를 연결하는 선을 긋는다.

c. 직선을 평행으로 이동하여 직선 위 아래로 측정값의 수가 동일하게 한다.

d. 기초선에서 그어진 선을 연장하여 치료기간에서 자료가 연장선 위에 있는지 혹은 밑에 있는지 확인한다.

주로 사용하는 방법은 A−B 설계, A−B−A 설계, A−B−A−B 설계, 다중치료설계(multiple treatment design) 등이 있다.

❋ 단일대상자 설계 종류

(1) A-B 설계

단일 대상자 실험설계 중 가장 기본적 설계로 실험자가 기초선 자료(측정하려는 자료)를 수집한 후(A), 중재를 실시하여(B) 대상자에게 미치는 영향을 알아본다.

(2) A-B-A 설계

원인과 결과의 관계입증이 가능한 가장 단순한 단일 대상자 실험설계로 기초선(A1)과 중재(B) 후 다시 기초선(A2)을 측정하는 것이다. 중재에 의해 대상자에게 변화가 생긴 사실을 확실하게 설명할 수 있다.

(3) A-B-A-B 설계

원인과 결과의 관계입증해주는 강력한 방법으로 동일 대상자에게 반복을 통한 기초선 분석과 중재를 통해 대상자의 변화를 알아보는 연구이다.

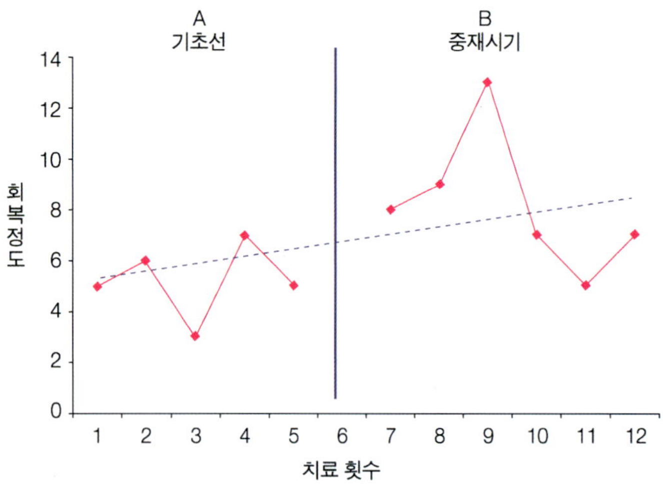

그림 4-7 A-B 설계

(5) 반복측정설계

한 피실험자에게 시간의 경과에 따라 2회 이상 측정을 하게 되는 실험설계 방법을 반복측정설계(repeated measures design)라고 한다. 반복측정설계의 경우 집단이 1개일 경우와 그 이상일 경우가 있다. 집단이 1개일 경우 위에서 소개한 단일대상자와 단일집단 설계일 경우도 반복측정설계에 포함된다. 물리치료 분야에서 가장 많이 사용되는 실험설계중 하나로 보통 중재효과를 알아보기 위해 중재 전과 후에 단일집단 혹은 다집단 간 비교연구에 사용되는 설계이다. 장점은 집단 간 비교설계보다 적은 대상자로도 적절한 검정력을 유지할 수 있다는 점이고, 단점은 반복측정에 따른 대상자들의 학습에 의한 효과, 즉 이월효과(4장 통계분석에서 '반복측정분산분석' 참조)가 나타날 수 있다는 점이다.

✽ 반복측정설계 종류

(1) 단일집단 반복측정설계=일요인 반복측정 분산분석(one way ANOVA with repeated measures)

- 집단이 1개이며, 반복측정을 2회 이상일 경우의 설계이다. 이러한 설계에서는 단일집단의 반복측정에 따른 변화양상의 차이를 알아본다.
- 요인은 한 가지(반복측정을 한 종속변수)로 수준은 반복측정 횟수이다.

(2) 다집단 반복측정설계=이요인 반복측정 분산분석(two way ANOVA with repeated measures)

- 집단이 최소 2개 이상이며, 반복측정도 2회 이상일 경우의 설계이다. 이러한 설계에서는 집단 간 반복측정에 따른 변화양상의 차이를 알아본다.
- 요인은 두 가지로 첫 번째 요인은 집단이고 수준은 집단 수이며, 두 번째 요인은 반복측정을 한 종속변수이고 수준은 반복측정 횟수이다.

→ 반복측정분산분석에 관한 자세한 내용은 '8. 반복측정분산분석'을 참조한다.

4) CONSORT(Consolidated Standards of Reporting Trials) 지침서

CONSORT 지침서는 무작위 임상시험 연구의 향상을 위한 기준자료를 만들기 위해 1996년에 출판되었고, 2001년도에 개정되었다. 근거중심 가이드라인의 사용은 무작위 임상시험 연구의 질 향상과 관련이 있다.

표 4-2 CONSORT 지침서 내용(Boutron, 2008)

Checklist of Items for Reporting Trials of Nonpharmacologic Treatments*			
Section	Item	CONSORT 세부 기준	확장설명
Title and abstract	1	중재를 위한 참여자의 할당 여부 ("random allocation," "randomized," or "randomly assigned")	초록에서 치료방법, 실험군, 대조군, 실험자, 실험장소, 눈가림(blinding) 상태 등에 대한 설명이 있어야 한다.
Introduction			
Background	2	과학적 배경 및 이론에 대한 설명이 있어야 한다.	
Methods			
Participants	3	참가자에 대한 세팅 및 자료 수집 장소에 대한 기준 설명이 필요하다.	적용했을 경우, 중재를 수행한 사람 및 실험장소 등에 관해서 실험에 적합한 기준이 되는지 여부에 대한 설명이 있어야 한다.
Interventions	4	각 그룹에 적용된 중재에 대한 세부적 설명과 어떻게, 언제 시행되었는지에 대한 설명이 있어야 한다.	실험군과 대조군에 대한 중재 및 시행기간 등에 상세한 설명이 있어야 한다.
	4A		중재를 위한 추가 구성에 대한 설명, 각 참가자의 중재 적용에 대한 세부 설명이 있어야 한다.

표 4-2 CONSORT 지침서 내용(Boutron, 2008) (계속)

Checklist of Items for Reporting Trials of Nonpharmacologic Treatments*			
Section	Item	CONSORT 세부 기준	확장설명
	4B		중재가 어떻게 표준화되었는지에 관해 선행논문 고찰 등을 통해 자세한 설명이 있어야 한다.
	4C		프로토콜 평가와 향상시키기 위한 의료제공자의 노력에 대해 상세한 설명이 있어야 한다.
Objectives	5	특별한 목표와 가설이 필요하다.	
Outcomes	6	처음과 두 번째 결과 측정에 대한 명확한 설명과 적용되었을 때 측정의 질 향상을 위해 사용된 방법에 대한 부연설명이 필요하다. (예, 다양한 관찰방법, 측정도구, 평가자의 훈련법 등)	
Sample size	7	어떻게 샘플 크기가 결정되었는가?, 중간결과 분석 설명 및 중단을 위한 규칙에 대한 설명이 있어야 한다.	적용할 때 실험자 또는 센터에서의 모집 방법에 대해 상세한 설명이 있어야한다.
Randomi-zation sequence generation	8	자세한 제약(블록킹, 층화)과 더불어 무작위에 대한 일반적 방법에 대한 설명이 있어야 한다.	적용 시 실험자가 각 그룹을 어떻게 할당하였는가?
Allocation concealment	9	무작위 할당 절차에 대한 구현 방법(번호 용지, 중앙 전화국), 명확한 절차는 중재를 위해 나누어진 다음에도 비밀로 되어야 한다.	
Implemen-tation	10	할당절차를 담당한 사람이 누구인지, 등록된 참여자는 누구인지 각 그룹에 속한 참여자는 누구인지를 명기하여야 한다.	
Blinding (masking)	11A	참가자든 비참가자든 중재 관리와 결과에 대한 평가는 각 그룹에 눈가림으로 하여야 한다.	각 그룹에 중재를 하였거나 하지 않은 것을 눈가림으로 하여야 한다.
	11B		만약 눈가림이 되었다면 눈가림 방법과 중재에 대한 설명을 기술하여야 한다.
Statistical methods	12	통계적 방법으로 처음에 기본 그룹 비교를 시행하여야 한다. 추가적으로 하위그룹 분석과 적합한 세부 분석을 시행하여야 한다.	적용할 때 실험자나 센터가 어떠한 방법으로 모집하였는지 세부적으로 제시하여야 한다.
Result			
Participant flow	13	각 단계별 참가자의 흐름도(flow chart, 도표가 꼭 있어야 함), 특히 각 그룹에 대한 참가자의 수와 무작위로 분류되었는지 유무, 적용된 치료법, 연구 프로토콜, 우선 결과의 분석, 계획된 연구에 대한 프로토콜 편차와 이유에 대한 설명이 있어야 한다.	중재를 위해 실행된 실험자와 실험장소의 인원 및 치료된 환자에 대한 설명이 있어야 한다.

표 4-2 CONSORT 지침서 내용(Boutron, 2008) (계속)

Checklist of Items for Reporting Trials of Nonpharmacologic Treatments*			
Section	**Item**	**CONSORT 세부 기준**	**확장설명**
Implementation of intervention	New item		실험군에 대한 치료방법과 대조군에 대한 자세한 설명이 있어야 한다.
Recruitment	14	모집기간과 추후검사 기간에 대한 설명이 있어야 한다.	
Baseline data	15	각 그룹의 임상적 특징과 인구학적 기준에 대한 설명이 있어야 한다.	적용될 때 각 그룹의 실험자에 대한 설명(case volume, 질, 경력 등)과 센터 등의 실험장소의 크기 등에 대한 자세한 설명이 있어야 한다.
Numbers analyzed	16	분석을 하기 위한 각 그룹의 참가자 수가 포함되어야 하고, "intention-to-treat(ITT, 배정된 대로 분석)"를 감안하여 분석된 결과의 설명이 있어야 한다(예, 10/20, not 50%).	
Outcomes and estimation	17	각 그룹의 첫 번째, 두 번째 결과에 대한 요약과 정확도와 효과크기(effect size)에 대한 요약(예, 95% 신뢰구간)에 대한 설명이 있어야 한다.	
Ancillary analyses	18	보조 또는 부수적 분석 내용에 대한 설명이 있어야 한다.	
Adverse events	19	중요한 반대 사건 또는 각 중재그룹의 부작용에 대한 설명이 필요하다.	
Discussion			
Interpretation	20	연구가설을 고려한 결과의 해석, 잠재적 오차와 부정확의 원인, 다양한 분석과 결과에 연관된 위험성에 대한 설명이 필요하다.	추가적으로, 비교군의 선정에 대한 고려부분, 부분적 눈가림에 대한 부족, 각 그룹 중재 시 실험자의 평등하지 않은 임상 경력 등에 대한 설명이 있어야 한다.
Generalizability	21	실행결과의 일반화(외적 타당도)에 관한 부연설명이 있어야 한다.	비교군, 환자, 실험자, 실험 장소를 포함하여 중재에 따른 시행 결과에 대한 일반성에 대한 설명이 있어야 한다.
Overall evidence	22	현재의 맥락에서 결과의 일반적 해석 근거가 필요하다.	

*Additions or modifications to the CONSORT checklist. CONSORT=Consolidated Standards of Reporting Trials.

표 4-3 CONSORT 2010 checklist of information to include when reporting a randomised trial*

Section/Topic	Item No	Checklist item	Reported on page No
Title and abstract			
	1a	내용 중 무작위 시험에 대한 확인	
	1b	설계, 연구방법, 결과 및 결론에 대한 요약	
Introduction			
Background and objectives	2a	특별한 배경 및 근거에 대한 설명	
	2b	특별한 목적 또는 가설	
Methods			
Trial design	3a	할당 비율과 더불어 평행, 요인 같은 연구 디자인 구조 설명	
	3b	시작 후에 자격기준 같은 방법의 중요한 변경	
Participants	4a	참여자 자격기준	
	4b	데이터 수집을 위한 설정	
Interventions	5	각 집단의 중재에 있어서 언제, 어떻게 관리되었는지에 대한 충분한 설명	
Outcomes Measures	6a	언제, 어떻게 평가되어져 있는지를 포함한 일차, 이차 측정 도구 및 방법에 대한 자세한 설명	
	6b	실험 시작 후, 사유로 인한 시험 결과에 변경	
Sample size	7a	샘플 사이즈 결정 방법	
	7b	해당되는 경우, 모든 중간 분석 및 중지 지침에 대한 설명	
Randomisation :			
Sequence generation	8a	무작위 할당 절차에 대한 일반적 방법	
	8b	무작위 방법 타입 : 블록화 블록 범위 등의 세부 제한 내용	
Allocation concealment mechanism	9	집단 무작위 할당내용부터 중재까지 모든 단계의 내용 및 방법을 절차대로 상세히 기술	
Implementation	10	참가자를 대상으로 무작위 할당 절차 주체는 누구인지, 참가자를 분류 주체는 누구인지에 대한 설명	
Blinding	11a	만약 시행하였다면, 누가 중재 할당 후에 눈가림이 되었는지, 어떻게 눈가림을 하였는지(예, 참가자, 제공자, 평가자 눈가림 설명)	
	11b	관련이 있다면, 중재 유사성	
Statistical methods	12a	일차, 이차 결과 비교를 위한 통계 방법	
	12b	추가 분석 및 하위그룹 분석 같은 추가 분석에 대한 방법	

표 4-3 CONSORT 2010 checklist of information to include when reporting a randomised trial* (계속)

Section/Topic	Item No	Checklist item	Reported on page No
Results			
Participant flow (a diagram is strongly recommended)	13a	각 집단의 참여자 수, 무작위 할당, 배정된 대로 분석, 우선순위 측정 결과 분석	
	13b	무작위 분배 후 어떠한 이유로 인해 제외되거나, 포기한 인원 표기	
Recruitment	14a	모집 및 추적 관찰 기간의 세부 날짜	
	14b	모집이 끝나거나 중단된 이유	
Baseline data	15	인구학적 특징에 대한 표와 각 집단에 대한 임상 특징에 대한 표	
Numbers analysed	16	원래 할당된 집단 수에 의해 분석된 참여자의 수	
Outcomes and estimation	17a	각각의 일차 및 이차 결과, 각 그룹에 대한 결과 및 추정 된 효과의 크기와 정밀도(예를 들면, 95 % 신뢰 구간)	
	17b	결과의 표시에 절대 및 상대 효과 크기를 제시하는 것이 좋음	
Ancillary analyses	18	사전 탐색 구분, 하위집단 분석을 포함한 다른 분석 결과	
Harms	19	각 집단의 중요한 오류 또는 의도하지 않은 효과	
Discussion			
Limitations	20	연구 제한점, 잠재적 편차의 근본적 원인	
Generalisability	21	시험 결과의 일반화(외적 타당성)	
Interpretation	22	관련 근거를 고려, 단점과 장점의 결과를 고려한 해석	
Other information			
Registration	23	등록번호 및 이름	
Protocol	24	실험 프로토콜이 평가된 기관	
Funding	25	기부자 및 기부 공급원	

* www.consort-statement.org.

MEMO

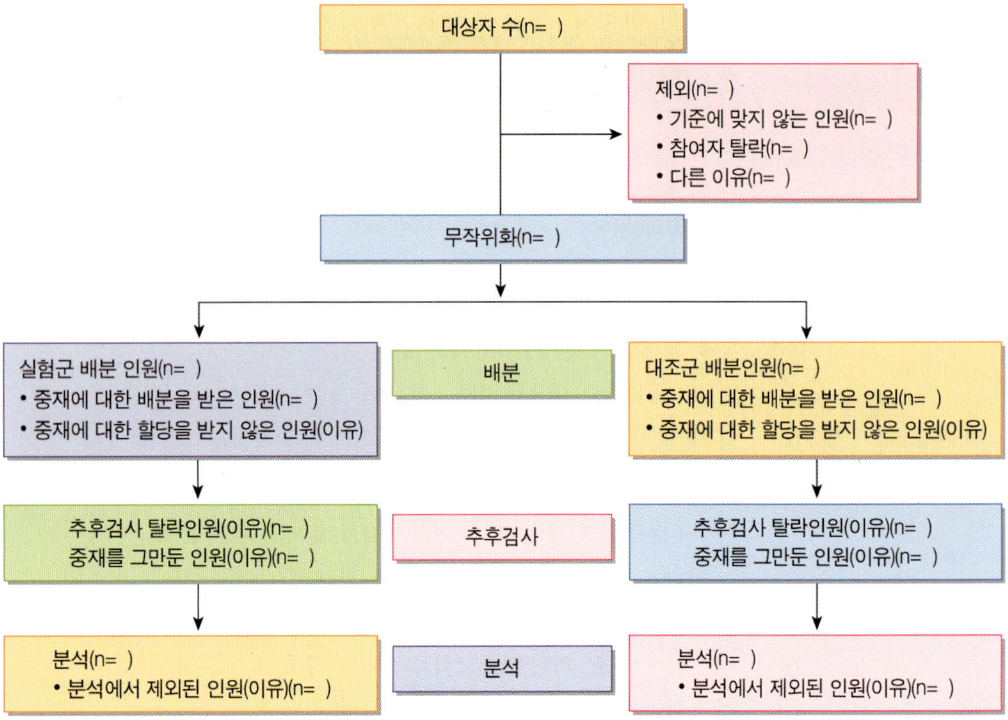

그림 4-8 CONSORT 흐름차트(http://www.consort-statment.org)

2 조사연구

조사연구(survey)는 자료를 수집하여 분석하는 연구방법으로 사회과학 연구에서 많이 쓰이는 연구방법이다. 물리치료학에서는 많이 사용되는 방법은 아니지만 치료에 대한 만족도, 직무분석에 관한 연구, 교육관련 연구 등에서 사용된다. 또한 실험연구나 단면조사 연구에서도 설문형도구를 사용하기도 한다. 조사는 직접 만나 대화하는 면접법이나 설문지를 이용하여 응답하는 설문법이 사용된다. 설문은 전통적으로 설문지를 사용하나 최근에는 인터넷을 이용하여 웹상에서 전자설문을 통해 진행하기도 한다. 일반적으로 실험연구보다 모집단이 크며 연구의 목적에 따라 특정 집단을 대상으로 조사를 하기도 한다.

1) 대인 면접법(face to face interview)

연구자가 연구의 대상자와 직접 대면하여 질문과 응답을 주고받으며, 따라서 연구에 필요한 자료를 직접 얻는 방법이다. 준비된 질문을 대상자에게 하고 응답을 나중에 분석하게 된다. 짧은 인터뷰는 몇 분에서 긴 인터뷰는 수 시간 동안 진행된다. 질문의 성격과 응답자의 의지와 상황에 따라 시간은 달라질 수 있다. 인터뷰는 서로 만나 진행하는 면대면 방법과 전화로 진행하는 방법이 있다.

(1) 면접법의 장점

다양한 조사내용을 긴 시간에 걸쳐 시행되므로 다른 조사방법보다 자세한 조사를 할 수가 있다. 연구자가 직접 조사를 하기 때문에 설문조사에 비해 응답률이 매우 높다. 만약 응답자가 질문의 뜻을 잘 이해하지 못할 경우에는 면접자가 충분하게 설명하여 줄 수 있으며 응답자도 즉시 질문이 가능하므로 결측문항의 빈도도 매우 낮다. 응답자와 질문자가 직접 얼굴을 보고 진행하므로 친밀한 관계(rapport) 성립이 가능하고 이러한 관계는 책임있는 답변을 유도하여 낸다. 따라서 설문조사에 비해 심도 있고 어려운 질문도 가능하다. 연구의 질 측면에서는 좋은 방법이다.

(2) 면접법의 단점

반면에 시간과 비용이 많이 소요되는 큰 단점이 있다. 또한 훈련되지 않은 면접자로 인한 바이어스가 발생할 수 있으므로 면접방법에 대한 표준화가 요구된다. 응답자의 익명성이 결여되므로 솔직한 답변을 도출하지 못할 수도 있다.

면접은 구조화 면접과 비구조화 면접으로 나누며 중간형태의 반구조화 면접도 있다. 구조화 면접이란 기록된 설문지나 면접조사표를 가지고 정해진 질문만을 하는 것이며 연구자의 편향된 오류를 최소화할 수 있다. 비구조화 면접은 개방적이고 자유로운 형태로 질문과 응답이 이루어지며 규칙적이지 않고 자유롭게 질문을 전개한다. 주로 녹취를 통해 추후에 연구자가 필요한 자료를 도출해낸다.

2) 전화면접조사

표본의 대표성이 중요하지만 시간과 비용이 충분하지 못할 때 사용한다.

예) 대통령 후보 선호도 조사, 상품 선호도 조사 등

3) 우편조사

우편조사는 설문지와 함께 인사편지, 우표가 부착된 회송용 봉투를 응답대상자들에게 보낸 후 기입된 설문지를 다시 우편으로 회수하는 면접 방법이다.

4) 온라인조사

온라인조사는 대면 조사 등 기존의 방법들이 시대의 변화로 사람들이 거부하여 조사하기가 어려워짐에 따라 대안으로 온라인을 통해 메일 등으로 설문을 보내어 조사하는 방법이다.

5) 설문지법

설문지(questionnaires)법은 구조화된 조사방법으로 일반적으로 펜과 종이를 사용하여 자기 기입식으로 진행된다. 즉, 응답자가 직접 기재하도록 작성된 것을 말한다. 면접법과 차이는 면접법은 면접자, 즉 조사자가 기록하는 것이고 설문지법은 피조사자(응답자)가 기록하는 것이다.

(1) 설문지법의 장점

설문을 사용하여 조사하는 방법은 많은 장점이 있다. 짧은 시간동안 광범위한 지역에서 시행된 자료를 수집할 수 있으며 면접법 보다는 많은 모집단을 대상으로 시행할 수 있다. 동일한 조건과 표준화된 설문을 통하여 응답을 하므로 면접자와 응답자간에 발생하는 편향(bias)을 줄일 수 있다. 설문에 대한 응답을 익명으로 할 수 있으므로 면접법이나 관찰법으로 알 수 없는 어려운 자료도 수집할 수 있다. 경우에 따라 설문지를 통해서만 접근할 수 있는 대상이 있으며 비 대면적인 특성으로 인하여 더욱 솔직한 응답을 구할 수도 있다. 또한 면접시에는 즉각적인 응답을 요구하므로 응답자가 부담을 느낄 수 있으나 설문지법은 응답하는데 있어 시간적 여유가 보장되므로 비교적 정확한 응답을 얻을 수 있다.

(2) 설문지법의 단점

설문지를 어떻게 제작하느냐에 따라 결과가 달라질 수 있다. 따라서 설문지를 제작하기 위해 상당한 시간과 노력이 요구된다. 면접법에 비해 무응답 비율이 높으며 성의없는 답변들을 한 설문으로 인해 편향된 결과가 나올 수도 있다. 응답률이 낮은 연구의 경우 연구의 지연과 비용에 부담이 오히려 발생할 수 있다. 결측응답 문항에 대한 보충에 기회가 없으며 제 3자에 의한 응답이 될 수도 있다.

(3) 설문지의 구성

표준화되지 못한 설문의 구성은 오류를 발생시키고 연구자의 의도에 따른 자료수집을 방해한다. 따라서 설문지의 표준화는 매우 중요하며 이를 위해서는 몇 가지의 기본적 구성이 전제되어야 한다. 우선 응답자의 적극적인 협조 요청, 설문 식별자료, 지시사항, 설문문항과 응답자의 분류를 위한 자료 등이 필요하다. 응답자에 대한 협조요청은 대개 겉표지에 기술된다. 연구자나 조사기관에 대한 소개, 조사의 목적과 취지에 대한 설명, 비밀 보장에 대한 확인 등이 포함된다. 설문식별자료는 각 설문지를 구분하기 위한 번호와 응답자의 이름이나 면접자의 이름과 면접일시를 기록하는 부분이다. 지시사항은 응답에 관련된 일반적인 사항으로 설문 전반에 걸쳐서 고려해야 하는 사항과 문항별 응답요령을 제시한 지시문 그리고 면접자에 대한 구체적인 지시사항에 대한 설명 등이 포함된다. 조사하고자 하는 설문 문항과 응답자 분류를 위한 자료 등으로 구성된다.

(4) 설문지의 작성

좋은 설문지를 개발하기 위해서는 여러 가지 단계가 필요하다. 연구자의 연구문제를 설정하고 연구문제에 맞는 가설을 설정한다. 개괄적인 설문의 내용을 구성한 뒤에 기존 선행연구에서 사용된 설문을 찾아 분석하고 이를 토대로 설문을 설계한다. 설문 초안이 작성되면 사전조사(pilot testing)와 사전조사에 대한 결과를 분석하고 부족한 부분을 보완하고 수정한다.

① 필요한 정보 파악

설문지는 연구문제의 해결을 위한 자료를 얻기 위해 사용된다. 따라서 우선적으로 해야 할 일은 연구자가 설문을 통해 알아야하는 정보의 종류와 양을 파악해야한다. 또한 설문을 면접을 통해 할지 전화 혹은 우편으로 할지 인터넷을 통한 전자 설문으로 할지를 결정한다.

② 질문의 내용결정

연구문제를 해결하는데 필요한 정보의 확인이 이루어지면 이와 관련된 질문의 구체적인 내용을 결정해야한다. 질문의 구성을 위해 선행연구의 고찰이 반드시 필요하며 연구의 흐름을 벗어나지 않도록 설문의 내용을 신중하게 결정해야한다.

- **현재 상태에 관한 질문**

  응답자의 배경, 환경, 습관 등 연구변수에 영향을 줄 수 있는 일반적인 자료 인구통계학적 자료를 얻기 위한 질문을 말한다. 일반적으로 인구통계학적 질문인 성별, 연령, 결혼유무, 가구구성과 사회 경제적 질문인 교육수준, 직업 경력, 종교, 소득에 관한 질문 등이다. 연속형 변수일 경우도 범주형 변수로 전환하여 질문하는 것이 좋다. 소득 같은 경우에는 범위를 주어 선택하게 하는 것이 좋다. 물론 연령은 그냥 기입하는 것이 좋다.

- **태도나 의견에 관한 질문**

  태도나 의견에 관한 질문은 특정 주제에 대한 응답자의 태도나 견해를 파악하기 위한 질문이다. 여기도 태도는 어떤 주제에 대해 개인이 갖는 총제적인 성향, 신념 편견, 두려움 등을 의미하고 의견이나 견해는 이러한 태도를 언어로 표현한 것이라고 볼 수 있다. 질문에서 태도를 측정하는 것과 의견을 묻는 것은 상당한 차이가 있다. 태도는 응답자의 일반적인 성향을 나타내 주는 것으로 그 내용, 방향 그리고 강도로 표시된다. 보통 3~11개의 항목과 범주형으로 구성되는 척도에 의해 측정된다. 일반적으로는 4점, 5점, 7점 척도가 가장 많이 사용된다. 특정주제에 대한 태도는 종합적인 것이기 때문에 어떤 응답자는 일부분에 대해서 동의하나 다른 부분에 대해서는 동의하지 않을 수도 있다. 이처럼 태도는 다양한 면을 내포하기 때문에 한 문항이 아닌 여러 문항으로 측정하여야한다. 이와 달리 의견은 태도를 나타낼 때만 중요한 연구대상이 되기 때문에 어떤 하나의 진술에 대해서 응답자가 얼마나 동의하느냐를 평가함으로 측정하게 된다. 의견은 하나의 항목에 대한 찬성 비율 등으로 측정된다.

- **지식이나 정보에 관한 질문**

지식이나 정보에 관한 질문은 특정 주제에 대해 갖고 있는 지식이나 정보의 양 또는 정확성을 등을 파악하기 위한 질문이다. 주어진 사항에 대해 알지 못하고 있는 응답자를 걸러내는 기능을 하기 때문에 그것을 알고 있는 응답자만 응답을 할 수 있게 여과질문의 형태를 주로 취하게 된다. 특정 프로그램이나 서비스의 실시에 관한 주민들의 인식이나 그 내용에 대한 이해도를 알고자 할 때 많이 이용된다.

(5) 질문의 형태 선택

질문의 내용이 결정되면 어떤 질문의 형태로 질문을 구성할지에 대하여 결정하여야한다. 질문은 일반적으로 개방형질문과 폐쇄형 질문으로 나눈다.

① 개방형 질문

개방형 질문은 응답자가 아무런 제약없이 자유롭게 대답하도록 구성된 질문이다.

> "당신이 병원에 내원하게 된 이유는 무엇입니까?"

자유응답식은 다시 제한 자유응답식과 무제한 자유응답식으로 구분된다. 제한 자유응답은 "~를 선택한 이유 중 가장 중요한 것 하나를 써주시오. 혹은 두 가지만 써주시오."하는 형식이고 무제한 자유응답식은 "생각나는 대로 써주시오."하는 방식이다. 개방형 질문은 매우 자세하게 물어 볼 수 있으므로 더욱 확실하게 정확한 대답을 이끌어 낼 수 있는 장점이 있다. 비교적 자유로운 의견 수렴이 가능하여 예상치 못한 문제를 발굴하거나 새로운 정보를 얻을 수 있다. 특히 연구의 초기단계에서 응답의 범위를 파악하는 데 도움이 되어 탐색적 연구나 예비조사에 유용하다. 폐쇄형 질문 후에 응답자의 생각을 더욱 심도있게 알기위해 사용하기도 한다. 개방형 질문은 응답자에게 심적 부담을 주어 응답의 해석에 편견이 개입될 소지가 있다.

② 폐쇄형 질문

폐쇄형 질문은 응답 항목을 미리 만들어 놓고 그중 하나 혹은 여러 개를 선택할 수 있도록 구성된 질문으로 객관식 질문, 선택형 질문이라고 한다. 폐쇄형 질문에 있어 응답항목은 분류 혹은 범주화의 원칙에 따라 실질적 적합성, 총망라성, 상호배타성, 독립서, 일관성, 단일 분류성에 입각하여 구성하여야한다.

폐쇄형 질문은 개방형 질문보다 응답하기가 쉬워 무응답률이 낮고 수집된 자료의 처리 분석이 쉽다. 또한 응답 항목이 명확하여 신속한 응답을 얻을 수 있으며 수집된 자료해석에 있어서 편견의 개입 가능성이 낮다.

- **이분형 질문** : 이분형 질문은 예/아니고, 좋다/나쁘다 등과 같은 두 개의 응답항목 중에서 하나를 선택하게 하는 질문이다.
  이분형 질문을 제작할 때는 중간 혹은 다른 답이 나올 가능성을 염두에 두어야한다. 양자택일에 부담을 느낄 수 있는 질문은 중간 항목을 더 추가하여 질문의 응답률을 높일 수 있다.

＊ 귀하는 가정방문 물리치료에 대해 들어본 적이 있나요?
① 그렇다(예) ② 아니다(아니오)

- **다항 선택형 질문** : 다항선택형 혹은 선다형질문은 세 개 이상의 응답항목 가운데 하나를 선택하도록 하는 질문이다. 이 경우 응답항목은 분류 혹은 범주화의 원칙에 따라, 실질적적합성, 총망라성, 상호배타성, 독립성, 일관성 혹은 단일분류성 등에 입각하여 구성되어야 한다. 하나의 질문문항에 대해 항목이 너무 많으면 응답자가 혼란을 일으킬 수 있기 때문에 대체로 3개 내지 5개정도가 무난하다.

＊ 현재 가장 시급한 복지정책이 무엇이라고 생각하십니까?
① 장애인복지 ② 노인복지 ③ 가족복지 ④ 청소년복지 ⑤ 아동복지

• **다중 응답형 질문** : 다중응답형 질문 여러 개의 응답항목 중에서 하나 혹은 적합한 모두를 선택하게 하는 질문이다. 다중응답형 질문 주로 단어를 선택하도록 하며 응답항목도 더 많은 편이다. 또한 필요에 따라 여러 항목 중에서 두 개 이상을 꼭 선택하게 하는 경우도 있다.

＊ 가정방문 물리치료는 어떠한 환자 대상으로 하는 것이 좋을까요? 선택해 주세요(중복가능).
① 뇌졸중 ② 사지마비 ③ 어깨, 목, 허리 통증 ④ 치매 ⑤ 파킨슨 ⑥ 발달 지연 아동 ⑦ 기타( )

• **서열형 질문** : 서열형질문은 일련의 응답 항목에 대해서 중요성, 선호도, 우선순위 등의 순서에 따라 번호를 기입하도록 하는 질문이다. 이러한 형태는 특히 사회과학분야에서 정확한 수치를 제시할 수 없는 경우에 서열을 정함으로서 최소한 상대성에 관한 정보를 파악할 수 있기 때문에 유용하게 쓰인다. 그러나 이 경우에도 서열간의 거리에 대해서는 알 수 없으며, 응답 항목이 많으면 응답자가 판단하기 곤란하므로 가능하면 10개 항목 이내로 줄이는 것이 좋다.

＊ 가정방문 물리치료 대상이 가장 시급한 환자를 우선순위에 따라 1, 2, 3으로 선택해주세요.
① 뇌졸중 ② 사지마비 ③ 어깨, 목, 허리 통증 ④ 치매 ⑤ 파킨슨 ⑥ 발달 지연 아동

• **평정형 질문** : 평정형질문은 응답의 강도 또는 정도를 구하는 등급형 질문이다. 보통 3~7개 정도의 응답 항목을 가진 리커트 척도에 의한 질문을 대표적으로 들 수 있다. 이러한 형태의 질문은 그 내용이 "그렇지 않다. 그렇지 않다. 보통이다. 그렇다. 매우 그렇다." 등의 방법으로 나누는 방법이 리커트 척도이다.

＊ 귀하는 현재 작업치료 비용에 대해 만족하십니까?
① 매우 만족한다. ② 만족한다. ③ 보통이다. ④ 불만이다. ⑤ 매우 불만이다.

(6) 질문지 체계 정립

질문의 내용과 형태에 대한 검토가 이루어지면, 설문지의 전체 체계를 어떻게 할 것인지에 대해 생각해 보아야 한다.

① **표지문(cover letter)**

설문지 가장 앞면에 붙게 되는 표지문은 응답자가 최초로 설문지를 접하고 그에 대한 첫인상을 갖게 되는 곳이다. 따라서 표지문은 응답자로 하여금 응답여부를 판단하는데 매우 중요하며, 궁극적으로 응답률을 좌우하는 결정요인이 될 수도 있다.

② **질문의 배치**

파악하고자 하는 내용에 대하여 질문을 작성한 후 이를 어떤 순서로 배열할 것인가를 결정해야 한다. 질문의 순서는 응답자로 하여금 조사에 자발적으로 응하도록 하는데 매우 중요한 영향을 미친다. 일반적으로 질문배치에 있어서 염두에 두어야 할 부분은 다음과 같다.

먼저, Ⓐ 시작하는 질문은 응답자의 흥미를 유발하고 쉽게 대답할 수 있는 것으로 한다. 그리고 Ⓑ 민감한 질문은 가급적 후반부에 배치하는 것이 좋으며, Ⓒ 질문 항목간의 관계를 고려해서 자연스러우면서도 논리적인 순서에 따라 배열해야 한다. 마지막으로 Ⓓ 일반적인 것을 먼저 묻고 그 다음에 특수한 것을 질문하도록 한다.

③ **지시문**

설문지의 완성도를 높이려면 적합한 위치에 명확한 소개문이나 지시문이 들어가야 한다.

- 전반적 지시문 : 먼저, 질문내용에 대한 전반적인 배경이나 개요 등을 제시하는 지시문은 연구자가 원하는 것을 정확히 알려 주어 응답자의 사전 이해를 높이기 위한 것이다.

❋ 질문에 앞서 가정방문 물리치료의 배경을 설명해드리겠습니다.
가정방문 물리치료란 ....

다음은 설문지 전체에 걸쳐 응답자가 준수해야할 응답요령과 주의사항을 알려주는 지시문이다. 이러한 지시문은 다중선택형일 경우에는 선택 표시기호와 방법을 알려주며, 개방형일 경우에는 단어 수 등을 제한하는 것과 같은 설명을 한다.

❋ 질문에 따라 해당되는 번호에 ∨표를 하시거나, (　)안에 번호를 적어 주시고, 응답항목이 없는 경우는 귀하의 의견을 직접 기재해 주시기 바랍니다.

- **구체적 지시문** : 구체적 지시문은 각 문항별로 참고사항이나 응답 요령 또는 주의사항을 알려주는 설명을 말한다. 많은 경우 질문의 주요 내용을 분류하여 제목을 지시문으로 제시하고, 이에 해당하는 질문을 배치하는 방법을 사용한다. 이 방법은 응답자가 각 분류에서 질문의 내용이 무엇인가를 사전에 알 수 있게 하며, 특히 다양한 자료를 얻고자 할 때 덜 혼란스럽게 보이도록 해 주는 장점이 있다.

(7) 사전검사(pilot testing)

사전검사란 본 조사의 절차와 원칙에 따라 사전에 설문지를 적용하여 본 조사에서 발생될 수 있는 문제점을 미리 찾아 이를 수정하기 위한 절차이다. 설문지를 작성하는데 아무리 만전을 기하였다고 하더라도 연구자의 생각이 응답자와 차이가 있기 때문에 응답자에게는 연구자의 의도와 다르게 받아들여질 수 있다. 따라서 설문지의 초안을 완성한 후 예정응답자의 일부를 선정하여 설문지를 가지고 정확한 자료를 수집할 수 있을 것인가를 점검하는 절차를 거치게 된다.

사전검사는 참여한 응답자들이 모집단을 대표할 수 있도록 선정하여 실시해야 한다. 이와 동시에 연구주제에 대해 전문적인 지식을 가진 전문가 집단에 사전검사를 하여 일반 응답자들이 파악하지 못하는 문제점까지도 해결하도록 해야 한다.

사전검사에서는 응답자나 전문가의 반응을 토대로 각각의 질문에 대하여 Ⓐ 연구자의 의도가 응답자에게 충분히 전달되는지, Ⓑ 용어가 응답자에게 생소하지 않은지, Ⓒ 설문지 작성에 시간이 얼마 정도 소요되는지, Ⓓ 한쪽으로 치우치는 응답이 나오는지 여부 등의 문제점을 파악한다. 만약 문제점이 나타나면 그 이유를 규명하고 앞의 단계로 돌아가서 설문지를 수정한 후 다시 사전 검사를 하는 과정을 반복하여 설문지를 최종적으로 확정한다.

(8) 설문지완성

사전검사에서 필요시 설문지를 수정하여 모든 것이 순조롭다고 확인되면 비로소 설문지를 인쇄한다. 이때 인쇄된 설문지가 응답자에게 호감을 주고 중요한 것이라는 인식이 들도록 크기, 용지, 활자, 표지, 공간, 번호, 부호 등 여러 가지에 대해 세밀하게 신경 써야 한다.

우편을 통하여 자료를 수집하는 경우에는 완성된 질문지와 함께 반송용 봉투를 동봉하고, 반송용 봉투에는 반드시 송부할 주소, 즉 연구자나 연구기관의 주소가 인쇄되어야한다. 이 경우에 설문지의 크기와 양에 따라 반송용으로 사용될 봉투의 규격이 잘 맞도록 봉투를 제작해야 하며, 반송용 우편요금은 수취인 부담으로 할 수 있도록 해야 한다.

6) 설문지 작성 원칙

(1) 설문지는 너무 길게 작성하지 않는다.

최대 40분, 전화조사의 경우 15분을 넘기지 않는 것이 좋다.

(2) 설문지 작성 시 응답자를 배려한다.

공손하게 존칭을 사용하고 응답자의 사생활은 묻지 않는다.

(3) 질문은 명확하고 쉽게 작성한다.

문장을 길지 않게 하고, 쉬운 질문에서 어려운 질문으로 가고, 전체적 질문에서 국소적으로 질문해간다.

(4) 응답자에게 편견을 주어 응답을 왜곡시키지 않는다.

(5) 미세한 차이가 나는 질문을 반복하지 않는다.

(6) 설문지 표현방법을 신중히 고려한다.

① 건너뛰는 질문을 어디로 가야하는지 눈에 잘 띄게 표기한다.

② 글씨체를 잘 알아볼 수 있게 한다.

③ 설문지 구성 시 코딩을 고려해 순번을 잘 고려한다.

안내문 작성

안내문에 포함되어야 할 사항

- 연구의 목적을 간결하게 설명한다. 전문용어의 사용을 피하고, 이 연구가 왜 중요한가를 느끼도록 작성한다.
- 응답자의 응답이 연구를 성공적으로 마치는데 매우 중요하다는 인식을 주도록 한다.
- 응답 자료에 대한 비밀이 보장된다는 사실을 언급한다. 응답 자료는 익명으로 통계처리가 되므로 개인의 비밀이 보장됨을 밝히고, 이름이나 기타 개인을 확인할 수 있는 사항은 배제한다.
- 응답에는 정답이나 오답이 없으니 솔직하게 자신의 생각을 적는 것이 중요함을 언급한다.
- 응답에 소요되는 예상시간을 밝혀둔다. 예상시간을 알면 좀 더 성실하게 응답한다. 예상시간은 실제 소요시간을 기록하거나 약간 길게 잡는다. 소요시간을 실제보다 짧게 제시할 경우 설문지의 뒷부분에 대한 응답이 부실해 질 가능성이 높다.
- 우편 조사라면 회수 마감일을 명확하게 적는다. 설문지 발송 후 약 15일 정도가 적당하다.
- 안내문의 앞과 끝에 정중한 감사의 표시를 한다.
- 연구자의 소속, 이름, 연락처를 밝혀둔다.

안내문의 예

노인의 운동참여에 관한 조사

안녕하십니까?

건강을 지키고 생활의 활력을 얻기 위해 규칙적으로 운동하는 사람들이 점차 늘고 있습니다. 본 조사의 목적은 노인분들이 자신의 몸과 건강에 대해서 어떻게 생각하고 있으며, 운동이 일상생활의 활동능력과 어떠한 관계가 있는가를 알아보는 것입니다. 응답해 주신 사항은 건강한 노년기를 보내는 데 도움을 줄 수 있는 운동프로그램을 개발하는데 귀중한 자료로 활용될 것입니다.

본 조사를 통하여 수집된 자료는 통계적으로만 처리되므로 응답자의 개인 기록이 외부에 노출되지 않습니다. 또한 분석된 자료는 연구목적으로만 사용될 것입니다. 문항에는 정답이나 오답이 없으니 귀하의 생각을 솔직하게 표현하여 주시길 바랍니다.

참고로 본 설문조사에 소요되는 시간은 약 15분입니다. 바쁘신 중에 귀중한 시간을 저희 연구에 할애하여 주신데 대해 진심으로 감사드립니다.

G 대학교 ㅇㅇ학과
연구자 최 연 구

연락처 : 이 조사에 대해 문의할 사항이 있으면 아래로 연락 주십시오.
최 연구 (G 대학교 ㅇㅇ학과 전화 : 010-1234-2534, 팩스 : 02-940-1234)

3 체계적 고찰과 메타분석

1) 체계적 고찰(systemic review)

(1) 개요

고찰(review)연구란 기존의 1차 연구를 모아 재기술을 하는 연구이다. 원래는 저널의 편집장이 특집기사를 위해 그 분야의 전문가에게 그동안 연구한 사신의 언구나 다른 사람의 연구를 모아 그 분야의 전체적인 흐름을 보여주는 것이 고찰연구였지만 최근에는 근거기반의학의 발달로 인해 비체계적이고 조직적인 고찰 연구보다는 엄격하고 일정한 기준에 의한 고찰연구를 요구하고 있다. 잘못된 1개의 임상연구보다 잘못 수행된 고찰연구가 더 큰 오류를 전달할 수 있다.

유사하거나 동일한 주제의 연구들을 모아서 체계적인 기준에 의해 고찰하는 연구를 체계적 고찰(systemic review)라고 한다. 체계적 고찰은 연구의 목표와 대상 방법에 대해 명확한 언급을 하며 연구방법이 분명하고 재현가능하게 한다. 체계적 고찰은 주로 무작위임상시험(RCT)을 대상으로 수행하기 때문에 체계적 고찰의 결과는 근거중심의학에서 매우 높은 수준의 근거를 제공한다. 근거중심의학에서 큰 역할을 하는 체계적 고찰에 대한 정보를 공유하기 위해 몇몇 데이터베이스가 운영되고 있는데 그의 대표적인 데이터베이스는 코크란 콜라보레이션(Cochrane Collaoration)이다. 스코틀랜드 출신의 의학자인 Archibald Leman Cochrane(1909～1988)의 1979년도 논문을 시작으로 체계적 고찰의 연구 과정이 만들어졌다. 이후 1993년부터 시작된 코크란 콜라보레이션은 현재 코크란 라이브러리를 통해 체계적 고찰에 대한 데이터베이스를 제공하고 있다(www.cochrane.org).

(2) 체계적 고찰의 특징

체계적 고찰 논문은 여러 가지 정보를 제공한다. 많은 연구들을 정제의 과정을 통해 매우 집약되고 밀착된 정보를 제공하여 준다. 이러한 정보들은 새로운 연구를 수행하는 연구자들에게 불필요한 연구를 줄여주고 연구의 방향성을 제시한다. 단일 연구에서는 얻을 수 없는 일반화의 가능성을 체계적 고찰 연구에서는 가능하게 한다. 메타분석(meta analysis)과 같은 수량화된 체계적 고찰을 수행하면 좀 더 정밀한 수치들을 통해 효과에 대한 정량적인 평가가 가능해진다.

(3) 검색과정

체계적 고찰과정에서 첫 번째 중요한 과정은 검색과정이다. 일반적으로는 Medline, EMBASE 등 검색 데이터베이스에서 문헌을 검색한 이후 문헌 선택과 분류를 진행한다. 검색과정에서 중요한 것은 검색 기술이다. 검색을 위해서는 적절한 용어들을 선택하며 용어들을 확장하는 것이다. 문헌 검색을 위해서 검색어는 PICO형식을 따른다. P는 환자, 대상, 문제(Patient. Population. Problem)를 의미하고 I는 중재나 검사(Intervention or Index Test)를 C는 비교자, 비교(Comparators. Comparison. Control)를 O 결과(Outcomes)를 의미한다. 검색어 확장을 위해서는 MeSH, 통제어, 유사어, 불리연산자(AND, OR, NOT), 절단검색이나 만능문자(wild cards, '?', '$')를 이용한다.

문헌검색 시 데이터베이스만을 사용할 때는 숨어있는 많은 회색문헌(grey literature)들을 놓칠 수 있다. 따라서 학술대회 발표집, 기관과 학교의 연구보고서나 학위논문이나 연구만 진행된 미간행논문 등도 확인하여야하며 주로 이 분야에 논문을 낸 저자들에게 연락하여 현재 진행된 연구들을 확인해야한다.

출판된 연구들은 주로 좋은 결과를 낸 연구가 많기 때문에 출판 편견(publication bias)을 줄이기 위해서는 편집자들이 연구를 거부한 연구들을 찾는 데도 노력을 해야 한다.

(4) 선별 및 선정 과정

검색한 연구들은 서지정보관리 프로그램이나 엑셀 같은 프로그램을 이용하여 정리한다. 검색된 문헌들은 2명의 독립된 연구자에 의해 제목과 초록들을 검토하여 선정과 제외하는 1차 선별작업을 한 뒤에 협의에 의해 결정한다. 한 사람은 그 분야의 임상전문가이고 한 사람은 체계적 고찰의 전문가에 의해 구성하는 것이 좋다. 선정과 제외 기준은 임의로 결정하지 않고 협의에 의해 미리 선정된 기준을 통해서 해야 하며 예비 연구를 통해 조율하는 것이 필요하다. 의견의 협의가 되지 않을 경우 제 3자 연구자에 의한 조정이 필요할 수도 있다. 1차 선별이후에는 선정된 문헌의 원문을 검토하여 2차 선정 작업을 한다. 2차 선정 작업 또한 1차 선정 작업과 같은 방법으로 진행되면 2인의 협의에 의한 방법으로 결정한다.

2차 선정 작업을 마친 문헌을 대상으로 질적인 평가를 해야 한다. 이 과정은 연구의 오류를 줄이기 위한 과정으로 연구의 내적 타당도를 높이기 위해 4가지의 형태의 오류를 고려하여 적절성을 평가해야 한다.

첫 번째는 선택 편견(Selection bias)은 연구 그룹을 비교하는 방법이기 때문에 치료 효과를 왜곡할 수 있는 가장 중요한 요인 중에 하나이다. 선택편견은 무작위 배정과 배정의 은폐와 관련이 있다. 선택 편견을 예방하기 위해서는 적절한 배정의 방법이 수행되어야하다. 배정의 순서가 연구자에게 가려져야한다. 수행편견(Performance bias)은 연구에서 실험군과 대조군에 적용되는 중재의 차이에서 오는 편견이다. 연구대상자와 중재자가 배정된 군에 대한 정보를 알지 못하도록 눈가림 방법을 시행하는 것이 가장 효과적인 방법이다. 군이 배정된 이후 사후 혹은 추적 검사에서 배제되는 경우가 있다. 탈락편견(Attrition bias)은 배제된 환자와 남아있는 환자 사이에서 오는 편견이다. 네 번째 오류는 감지편견(detection bias)이다. 환자 배정에 대한 지식이 결과 확인에 영향을 미칠 때 발생하게 된다. 이러한 편견을 피하기 위해서는 환자, 연구자, 결과 확인자에게 눈가림(blinding)이 이뤄져야 한다.

질적인 통합을 이루는 과정을 마친 문헌들은 양적인 통합을 이루는 메타분석(meta analysis)을 통해 최종 합쳐진다.

이러한 과정의 절차는 PRISMA(Preferred Reporting Items for Systematic Reviews and Meta-Analyses)의 방법을 따른다(www.prisma-statement.org).

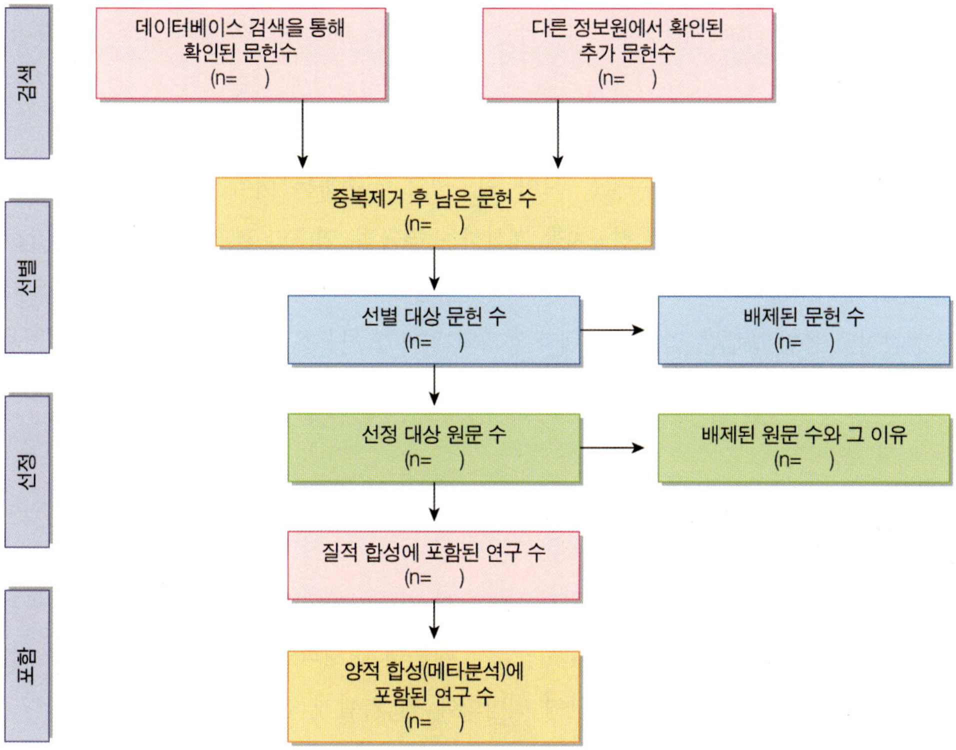

그림 4-9 PRISMA Flow chart

MEMO

2) 메타분석(meta analysis)

(1) 개요

체계적 분석을 통해 합쳐진 연구의 결과를 양적으로 표현하기 위해선 메타분석이라는 통계적인 방법이 필요하다. 메타분석의 메타(meta)라는 말은 '후(after)'라는 의미를 가지고 있어 1차 연구들을 대상으로 다시 연구한다는 의미를 내포하고 있다. 메타분석은 체계적 분석을 통해 선정된 연구들을 통계학적인 방법으로 양적 통합을 이뤄 중재에 대한 효과의 결론을 내릴 수 있도록 하는 방법이다. 첫 번째 메타분석은 1904년 통계학자 Karl Pearson에 의해 영국군인들 사이의 감염과 사망률을 비교하는 연구로부터 자료를 모음으로써 행해졌다. 현재 사용하고 있는 메타분석이라는 방법은 Gene V. Glass에 의하여 시작되었다. Gene V. Glass는 375편의 심리치료 효과에 대한 선행연구들의 결과를 수집하였고 실험군과 대조군의 평균차에 대한 표준화 점수를 산출하여 새로운 통계방법인 메타분석을 개발하였다.

메타분석이 나오기 전에는 연구들을 모아 연도별로 서술하는 이야기체적 서술방법(narrative method)을 사용하거나 연구결과의 평균치를 계산하는 평균법, 연구의 결과를 유의함, 정적(positive)으로 유의함, 부적(negative)으로 유의함, 유의하지 않음으로 나누는 투표식 방법 등이 사용되었다. 이러한 전통적인 통합 방법은 연구의 선택과 결과의 평가가 연구자의 자의적인 해석이 될 가능성이 높았다. 이러한 문제점을 보완하기 위해 체계적 고찰을 통해 얻어진 연구들을 통합하는 메타분석이 필요하게 된 것이다.

(2) 메타분석의 특징

메타분석은 수량적인 통합과정이다. 원자료를 각각 가중치를 주어 통합하므로 요약된 통계치를 제시한다. 서로 상이한 연구들을 통합할 수 있기 때문에 전체적인 결론을 도출시키기에 유리한 방법이다. 일반 연구처럼 결론을 도출하여 일반화에 더 가깝게 접근할 수 있다.

(3) 효과크기

각 연구의 효과를 통합하기 위해 필수적인 절차는 각 연구 결과의 효과 크기를 구하는 방법이다. 각 연구의 효과크기를 구하여 이 효과크기들을 합치고 통합된 효과크기를 통해 결론을 도출하는 것이다. 효과크기란 실험군에서 대조군이 평균값을 뺀 값을 대조군 혹은 두집단의 표준편차 값으로 나눈 값을 의미한다. 각 연구의 연구 결과를 비교하기 위해 하나의 공통척도로 효과크기를 사용하는 것이다.

(4) 메타분석의 장점과 단점

① 장점 : 여러 논문들의 효과 크기를 통합하므로 큰 표본을 가지고 검정을 하게 된다. 따라서 좀 더 강력한 결론을 도출할 수 있다. 표본이 커지면 2종 오류가 작아지므로 검정력이 높아진다. 또한 표준오차가 감소하여 신뢰구간이 좁아지므로 더욱 정밀한 추정이 가능해진다. 따라서 메타분석의 결론은 한 두 연구의 결론 보다 체계적이고 정확하다. 그 외에도 관심 있는 두 변수간의 관계양상을 잘 파악할 수 있게 한다. 상충된 연구의 결과를 쉽게 비교할 수 있다.

② 단점

- 임상적 이질성(heterogeneity) : 비교할 수 없는 다른 성질의 연구결과를 통합하는 문제가 발생할 수 있다. 환자의 모집단, 측정변수, 변수이 정의, 추적기간 등이 다른 연구들을 비교하기 때문에 오는 연구 간의 이질성이 발생한다. 따라서 이질성이 높은 연구의 결과를 잘 선별해야한다.
- 연구의 질의 상이함 : 좋은 연구와 졸렬한 연구를 무조건 통합하므로 오는 연구의 질의 차이에 대한 문제가 발생한다. 좋은 연구에 가중치를 주어 이 문제를 해결하려고 하지만 한계는 있다.
- 출판 편견 : 논문으로 출판된 결과를 분석하므로 유의한 결과나 긍정적인 결과 위주의 논문이 통합될 가능성이 높다.

(5) 메타분석의 절차 및 방법

① 분석대상 논문들의 효과 크기 산출

② 전체 효과 크기들의 동질성 검정

③ 이질적 효과크기 자료들의 분석

④ 전체 효과 크기들의 동질성 검정

(6) 메타분석의 결과 해석

메타분석의 결과 해석을 위해 비교 분석할 대조군 선정하고 보고할 결과도구 및 사용할 통계기법 선정한다. 이후 각 연구자료 내 자료 추출하고 요약 통계량 산출을 위해 연구자료들의 결과 취합한다. 연구자료들 간 차이점 탐색한 후 결과를 해석한다.

① 관심효과

출판된 논문으로부터 관심효과를 추출하여 관심효과를 평가한다. 관심효과는 수치로 된 형태의 연속형이라면 두 그룹의 평균의 차이이고 0의 의미는 처리효과가 없다는 의미이다.

이분형의 형태라면 효과크기는 RR(relative risk)이나 OR(odd ratio)가 된다. 1은 처리효과가 없음을 의미한다.

② 통계적 동질성 여부 검토와 통계적 이질성에 관한 추정치 계산

동질성은 개별연구의 효과들 간의 변동은 우연에 의한 것이라는 것이다. 이러한 동질성 가정하에 효과크기가 합쳐지는 것이 의미가 있다. 만약 이질성이 개별연구의 효과들 간의 변동이 우연에 의한 것이 아니라 실제적인 변동이 있다면 효과크기를 합치는 것은 의미가 없다. 이질성의 양은 신뢰구간이 겹치는 것을 보고 직관적인 판단을 내릴 수도 있고 I^2 값을 통해 나타낼 수 있다. I^2 값은 연구들 간의 전체 변동량 중 이질성으로 인한 변동량이 차지하는 비율을 의미한다. I^2 통계량은 연구의 수나 효과크기의 종류에 향을 받지 않고 이질성을 정량으로 표시하며 $I^2 = 100\% \times (Q - df) / Q$ (Q=Cochran Q 이질 성 값, df=degree of freedom)로 계산된다.

③ 모델 결정

메타분석의 통계 모델로는 고정효과모델과 변량효과 모델이 있다. 모든 연구의 효과 크기는 유사하다는 가정을 하는 것이 고정효과모델이다. 각각의 연구는 같은 모집단에서 얻어졌다는 동질성을 가정하기 때문에 연구의 상이한 결과는 표본추출에서 생기는 표본 간의 변동 때문이라고 가정하므로, 연구 간의 차이는 없다고 하는 것이다. 반면 변량효과모델은 연구의 효과 크기는 연구에 따라 각각 다르다고 가정하여 실제의 연구의 효과크기를 구하기 위해 연구 간의 차이를 모두 반영한 가중치를 사용하여 분석하는 모델이다.

(7) 숲그림(forest plot)의 해석

메타분석 분석 후 결과를 숲그림을 표현한다. 코크란 콜라보레이션의 로고를 보면 숲그림을 형상화 한 것을 볼 수 있다. 실제로 이 9개의 신뢰구간 표시는 '가상현실을 이용한 뇌졸중 재활이 상지기능에 미치는 효과'에 대한 아홉 개의 임상시험의 메타분석 결과를 나타낸 것이다.

① 가로축의 숫자의 의미 : 가로축의 숫자는 효과의 크기(effect size)를 나타내며 연속형은 가운데 0을 중심으로 숫자가 배열되고 이분형은 1을 중심으로 숫자가 배열되며 OR, RR을 의미한다.

② 수직선의 의미 : 수직선은 효과가 없음을 나타내는 선으로 무효화선이라고 한다.

③ 각 연구의 가로선 : 각 연구의 가로선은 신뢰구간을 의미한다. 신뢰구간은 좁을수록 정확성이 높으며 수직선과 만나지 않아야 통계적으로 유의미한 것이다.

④ 각 연구의 가로선의 가운데 점 : 가운데 점은 효과크기의 추정치를 나타내는 점이다. 점의

크기는 표본의 크기를 나타내면 가중치를 의미한다.

⑤ 다이아몬드 : 각 연구의 가로선 아래에 있는 다이아몬드는 효과크기의 합을 의미하며 수직선과 만날 경우 통계적인 의미는 없는 것이다. 다이아몬드의 가로크기는 신뢰구간의 합을 의미하며 효과크기의 세로크기는 효과크기의 합을 의미한다.

아래의 그림은 실제 메타분석의 결과이다.

- 가로축 : 0을 중심으로 하고 있으므로 효과크기를 의미한다. 0을 중심으로 오른쪽은 가상현실 재활의 효과크기이며 왼쪽은 전통적중재의 효과크기이다.
- 수직선 : 0 위로 그어진 수직선은 무효화선이며 이 선에 닿아 있는 연구는 효과가 없음을 의미한다. 3개의 연구만이 무효화선에 닿지 않고 있다.
- 각 연구의 가로선 : 가로선의 길이는 신뢰구간이며 Sin(2013)의 연구가 가장 좁아 정확성이 높음을 의미한다.
- 각 연구의 가로선의 가운데 점 : 가중치를 나타내며 Sin(2013)의 연구가 가장 크다(18.1%). 표본의 크기가 18명으로 가장 크다.
- 다이아몬드 : 9개의 연구의 합을 보여준다. 다이아몬드의 세로 크기가 커져있음은 9개의 연구가 합쳐져서 효과크기가 큼을 보여주고 가로크기는 신뢰구간을 의미하며 신뢰구간이 매우 좁아짐을 의미한다. 또한 무효화선에 닿고 있지 않아 최종적으로 가상현실을 이용한 재활이 전통적인 중재보다 상지기능에 효과적임을 나타내고 있다.

Study or subgroup	Virtual reality N	Mean(SD)	No intervention N	Mean(SD)	Std. Mean Difference IV,Fixed,95% CI	Weight	Std. Mean Difference IV,Fixed,95% CI
Cho 2012	15	21.6 (5.4)	14	17.7 (3.4)		14.5 %	0.83 [0.07, 1.60]
Coupar 2012	4	44 (15.98)	4	44.25 (24.96)		4.4 %	-0.01 [-1.40, 1.38]
Jang 2005	5	58 (6.24)	5	55 (3.74)		5.2 %	0.53 [-0.75, 1.80]
Kim 2011a	15	64 (26.7)	13	61.2 (18.2)		15.4 %	0.12 [-0.63, 0.86]
Kwon 2012	13	62.92 (3.45)	13	61.85 (4.54)		14.2 %	0.26 [-0.52, 1.03]
Shin 2013	9	51.1 (7.8)	7	40.7 (9.8)		7.2 %	1.13 [0.04, 2.21]
Sin 2013	18	47.72 (15.34)	17	34.59 (20.72)		18.1 %	0.71 [0.02, 1.39]
Standen 2011	9	-2.68 (1.6)	9	-2.86 (1.4)		9.9 %	0.11 [-0.81, 1.04]
Yavuzer 2008	10	3 (1.5)	10	2.8 (0.9)		11.0 %	0.15 [-0.72, 1.03]
Total (95% CI)	**98**		**92**			**100.0 %**	**0.44 [0.15, 0.73]**

Heterogeneity: Chi² = 5.39, df = 8 (P = 0.72); I² =0.0%

Test for overall effect: Z = 2.96 (P = 0.0031)

Test for subgroup differences: Not applicable

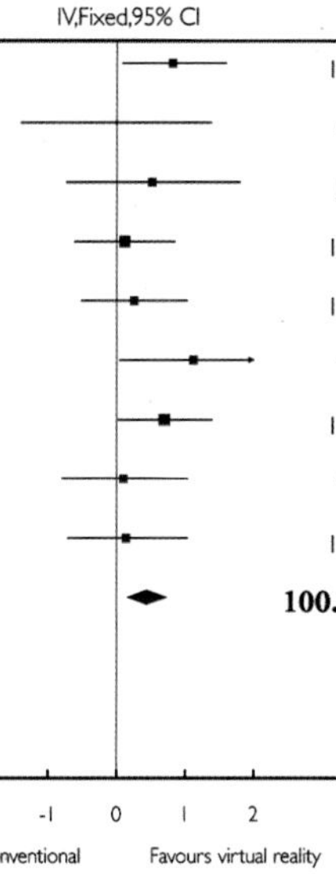

참·고·문·헌

- 김원호, 박은영. 물리치료학 연구방법론. 정담미디어. 2010.
- 노형진. 한글 SPSS 10.0에 의한 알기쉬운 다변량분석. 형설출판사. 2003.
- 박규원 외 5명. 디자인 조사 연구방법론. 이서원. 2010.
- 박소현, 김문수 공역. 학습과 행동. 시그마프레스. 2004.
- 이재형 외 6명 역. 근거중심물리치료. E Public. 2009.
- 이종규. 질적 연구방법론. 교육과학사. 2006.
- 이준석, 김옥주. "연구 부정행위에 대한 규제 및 법정책 연구", 한국생명윤리학회, 『생명윤리』, 제7권 제1호(통권 제13호), 2006.
- 이준영 역. 한눈에 알 수 있는 의학통계학 3판. E Public. 2010.
- 이충휘. 물리치료사와 작업치료사를 위한 연구방법론 제4판. 계축문화사. 2012.
- 이충휘. 물리치료사와 작업치료사를 위한 연구방법론. 계축문화사. 2008.
- 정동빈, 박덕영. 치학 반복측정설계 및 분석의 실제. 2007.
- Boutron I, Moher D, Altman DG, Schulz KF, Ravaud P. Extending the CONSORT statement to randomized trials of nonpharmacologic treatment: explanation and elaboration. Ann Intern Med. 2008;148(4):295-309.

» 사이트

- APTA journal » http://www.ptjournal.org
- Cochrane » http://www.updateusa.com/clibhome/clib.htm
- CONSORT 흐름차트 » http://www.consort-statment.org/
- Embase » www.embase.com
- Health Gate » http://www.healthgate.com/HealthGate/MEDLINE/b.search.shtml
- http://wolfpack.hnu.ac.kr/Book/SURVEY/sampling_survey_wolfpack.pdf

Chapter 05

논문 작성

학·습·목·표

1. 연구 절차와 주제선정을 할 수 있다.
2. 논문 작성을 위한 문헌 검색을 할 수 있다.
3. 논문을 체계에 맞추어 작성할 수 있다.
4. 연구 결과를 잘 나열하여 작성할 수 있다.
5. 자신의 연구 결과를 학회 또는 기관에서 발표할 수 있다.

핵·심·용·어

- 논문 작성
- 문헌 검색
- Pubmed
- 연구 결과

Clinical Research Methodology

1 연구 절차 및 주제선정

1) 연구주제의 설정

(1) 넓은 관심분야를 선정한다.

첫 단계는 넓은 관심 분야를 정하는 것이다. 예를 들어 물리치료학은 근골격계와 신경계를 두 축으로 하며 그 외에도 노인, 스포츠, 아동, 치료적 인자, 생역학 등의 연구분야 등이 있다. 내가 속해있는 임상분야와 내가 관심 있어 하는 분야를 먼저 정한다. 만약 신경계를 선택하였다면 신경계의 세부분야를 나열하고 다시 그 중에 나의 관심 분야를 정한다. 예를 들면 뇌졸중 재활, 척수손상 재활, 파킨슨 증후군, 말초신경 질환 등이다. 다시 이중에서 뇌졸중 재활을 선택했다고 가정하자. 신경계 물리치료 중 뇌졸중 재활로 연구의 주제가 좁혀졌다.

(2) 연구의 주제를 좁혀 나간다.

두 번째 단계는 연구의 종류를 선택하고 연구주제를 좁혀가는 단계이다. 뇌졸중 재활을 선택했다면 선행연구의 검색을 통한 문헌고찰을 해야 한다. 하지만 뇌졸중 재활(stroke rehabilitation)이라는 키워드를 검색 엔진에 넣으면 만개가 넘는 논문들이 검색된다. 여기서 주제를 조금 더 좁혀야한다. 다음 키워드를 넣기 전에 연구의 종류를 선택해야 한다. 설문을 통한 조사(survey)를 할지 실험연구를 할지 단면적 조사 연구를 할지 평가도구에 대한 신뢰도 타당도에 관한 연구를 할지를 정해야한다.

(3) 가장 논리적인 연구 주제 출처는 선행연구이다.

나의 관심주제에 맞는 연구의 종류를 선택하였다면 그 종류에 해당하는 문헌을 검색하면 된다. 실험연구를 하고자 한다면 검색엔진에서 무작위 임상시험(Randomized Controlled Trial, RCT)에 대한 필터를 적용하여 관련 문헌을 검색한다. 또한 그 동안 출판된 무작위화시험 연구를 정리하고 분석한 체계적 고찰(systemic review) 논문이 있는지 확인하고 반드시 점검해야 한다. 체계적 고찰 연구에서는 그동안 진행된 연구들을 찾아 정리하여 그 분야에 근거가 충분한지 아니면 앞으로 더 많은 연구들이 필요한지 제시한다. 대개는 어떤 분야의 연구가 더 필요하다는 이야기를 결론을 짓게 된다.

문헌 고찰이 끝나면 연구자는 그 분야의 연구 흐름을 알게 되고 세분화된 키워드를 얻게 된다.

대부분의 논문들의 논의나 결론에서는 후속연구에 대한 언급을 한다. 선행 논문의 제언을 통해 다음 연구주제를 얻거나 몇 개의 논문의 결론을 정리하여 새로운 연구 문제를 도출해낸다. 후속연구의 제언을 기초로 연구주제를 정하는 일은 매우 안전한 일이다. 학위 논문인 경우 기존의 연구를 반복하는 것도 좋은 방법이 될 수 있다. 작성된 논문의 글을 반복하는 것은 표절이나 기존의 연구의 근거를 확실하게 하기 위해 좀 더 잘 구성되고 진보된 방법으로 연구를 반복하는 것은 바람직하다.

제언을 통해 제안된 연구 주제가 아니라 할지라도 선행연구에서 행해진 연구의 방법을 다른 모집단에 적용하는 것도 좋은 연구주제가 될 수 있다 가령 뇌졸중 환자에게 적용한 중재방법을 파킨슨 환자에게 적용해 본다거나 운동선수들에게 적용했던 연구방법을 재활환자에게 적용하는 방법이다. 실제로 엘리트 체육선수들에게 적용했던 상상훈련(imagery training)을 신경계환자에 적용하여 많은 연구들이 좋은 결과를 보고하였다. 절단환자에게 적용되었던 거울치료방법은 오히려 뇌졸중 환자에게 적용하여 더 많은 연구들이 진행되었고 감각환자들에게도 적용되었다.

(4) 국내외 학위논문 검토

연구 주제를 선정하기 위해 국내 혹은 외국의 학위논문을 검색하고 검토하는 일이 필요하다. 국내 학위논문은 연구의 질을 의심하여 인용하지 않는 것이 일반적이나 전반적인 흐름을 아는 데는 많은 도움이 된다. 또한 학위논문에서 잘 정리된 문헌고찰을 검토한다면 체계적 고찰보다 더 빨리 그 분야의 연구를 확인할 수 있다. 만약 물리치료 분야로 논문을 쓰려고 하면 물리치료학 학위논문을 먼저 검토하고 관련 분야 간호학, 체육학, 특수교육학, 보건학, 의학 등의 연구를 참고하는 것이 좋다. 외국 학위논문은 국내 학위논문에 비해 잘 구성된 논문이 많지만 역시 학위논문의 특성상 연구의 도움이 되지 않을 수도 있다. 국내에서는 외국의 학위논문을 검색하는 일이 국내 논문을 검색하는 일보다 어렵다. 여러 가지 문제를 고려한다면 학위논문에서는 전반적인 흐름이나 구성에 대한 아이디어를 참고하고 학위논문 보다는 최신의 외국저널의 논문을 검토하여 인용하는 것이 낫다.

(5) 도출된 연구주제를 점검한다.

도출된 연구주제들을 놓고 몇 가지의 조건을 적용해본다. 첫 번째는 실행가능성(feasibility)이다. 너무 많은 표본수를 정하거나 고가의 첨단장비를 이용한 연구를 선택하지는 않았는지 너무 장기간의 연구기간이 필요하진 않는지 확인한다. 두 번째는 접근성(accessibility)이다. 세 번째는 시간과 재료(resource)이다.

(6) 미개척 분야에 대한 연구를 시작하는 것은 위험하다.

새로운 생각과 시도는 연구자가 가져야할 필수적인 요소이다. 그러나 가끔 전혀 연구되지 않은 분야의 연구를 시작할 수 있다. 논문들의 서론의 끝부분에서 이 분야에 연구가 전혀 없거나 미미하다는 이유로 연구의 필요성을 제기하는 것을 종종 보게 된다. 연구가 부족하거나 없다는 이유만으로는 연구의 필요성과 당위성이 충분하지 못하다. 왜 그 분야의 연구가 없거나 부족한 것인지 확인해야한다. 이미 그 분야의 근거가 충분하여 더 이상의 연구가 필요 없을 수도 있고 연구의 가치가 전혀 없을 수도 있다. 연구의 필요성과 가치는 충분하나 연구를 진행하는데 많은 어려움이 있어 연구를 못하는 연구주제도 있을 수 있다. 즉 연구의 문제가 제기 될 때 충분한 문헌검색으로 통해 이러한 부분을 확인하고 연구를 시작해야 한다. 만약 졸업과 관련된 학위논문 작성을 위한 연구라면 이러한 특별한 주제들은 적합하지 않다.

2) 연구방법의 설계

연구를 진행하기에 앞서 연구방법에 대한 설계는 매우 중요하다. 일단 어떠한 연구를 진행할지를 관심주제에 적합한 연구 분야 및 설계 방법에 관해 논의해야 한다. 예를 들어 설문지를 사용하여 모 직장군의 만족도를 조사하려고 가정한다면 조사연구로 진행하여야 하며, 조사연구 절차에 따라 진행하여야 한다. 설문지, 안내문 작성, 표본추출방법, 면접방법에 대한 충분한 논의가 이루어진 다음에 절차에 따라 자료를 수집하고 설문지 수거를 한 후 코딩 작업을 거쳐 자료 분석 후 결과를 도출하고 논문을 작성하게 된다. 만약 치료나 중재가 필요한 실험연구나 개인의 유병여부나 속성의 유무를 조사하여 상관성을 파악하기 위한 탐색연구일 경우는 실험군에 대한 연구동의서 작성에 관한 부분, 중재 장소 및 기간 상세한 설명과 더불어 무작위추출, 눈가림에 관한 내용, 실험설계 종류에 대한 결정, 통계 방법 등에 관한 연구의 전체 틀과 관련하여 논의되어야 하며, 연구계획서에서 기술된 방법으로 실험을 진행하며 연구일지를 쓰는 것이 바람직하다. 모든 연구는 시행하기 전에 연구윤리위원회에서 요구한 계획서 등의 제출을 통해 사전 심의를 받은 후에 시행하는 것이 바람직하다.

MEMO

2 문헌 검색

1) 국외 논문 검색

앞에서 언급한 바와 같이 국외 의학 데이터베이스 중 가장 중요한 세 가지는 Medline, Embase, Cochrane CENTRAL이다. 대학민국 교육과학 기술부에서 각 연구자의 능력을 평가 할 때 "SCI급 논문"을 집계하는데, SCI급 논문이란 SCI, SCIE, SSCI, A&HCI, SCOPUS 5가지를 말한다.

(1) SCI(Science Citation Index)

(2) SCIE(Science Citation Index Expended)

(3) SSCI(Social Science Citation Index)

(4) A&HCI(Arts and Humanities Citation Index)

(5) SCOPUS

이중 의학 및 이공학분야는 SCI, SCIE, SCOPUS와 관계가 있다. SCI, SCIE(온라인버전의 SCI 확장판)는 미국의 ISI에서 1960년에 만든 인용색인으로 Thomson Scientic이 소유하고 있으며 SCOPUS는 네델란드의 Elsevier(엘스비어) 출판사가 2004년에 만든 전 세계의 우수학술 논문 인용자수이다.

MEDLINE(Pubmed : www.pubmed.org)은 MEDLARS on the LINE의 약자로 MEDLARS 데이터베이스 중의 하나로서 초기에는 Index Medicus를 전산화 한 것이었으나 근래에는 간호학 분야와 치과학 분야의 색인지인 Index Nursing Index와 Index to Dental Literature가 포함되어 수록되어 있다. 메드라인은 미국분만 아니라 전 세계적으로 가장 우수한 의학관계 서지 데이터베이스로서 생물의학과 관련된 문헌이 수록된 광범위한 정보를 얻기 위한 검색도구이다. 1966년 이후 4,300개 잡지에서 1,100만개의 문헌을 포함하고 있다. 자료는 매주 업데이트하며 1965년 이전 자료는 OLD medline에서 찾을 수 있고, 인쇄본은 1879년도 자료까지 찾을 수 있다. 이 데이터베이스의 가장 큰 문제점은 주가 북미 저널이라는 것이다. 전체 잡지 중 52%가 미국 것이다.

MEMO

표 5-1 2015년 재활분야 SCI, SCIE 등재저널 목록

Category	Rank	Abbreviated Journal Title	Impact Factor('10)	SCI(E)	ISSN
REHABILITATION	1	NEUROREHABILITATION AND NEURAL REPAIR	4.035	5%	1545-9683
REHABILITATION	2	JOURNAL OF PHYSIOTHERAPY	4.000	5%	1836-9553
REHABILITATION	3	JOURNAL OF HEAD TRAUMA REHABILITATION	3.323	5%	0885-9701
REHABILITATION	4	ARCHIVES OF PHYSICAL MEDICINE AND REHABILITATION	3.045	10%	0003-9993
REHABILITATION	5	PHYSICAL THERAPY	2.799	10%	0031-9023
REHABILITATION	6	IEEE TRANSACTIONS ON NEURAL SYSTEMS AND REHABILITATION ENGINEERING	2.583	10%	1534-4320
REHABILITATION	7	JOURNAL OF ORTHOPAEDIC & SPORTS PHYSICAL THERAPY	2.551	15%	0190-6011
REHABILITATION	8	SUPPORTIVE CARE IN CANCER	2.535	15%	0941-4355
REHABILITATION	9	JOURNAL OF NEUROENGINEERING AND REHABILITATION	2.419	15%	1743-0003
REHABILITATION	10	CLINICAL REHABILITATION	2.403	20%	0269-2155
REHABILITATION	11	AMERICAN JOURNAL OF PHYSICAL MEDICINE & REHABILITATION	2.064	20%	0894-9115
REHABILITATION	12	EUROPEAN JOURNAL OF PHYSICAL AND REHABILITATION MEDICINE	2.063	20%	1973-9087
REHABILITATION	13	JOURNAL OF FLUENCY DISORDERS	2.022	20%	0094-730X
REHABILITATION	14	DISABILITY AND REHABILITATION	1.919	25%	0963-8288
REHABILITATION	15	MANUAL THERAPY	1.869	25%	1356-689X
REHABILITATION	16	JOURNAL OF GERIATRIC PHYSICAL THERAPY	1.833	25%	1539-8412
REHABILITATION	17	BRAIN INJURY	1.822	30%	0269-9052
REHABILITATION	18	PHYSIOTHERAPY	1.814	30%	0031-9406
REHABILITATION	19	JOURNAL OF NEUROLOGIC PHYSICAL THERAPY	1.805	30%	1557-0576
REHABILITATION	20	INTERNATIONAL JOURNAL OF LANGUAGE & COMMUNICATION DISORDERS	1.798		1368-2822
REHABILITATION	21	EUROPEAN JOURNAL OF CANCER CARE	1.794		0961-5423
REHABILITATION	22	JOURNAL OF HAND THERAPY	1.770		0894-1130
REHABILITATION	23	PM&R	1.655		1934-1482
REHABILITATION	24	JOURNAL OF SPORT REHABILITATION	1.612		1056-6716
REHABILITATION	25	JOURNAL OF REHABILITATION MEDICINE	1.595		1650-1977
REHABILITATION	27	DEVELOPMENTAL NEUROREHABILITATION	1.578		1751-8423

Category	Rank	Abbreviated Journal Title	Impact Factor('10)	SCI(E)	ISSN
REHABILITATION	28	PHYSICAL THERAPY IN SPORT	1.575		1466-853X
REHABILITATION	29	SPINAL CORD	1.546		1362-4393
REHABILITATION	30	JOURNAL OF ELECTROMYOGRAPHY AND KINESIOLOGY	1.530		1050-6411
REHABILITATION	31	JOURNAL OF SPEECH LANGUAGE AND HEARING RESEARCH	1.526		1092-4388
REHABILITATION	32	ADAPTED PHYSICAL ACTIVITY QUARTERLY	1.487		0736-5829
REHABILITATION	33	NEUROREHABILITATION	1.453		1053-8135
REHABILITATION	34	AMERICAN JOURNAL OF SPEECH-LANGUAGE PATHOLOGY	1.413		1058-0360
REHABILITATION	35	AUSTRALIAN OCCUPATIONAL THERAPY JOURNAL	1.404		0045-0766
REHABILITATION	36	DISABILITY AND HEALTH JOURNAL	1.345		1936-6574
REHABILITATION	37	JOURNAL OF MANIPULATIVE AND PHYSIOLOGICAL THERAPEUTICS	1.329		0161-4754
REHABILITATION	38	JOURNAL OF COMMUNICATION DISORDERS	1.278		0021-9924
REHABILITATION	39	PHYSICAL & OCCUPATIONAL THERAPY IN PEDIATRICS	1.255		0194-2638
REHABILITATION	40	INTERNATIONAL JOURNAL OF REHABILITATION RESEARCH	1.250		0342-5282
REHABILITATION	41	CANADIAN JOURNAL OF OCCUPATIONAL THERAPY-REVUE CANADIENNE D ERGOTHERAPIE	1.179		0008-4174
REHABILITATION	42	PHYSIOTHERAPY THEORY AND PRACTICE	1.169		0959-3985
REHABILITATION	43	REHABILITATION NURSING	1.156		0278-4807
REHABILITATION	44	PHYSICAL MEDICINE AND REHABILITATION CLINICS OF NORTH AMERICA	1.153		1047-9651
REHABILITATION	45	PEDIATRIC PHYSICAL THERAPY	1.101		0898-5669
REHABILITATION	46	JOURNAL OF REHABILITATION RESEARCH AND DEVELOPMENT	1.043		0748-7711
REHABILITATION	47	INTERNATIONAL JOURNAL OF SPEECH-LANGUAGE PATHOLOGY	0.985		1754-9507
REHABILITATION	48	SCANDINAVIAN JOURNAL OF OCCUPATIONAL THERAPY	0.957		1103-8128
REHABILITATION	49	JOURNAL OF BACK AND MUSCULOSKELETAL REHABILITATION	0.956		1053-8127

Category	Rank	Abbreviated Journal Title	Impact Factor('10)	SCI(E)	ISSN
REHABILITATION	50	BRITISH JOURNAL OF OCCUPATIONAL THERAPY	0.935		0308-0226
REHABILITATION	51	PROSTHETICS AND ORTHOTICS INTERNATIONAL	0.930		0309-3646
REHABILITATION	52	SEMINARS IN SPEECH AND LANGUAGE	0.907		0734-0478
REHABILITATION	53	BRAZILIAN JOURNAL OF PHYSICAL THERAPY	0.898		1413-3555
REHABILITATION	54	OCCUPATIONAL THERAPY INTERNATIONAL	0.683		0966-7903
REHABILITATION	55	REHABILITATION	0.660		0034-3536
REHABILITATION	56	CLINICAL LINGUISTICS & PHONETICS	0.617		0269-9206
REHABILITATION	57	PHYSIOTHERAPY CANADA	0.614		0300-0508
REHABILITATION	58	BRAIN IMPAIRMENT	0.565		1443-9646
REHABILITATION	59	KINESIOLOGY	0.553		1331-1441
REHABILITATION	60	INTERNATIONAL JOURNAL OF OSTEOPATHIC MEDICINE	0.509		1746-0689
REHABILITATION	61	FOLIA PHONIATRICA ET LOGOPAEDICA	0.391		1021-7762
REHABILITATION	62	HONG KONG JOURNAL OF OCCUPATIONAL THERAPY	0.348		1569-1861
REHABILITATION	63	JOURNAL OF MUSCULOSKELETAL PAIN	0.269		1058-2452
REHABILITATION	64	PHYSIKALISCHE MEDIZIN REHABILITATIONSMEDIZIN KURORTMEDIZIN	0.247		0940-6689
REHABILITATION	65	TURKIYE FIZIKSEL TIP VE REHABILITASYON DERGISI-TURKISH JOURNAL OF PHYSICAL MEDICINE AND REHABILITATION	0.094		1302-0234

Embase(www.embase.com)는 유럽(암스테르담)에서 발간되던 Excerpta Medica에 기초를 두고 만들어진 데이터베이스이다. 4,000개 잡지, 8백만 논문이 수록되어 있다. 메드라인에 비해서 약물 분야가 강한 것으로 알려져 있다. 메드라인과는 자료가 34%가 겹친다고 하지만 주제에 따라 10~70%로 다양하다. 메드라인과는 달리 유럽 쪽 논문에 강해서 전체 논문 중 30% 만이 북미 것이다. 현재 유료로 이용되기 때문에 이용에 제한이 있다. 검색의 가장 큰 장점은 메드라인과 동시에 검색할 수 있도록 해주어서 검색 시간을 절약할 수 있다.

Cochrane(http://www.updateusa.com/clibhome/clib.htm)는 Cochrane Collaboration에서 만든 데이터베이스이다. Cochrane Collaboration은 Archie Cochrane의 활동을 기리기 위해 만들어진 국제기구로 현재 15개국에 센터를 두고 있으며 현재 50가지 주제에 대한 검토 그룹을 가지고 있다. 주로 보건 중재 효과에 대한 19개국의 잡지를 조사해서 systematic review로 The Cochrane Database of systematic Reviews(CDSR)이라는 데이터베이스를 구축하였다. Cochrane Library에는 이러한 CDSR 이외에도 The Cochrane controlled Trials Register(CENTRAL)와 The Database of Abstracts of Reviews of Effectiveness(DARE)라는 주요 데이터베이스가 있다. 현재 CDSR에는 1,500개 SR과 1,200개 protocol이 포함되어 있고, CENTRAL에는 Cochrane collaboration에서 확인한 353,000개 임상 시험이 있으며, DARE에는 3,800개 이상의 효과에 대한 systematic reviews가 있다. 이들 데이터베이스 이외에 필요에 따라 일반적 데이터베이스(Web of Science, biosis, LILACS, DARE) 그리고 특이적 데이터베이스(CINAHL, PsycINFO, RIC, CANCERLIT, TOXNET, AIDSLINE)를 검색한다.

2) 국내 문헌 검색

몇 년 전까지 해도 국내의 학술정보를 검색할 수 있는 사이트는 거의 없었다. 하지만 대한의학회의 노력으로 한국판 PubMed인 KoreaMed가 만들어졌고, 국가에서도 정부의 지원으로 보건연구정보센터 등 전문 정보센터를 지원하게 되면서 국내 의학 학술 정보를 찾아 볼 수 있는 사이트들이 생겨나기 시작했다. 대표적인 사이트는 아래와 같다.

KoreaMed(http://www.koreamed.org)는 대한의학학술지편집인협의회의 평가를 거친 106종의 국내 학술지에 대한 서지사항 및 초록을 검색할 수 있는 데이터베이스이다. 1997년 이후의 데이터 수록을 기본으로 하고 있으며 자료에 따라 창간호부터 수록된 경우도 있다. 모든 자료를 영문으로 검색해야 한다는 단점은 있으나 현재가지 국내 의학학술지를 검색하기 위해 첫 번째로 거쳐야 하는 곳이라 할 수 있다.

의학연구정보센터(Medric, http://kmbase.medric.or.kr)는 국가 전문정보센터 계획에 따라 설립된 의학 전문 정보센터이다. 여기에서는 국내의학학술지 초록 검색 데이터베이스인 KMbase를 구축하여 서비스하고 있다. 약 500여종의 학술지를 대상으로 하며 30여종의 학술지의 경우 원문을 구축하여 함께 제공하고 있다.

보건연구정보센터인 Rich(http://www.richis.org)도 국가전문정토센터 계획에 따라 설립된 의학 전문 정보센터이다. Rich는 보건학 및 간호학 관련 학술지 90여종을 검색할 수 있는 데이터베이스를 구축하였으며 수록된 대부분의 학술지의 원문도 제공하고 있지만 최근 원문 제공이 유료로 바뀌었다.

Koreamed, KMbase, Rich 학술정보를 통해 검색된 정보의 원문을 구하고 싶을 경우 해당 학회 사이트를 접속하여 원문 이용여부를 확인해보거나, 한국의학도서관협의회(http://www.kmla.or.kr)에 개인회원으로 가입하여 원문을 입수할 수 있다.

한국교육학술정보원에서 제공하는 학술연구 정보서비스(RISS4U, http://www.riss4u.net/)가 있다. 이 데이터베이스는 현재까지 가장 큰 데이터베이스이며 인문과학, 사회과학, 공학/기술, 의약학, 예술/체육, 교육학, 경영/경제 등 여러 영역 데이터베이스가 존재한다. 연재 국내 1,100개 학회 및 대학부설연구소 발행 학술지에 수록된 64만 건 논문의 원문 접근 및 전국대학이 소장한 해외 학술지에 수록된 1,500만 건의 논문을 검색할 수 있다.

국회도서관(http://www.nanet.go.kr/)은 각종 목록색인 등의 국가서지데이터베이스를 구축하고 있으며, 국회회의록전문을 비롯한 원문 데이터베이스 구축에 있어서도 선도적 역할을 하고 있다. 현재 1910년 이후 190만 건의 기사 색인 자료가 있다.

그밖에 상업화된 데이터베이스로 한국학술정보라는 기업체에서 제공하는 KISS(http://kiss.kstudy.com/), 누리미디어에서 제공하는 DBPIA(http://dbpia.co.kr/)가 있다.

3) 문헌고찰 과정

(1) 전문적인 지식, 임상경험, 이론적 배경을 통해 주제를 선정한다. 주제 선정 시 대상자, 중재방법, 비교 중재방법, 임상결과를 바탕으로 주제를 선정한다. 주제선정 시에 PICO 방법을 사용하는 것이 효과적이다. PICO 방법이란 환자 혹은 해당 문제(patient), 주요 개입(노출, 진단검사, 예후인자, 치료 등, intervention), 비교가 되는 개입(comparison), 관심이 있는 임상결과(outcome)의 앞자를 딴 것이다.

(2) 주제와 관련된 이론적 배경과 관련된 문헌 고찰을 통해 연구를 계획한다. 이론적 배경과 필요성의 작성을 위해서 반드시 필요한 과정이 문헌고찰이다. 문헌 고찰은 검색의 범위를 정하여 검색하는 것이 효율적이다. 또한, 문헌 고찰의 체계적이고 신속한 검색을 위해서는 검색 전략이 필요하다. 검색전략의 기본이 되는 민감도와 특이도 검색 방법을 적절히 활용하고 검색 용어를 설정하여 검색하는 것이 효율적이다. 민감도 검색은 검색하고자 하는 핵심용어를 빠짐없이 각각 포함되게(핵심용어들의 합집합) 검색하는 방법으로 종설을 쓸 때 주로 사용된다. 검색용어는 OR를 사용한다. 특이도 검색은 핵심용어들을 공통적으로 함께 포함되어 있는 문헌을 검색하는 방법이다(핵심용어들의 교집합). 검색용어는 OR을 사용하게 된다. 다른 검색용어는 **표 5-2**에 정리해 놓았다. 검색전략을 적절히 사용하면, 시간과 노력을 감소시키고 검색의 효율을 극대화시키는 효과가 있다. 또한, 최근 외국 저널에서는 MeSH(medical subject heading) 용어를 사용하여 객관적으로 공인된 핵심용어를 사용하여야 하며, 최근에는 MeSH 용어만을 사용하도록 규정되고 있다. MeSH 용어는 PubMed에서 검색 가능하므로 적극적으로 활용하길 바란다.

표 5-2 검색용어 전략

Phrase Searching	" " 따옴표를 앞뒤에 붙여 입력하는 방법
Truncation Searching	Proprio* o 문자열로 시작되는 모든 단어를 자동으로 찾아서 검색
연산우선순위	( ) 한 단어로 처리되며, 우선검색
Title word searching	Physical [ti] 제목 안에서만 검색
Journal title searching	Physical [ta] 저널명 안에서 검색
Author searching	Park [au] 성+이니셜, 저자명으로 검색
AND	특이도 검색
OR	민감도 검색

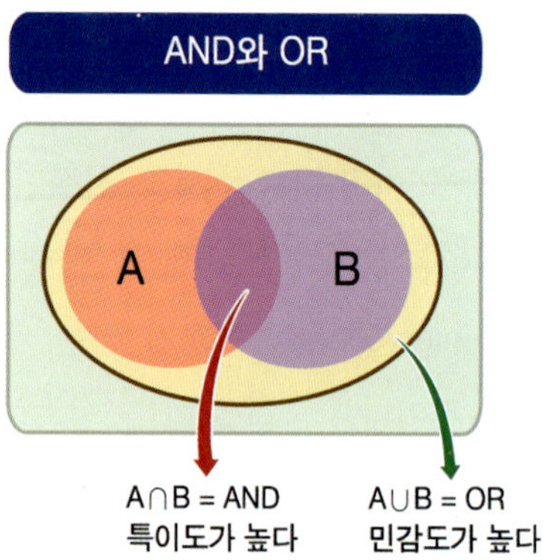

그림 5-1 AND와 OR

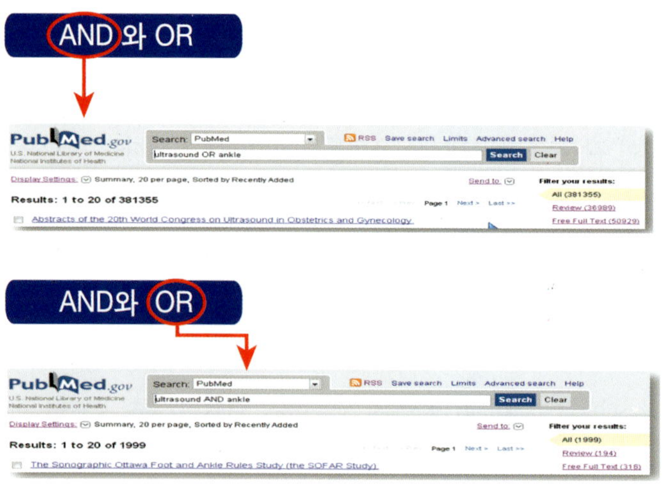

그림 5-2 AND와 OR의 활용

(3) 단어의 다양성을 확보하기 위해 축소검색자를 이용한다. 축소검색자는 문자열에 대한 위임을 통해 간단한 용어를 집어넣고 *(별표) 표기를 하면 비슷한 용어를 찾아주는 기능을 말한다. 예를 들어 proprio 단어를 PubMed에 넣으면 오른쪽 search detail 부분에 proprio[All Fields]라고 표기되고 해당 단어만을 찾는다. 그러나 proprio*로 검색을 하면 proprio[All Fields] OR propriobular[All Fields] OR propriobulbar[All Fields] OR propriocaption[All Fields] OR propriocepation[All Fields] 등 유사한 단어를 모두 찾아 주기 때문에 비슷한 단어에 해당되는 연구를 모두 검색할 수 있다.

(4) 제목 안에서만 검색하는 방법으로 만약 'TDCS' 내용에 해당하는 정보를 얻기 위해 'TDCS [ti]'를 넣으면 TDCS라고 표기된 제목부터 우선순위로 검색이 된다.

(5) 위의 검색방법으로 검색된 문헌으로 문헌 고찰을 한다. 저자의 연구와 관련된 중재방법, 실험방법, 대상자, 연구 절차 등을 철저히 분석하여 표로 작성하여 한눈에 볼 수 있도록 다음 **표 5-3**과 같이 작성한다. 문헌고찰의 정리는 반드시 논문 작성 전에 반드시 선행되어야 하며, 관련된 연구는 모두 검색하여 정리하도록 한다. 또한, 질 높은 연구는 따로 분리하여 정리 하는 것이 효율적이다. 기본적으로 무작위 배정을 한 문헌들 위주로 정리하는 것이 가장 효율적이다.

표 5-3 TENS에 관한 연구

연구자	년도	인원	연구과제 및 방법	결과
Tekeoglu, 등	1998	실험군 : 30명 (뇌졸중) 대조군 : 30명 (뇌졸중)	마비측에 실험군은 TENS를 대조군은 placebo TENS 적용하고 두 군 모두 40개의 과정으로 된 운동프로그램을 8주간 훈련하여 강직과 Barthel Index 중재 전후 결과를 비교하였다.	실험군의 강직이 감소하였다. Barthel Index 점수가 대조군보다 증가하였다.
Levin & Hui-Chan	1992	실험군 : 11명 (뇌졸중) 대조군 : 6명 (뇌졸중)	마비측 총비골신경에 실험군은 TENS를 대조군은 placebo TENS를 3주간 주5회 60분씩 적용하여 하지 기능을 비교하였다.	실험군의 강직이 감소하였다. 발목의 굽힘에 힘이 증가하였다.

4) 문헌검색 실습

(1) PubMed

PubMed를 이용할 때 몇 가지 tips를 이용하면 검색의 질을 현격히 높일 수 있다.

① 몇 가지 teg는 반드시 알아 둔다. 중요한 teg에는 {mh}: MeSH term(예, Hypertension {mh}, {majr} : Major MeSH term, {ti} : 제목, {Au} : 저자, {Dp} : 출판일 {pt} : 출판 형태, {tw} : 제목, 요약에 들어 있는 단어 등이 있다.

② AND, OR, NOT 같은 Boolean operators를 이용 하는 것이 필요하다.
PubMed에서 Boolean operators는 대문자로 써야 하며 AND, OR, NOT에는 (그림 5-3)과 같은 의미가 있다. 또한 common cold AND(vitamin c OR zinc)와 같이 괄호를 사용할 수도 있다. 또한 앞에서 언급한 원칙에 의해서 vitamin h로 치면("Biotin"{MeSH Terms} OR vitamin h{Text Word})로 찾는다.

③ Clinical Query를 이용하는 것이다. 이 기능은 PubMed에만 있는 기능으로 실제 임상 진료에 이용하기에 상당히 유용한 기능이다.
(그림 5-3)에서 보는 바와 같이 clinical query는 category와 emphasis라는 두 개의 라디오 버튼을 선택하도록 되어 있다. 즉 찾고 싶은 주제가 치료, 진단, 원인, 예후 중 어디에 속하는지에 따라 선택하면 되고 찾고 싶은지에 따라서 선택을 하면 된다.

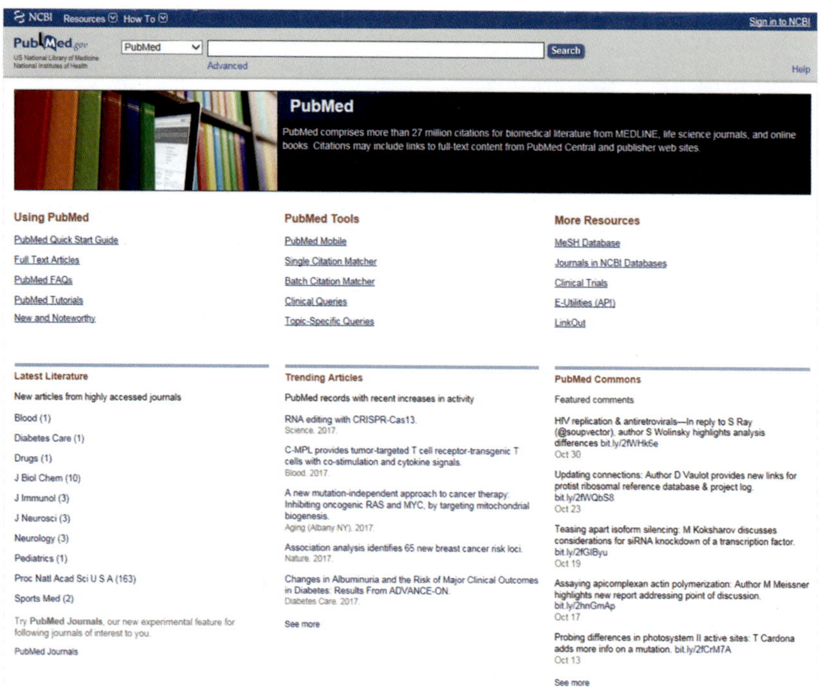

그림 5-3 PubMed 초기 화면

④ 최적의 조건으로 검색하려면 Show additional filter기능에서 연구 타입(Clinical Trial, Randomized Controlled Trial, Systematic Review, Meta-Analysis 등) 다양한 종류의 연구를 선택하여 고를 수 있다. 또한 Text의 종류도 초록, 무료 전문 검색 등 다양하게 선택할 수 있고, 출판 기준 5년, 10년, 20년 등으로 선정하여 고를 수 있다. 종(species), 인류, 동물로 선정하여 원하는 연구자료만 선택할 수 있다.

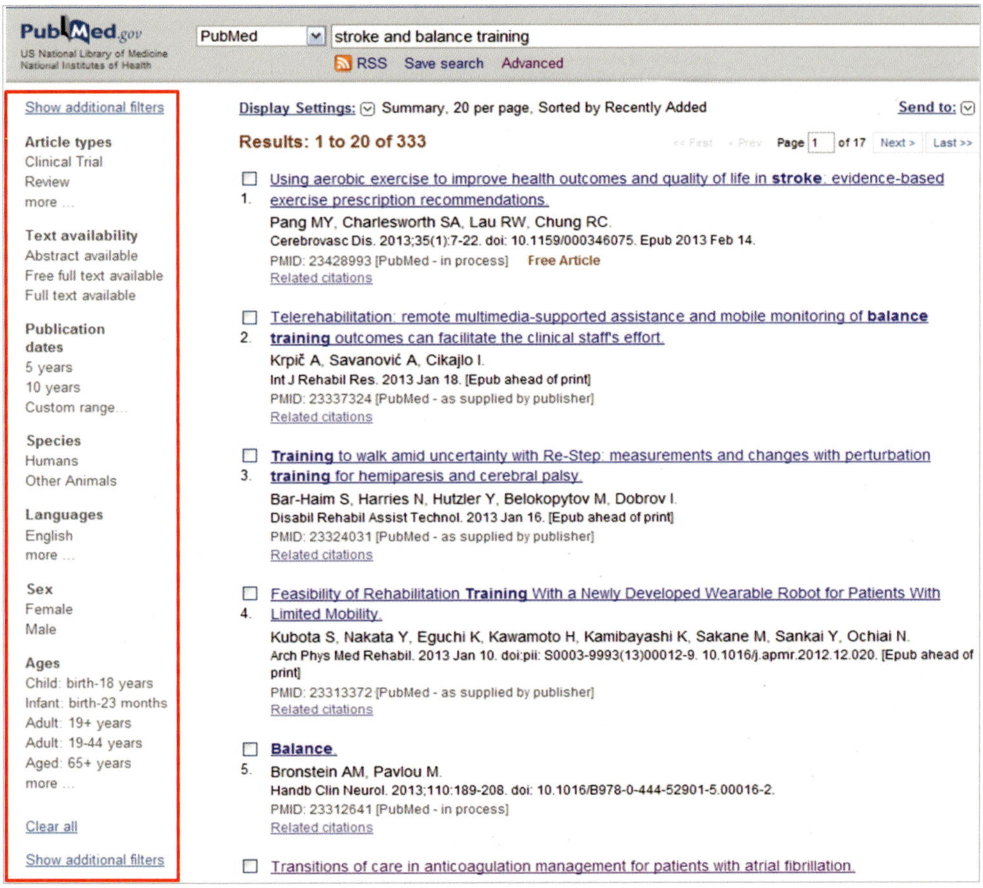

⑤ 만약 주제어를 stroke AND balance Training으로 치면 다음과 같은 화면이 뜨는데 왼쪽 Clinical Trial과 Free full text availabe을 찍으면 원하는 내용만 검색가능하다.

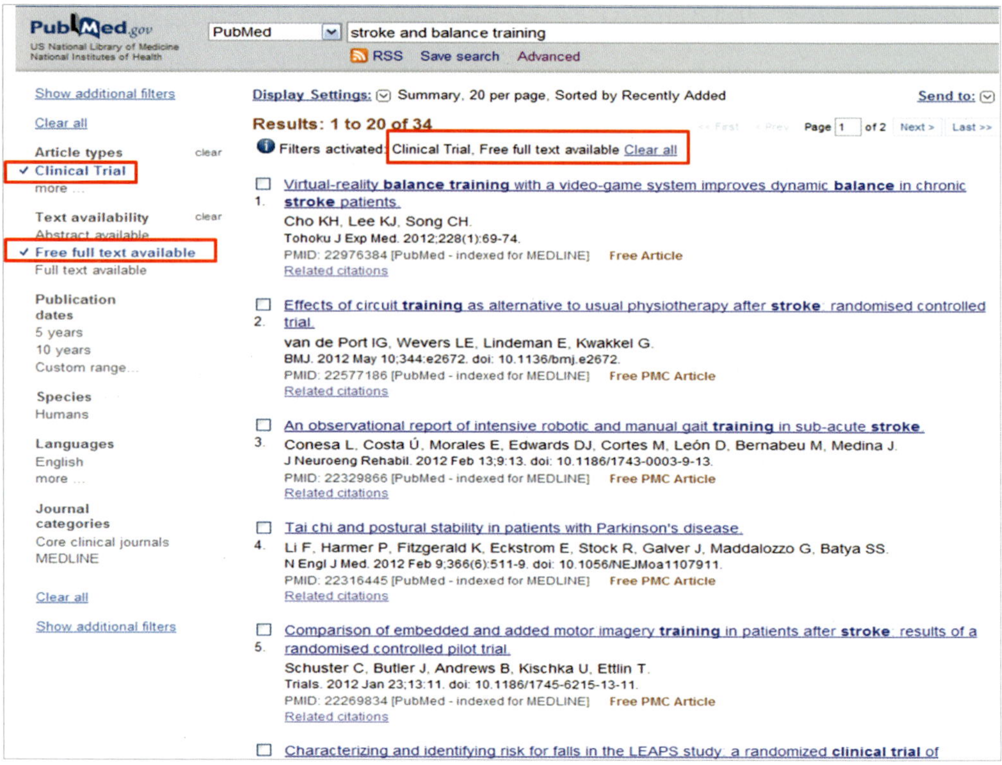

⑥ 적용된 필터를 해제하려면 체크하거나, Clear all을 누르면 되고 추가하려면 Show additional filers를 누른 후 선택하면 된다.

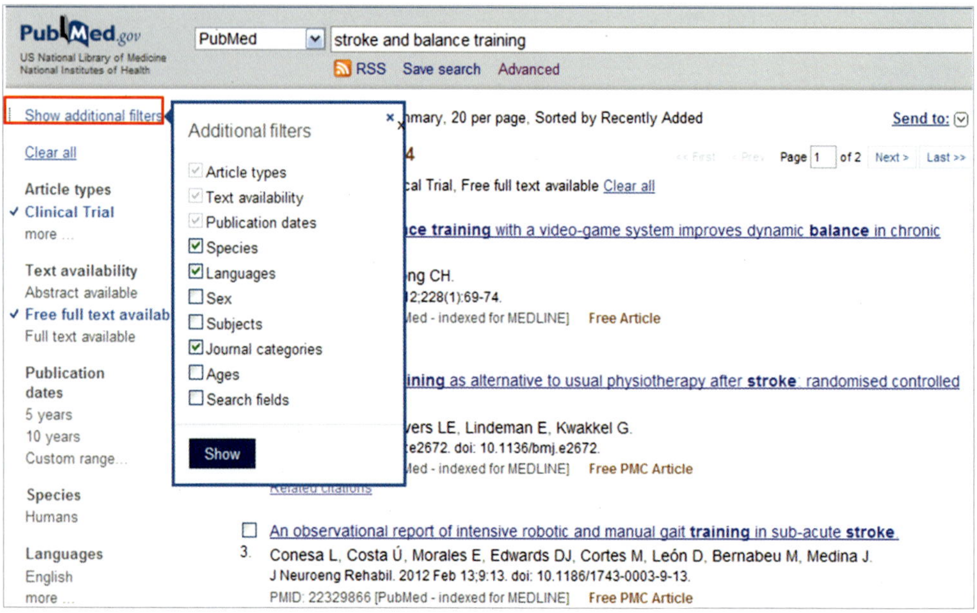

(2) Embase

Embase는 OVID같은 문헌 이용 포털 사이트나 Embase웹사이트(www.Embase.com)를 이용해서 검색할 수 있다.

현재 Pubmed와는 달리 유료로 로그인 할 수 있다. Embase의 가장 큰 장점은 검색을 할 때 메드라인과 동시에 검색할 수 있다는 것이다. 따라서 Embase를 이용하면 메드라인을 따로 연결할 필요가 없다.

Embase를 반드시 검색해야 할까? 여기에 대한 대답은 가능하면 해야 한다는 것이다. 이에 대한 유명한 논문이 있다. 즉 Maria 등이 연구한 바에 류마티스 관절염, 골다공증, 요통에 대한 주요 임상 시험에 대한 메드라인과 Embase 검색 결과 전체 4,111개 중 2/3은 양쪽 모두에 있었지만 1/3은 두 DB 중 한 곳에만 있었다. 16개는 양쪽 모두에 없었다.

(3) Sciencedirect

사이언스다이렉트(sciencedirect)는 세계적인 주요 과학, 기술, 의료 정보소스로서 논문정보 사이트이다(http://www.sciencedirect.com/). 전체 텍스트의 과학적 데이터베이스를 바탕으로 11,000권 이상의 책과 2,500 peer-reviewed 이상으로부터 책의 각 장과 전체 텍스트(full-text)를 제공하는 저널 기사로 이루어진 전자저널이다.

(4) Pedro

페드로(PEDro)는 물리치료 분야의 전 세계적인 근거중심 데이터베이스 사이트이다. 23,000여의 무작위화 논문과, 체계적 고찰(systematic reviews) 그리고 임상학적 환자들을 대상으로 실험이 이루어진 논문 다수와 가이드라인을 제시하고 있다. 단순검색과 상세검색을 통해 보다 다양한 연구 성과를 정확하게 검색하여 자료를 받아 볼 수 있다. 사이트 주소는 http://www.pedro.org.au/는 다음과 같으며 전 세계 물리치료사들의 연구성과를 확인할 수 있는 매우 유용한 사이트이다.

(5) Riss4U

RISS는 교육과학기술부 출연기관 한국교육학술정보원이 제공하는 학술연구정보서비스이다. 학위논문과 국내·외 학술지논문, 단행본 등을 검색하여 내려 받기 할 수 있다. 특히 해외 DB 통합검색 서비스를 활용할 수 있다. 검색을 위한 사이트 주소는 http://www.riss.kr로서, 국내외 논문검색에 매우 유용한 곳이다. 임상 및 학위 논문 등에 대한 검색을 위한 사이트로서 매우 유용한 연구 루트로 활용할 수 있다.

(6) KISS

한국학술정보(Korean Information Service System, KISS)는 학술지 원문, 학술도서 e-Book, 신문 아카이브 서비스를 제공한다. 학술지 원문 DB는 1996년부터 지금까지 국내 1200 여개 학회 및 연구소에서 발행하는 학회지 및 연구간행물을 창간호에서 최근호까지 원문 데이터베이스를 구축한 것이다. 현재 약 130만 건의 논문 DB의 원문을 수록하고 있다. 모든 자료는 http://kiss.kstudy.com/를 통하여 제공되며 검색은 학회별, 간행물별, 분야별, 발행기관별 등으로 상세하게 검색할 수 있다.

(7) Physical Therapy Rehabilitation Science

Physical Therapy Rehabilitation Science(Phys Ther Rehabil Sci, PTRS)는 물리치료학과 재활과학 분야의 학회지로서 2012년에 시작된 영문학회지이다. 물리치료의 다양한 중재의 효과와 동작 분석 등과 같은 생체역학 기초 연구를 포함한 재활과학의 전분야를 담고 있다.

년 4회 발간되고 있다. 모든 논문은 오픈 액세스되고 있으며 심사는 전문가리뷰(peer-review) 방법으로 진행된다. KISS(Korean Studies Service System), Korea Science, Science Central, and RISS(Research information sharing service) 등을 통해 검색할 수 있다.

(8) 대한물리치료학회지

1989년 물리치료학의 발전을 목적으로 물리치료 분야에서 국내 최초로 설립된 본 학회는 그동안 다양한 활동과 순수한 학문적 열의를 바탕으로 국내 물리치료계를 대표하는 학회이다. 또한 논문의 편수가 점차 증가하여 1998년 2호 발간, 1999년부터 3호가 발간, 2002년부터 4호 발간, 2010년부터는 연6호(영어논문 2호 포함)가 발간되고 있다. 2012년도에 한국연구재단 등재학술지로 인정을 받았으며, http://www.kpt.or.kr을 통하여 발간호부터 지금까지의 논문을 PDF로 제공하고 있다.

(9) 한국전문물리치료학회지

한국 전문 물리치료학회는 1994년 6월에 창립된 17개교 30명 이상의 교수와 500여명의 국내 및 국외회원으로 구성되어 있는 순수 물리치료학 분야의 학회로서, 우리나라 물리치료학 분야의 국제경쟁력을 확보하고 물리치료학문의 질적 제고를 통하여 전문물리치료제도의 활성화를 이루고자 창립된 학회이다. 한국연구재단 등재학술지이며 발간된 학회지는 http://kaupt.org/를 통하여 논문의 제목과 초록만 제공하고 있다.

(10) 대한물리의학회지

대한물리치료사협회와 연결된 물리치료사 논문 검색사이트로서 사이트주소는 http://www.kspm.or.kr/이다. 2006년 5월 1일에 학회지 창간호가 발간되었다. 물리치료와 의학적 접목으로 폭넓은 의학회지의 면모를 가지고 있으며 물리치료 관련 논문을 검색하여 받아볼 수 있다.

(11) 대한통합의학회지

대한통합의학회는 21세기 통섭에 시대를 맞아 여러 보건의료 분야의 전문가들이 함께 모여 학문적 성과를 이루고자 근골격계 분야, 신경계 분야, 정신사회 분야, 보건과학 분야, 건강스포츠 분야 등 여러 분야에서 중추적 역할을 담당하기 위해 만들어진 학회이다. 검색사이트 주소는 http://www.ksim.kr/이다.

(12) 대한작업치료학회지

대한작업치료학회는 1933년 대한작업치료사협회와 함께 창립되어 작업치료의 학문적 발전을 위해 활동하고 있는 학회지이다. 학회의 검색사이트주소는 http://www.kost.kr/로서 최신 국내외의 작업치료 학문교류, 학술대회 및 세미나를 개최하고 있다.

(13) 대한재활의학회지

대한재활의학회에서 만들어진 대한재활의학회지는 재활의학적 진료와 연구를 온라인으로 제공하는 학회지이다. 학회의 검색사이트주소는 http://www.karm.or.kr/로서 대한재활의학회의 대한재활의학회지 검색으로 들어갈 수 있다. 재활의학적 관점의 연구성과들을 검색할 수 있다.

(14) 문헌 검색 사이트

기존 연구의 인용문헌 참고, 인터넷 검색, 상호대차제도

❋ 인터넷 검색

- Health Gate – http://www.healthgate.com/HealthGate/MEDLINE/b.search.shtml
- Medscape – http://www.medscape.com
- APTA journal – http://www.ptjournal.org
- 국가과학기술 전자 도서관 – http://ndsl.or.kr/eng/newindex.html
- 국회 도서관 – http://www.nanet.go.kr/
- 미국국립의학도서관 – http://www.nlm.nih.gov/...PubMed & InterMed
- 근거중심 물리치료 – http://www.pedro.fhs.usyd.edu.au/CEBP/index_cebp.html
- 영국근거중심의학 – http://www3.interscience.wiley.com/cgi-bin/mrwhome/106568753/HOME

3 제 목

제목 페이지에서는 국문제목, 소속, 저자명, 영문제목, 영문저자명, 영문 소속을 작성한다.

1) 연구 절차 및 주제선정

대한물리의학회지 제5권 제1호, 2010년 2월
Vol.5, No.1, February 2010. p.81~88

뇌졸중 환자의 낙상 예방을 위한 체중부하 비대칭과 자세 동요와의 관련성

송창호 · 이규창 · 유재호 · 이경진 · 이승원

삼육대학교 물리치료학과

The Relation Between Postural Sway and Asymmetric Weight-bearing for Fall Prevention in Patients with Stroke

Chang-ho Song, PT, PhD, Gyu-chang Lee, PT, PhD, Jae-ho Yoo, PT, MS, Kyoung-jin Lee, PT, MS, Seung-won Lee, PT, PhD

Department of Physical Therapy, Sahmyook University

〈Abstract〉

Purpose : The purpose of this study was to investigate the relationship between postural sway and asymmetric weight-bearing for fall prevention in patients with stroke.

Methods : Fifty-three individuals with hemiplegic stroke and 57 healthy older adults controls stood quietly with eye open or closed on a force platform while postural sway was quantified by center of pressure measures and weight-bearing asymmetry was calculated from vertical ground reaction forces to determine the relation of between postural sway and asymmetric weight-bearing. The data were analyzed using repeated measure ANOVA, Pearson correlation, and regression.

Results : In the stroke group, postural sway path and velocity in the medial-lateral (ML) and anterior-posterior (AP) with eye open were increased significantly with greater weight-bearing asymmetry($p<.05$), compared to control group. But, there is not significant correlation in the eye closed condition.

Conclusions : The results of this study shows that the greater ML asymmetry was related to increased ML and AP path, velocity for the stroke group.

Key Words : Stroke, Postural sway, Asymmetric weight-bearing, Balance

Ⅰ. 서 론

뇌졸중은 인구 10만 명당 59.6명이 사망하는 원인이 되는 질환으로 악성 신생물 다음으로 높은 순

교신저자 : 이승원, E-mail: swlee@syu.ac.kr
논문접수일 : 2010년 01월 22일 / 수정접수일 : 2010년 02월 08일 / 게재승인일 : 2010년 02월 17일

그림 5-4 제목과 소속 및 영문초록 기재 예시

출처 : 송창호 등. 대한물리의학회지. 2010.5(1). p.81

(1) 제목

제목은 연구의 주제가 명료하면서 가능한 많은 정보를 넣고 짧게 써야 된다. 그러면서 독립변인과 종속변인과의 관계가 언급되어야 한다.

(2) 영문초록

영문 초록은 일반적으로 250단어 이하로 기술하여 전체 논문을 압축하여 설명하여야 한다. 그 안에 연구의 개요 및 목적, 연구방법에 대한 일반적인 서술, 중요한 연구결과 기술, 연구의 의의 진술, 결론이 포함된다. 제일 밑 키워드는 핵심어를 4~5개 삽입하고 한글일 경우 가, 나, 다 순으로 영문일 경우 알파벳순으로 정리한다.

4 서 론

1) 국문 논문 쓰기 시 유의사항

(1) 일반적 유의사항

① 논문을 쓰는 목적과 필요성을 명확하게 기술한다.

② 독자 대상을 명확히 기술한다.

③ 짧고 간결한 문장으로 기술하며 저자가 이해가 안가는 문장은 독자들도 이해할 수 없다.

④ 같은 단어 및 조사를 중복시키지 않되, 변인은 반드시 같은 단어로 통일시킨다.

⑤ 한글 또는 워드파일 소프트웨어에서 나타나는 맞춤법 검색을 활용한다.

(2) 자연과학 또는 의학 논문 작성법

① 한 문장에는 한 가지 내용만 쓴다.

② 문장의 간결함을 유지한다.

③ 수식어를 가급적 사용하지 않는다.

- '굉장히', '아주', '수많은' 등의 수식어는 절제한다.
- 수식어가 여러 개 올 때는 문장을 나누어 명료하게 만든다.

④ 쉼표를 적절하게 사용하되 남용하지 않는다.

⑤ '–의'를 줄여 쓴다.

빼도 좋은 '–과의' '–에로의', '–에서의', '–에로의'의 '의'는 삭제한다.

2) 서론 쓰기의 목적

서론(introduction)은 저자가 결과를 내고자 하는 방향과 논의에 대한 자료를 바탕으로 기술한다. 서론에서 다루게 되는 내용은 저자의 실험 결과와 일맥상통한 내용 또는 반대되는 내용으로도 연관성이 있어야 하기 때문이다. 특히 서론의 마지막 부분에서는 연구의 목적을 제시하는데 이는 연구에서 가장 중요한 부분이다. 연구의 목적은 저자가 왜 이 연구를 진행하였는지를 짧고 간결하고 명확하게 기술해야 한다. 즉 연구의 목적은 이 연구에서 얻고자 하는 정보를 짧고 명확하게 정리하는 것이다. 연구의 목적이 불분명할 때 논문에서 주장하고자 하는 것이 무엇인지 알 수 없게 된다.

위를 차지하며, 순환기 계통의 질환 중에서 사망률 1위를 차지한다(통계청, 2008). 또한 뇌졸중으로 사망에 이르지 않더라도 신체적 손상과 기능적 제한이 나타나게 되고, 이로 인해 평생 동안 장애를 가지고 살아가게 된다(Kelley-Moore과 ferraro, 2004).

뇌졸중 발병 후에 가장 일반적으로 나타나는 손상 중 하나는 편측으로 나타나는 근력의 약화인데 이는 편측 체간과 사지에 나타나게 되며, 비손상 측과 손상 측 근력의 불균형으로 기립 시 비대칭적인 자세와 체중부하의 불균형을 가져오게 된다(Bohannon, 1991). 비대칭적인 자세와 체중부하의 불균형은 자세 동요(postural sway)를 증가시키는 원인이 되고, 같은 연령대의 정상인에 비해서 자세 동요가 약 두 배 정도 커진다고 하였다(Marigold와 Eng. 2006). 또한, 이는 근력 약화와 고유수용성 감각의 결손과 관련되어 있다고 하였다.

기립 시 체중부하의 비대칭과 자세 동요는 신경계의 퇴행에 의하기 때문에 젊은 성인 보다 노인에게서 더 크게 나타나고 특히, 뇌졸중 환자에게서는 더욱 의미 있는 증가를 보인다(Yu 등, 2008). 이러한 체중부하의 비대칭과 자세 동요로 인해 균형 감소가 나타나는데, 이로 인해 뇌졸중 환자는 정상인에 비해 자세를 조절하지 못하고 갑작스런 요동(perturbations) 시 느린 반응 속도를 보이며 마비된 쪽으로 넘어지기 쉽게 된다(Ikai 등, 2003). 또한 운동 기능과는 음의 상관관계를 가지고 있으며, 앉고 서는 동작 시 낙상이 될 확률을 증가시키게 된다(Cheng 등, 1998).

Suzuki 등(1997)에 의하면 뇌졸중으로 인한 편마비가 있는 경우 낙상의 빈도가 높아지며, 또한 비정상적인 보행과 근력 약화 및 기능적 제한으로 인한 이차적 손상이 생길 위험성이 높아진다고 하였다. 만성 뇌졸중 환자의 낙상 발생률은 일반적인 노인의 낙상 발생률보다 높고 만성 뇌졸중 환자의 28% 이상에서 낙상으로 인한 손상이 나타났으며, 낙상 이후 골절 등으로 인하여 심각한 합병증을 유발하게 된다(Rensink 등, 2009).

기립 시 균형 유지에 있어 시각적 조절은 매우 중요한 것으로 보이는 건강한 노인에서 시각적 정보가 제거되었을 때 자세 동요가 증가하는 것으로 나타났다(Brooke-Wavell. 2002). 자세 동요 시 생성되는 작은 움직임들은 환경과 관련된 운동 방향 신호를 중추신경계로 전달하는 시각에 관여하는 구조물들에 변화를 만들게 된다(Turano, 1994).

많은 연구에서 뇌졸중 환자의 낙상이 기립 시 체중부하의 비대칭과 자세 동요가 근본적인 원인이 된다고 보고되었고, 이들을 감소시키는 여러 가지 중재 방법들도 제시되어 왔다. 또한, 이러한 중재 방법을 실시함에 따라 체중부하의 비대칭과 자세 동요가 감소되는 결과가 보고되었으며, 이는 뇌졸중 환자의 회복 수준을 평가하는 기준으로도 사용되고 있다. 하지만 편측으로 마비가 나타나는 뇌졸중 환자의 특성으로 좌-우측 동요에 대한 연구는 있었지만(Marigold와 Eng. 2006), 시각적 정보에 따라 동일한 연령대의 정상 노인과 비교하여 체중부하의 비대칭과 자세 동요 수준에 대한 연구는 아직 부족한 실정이다.

Bonan 등(2004)은 체성감각 정보가 변경되었을 때 뇌졸중 환자의 전후 자세 동요는 정상 성인과 비교하여 유의한 차이를 나타내지 않기 때문에 체성감각 정보가 뇌졸중 환자의 비정상적인 균형 감각을 설명하기에는 충분하지 않다고 하였다. 반면에 Marigold 등(2004)은 체성감각 정보가 변경되었을 때 뇌졸중 환자의 전후 자세 동요가 정상 성인과 비교하여 증가되었다고 보고한 바 있어 이 부분은 아직까지 논란의 소지가 있다. 또한 좌우 동요와 전후 동요를 정상인과 비교하고 이를 지수화한 연구는 아직 부족한 실정이다.

따라서 본 연구의 목적은 시각적 정보에 따라 뇌졸중 환자를 정상 노인과 비교하여 기립 시 체중부하 비대칭의 차이를 전후, 좌우로 평가하고 이런 체중부하의 비대칭이 자세 동요와 가지는 연관성을 규명하여 뇌졸중 환자들의 낙상을 예방하기 위한 적합한 균형 운동을 제시하기 위한 근거를 마련하는데 있다.

Ⅱ. 연구방법

1. 연구 대상자

본 연구에서 뇌졸중군은 서울 H재활병원의 입원

– 82 –

그림 5-5 서론 기술 예시

출처 : 송창호 등. 대한물리의학회지, 2010,5(1), p.82

3) 기술 전에 검토해야 할 사항

(1) 어떠한 정보를 전달할 것인지?
(2) 연구를 수행 할 가치가 있는 것인지?
(3) 해당 정보를 보는 독자는 누구인지?
(4) 해당 정보를 전달할 적절한 형식은 무엇인지?
(5) 해당 정보를 게재할 저널은 어떤 것이 적합한지?

4) 서론의 작성과정

(1) 연구의 목적을 저자들이 쉽게 알도록 기술

서론의 주요 목적은 저자가 연구를 진행한 이유를 독자에게 분명히 전달하는 것이다.

(2) 연구가 무엇을 말하는 것인지를 분명하게 기술

저자의 연구가 이전에 진행되었거나, 선행 연구와 비교하여 추가되는 또는 반박하는 정보가 없다면, 연구의 필요성이 없으므로 논문 작성을 착수하지 않아야 한다. 명확하게 선행 연구 보다 더 필요한 추가 정보들이 있어야 하는 것이다. 그러므로 연구 전에 문헌고찰을 충분히 해서 이전에 진행된 연구를 체계적으로 분석하고, 저자가 수행하고자 하는 연구에서 새로운 정보들을 제시하여야만 한다.

(3) 서론의 내용은 간결하고 명확하게 기술

서론은 5~6 단락 정도로 구성하고, 짧고 간결하며 명확하게 작성하여야만 한다. 무조건적으로 자신이 문헌고찰한 기존 선행연구들을 너무 많이 나열하는 것은 장황하고 지루해지므로, 꼭 필요한 연구들만 추출하여 나열하는 것이 좋다. 한 단락에 보통 2~3개 정도의 참고문헌을 짧게 요약하여 제시하는 것이 좋으며, 애매하고 광범위한 표현을 피하고, 저자의 연구에 밀접한 관계가 있는 것만 요약해서 구체적인 것으로 기술해야 한다. 그렇다고 너무 간단하게 하는 것은 바람직하지 못하다. 가령 잡지의 규정에서 600단어 이내의 지시 사항인 데도 400단어 이내로 제출하는 것은 좋은 것은 아니다.

(4) 이전의 선행연구를 고찰하였다는 것을 분명히 기술

문헌고찰의 중요성이 무시되는 경우가 많은데 문헌고찰은 논문 작성에 필수적인 요소이다. 저자가 이전의 선행 연구를 충분히 보았다는 것을 명확히 기술할 필요가 있다.

(5) 독자들이 이해하기 쉽게 기술

생소한 용어 사용, 설명 부족, 유도 등으로 독자를 혼란스럽게 하거나 지루하게 하여서는 안 된다. 의학용어 및 분야에서 사용되는 용어로 서술하여야 한다.

(6) 선행연구 결과보다는 본 연구의 의도를 보여주도록 기술

연구에 대한 설명을 종합한 문장을 개요의 끝에 문장으로 제시해주는 것이 좋다. 즉 서론의 마지막 줄만 읽어도 이 논문의 논제를 파악할 수 있게 하는 것이다.

5) 서론 서술 순서

*** 서론에 들어갈 내용과 순서**

1. 본 연구의 내용은 무엇인지? (연구의 개요)
2. 본 연구와 관련하여 기존에 어떠한 연구들이 이루어졌는지? (선행연구)
3. 연구의 필요성은 무엇인지? (연구의 필요성)
4. 연구의 목적은 무엇인지? (연구목적)

기존에 연구된 내용의 범위에서 본 연구와 관련된 것을 정리하고 이에 따라 기술하는 부분이지만, 보다 중요하게는 해당 연구를 촉구하게 된 가설을 기술한다. 문헌고찰한 연구 중 본 연구의 필요성과 가장 일치하는 논문을 핵심(key) 논문으로 설정하고, 기존 정보로부터 해당과제의 흥미로운 측면을 도출하여 제시하여 연구의 동기와 중요성, 범위와 조사방법이 포함되며, 가설과 예측을 기술한다.

(1) 연구주제의 배경

① 보통 연구의 전반적인 주제를 소개하면서 통계적으로 지금 우리가 살고 있는 사회에서 주제에 관해 얼마만큼의 문제점이 야기되고 그 해결책이 시급한지에 대한 간략한 소개를 한다.

② 연구 분야의 중요성이 강조되어야 한다.

(2) 연구주제와 관련 분야에 대한 이전의 연구에 대해 소개

① 보통 연구논문을 보면 특정한 문제점의 배경에서부터 논리적으로 진행되므로 보다 일반적인 관점에서 특정한 것으로 집중해 가는 것이 좋다.

② 적어도 10년 전까지의 문헌을 찾아보고, 관련 논문을 전체적으로 읽고, 지금까지 자기의 연구주제에 대해 어떤 연구가 있었고, 어디까지 진행이 되었는지를 간략하게 소개해야 한다.

(3) 기존의 연구를 소개했다면 그에 대한 의문점과 문제점을 제시

① 기존의 연구를 고찰해 보면 연구의 제한점 부분에서 더 연구해야 할 부분을 제시하고 있다. 선행연구에서 해결하지 못한 부분을 나의 연구주제에 부합하게 서술하면서 이끌어 나가는 게 중요하다.

② 이전의 연구를 비판하는데 초점을 맞추기 보다는 기존 연구의 제한점들을 지적하면서 자신의 연구동기 중의 하나가 제한점들을 보완하기 위함임을 강조해야한다.

(4) 기존의 연구의 문제점을 해결하기 위해 자신의 연구가 필요하다는 점을 강조

① 나의 연구가 완벽한 해결책이라고 하기보다는 나의 연구가 그 문제점들을 해결할 수 있게끔 도와주고, 기존 연구의 한계에서 한층 보완된 연구라는 것을 강조해야 한다.

② 나의 연구 가설(hypothesis)을 분명하게 제시하고 연구결과에 대한고찰을 간략하게 제공하면서 독자들로 하여금 연구의 전체적인 그림을 볼 수 있게 하면서 서론의 끝을 맺는다.

표 5-4 스토리 흐름에 따른 서론 작성

스토리 흐름	문단	줄 수	문장 어두	문장 어미
주제어 정의 및 동향	2	15	무엇은	• 으로 정의할 수 있다. • 것을 말한다.
선행 논문 분석	2	15	기존의 선행연구들 중 ○○○는	• 보고하였다. • 라고 주장하였다.
문제점	1	6	하지만	• 다소 논란이 있다. • 하고 있는 실정이다
필요성	1	6	이에 따라	• 이루어져야 할 필요성이 있다. • 연구되어야 할 필요성이 있다.
연구목적 (의도)	1	6	따라서 본 연구는	• 제공하고자 한다. • 알아보고자 한다. • 근거를 제시하고자 한다.

6) 서론의 구성

서론의 구성은 4단계 구성, 3단계 구성, 2단계 구성 등으로 구분한다. 서론 4단계 구성에는 두 가지 방법이 있다. 첫 번째 방법은 문제 제시, 배경 설정, 탐구사항, 목표 설정으로 구성되고, 두 번째 방법은 연구주제, 배경 설정, 탐구사항, 목표 설정으로 구성되고, 두 번째 방법은 연구주제, 연구방향, 문제점, 연구목적 순으로 서술한다. 3단계 구성은 문제 제시, 연구목적, 연구 접근 순으로 기술한다. 서론 2단계 구성은 전반부와 후반부로 서술한다.

표 5-5 서론 구성의 단계 구분

4단계	3단계	2단계	
		전반부	후반부
1. 문제제시 – 배경설정 – 탐구사항 – 목표설정 2. 연구주제 – 연구방향 – 문제점 – 연구목적	문제제시 – 연구목적 – 연구 접근	• 연구분야의 설정 • 연구의 필요성 강조 • 주제의 관심사 기술 • 현재의 지식과 그것의 부족함/차이 기술 • 이전 연구 요약 (문제점 제시)	• 최신 연구 소개 • 논문의 구조에 대한 윤곽 언급 • 주요한 결과 언급 • 연구의 목적 제시

7) 인용

인용이란 다른 저자의 글이나 주장을 빌려 쓰는 것이므로, 자기 것이 아님을 분명히 밝히고 빌려준 사람에 대한 예의를 표해야만 한다. 연구자의 관심 있는 주제에 대해 여러 선행 연구들을 고찰하고 분석하여 자신의 주장을 전개할 수 있는 이론적 기초를 마련함이다. 권위 있는 이론이나 주장을 인용해 제시함으로 자신의 논리적 타당성과 정당성을 뒷받침한다. 다른 사람의 주장과 견해를 자신의 것과 대조시키고 차이점 밝힘으로써 자신의 논리가 타당함을 주장할 수 있는 근거를 마련한다.

(1) 직접인용

원저자의 의견을 그대로 인용하는 경우 200자 미만(약 4~5행) 정도인 경우에는 인용부호 "" 로 표시한다. 그 이상 될 때는 별도의 문단(paragraph)을 만들어 서술한다(한글 3글자, 영문의 경우 5자를 양편에서 안으로 모아서 씀).

(2) 간접인용

간접인용의 경우 성격상 원문의 요점을 간추린 요약이나 원문을 다른 말로 바꾸어 부연한 바꿔 쓰기(paraphrase)형식으로 다루어진다. 간접인용의 경우 각주를 달지 않고, 저자나 인용된 논문 다음에 괄호를 치고 그 속에 저자명과 발행연도를 표시하고 참고문헌에 기재하되 저자명의 경우 국내 연구와 해외 연구를 막론하고 성부터 오도록 한다.

① 인용하는 저서나 논문의 저자명이 본문에 표기되지 않은 경우 내용 끝부분에 괄호를 하고 그 속에 저자명과 발행연도를 표시한다.

② 저자가 두 명일 때는 두 저자의 이름을 모두 표시하고, 발행연도를 명시한다. 저자 수가 3인 이상일 때는 주 저자의 이름만을 명기하고 다음에 'et al.'을 기록하고 한국인은 '외' 또는 '등'으로 표기한다.

- 최근의 한 연구는(김종휘, 1991)
- 홍성화(1989)는 ~발견하였다.
- 이와 같은 증거는 김신영과 노국향(2002)에 의해서 제시되었다.
- 부모와 청소년 간의 심리적 고민이 상호작용하는 양상은 3년간 종단연구를 통해 밝히고 있다. 또는 저자가 한국인인 경우(김혜숙 외, 1995)

(3) 바꿔 쓰기(paraphrase)

바꿔 쓰기는 문장의 어순과 단어가 바뀔 순 있지만 핵심단어가 빠지면 안되고 새로운 내용이 추가되어도 안 된다.

표 5-6

원문	기립 시 균형 유지에 있어 시각적 조절은 매우 중요한 것으로 보이는 건강한 노인에서 시각적 정보가 제거되었을 때 자세 동요가 증가하는 것으로 나타났다.
변경	건강한 노인의 시각적 정보 제거는 자세를 동요시킴으로써 균형유지에 영향을 주는 것으로 나타났다.

(4) 각주

특수용어나 전문용어에 대한 개념정의 및 풀이, 본문 내용에 표기하기 어려운 보충설명 등을 필요로 할 경우, 저자와 소속기관의 변경사항이나 직위 혹은 위치를 변경할 경우, 사의를 표할 경우 사용된다. 단 내용 각주를 너무 많이 사용하면 본문의 중요성이 오히려 위축될 수 있으므로 과용하지 않는 것이 좋다.

8) 문헌고찰 결과 표현

(1) 문헌고찰 표현의 형식

① 저자강조

저자를 강조하기 위한 서술로 "누구는 보고하였다", "누구는...고 주장하였다." 등으로 서술한다.

❋ 영문 예

- Burnard et al. (2014) reported that stroke rehabilitation is a ...,
- Sapsford and Duncan [2016] argued that balance training is ...

② 연구 분야 강조

연구 분야의 참고문헌은 "..가 나타났다(발견되었다)"라고 기술한다.

❋ 영문 예

- Recent study has shown that optimize program is .... (Hound et al., 2014)
- Some authors has been studied to measure ... (Richardson et al., 2015).

③ 연구결과 언급

선행 논문의 연구결과만을 언급할 때는 "...이다"로 서술한다.

❋ 영문 예

- The stability training with sling is an effective intervention...[James et al. 2013].

(2) 서론에서 사용하는 시제

① 현재시제

기존 선행연구 저자의 견해를 기술하는 경우, 연구자가 사용한 조작적 정의, 파악한 문제점과 관련된 자신의 견해를 언급하게 되는 경우에는 현재시제로 서술한다.

- 용어의 조작적 정의를 내리는 경우

  '본 연구에서 등속성 저항운동이란 ... 이라고 정의한다.'

• 특정 이론의 일반적인 진술을 인용할 경우

예) 관문조절설이란 인체로 들어온 자극이 신경섬유에서 ....하게 되는 이론을 의미한다 [Ruissue, 2010].

② 과거시제

선행연구 저자의 연구방법을 통해 발견된 결과를 인용하였을 때는 과거시제를 서술한다. 과거형은 특정한 연구결과를 인용할 경우나 방법과 결과를 기술할 때 주로 사용한다.

• 특정한 다른 연구 결과를 인용할 때

예) Burnard 등(2013)은...을 새로운 치료방법이라고 보고하였다.

• 방법과 결과를 기술

예) * '...방법으로 수집하였다.'(방법)

* '평균의 차이는 2.98이었다.'(결과)

(3) 인칭과 숫자

① 인칭은 원칙적 3인칭을 사용한다. 가급적 인칭을 쓰지 않기 위해 수동형 문장으로 쓰는 것이 옳다.

예) '연구자는 ...을 수집하였다'라는 문장보다는 '...이 수집되었다.'라는 문장으로 진술한다.

② 자신을 칭하는 경우 저자는 3인칭 간접표현을 써서 자신을 객관화해야 한다.

예) –께서는, –습니다. 와 같은 존댓말을 사용하지 않는다.

(4) 문헌고찰을 나열할 때 자주 사용하는 어휘

① 단순히 결과만 언급하는 경우

• 어휘 : 보고하였다, 주장하였다, 기술하였다, 덧붙였다, 기타 등등으로 서술한다.

• 영어 : report, argue, add, find, demonstrate, observe, describe, remark, say, etc.

② 결과 소개와 함께 저자의 주관적인 견해(해석)가 포함되어 기술하는 경우

• 어휘 : 확인하다, 제안하다, 동의하다, 주장한다, 결정한다, 명확히 한다, 기타 등등으로 서술한다.

• 영어 : confirm, suggest, agree, claim, determine, clarify, emphasize, etc.

5 연구 방법

1) 연구방법

연구방법은 연구과정 및 실험절차를 기술하는 부분으로 객관적인 내용만 기술하여야 하며, 최근 저자들이 가장 신경 써서 작성해야하는 부분이다. 이러한 연구방법은 연구대상, 실험절차, 측정장비, 통계방법의 순서로 나눌 수 있다.

연구대상에서는 연구대상자의 수, 실험연구에서는 표본추출 방법, 표본 수(sample size)를 설정하는 방법, 실험집단과 통제집단 간 그룹을 나누는 배열 방법(예 : randomized controlled trial) 등을 제시하여야 한다. 또한 연구대상자의 선정기준과 제외기준 등도 제시하여야 한다.

실험절차에서는 연구윤리(IRB)승인 여부, 연구 디자인(예 : one group pre test-post test design), 맹검 여부(예 : double blind study) 등을 제시하여야 하며, 실험연구의 연구 설계는 실험집단과 통제집단의 배치구조, 집단의 동질성정도, 실험처치의 절차 및 효과측정의 절차 등을 구체적으로 제시하여야 한다. 문헌연구는 실험 설계보다 연구일정을 중심으로 진술되는 것이 일반적이다.

실험연구의 측정도구 부분은 연구에서 사용되는 도구의 신뢰도와 타당도를 선행연구에 기초하여 객관적으로 제시하고, 도구의 개발이 선행된 연구에서는 도구개발의 근거와 과정 및 절차 그리고 이에 관련된 각종 통계적 자료를 제시하여야 한다. 연구방법에 포함되어야 할 내용은 아래와 같다.

(1) 방법 기술에서 중요한 점과 포함할 사항

논리적인 순서에 의해 저자의 연구가 어떻게 계획되었고 시행되었으며 자료를 분석하였는지를 기술한다. 가능한 한 연구 시작 전에 연구방법을 기술해서 연구과정 중에 만나는 문제점을 연구과정에서 보완하여 진행함으로서 궁극적으로 최종적인 결과를 얻었을 때, 그 연구과정의 방법을 기술하는 데 보다 용이할 것이다.

MEMO

(2) 무엇을 방법에 포함하는가?

연구방법에서는 아래 **표 5-7**의 내용을 포함하여 구성한다.

표 5-7 연구방법의 구성

1. 연구설계	• 연구 디자인은 무엇인가? • 무작위 설계 방법을 사용하였는가? • 맹검 방법은 어떤 것을 사용하였는가? • 변인의 나열 순서는 연구순서대로 진행되었는가?
2. 연구수행 방법	• 대상자 모집 선정 기준을 기술하였는가? • 대상자 제외 기준을 기술하였는가? • 연구윤리규정을 준수하였는가? • 사용되는 재료의 정확한 정보를 제공하였는가? • 중재 방법은 정확한가? • 특이한 장치의 치료와 접근할 수 있는 세부 사항의 정확한 형태인가?
3. 데이터 분석	• 영가설을 반증하는 p값을 사용하였는가? • 연구 검정력 추정치가 있는가? • 정확한 시험이 통계 분석 등을 위해 사용되었는가?

(3) 연구대상과 측정장비

어떻게 연구 대상을 모집하였는지 그 선정기준을 기술한다. 이때 연구윤리를 준수하였는지 여부는 연구윤리 승인의 필수 조건이 될 수 있다. 측정도구, 장비, 실험과정, 자료수집방법, 계산방법, 실험기술, 설문지, 분석방법에 사용된 가정 등이 포함되며 연구에 사용된 측정방법이 선행연구에 기술되어 있다면 참고문헌으로 인용한다.

(4) 실험절차

연구방법의 서술 시 논문에서 사용되는 용어를 선택한다. 무작위화 연구는 무작위 방법에 대한 설명이 필요하다. 맹검법을 사용하였다면 연구대상자, 실험수행자, 연구자 중 특정 집단에 어떠한 맹검을 사용하였는지 기술한다. 실험절차를 한눈에 알아볼 수 있도록 흐름도(flow chart)를 제시하는 것은 독자들이 전반적인 실험절차를 이해하는 데 유용하다. 연구 각 단계에 대한 명칭을 사용하는 것이 독자의 이해에 도움이 된다.

(5) 통계

연구디자인에 따라 일반적으로 사용되는 통계방법을 사용하며, 사용된 통계방법을 제시한다.

일반적으로 사용되지 않는 통계방법을 사용하였다면 참고문헌을 제시해야 한다. 사용한 통계 소프트웨어의 종류와 버전 등을 기술한다.

2) 연구방법 기술단계

(1) 연구의 대상 및 기간

연구의 종류에 따라 선정하는 방법도 다양하나 일반적으로 G*power 프로그램을 많이 사용한다.

표 5-8 G*power 프로그램의 대상자 수 산출의 예

Test family	t test, means : difference between independent means(two groups)
Type of power analysis	A priori : compute required sample size－given α, power, and effect size
Tail	two
Effect size d	1.0(large)
α err prob	0.05
Power(1－ B err probe)	0.8
Allocation ratio N2/N1	1
Total sample size	34(group 1: 17, group 2 : 17)

① 연구 대상자 추출 방법

따라서 연구자가 연구 대상자를 선정하는 방법도 임의 추출법, 임의 표본추출법이나 유의 표본추출법에 의한다.

연구의 대상 및 기간 → 연구설계 및 절차 → 연구방법 → 평가도구 → 자료분석

- 임의추출법 : 연구자가 연구 목적에 맞게 임의대로 대상자들을 선정하는 방법
- 임의표본추출법 : 표본을 선정할 때 조사자가 임의대로 사례를 추출하는 방법
- 유의표본추출법 : 조사자의 판단이나 조사목적에 의해 표본을 선정하는 방법

② 연구대상자 수

물리치료 연구를 위한 실험 대상자 수를 결정하는 방법으로 검정력을 사용한다. 검정력은 1-β(2종오류)이며, 의학연구에서 연구설계 시 검정력 수준은 0.80~0.95이다. 검정력 0.80~0.95의 의미는 실제로 차이가 존재할 때 통계적으로 유의한 차이가 존재할 때 통계적으로 유의한 차이를 찾아낼 확률이 80~95%의 의미를 나타낸다.

• **표본 수 결정 고려 사항**

– 양측검정력, 단측검정력

– 검정력 : 0.80~0.95(보통 0.8)

– 유효크기 : 보통 중간 크기로 결정

두 집단 평균 T 검정 : 0.2(소), 0.5(중), 0.8(대)

세 집단 평균 F 검정 : 0.1(소), 0.25(중), 0.4(대)

– 유의수준 : 보통 0.05

– 기타 : 집단 수 , 반복 측정 수 등

표 5-9 표본크기 계산 예

2개의 집단의 비교실험 시 (독립표본 T 검정) 양측검정 사용	• 설정 검정력 : 0.8, 효과크기 : 0.5, 유의 수준 : 0.05 • 실험에 필요한 대상자 수는 총 128명(연구군 : 64, 대조군 : 64) • 3개의 집단 비교실험 시 : 42명
각 집단 내 전후 비교실험 시 (대응표본T 검정) 양측검정 사용	• 설정 검정력 : 0.8, 효과크기 : 0.5, 유의수준 : 0.05 • 실험에 필요한 대상자 수는 총 34명(연구군 : 17, 대조군 : 17)
2개의 집단의 3번(전, 중, 후) 비교실험 시	• 설정 검정력 : 0.8, 효과크기 : 0.5 유의수준 : 0.05 • 실험에 필요한 대상자 수는 총 24명(연구군 : 12, 대조군 : 12)
상관관계 연구의 경우	• 설정 검정력 : 0.8, 효과크기 : 0.3 유의수준 : 0.05 • 실험에 필요한 대상자 수는 총 84명(연구군 : 42, 대조군 : 42)

1. 연구 대상자

본 연구에서 뇌졸중군은 서울 H재활병원의 입원환자를 대상으로 하여 편측 손상 뇌졸중 환자 중 본 연구에 참여하기로 동의한 53명을 대상으로 하였다. 대상자는 손상 후 1년 이상 된 자, 60세 이상인 자, 보조 도구 없이 5분 이상 서 있는 것이 가능한 자로 하였으며, 근골격계나 신경계 질환이 있는 자, 양분 과제 검사(line bisection test) 시 편측 무시가 나타난 자는 제외하였다. 대조군은 K복지관 노인 중 본 연구에 참여하기로 동의하고 뇌졸중군과 비슷한 연령대의 57명을 대상으로 하였다.

그림 5-6 연구대상 서술 예

출처 : 송창호 등, 대한물리의학회지, 2010,5(1), pp.82~83

(2) 연구의 설계 및 절차

실험연구의 연구설계는 실험집단과 통제집단의 배치구조, 집단의 동질성정도, 실험처치의 절차 및 효과측정의 절차 등을 구체적으로 제시하여야 한다. 실험연구설계인지, 비실험연구설계방법인지 구체적으로 서술한다.

2. 연구 절차

대상자들은 자세동요를 측정하기 위해 힘판(PDM Multifunction Force Measuring Plate, Zebris, Germany, 2004)에 맨발로 올라가 양팔을 몸통 옆에 이완시켜 위치시키도록 하였다. 재평가 시 오류를 최소화하기 위해 발의 위치는 뒷선에 발뒤꿈치를 일치시키고 양발의 세로선에 제2족지를 일치시켰으며, 3m 전방에 위치한 지름 10cm의 원을 바라보며 똑바로 서도록 하였다. 측정 도중 눈을 뜨는 것을 막고, 빛을 완전히 차단하기 위하여 안대를 착용시켰으며, 측정에 집중할 수 있도록 귀마개를 사용하여 귀를 막은 상태로 30초 동안 측정하였다. 눈을 뜬 상태에서 2번, 눈을 감은 상태에서 2번 각각 30초 동안 서 있게 하여 측정하였다(Laufer 등, 2003). 눈을 뜬 상태와 눈을 감은 상태에서의 측정 사이에 휴식 시간을 주어 피로를 최소화하였고, 검사하는 동안 안전을 위해 대상자들 주위에 보조자를 위치하게 하였다.

그림 5-7 절차의 예

출처 : 송창호 등, 대한물리의학회지, 2010.5(1), p.83

(3) 연구방법

연구의 종류에 따라 차이가 있지만 일반적으로 연구대상, 실험절차, 측정도구 및 장비, 분석방법이 포함된다. 또한 연구방법은 연구에 참여한 실험자와 실험대상에 대한 설명과 연구 내용을 설명한다. 중재프로그램에 대해서는 인용 참고문헌을 제시한다.

1. 연구 대상

본 연구의 기간은 2009년 5월 27일부터 7월 18일까지 8주간 실시하였으며 연구 참여자는 뇌병변으로 진단은 받은 뇌성마비 아동 18명으로, K 승마단에서 승마운동을 받으며 연구에 참여하는 것을 동의한 아동 9명과 경기도에 소재하는 S재활학교에 재학 중인 9명의 아동이었다. 뇌성마비 유형을 살펴보면 승마그룹에서 양지마비 4명, 편마비 4명, 사지마비 1명이었고, 비승마그룹에서 양지마비 6명, 편마비 3명이었다. 장애아동의 우세손은 승마그룹에서 오른손잡이 6명, 왼손잡이 3명, 비승마그룹에서 오른손잡이 7명, 왼손잡이 2명으로 나타났다.

피험자의 선정 조건으로는 독립적인 보행이 불가능하고 지난 2년간 승마와 관련된 경험이 없으며 지난 2개월 내 외과적, 신경학적 수술을 경험하지 않았고 정신과적 문제와 기타 특정 의학적 문제가 없는 아동으로 승마운동에 참여하기로 부모님과 합의되고 스스로 참여에 동의한 경우이다.

2. 실험 방법

1) 실험 절차

실험은 선정기준을 적용한 대상아동의 부모에게 연구에 대한 충분한 설명과 함께 자발적 참여 동의서를 작성한 후에 시작되었다.

두 그룹의 뇌성마비 아동은 실험 참여 전부터 실시하고 있었던 전통적인 재활치료인 작업치료와 물리치료를 매주 1회 30분씩 동등하게 받았다. 승마운동은 실험군에만 실시되었는데 매주 1회, 30분씩 8주 동안 시행하였다.

그림 5-8 연구방법의 예

출처 : 정진화, 유재호, 대한물리치료학회지, 2010.22(5), p.64

(4) 평가도구

연구에 사용된 측정장비와 평가도구에 대해 서술한다. 측정장비와 평가도구는 신뢰도와 타당도가 있어야 하며 참고문헌을 제시해야 한다. 실험에 사용된 기기, 기계, 화약약품 등으로 명칭, 모델명, 제작회사 및 제조국가 등 최대한 구체적으로 기술해야 한다.

4. 평가 도구와 자료 수집 과정

1) 보행 분석

환자군과 정상군의 보행 분석 검사는 3차원 동작 분석 장비를 이용하였다. 3차원 동작 분석 장비는 9개의 적외선 카메라, 신호조절박스, 컴퓨터 및 소프트웨어로 구성되어 있다. 카메라와 신호조절박스는 VICON v8i 동작분석 시스템(Vicon, Los Angeles, USA)을 사용하였고 위치 이동 데이터를 0.85 mm 평균 정확도로 초당 120 프레임씩 촬영하였으며 각각의 마커로부터 반사된 적외선을 카메라가 수집하였다.

운동학적 데이터는 Nexus 1.7 software(Vicon, Los Angeles, USA)를 사용하여 전신 모델링을 위한 일차적 정보로 수집되었고 수집된 정보를 바탕으로 하여 해부학적인 자세를 재분석하였으며 골격 구조 모델링의 구성을 가능하게 하였다. 물리의 기초적인 원리를 이용하여 단순 위치정보를 Polygon software(Oxford Metrics Ltd., Oxford, UK)를 통해 골격의 움직임으로 전환하였고 이를 통해 분당 보폭수, 단하지 지지기, 양하지 지지기, 파행지수, 보장, 보장 시간, 보폭, 활보장, 활보장 시간, 보속과 같은 보행 선형지표 데이터를 계산하여 결과로 사용하였다.

대상자는 13m 거리를 맨발로 편안하게 자신의 보행속도로 걷도록 하였으며 동작을 충분히 숙지하도록 교육을 실시한 후 본 실험에 임하도록 하였다. 본 실험에서 모든 대상자는 전체 거리를 5회 왕복하였고 보행 루트를 벗어난 경우 1분간 휴식한 뒤 재측정하였다. 실험에 참여한 모든 대상자는 관절별 동작 시 피복에 의한 간섭과 적외선의 반사를 최소화 할 수 있고 탄력성과 피부와의 접촉이 우수한 검은색 바지를 착용하였다. 3차원 동작 분석을 위한 마커의 부착 위치는 다음과 같다.

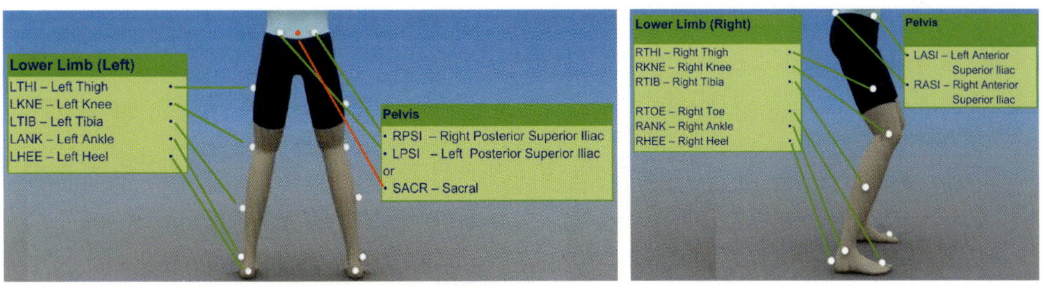

3차원 동작 분석을 위한 마커의 부착 위치

그림 5-9 평가 도구의 예

출처 : 유재호, 삼육대학교 대학원, 2011, pp.21~23

2) 족관절 모멘트 측정

아킬레스 건염 환자와 정상군의 족관절 모멘트를 구하기 위하여 60cm × 90cm 크기의 dual AMTI force plateform(Advanced Mechanical Technology INC, MA, USA)을 사용하여 검사하였다. 이 힘판은 플렛폼의 4군데에 각각 스트레인게이지가 배열, 부착되어 로드셀에 칩착 시킨 후 로드셀의 길이에 변화가 발생하였을 때 게이지 안에 있는 선의 직경이 변함으로써 그 선에 흐르는 전류의 저항값이 변하도록 한 것이다. 이 전류는 증폭기를 통한 후 AD변환기를 통하여 Nexus 1.7 software에서 디지털 값으로 변화되어 일차적 정보로 수집되었다. 이 후 물리의 기초적인 원리를 이용하여 Polygon software를 통해 족관절 모멘트 데이터를 추출하여 결과로 사용하였다. 대상자는 13m 거리를 맨발로 편안하게 자신의 보행속도로 걷도록 하였으며 걷는 도중 힘판의 중앙 부분을 반드시 밟을 수 있도록 자신의 보폭에 맞게 힘판 중앙에서 5보 떨어진 곳에서부터 걸어오도록 연습하였다. 본 실험에서 모든 대상자는 전체 거리를 5회 왕복하는 동안 힘판의 중앙 부분을 밟았고 중앙 부분을 벗어난 경우 1분간 휴식한 뒤 재측정 하였다.

그림 5-9 평가 도구의 예(계속)

출처 : 유재호. 삼육대학교 대학원. 2011. pp.21~23

(5) 자료분석

분석방법은 주로 통계적 분석에 대해 기술하게 되는데, 어떠한 통계적 방법을 어떠한 이유로 사용했는지를 설명한다. 즉 통계에 이용된 프로그램 SPSS ver 23.0 또는 SAS 등을 기술하고 평균과 표준편차를 산출하였다는 내용과 대상자의 동질성 검정 방법, 관측값들이 정규분포의 가정을 만족하는지를 검정하는 정규성검정과 집단 간 비교에 사용된 통계방법을 기술하고 통계적 유의확률(P) $<.05$ 또는 유의수준(α)은 0.05로 설정하였다는 내용을 제시한다.

① 동질성 검사(test of homogeneity)

여러 개의 효과크기가 동질적인지 여부를 확인하고자 할 때 효과크기의 동질성 검사(test of homogeneity of effect size)를 제안하고 있다. 이 검사에 있어 영가설은 분석대상이 된 모든 효과크기들은 동일하다는 것이고, 대안가설은 여러 개의 효과 크기중 적어도 한 개 이상의 효과 크기가 다른 효과 크기와 다르다는 것이다. 동질성 검정은 조사대상 모집단을 여러 개의 부차 모집단으로 분할하였을 때, 부차 모집단의 분포의 형태가 동일한지 검증하는 것이다. 시작부터 다른 집단을 비교하는 것은 없기 때문이다.

② 정규성 검정(normality test)

정규성 검정은 관측값들이 정규분포의 가정을 만족하는지를 검정하는 방법으로 검정의 대상이 되는 귀무가설은 자료가 정규분포에 적합하다는 것이며 대립가설은 자료가 정규분포에 적합하지 않다는 것이다. 대부분의 가설검정이 보통의 경우 H_1 인 대립가설을 채택하기 위한 가설이다. 따라서 P-value가 0.05보다 크면 정규성이 있는 것으로 판단하게 되는 것이며, 여기서 P-value가 0.05보다 작으면 정규분포가 아니라는 결론을 내릴 수 있다. SPSS에는 콜모고로프－스미노프와 샤피로－윌크(Shapiro-Wilk) 검정 두 개의 검정을 지원하는데 다음의 두 가지가 일반적이다.

- **코로모고로프－스미노프(Kolmogorov－Smirnov)**

  표본의 누적확률 분포와 가설로 설정된 모집단의 누적 확률분포를 상호 비교하여 표본의 분포가 가정한 확률분포에 적합한 것인가를 결정하는 검정 방법으로 두 개의 결과값들이 의미 있게 다를 때 실시한다. 즉 두 경험적 분포가 서로 다른지 또는 경험적 분포가 이론적 분포와 다른지를 검정할 때이다. 보통 표본 수가 2,000개 이상으로 자료가 많을 때 사용하는 검정 방법이다.

- **샤피로－윌크(Shapiro－Wilk) 검정**

  표본이 정규분포로부터 추출된 것인지 테스트하기 위한 방법이다. 검정은 샤피로－윌크 검정 함수를 사용하며 이때 귀무가설은 주어진 데이터가 정규분포로부터의 표본이라는 것이다. 다른 적합도 검정(goodness of fit tests)의 비교 연구 시에 잘 활용되는 방법이며 표본수가 4개 이상, 2,000개 이하로 자료가 적을 때 사용하는 검정 방법이다.

표 5-10 정규성 검정

Group	Kolmogorov－Smirnov			Shapiro－Wilk		
	통계량	자유도	유의확률	통계량	자유도	유의확률
score 1	.180	20	.090	.935	20	.190
score 2	.132	20	.200	.951	20	.385

a : Lilliefors 유의확률 수정

* : 이것은 참인 유의확률의 하한값이다.

- **정규성 검정**
  - H_0 : 집단은 정규성을 이룬다.
  - H_1 : 집단은 정규성을 이루지 않는다.

- **Kolmogorov–Smirnov 검정**
  - 그룹 1 : $P = 0.090 > 0.05 \rightarrow H_0$ 채택
  - 그룹 2 : $P = 0.200 > 0.05 \rightarrow H_0$ 채택

• Shapiro-Wilk검정

– 그룹 1 : P = 0.190 > 0.05 → H_0 채택

– 그룹 2 : P = 0.385 > 0.05 → H_0 채택

두 그룹 모두 정규성을 이룬다고 가정할 수 있다.

표 5-11 동질성, 정규분포의 가설과 결과 및 해석

가설	• H_0 : 집단은 정규분포를 이룬다. • H_1 : 집단은 정규분포를 이루지 않는다.
결과	• P > 0.05 : 영가설 채택, 대립가설 기각 • P < 0.05 : 영가설 기각, 대립가설 채택
해석	• P값이 0.05보다 커야 동질성이 성립된다.

③ 유의수준과 유의 확률

유의수준(α)은 1종 오류를 범할 확률의 최대 허용한계이다. 유의확률(P-value)은 귀무가설을 기각할 경우 1종 오류를 범할 확률이며, 유의확률이 유의수준(α)보다 작을수록 연구자는 자신 있게 귀무가설을 기각할 수 있다.

예) 유의수준 "$\alpha = 0.05$"일 경우 "P-value가 0.025"라면 P< 0.05 이므로 귀무가설을 기각하고, 대립가설을 채택한다. 따라서 "치료법은 차이가 있을 것이다."(대립가설)라고 결론 내린다.

④ 통계분석 방법

다음과 같은 실험설계의 통계분석방법은 반복측정분산분석(repeated measure ANOVA)이나 공분산분석(ANCOVA)이 1종 오류의 위험성을 감소시킨다. 대응표본 T 검정과 독립 T검정을 실시할 경우 1종 오류의 위험성이 증가된다. 즉 대응표본 T검정 2번 분석 후 (대조군 전－후, 연구군 전－후), 독립 T 검정 2번 실시(실험 전 그룹간, 실험 후 그룹간)하여 총 4번의 T 검정을 실시했을 경우 $1-(1-0.05)^4=0.18$ 즉, 4번의 T 검정에서 적어도 18%의 1종 오류가 증가된다. 즉 4번의 T 검정에서 적어도 1번은 18% 만큼의 1종 오류가 증가된다.

MEMO

6 연구 결과

1) 연구 결과

실험에 의해 획득된 데이터에 대한 자료와 분석한 내용을 기술한다. 연구의 결과는 서론에서 제시하였던 질문에 답변을 하는 곳으로 연구를 통해 자신이 조사하여 얻은 결과를 작성하는 부분이다. 연구 결과의 첫 번째 문단은 조사한 대상의 특성을 작성하고 대조군과의 차이를 알아내어 각 군의 특성을 파악 할 수 있어야 한다. 간략하게 설명하면, 대상 및 방법에서 언급된 기술은 중복되지 않아야 한다. 대조군에 대한 결과도 반드시 언급되어야 하고, 결과물에 대한 통계적 유의성도 밝혀야 한다. 결과 또는 성적은 데이터와는 다르다. 데이터는 숫자로 표시되는 사실이다. 따라서 결과에서는 데이터 중 연구에서 주요한 물음에 대한 답변을 작성해야 한다. 결과 또는 성적을 설명하고 나서 데이터를 제시하여야 한다. 이때 데이터는 그림이나 표로 변환시켜 본문과 상호 보완하여 조화롭게 한다.

분석결과에서 변인들이 가지고 있는 의미와 변인들 간의 관계성을 파악하는 것이 결과에 대한 해석인 것이다. 양적 연구에서 결과 분석 시 다수의 그림과 표를 같이 제시 되며 연구에 대한 해석은 그림과 표 위주로 이루어진다. 연구의 해석 중 박사학위논문은 비교적 상세하게 진술되고 학술지 논문의 경우 비교적 간략하게 나타나는 경향이 있다.

(1) 비교 자료 및 답 제공

연구 결과의 분석 시 논문의 저자가 제공하는 연구 주제에서 정상, 비정상에 대한 내용을 독자가 알 수 있도록 비교하며 충분히 안내해야 한다.

논리적으로 결과를 제공하기 위해서는 통계적 타당성을 확립하기 위해 그림이나 표를 사용하고, 저자들의 쉽게 이해하기 위해서는 복잡한 표보다는 그림이 효과적이다. 그리고 그림이나 표는 한 장으로 하여 저자가 이해할 수 있도록 한다. 통계 결과는 평균과 표준편차, 자유도, 유의도, 주요 통계결과, 수치 등이 제시하여야 하고, 그림과 표에 제시된 수치에 대한 설명이 있어야 한다.

(2) 서술방법

결과는 앞의 연구방법(methods) 부분에 작성한 실험의 결과를 적는 기능과 함께 결과를 설명할 데이터, 그림(figure), 표(table)를 독자에게 제시한다. 연구계획이나 서론(introduction)에서 제시한 질문에 대한 결과를 나타나기만 하면 되므로 결과(results)부분은 저자의 입장에서 작성하기 쉽다. 연구방법(methods)에서 얻은 결과를 작성하고, 얼마나 정확하게 나타났는가를 기록하면 된다.

대부분의 논문이 연구대상자의 특성을 결과에서 설명하기도 하지만 때론 연구방법에서 설명할 수도 있다.

〈표 2-1〉 대상자의 일반적 특성

일반적 특성		실험군 (n=11)	대조군 (n=11)	t/χ^2	p
성별(명)	남	5 (45.5)[a]	5 (45.5)	.000	1.000
	여	6 (54.5)	6 (54.5)		
연령(년)		11.23 (1.84)[b]	10.95 (1.94)	.344	.734
신장(cm)		134.97 (12.68)	132.03 (15.75)	.483	.635
체중(kg)		31.43 (8.32)	34.02 (11.18)	.619	.544
간질	유	1 (25.0)[a]	2 (18.2)	.386	1.000
	무	10 (75.0)	9 (81.8)		
마비유형	양하지마비	7 (63.6)	8 (72.7)	.210	1.000
	사지마비	4 (36.4)	3 (27.3)		
GMFCS	1단계	1 (9.01)	2 (18.2)	.386	1.000
	2단계	10 (90.9)	9 (81.8)		

주) [a]n(%), [b]평균(표준편차)

그림 5-10 연구대상자의 특성

출처 : 이병희 등, 특수교육재활과학연구, 2011, 50(4), p.440

2) 내용에 대한 서술 단어

저자들은 결과 부분을 논문의 중심부라고 대부분 생각하여 결과의 모든 내용을 이 부분에 넣으려고 하는데, 실험을 통해 얻은 결과를 모두 나열하는 것이 아니고 쟁점을 해결하기 위한 필요한 부분만 기술해야 한다.

Ⅲ. 연구 결과

1. 증강현실기반 운동 프로그램 전·후 근력의 변화

증강현실기반 운동 프로그램 전·후 근력의 차이는 <표 3-1>과 같다. 증강현실기반 운동프로그램을 실시한 실험군의 오른쪽 발등굽힘은 사전 3.42kg에서 사후 4.80kg으로 1.38kg 증가하여 통계적으로 유의한 차이가 나타났다(p<.05). 오른쪽 발바닥굽힘은 사전 3.98kg에서 사후 5.60kg으로 1.62kg 증가하여 통계적으로 유의한 차이가 나타났고(p<.05), 왼쪽 발바닥굽힘은 사전 4.27kg에서 6.06kg으로 1.79kg 증가하여 통계적으로 유의한 차이가 나타났다(p<.05).

실험방법에 따른 오른쪽 발등굽힘의 군간 근력의 차이를 살펴보면, 실험군은 사전 3.42kg에서 사후 4.80kg으로 1.38kg 증가하였고, 대조군은 사전 2.71에서 사후 2.79로 .08 증가하였으나, 실험군이 대조군보다 더 많이 향상되어 통계적으로 유의하게 증가하였다(p<.05).

그림 5-11 결과 해석 기술

출처 : 이병희 등, 특수교육재활과학연구, 2011, 50(4), p.442

결과의 내용을 하나의 문단으로 길게 나열하기보다는 주제별로 번호를 표기하여 간결하게 정리 하는 것이 저자들이 보기에도 좋고 이해하기에도 좋은데, 이를 위해 그림과 표를 적절히 활용해야 한다. 학술지 마다 투고규정에 명시된 개수와 형식에 맞춰야 하고 따로 제시된 규정에 없다 하더라도 너무 많은 수의 그림과 표는 오히려 논문을 복잡하게 한다.

3) 통계

대부분의 논문들이 통계의 부적절한 적용으로 미흡한 점이 있다. 가능한 한 연구계획에서부터 사용할 통계법에 대한 조사와 결정을 하는 것이 좋다.

논문 작성 시 적절한 통계 적용과 분석 및 의의 판정과 해석이 필요한 점은 강조해도 지나치지 않다. 그러므로 통계 작성 시 측정된 것을 바탕으로 더 정확한 결과를 도출해야 한다.

4) 표

많은 양의 자료를 제시할 때는 표(table)가 편리하다. 즉 정확한 수치를 제시해주는 내용은 표를 이용하고 관계와 효과 등을 보여주는 결과는 그림을 이용하는 것이 좋다. 독자들이 이해하기 쉽게 디자인되어야 한다. 표 구성에서는 보통 5행, 4열 이상은 피하는 것이 좋다. 특정 문제는 하나씩의 표로 나누어 제시하는 것이 좋다, 변화를 나타내기 위해서는 왼쪽에서 오른쪽으로 변화를 보이도록 제시하는 것이 좋다. 그리고 너무 많은 표는 산만하기 때문에 적당한 숫자의 표를 만들도록 한다.

5) 그림

저자의 내용을 전하는데 있어서 그림을 사용하는 것이 정확한 정보를 제공할 수 있다. 그림에는 여러 자료가 사용될 수 있다. 상황에 따라 보다 나은 정보제공을 위해서는 컬러 그림도 가능하다.

(1) 사진과 현미경 사진

사진은 익명의 환자를 보호해야 하며, 현미경 사진은 크기의 측정이 필요하다.

(2) 기록의 재생산

실험결과에서 제공되는 각종 자료나 기록을 재생산해서 논문에 기재하고자 할 때 목적하는 바가 잘 표시되어 나타날 수 있도록 한다. 과거에는 사진을 찍어 사용하였으나 최근에는 복합기의 스캔을 이용할 수 있다.

〈표 3-1〉 증강현실기반 운동 프로그램 전·후 발목관절의 근력 변화 비교

		실험군 (n=11)	대조군 (n=11)	t	p
발등굽힘 오른쪽 (kg)	전	3.42 (2.79)[a]	2.71 (1.59)		
	후	4.80 (2.88)	2.79 (1.36)		
	전후차	−1.38 (1.50)	−.08 (1.24)	2.215	.039
	t	−3.046	−.212		
	p	.012	.837		
발등굽힘 왼쪽 (kg)	전	5.19 (2.68)	3.80 (2.54)		
	후	6.77 (3.38)	4.52 (2.33)		
	전후차	−1.58 (2.92)	−.72 (1.50)	.871	.394
	t	−1.796	−1.593		
	p	.103	.142		
발바닥굽힘 오른쪽 (kg)	전	3.98 (1.82)	4.12 (1.81)		
	후	5.60 (2.01)	4.71 (2.28)		
	전후차	−1.62 (1.96)	−.58 (1.35)	1.443	.165
	t	−2.740	−1.430		
	p	.021	.183		
발바닥굽힘 왼쪽 (kg)	전	4.27 (1.96)	3.95 (2.07)		
	후	6.06 (2.23)	4.56 (2.25)		
	전후차	−1.79 (2.20)	−.61 (2.15)	1.280	.215
	t	−2.704	−.935		
	p	.022	.372		

주) [a]평균(표준편차)

그림 5-12 결과 표 예시

출처 : 이병희 등, 특수교육재활과학연구, 2011, 50(4), p.445

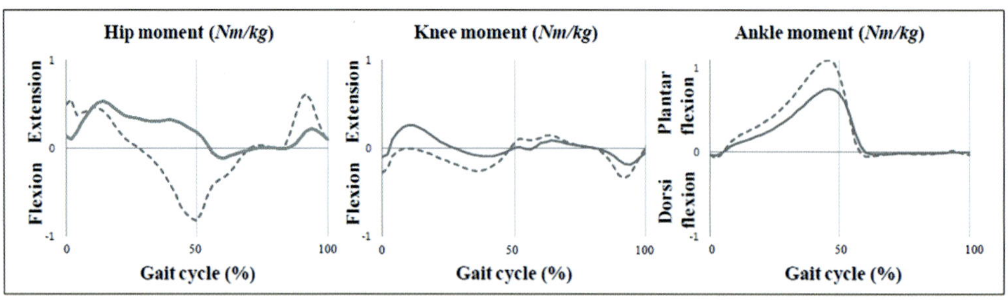

Figure 2. Lower limb dynamics during the gait cycle. The results are expressed in percentage of the gait cycle. The curves correspond to the mean value in the experimental group (EG, solid gray line) and the control group (CG, dashed gray line). The affected side in runners with achilles tendinopathy was measured in EG., and dominant side was measured in CG.

그림 5-13 결과 그림 예시

출처 : Kim and Yu, Journal of sports science and medicine, 2015, 14, p.287

(3) 그래픽

연구결과를 제시할 때 결과 요약으로 도표의 제시는 높은 가치를 지닌다. 최근 들어 컴퓨터 그래픽은 다양한 그림 작성을 보여주기 때문에 매우 유용하다. 막대그래프, 꺾은선그래프, 원그래프 등 다양하게 사용 할 수 있다. 각 그래프 마다 특징을 살려 내용의 전달에 가장 적합한 그래프를 선택하도록 한다. 그래픽은 그림도표와 마찬가지로 독자가 본문내용을 자세히 보지 않고 도표를 단독을 보고 내용의 이해가 가능하도록 하여 내용 표시가 충분히 되도록 해야 한다. 도표에서 나타내는 약어는 반드시 정의 되어야 하며 필요시 간략하게 설명을 포함하여야 한다. 또한 그림에 사용된 통계가 의미하는 것, 구간이 의미하는 것을 정확하게 명시하여야 한다. 즉 결과는 본문 내용에서 하고자 하는 이야기를 나타내고, 그림이나 표 같은 도표는 연구를 요약하고, 실례를 통해 한 눈에 보기 쉽게 보여주는 것이다.

6) 결과해석의 진술 시 유념해야 할 사항

(1) 분석결과의 통계적 유의성 찾기에 급급함

초보자들의 경우에는 집단 간 평균점수에서 상관 계수의 크기는 통계적으로 유의미한지. 통계적으로 유의미한 차이가 있는지에 대한 여부에만 초점을 두는 경향이 있다. 결과적으로 실제적 유의성 여부는 간과하게 되는 경우가 많다.

(2) 기대했던 결과가 산출되지 않았을 경우

예상했던 기대결과가 나타나지 않았더라도 실망하지 말고 실험을 통해 얻은 결과를 그대로 진술한다. 이론적 근거와 합리적인 절차에 따라서 실행된 연구라면 그 자체의 결과는 훌륭할 수 있다. 실험을 통해 "연구결과가 유의한 차이가 없다"라는 것을 밝혀내는 것 역시 학술적으로 기여를 하는 것이며 불필요한 후속연구를 줄여줄 수 있다.

(3) 표와 그림으로 결과를 제시할 때의 형식

그림과 표로 결과를 제시할 때는 일정한 형식을 지킨다. 학위논문의 경우 해당 대학의 학위논문 편집 양식을 참고, 학술지는 학술지의 편집 양식을 참고한다.

예) 1. 본문, 그림, 표를 사용할 것

2. 그림에 표시된 결과의 수(N=)를 기록할 것

3. 각 그룹에 대해 비교할 것

4. 예상외의 결과를 기술할 것
5. 측정치보다 자세히 기록하지 말 것
6. 측정한 그룹들의 모든 표본의 개수가 100개 이하인 경우에는 백분율로 표시하지 말 것
7. 결과를 압축 시 표본의 수, 결과의 범위, 평균±표준편차, 분산도를 표시할 것
8. 분산분석을 적용 시 자유도와 F값을 표시할 것
9. 그림과 표에는 추가적으로 간단한 설명을 첨부할 것
10. 그림과 표는 해당 대학교, 학술지 규정에 따라 작성할 것
11. 각주는 ... 순서로 표기할 것

7 고 찰

1) 고찰

고찰은 결과로 얻어진 의문점에 대하여 알려주고 논의하는 부분이다. 어떤 연구 결과가 확실해졌는지, 선행 연구와는 어떤 차이를 보이고 어떤 연관성을 갖는지, 연구의 결과에 따라 이론적 또는 실제적인 의학적 제안을 할 수 있는지 등이 작성되어야 한다. 연구 결과에서 나타난 중요결과물을 요약하여 첫 문단에 배치를 통해 강조하는 방법이 흔히 활용된다. 과학적 글쓰기는 결론을 도출하고 이의 타당성을 논쟁하는 두괄식 표현 방법으로 작성하는 것이 무난하기 때문이다. 서론에서 다루어야 할 내용인 연구배경과 선행 연구의 특성을 처음부터 지루하게 나열하여 작성하면 독자들의 집중력을 떨어트리게 하여 호응을 얻기가 어렵다.

고찰에서는 다음과 같은 내용이 포함되어야 한다.

- 연구의 주된 성과에 대한 서술
- 관련 연구결과에 대한 검토
- 타 연구와의 차이점
- 저자의 연구결과와 나아가서 향후 방향에 대한 함축적 의미에 대한 기술

고찰의 목적

- 주요 연구결과를 명시한다.
- 방법의 장점을 강조한다.

• 다른 논문에 등재된 결과들과 비교한다.
• 연구결과의 의미를 논의한다.

(1) 주된 연구결과의 표현방법

토의 작성 전에는 한, 두 개 정도의 문장으로 주요 결과를 작성하는 훈련이 필요하다. 이런 훈련은 토의 기술의 시작에 매우 좋은 시작점을 제공해 줄 수 있다.

(2) 선행 작업

이전의 연구를 많이 찾는 것이 매우 중요하다. 전에 발표된 선행 논문의 결과에 따라 연구계획에 오류가 있을 수 있다. 현재 작성되는 논문의 논제에 따라서 새로운 관점을 제공하는 점이 강조되어야 한다. 간혹 경험 없는 저자의 경우 주제에 대해 보고된 전반적인 모든 것을 상세히 기술하는 경우가 있는데, 많은 문헌에 대한 검색이지만 한정된 주제보다는 더 심층적인 토의를 위해 수집한 보고의 정리가 필요하다.

또한 간혹 몇몇 연구 집단의 보고에 국한되거나 특정지역의 연구 보고에만 집착하는 경우가 있는데 이것 또한 잘못된 것이다. 토론에 넣을 것을 선정에 대하여 기준을 정하고, 이를 채택할 때 있어 공동저자들의 의견교환이 사전에 필요한 것이다.

(3) 토의방법

저자들이 연구 작성에서 사용한 방법들은 완전한 것이 아니기 때문에 토의를 통해 연구결과에 대한 자신의 평가를 해야 한다. 토의는 연구계획에 따라 매우 특이한 경우가 나타날수록 더욱 필요하다. 저자는 자신이 연구를 가장 잘 알기 때문에 이런 면을 잘 옹호해야 한다.

전에 보고된 연구 중 부족한 면을 지적하거나 추가적으로 증명하는 것은 저자의 연구에 대한 가치를 높이고, 기 보고자들의 연구 결과에 대해 부족하거나 미비한 점을 보완할 수 있는 기회를 제공해 줄 수도 있다.

(4) 치료에 있어서 갖는 의미

저자가 도출해낸 연구의 결과가 임상적 치료에 변화를 줄 수 있다면 이것 또한 토의에서 충분히 논의되어야 한다. 비록 치료의 변화를 한 번에 바꿀 수 있는 것이 아니더라도 부분적으로 바꿈으로써 저자의 연구결과에 대해 중요한 의미를 지니고 이로 인해 임상적으로 더욱 발전될 수 있는 점을 강조할 필요가 있다.

(5) 추가 연구에 대한 필요성

몇몇 저자들은 주된 연구결과에 대하여 간단한 토의만 하고 마치는 경우가 많다. 그러나 연구결과의 제한점이나 혹은 연구결과에 따른 발전에 대한 언급은 향후 진행 방향 설정에 매우 중요하므로 이에 대해 자세하게 토의할 필요가 있다.

(6) 감사의 표시 승인

연구기금의 출처는 반드시 밝혀야 한다. 또한 재정을 지지해주는 단체나 사람이 있으면 기술해야 한다. 연구를 진행할 수 있도록 작입을 도와준 동료, 간호사 등이 있으면 이곳에 기술하고 작업에 있어서 독창성 있게 연구에 기여한 사람은 공동저자로 고려되어야 할 것이다.

2) 작성내용

고찰부분은 논문 작성 시 어려운 부분에 해당 되며 서론에서 제기되었던 연구목적에 대하여 답하기 위해 시행한 연구의 결과를 가지고 객관적으로 판단하여 어떤 결론에 이르도록 논리적으로 전개하는 과정이다. 고찰에서 다루는 내용은 다음과 같다.

(1) 연구에 대한 배경 기술

서론에서 제기된 질문에 대한 답변을 기술하며, 그 답변을 지지하는 소견을 제시한다.

(2) 결과에 대한 일반적인 사항 기술

결과에서 제시되었던 내용을 선행연구와 비교하여 서술한다.

(3) 타인의 결과를 증거로 인용

인용은 이전 결과로부터 본 연구결과에 대하여 대조 지지하기 위한 수단이며, 인용하는 증거는 신뢰할 수 있어야 하고 편견 없이 제시되어야 한다. 새로운 결과 또는 이전 결과와 상이한 점에 대한 이유를 기술한다.

(4) 향후 연구에 대한 방향 제시

토의할 사항이지만 연구가 진행 되지 않아 다루지 못한 부분이나 해결되지 못한 부분을 서술한다. 연구방법의 한계, 연구디자인의 취약점, 가설의 정당성 등을 설명하고 연구의 중요성을 피력한다.

(5) 얻어진 결과에 응용 대한 언급 또는 추천

얻어진 결과가 추후 관련된 연구 및 관련 분야에 응용될 수 있도록 언급한다.

3) 결과의 해석방법

(1) 연역법

연역법은 이미 증명된 하나 또는 둘 이상의 명제를 전제로 하여 새로운 명제를 찾아 결론으로 이끌어내는 방법으로 이미 증명된 명제를 바탕으로 출발하여 새로운 답을 얻는 것이다. 따라서 주장이나 결론을 토대로 자료를 제시하고 설명한다.

(2) 귀납법

귀납법은 개별적인 특수한 사실이나 원리로부터 그러한 사례들이 포함되는 좀 더 확장된 일반적 명제를 이끌어내는 방법으로 실험하고, 탐구하고, 관찰하여 그것들을 종합하여 답을 얻는 것이다. 따라서 근거 자료를 제시하여 일반적 결론을 도출한다.

(3) 유추법

여러 자료를 바탕으로 예를 들어 비교, 대조하면서 설명한다.

4) 고찰에서 사용하는 시제

토론은 과거형으로도 쓰지만 현재형으로도 기술해야 한다. 결과물은 과거형으로, 이미 알려진 증명된 결과물은 현재형으로 작성한다. 다른 연구자에 의하여 이미 발표된 내용이지만 현재 저자에 의하여 논증의 대상이 된 경우는 과거형으로 인용하며, 연구자의 결과에 대한 해석은 현재형으로 기술한다.

(1) 현재 시제

다른 연구자의 결과를 인용할 때 사용한다.

예) • OOO의 연구에 따르면 ----을 야기한다.

• 상지근력의 필요성을 강조하고 있다.

(2) 과거, 현재 시제

① 과거 시제

본인의 연구결과를 서술할 때 과거 시제로 한다.

예) • OOO(2015)는 ----의 결과를 증명하였다.

② 현재 시제

본인의 연구결과를 해석 결론, 유추 시에 현재 시제로 서술한다.

(3) 과거 완료

현재의 연구가 시작되기 전, 다른 연구가 이미 종료된 결과를 언급하여 서술할 경우에는 과거 완료형으로 서술한다.

예) 했을 것이다. 하지 않았을 것이다. 없었을 것이다.

(4) 현재 완료

어떤 연구가 현재 또는 알려지지 않은 시기, 중요하지 않은 시기에 종료된 결과를 언급할 경우 사용한다.

✻ 고찰 작성 시 TIP

전개 형식은 한 문단에 3단계로 진행한다.

- 주제 언급 : 주위 관심을 이끌어서 논리를 전개한다.
- 논리 전개 : 귀납법 또는 연역법으로 하나의 결론을 유도한다.
- 결론 : 세부적이며 명확한 주장을 결론으로 문단을 마무리한다.
  - 서론에서 제시한 질문으로 서두를 시작한다.
  - 마지막 부분에 연구의 중요성에 대한 짧은 요약이나 결론을 언급하는 것이 바람직하다.

MEMO

8 결 론

1) 결론의 작성방법

결론은 자신의 연구에 대한 주장을 간결하게 적어 논문을 마무리하는 것이다. 논문의 작성 이유나 목적, 방법, 결과, 고찰 등을 다시 나열하지 않고 논문을 통해 얻은 결론만 간략하게 기술하면서도 인상적으로, 그리고 논리적으로 기술한다. 결론은 결과와 다르다는 점이 중요하다. 결론은 결론이 아니라 결과를 반복하여 제시하는 것으로, 쉽게 말하면 요약이다. 결론은 연구의 결과로부터 얻는 새로운 사실이나 견해나 주장을 적는 부분이다. 논문에서도 결론을 따로 작성하지 않고, 고찰 마지막 부분에 결론을 같이 서술하는 경우도 있다.

(1) 작성 요령

연구의 목적과 방법 및 결과를 모두 기술하고, 특히 중요한 결론은 1개의 문단 안에 1~3개의 문장으로 기술한다.

(2) 주의 사항

결론 서술 시 주의 사항은 다음과 같다.

① 서론에서 제시한 연구목적을 기술하며, 1개의 문단, 4~5개의 문장이 적절하다.
② 본문에서 언급한 식, 그림, 표의 번호 또는 참고문헌 등을 사용하지 않는다.
③ 여러 개의 독립적인 문단과 문장 또는 개조식 문장은 지양한다.
④ 시제는 과거 시제 또는 내용 전달에 현실감을 부여하기 위해 현재 시제로 서술한다.

결론 서술의 예

• **결론**

본 연구에서 실시한 내측, 외측 뒤넙다리근의 스트레칭은 효과적이었다. 하지만 구분지어 스트레칭을 하는 방법 간에는 유의한 차이가 없었다. 따라서 본 연구는 뒤넙다리근의 스트레칭을 구분지어 하는 것에 대한 과학적 근거가 더 필요하다고 제안한다.

• **고찰과 결론을 같이 서술한 예**

본 실험 에서는 어깨관절의 벌림 각도(0°, 30°, 60°, 90°) 중 0°와 30°에서 위팔뼈의 단독적인 움직임으로 3.5mm의 차이가 있었고, 30°와 60° 사이에서는 0.99mm의 차이가 나타났으며 60°와 90° 사이에서 0.56mm의 차이가 나타났다. 결론적으로 어깨관절의 벌림 각도 0°와 30°

사이에서 가장 큰 봉우리밑 공간의 감소가 존재하여 선행연구와 같이 동일한 값을 도출 하였다. 반면에 어깨관절 벌림 각도인 0°와 30° 사이에 비하여 30°와 60° 사이, 60°와 90° 사이에서 봉우리밑 공간의 거리 값이 적게 관찰되었다. 이는 어깨관절이 30° 벌림 이후 어깨위팔리듬에 의하여 1:2 비율로 벌림이 일어났기 때문이라 생각한다. 따라서 본 실험에서 봉우리밑 공간을 측정한 결과, 어깨관절의 다양한 각도(0°, 30°, 60°, 90°)에 따라 봉우리밑 공간은 점진적인 차이가 존재하기에 본 연구는 다양한 각도가 봉우리밑 공간에 영향을 줄 수 있음을 확인 하였다. 어깨관절의 벌림 각도가 증가되고 부하량이 증가되면 상호작용으로 인한 봉우리밑 공간이 더욱 감소될 수 있다. 따라서 어깨관절의 각도에 따라 부하량의 변화를 주었을 때, 봉우리밑 공간의 거리 변화가 두드러지게 나타났으며 임상적으로 어깨관절의 근골격계 질환을 예방 할 수 있는 중요한 기초자료가 될 것으로 사료된다.

9 참고문헌

1) 참고문헌 정리

참고문헌은 논문을 쓰기 위해 목차, 인용한 자료들을 일정한 형식에 맞게 제시한 목록이다. 이는 피 연구자로 하여금 본 논문을 쓰는데 사용된 자료 및 아이디어의 출처를 밝혀주는데 있고, 다음의 연구를 하는데 자료로 활용하게 한다. 참고문헌은 벤쿠버 스타일과 하버드 스타일, APA 스타일이 있다. 각 학회지나 대학에 따라 참고문헌 작성 양식이 다르므로 참고문헌 양식을 확인하여 작성하여야 한다.

(1) 벤쿠버 스타일(Vancouver style)

① 참고문헌은 본문 안에서 인용되었던 순서대로 번호를 매긴다.

② 본문의 표와 범례에서 인용된 참고문헌을 괄호(보통 사각)안에 번호를 써서, 또는 어깨번호를 매겨서 표시한다.

예) Hemiplegic patients' amplitude of postural sway is twice as large as that of healthy people of a similar age[1]). Lee[2]) noted.....

③ 최근의 일부 고찰 논문에서는 알파벳 순서대로 참고문헌을 배열하고 순서대로 번호를 매긴 후 이 번호에 준하여 본문과 참고문헌 목차를 기록하는 방법을 쓰기도 한다.

④ 논문을 쓸 때, 본문 안에 인용된 연구 저자들을 기록해야할 때도 있다. 이러한 경우에는 일반적으로 보통 세 명까지의 저자 이름만 기록한다.

(2) 하버드 스타일(Harvard style)

① 논문 뒤의 참고문헌의 순서를 무조건 알파벳 순서에 의해 기술한다.

② 참고문헌을 표시하는 방법은 잡지마다 조금씩 다를 수 있다.

③ 본문에서 참고문헌을 표시하려면, 괄호를 치고 그 안에 저자의 이름과 논문출판 연도를 기록한다. 예를 들면 다음과 같다. "......(Hall, 2015)." 단 저자의 이름이 문장 안에 들어있는 경우에는 다음과 같이 표시하기도 한다. "......Hall(2015)에 의하면...."

④ 여러 개의 논문이 같이 언급되었을 때는 출판된 순서대로 배열한 후 사이사이에 세미콜론을 넣는다.

⑤ 두 명의 저자에 의해 쓰인 논문이 인용될 경우, 두 명의 저자를 다 기록해야 하며, 세 명 이상의 저자가 있는 경우에는 처음 그 논문을 언급할 때는 모든 저자를 다 기록하고 이후에 다시 언급할 때는 첫 번째 저자만 기록하고 et al.을 붙이는 것으로 충분하다.

⑥ 만일 두 개의 인용논문이 저자가 같고 출판연도도 같은 경우에는 알파벳으로 주를 단다. 예를 들면 다음과 같다. (Nunn, 1991a)와 (Nunn, 1991b). 이 때 알파벳주의 순서는 그 해에 출판된 시간 순서대로 하면 된다.

(3) APA(American Psychological Association) 스타일

APA Style에서 인용을 할 때에는 저자−날짜순으로 표기를 한다. 외국 저자를 인용할 시, 저자의 성을 먼저 표기한 후, 출처자료의 게시 연도를 표기한다.

예) Skyremix, 2010

이후 본문이 끝난 후 참조 페이지에 인용구 전체를 표기해야 한다.

① 책의 경우

- 저자가 1명일 경우

Baxter, C. (1997). *Race equality in health care and education.* Philadelphia: Ballière Tindall.

- 저자가 2명일 경우

Hyde, J. S., & Delamater, J. (2008). *Human Sexuality*(10th ed.). New York: McGraw-Hill.

- 책의 장 부분 중 일부를 참고했을 경우

Alibali, M. W. (2005). Mechanisms of change in the development of mathematical reasoning. In R. V. Kail(Ed.), *Advances in child development and behavior*(pp.79～123). New York: Academic Press.

② 저널일 경우

- 저자가 1명일 경우

Alibali, M. W. (1999). How children change their minds: Strategy change can be gradual or abrupt. *Developmental Psychology*, 35, 127～145.

- 저자가 2명일 경우

G audio, J. L., & Snowdon, C. T. (2008). Spatial cues more salient than color cues in cotton-top tamarins(*Saguinus oedipus*) reversal learning. *Journal of Comparative Psychology*, 122, 441～444.

- 저자가 3명일 경우

Alibali, M. W., Phillips, K. M. O., & Fischer, A. D. (2009). Learning new problemsolving strategies leads to changes in problem representation. *Cognitive Development*, 24, 89～101.

- 저자가 7명 이상일 경우

Yawn, B. P., Algatt-Bergstrom, P. J., Yawn, R. A., Wollan, P., Greco, M., Gleason, M., et al. (2000). An in-school CD-ROM asthma education program. Journal of School Health, 70, 153～159.

2) 부록

부록에서는 지나치게 복잡하거나 상세한 자료, 전문적인 지식을 필요로 하는 자료를 첨부한다. 일반적으로 부록에는 자료를 수집하기 위하여 이용된 설문지나 관찰양식이 포함되어 있다. 본문에 미처 실지 못했던 사진 자료도 필요하면 포함한다. 또한 검정통계량을 계산하는 절차나 본문에서 간략하게 표시된 표를 상세하게 재생시킨 것을 제시하는 경우에도 이용된다.

표 5-12 논문에 많이 쓰이는 기호

기호	영어명칭	한글명칭	기호	영어명칭	한글명칭
*	asterisk	별표	#	number sign/hash	번호기호/해시기호
†	dagger/obelisk	칼표/단검표	@	at sign	골뱅이표
‡	double dagger/ diesis	이중 단검표	&	ampersand	앰퍼샌드
§	section sign	부분기호	/	slash	빗금
¶	pilcrow	단락기호	·	interpunct	가운뎃점
※	reference mark	참고표			

10 연구결과 발표

1) 구두 발표

구두 발표는 파워포인트나 프레지 등 프로그램을 사용하여 진행한다. 이 교재에서는 파워포인트 프리젠테이션의 기본적인 방법과 올바른 스피치 방법 및 구두발표 사례를 기술하고자 한다.

(1) 파워포인트 작성법

① 하얀색 바탕에 검은색 글씨로 작성한다.

여러 가지 색을 이용해서 하면 눈이 쉽게 피로함으로 기본이 되는 색을 사용해 작성하도록 한다. 글씨체는 제목 부분은 고딕체 등을 이용하여 진하게 표현하고, 내용부분에도 잘 알아볼 수 있는 서체를 사용한다. 가급적 글씨체가 너무 멋있거나 이쁜 서체를 이용하면 평가자가 집중도가 떨어질 수 있다.

② 장문의 파워포인트는 삼가한다.

핵심위주로 작성하고, 장문의 파워포인트는 평가자로 하여금 집중도를 떨어뜨리는 요인이 된다.

③ 동영상, 사진 등을 적극 활용한다.

이미지를 통하면 전달력이 높아짐으로 논문 작성에서 연구의 틀, 측정도구, 연구결과는 이미지를 삽입하여 설명하도록 한다.

④ 페이지에 가급적 글씨를 많이 넣지 않는다.

서론, 고찰 부분에 선행논문 부분을 작성할 때 전체 문장을 가져와서 나열해 놓을 것이 아니라 핵심 단어 위주로 쓰며 반드시 출처를 밝히는 것을 원칙으로 한다.

⑤ 한 페이지 당 2분을 넘지 않도록 한다.

내용을 전부 읽는다던지, 너무 요약하고 넘어가지 말고 충분히 숙지하여 해당페이지의 요점을 2분 안에서 충분히 설명하도록 한다.

⑥ 화려한 효과는 주지 않는다.

특히 논문 발표 시에 화려한 효과를 주는 흩어뿌리기, 날라 오기 등의 효과는 집중도를 더 떨어뜨릴 수 있기 때문에 가급적 삼가한다.

⑦ 도표사용 시 3차원은 효과는 가급적 삼가한다.

3차원 등 입체 도표는 눈을 피곤하게 하기 때문에 오히려 2차원 도표가 더 좋을 수 있다.

⑧ 통계 분석을 통한 결과표 해석은 간단히 요약한다.

결과표 분석 때 모든 변수에 따라 유의한 차이가 있었는지, 없었는지를 하나씩 모두 나열하여 발표하는 경우가 있는데 측정변수에 따라 유의한 효과가 있었던 것만 나열하여 설명하는 것도 시간절약을 위해 효과적인 방법이 될 수 있다.

⑨ 전체 디자인 컬러는 통일한다.

여러 가지 색을 넣어 하는 것은 절대 바람직하지 않고 단순한 색으로 통일감을 유지한다.

(2) 올바른 스피치 방법

① 첫인상이 중요하다.

논문 계획서나 결과 발표 시 정장을 입고 발표하는 것이 바람직하다. 여유가 되지 않는다면 모던한 느낌을 주는 복장을 선택하고, 신발 등에도 신경을 써서 심사자로 하여금 최선을 다하고 있다는 느낌을 받게 하는 복장을 착용하는 것이 중요하다.

② 시야는 심사자를 응시한다.

발표 시에 눈이 심사자를 보지 않고 당황하여 엉뚱한 곳을 바라보거나 너무 프리젠테이션 파워포인트 내용에만 쏠려 있으면 곤란하다. 내용은 거의 암기하여 심사자와 대화하듯이 지긋이 눈을 마주치며 내용을 설명해야 한다.

③ 바디랭귀지를 적절히 섞어가면서 이야기한다.

언어적인 환경으로만 설명하다보면 이해를 쉽게 하지 못하는 경우가 생긴다. 이럴 때 적절하게 손짓 등을 통해 전달하며 정보가 더 쉽게 전달될 수 있다.

④ 레이저 포인트를 흔들지 않는다.

발표 시 레이저 포인트로 원을 그리거나 밑줄 등을 반복해서 치다보면 불빛의 움직임이 정신이 없게 보일 수 있으므로 중요한 내용에 움직임 없이 찍어 비추며 설명하도록 한다.

⑤ 발표 시 말의 강약이 중요하다.

발표는 교과서 읽는 것처럼 하거나 목소리가 너무 작으면 심사자가 집중도가 떨어질 수 있기 때문에 목소리 톤을 잘 활용하여 중요한 부분은 조금 더 크게 이야기를 하는 방법을 전략적으로 잘 활용하여야 한다.

⑥ **발표 시간 내에 끝내도록 한다.**

주최 측에서 발표 시간을 정한 경우에는 다 이유가 있기 때문에 아무리 좋은 발표라 하더라도 시간을 넘기는 것은 곤란하다. 조금 더 빨리 끝내고 질문을 유도하는 것이 더 효과적이다.

⑦ **발표 내용을 거의 암기한 후 발표한다.**

발표자가 내용, 순서에 대해 암기하지 않으면 계속 화면만 보고 읽는 경우가 생겨 성의가 없게 보일 확률이 크기 때문에 내용을 암기한 후 발표에 몰입하여야 시각 및 손의 제스처 등이 원만해지며 심사자와 대화하듯이 진행할 수 있다.

⑧ **약간의 유머는 필요할 수 있다.**

논문 등의 발표는 내용이 전반적으로 딱딱할 수 있기 때문에 한 두 화면 등에서 심사자와 공감할 수 있는 유머는 발표에 윤활유가 될 수 있다.

⑨ **예상 질문을 만들어 미리 준비한다.**

발표 후 중요한 것을 순서로 몇 가지 질문을 할 수 있다. 이에 대비해서 답변할 수 있는 자료를 따로 만드는 것도 중요하다고 할 수 있다. 답변을 할 때 너무 길지 않게 하는 것이 중요하며 혹시 답변을 할 수 없을 경우 최대한 정중하게 솔직하게 본인의 입장을 밝힌 뒤에 추후 파악하여 답변하겠다는 약속을 하고 다음으로 넘어간다.

(3) 발표 자료 예시

① 제목을 독립변수와 종속변수가 나타나며 중재방법을 알 수 있게 함축하여 작성한다.

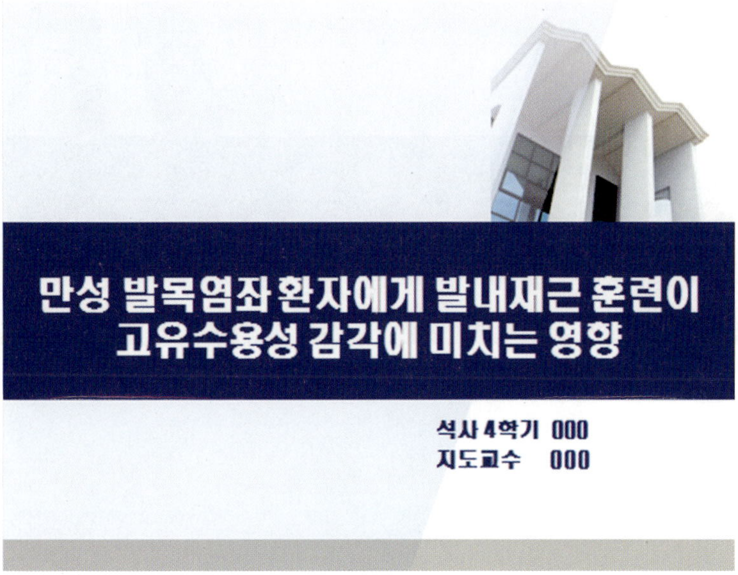

② 목차를 간단히 나열한다.

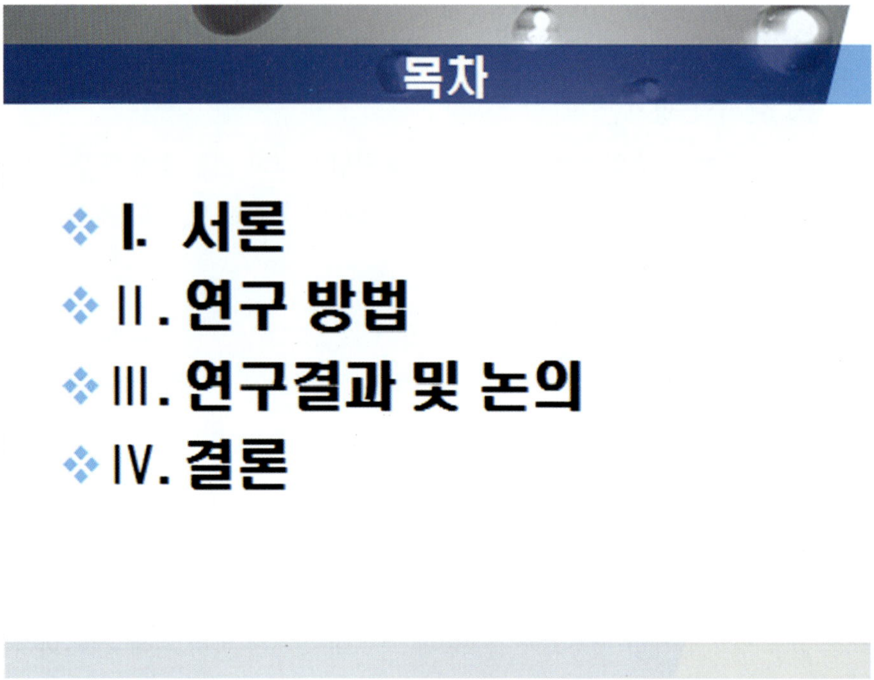

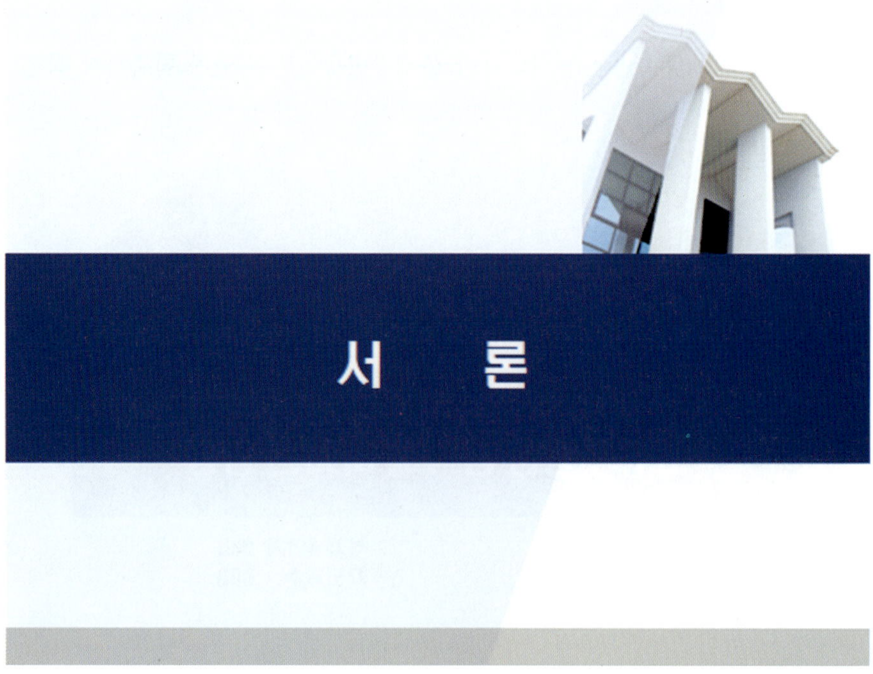

③ 연구의 배경을 선행연구과 비교하여 요약하여 본인 연구의 목적을 밝힌다.

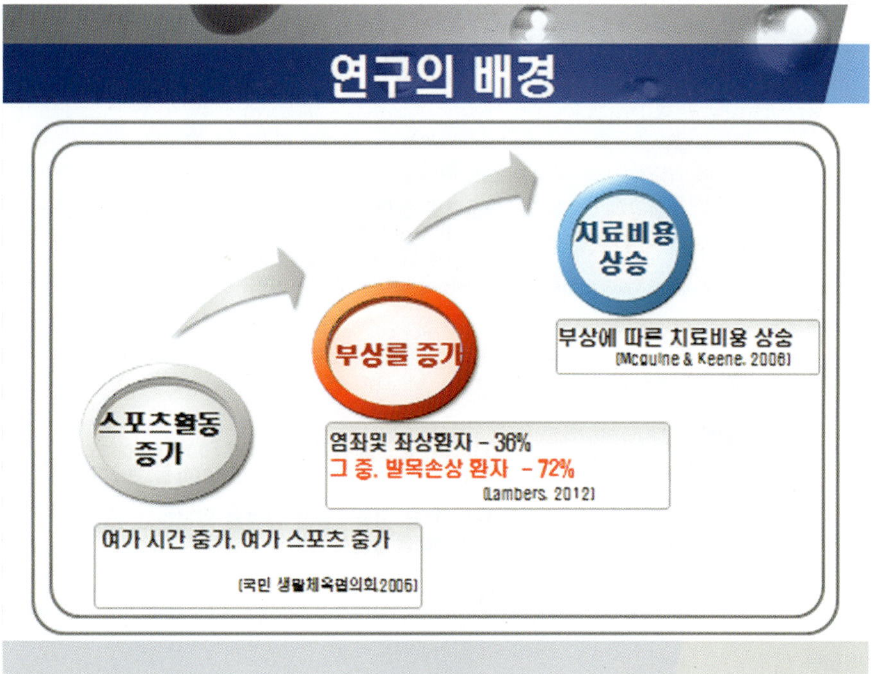

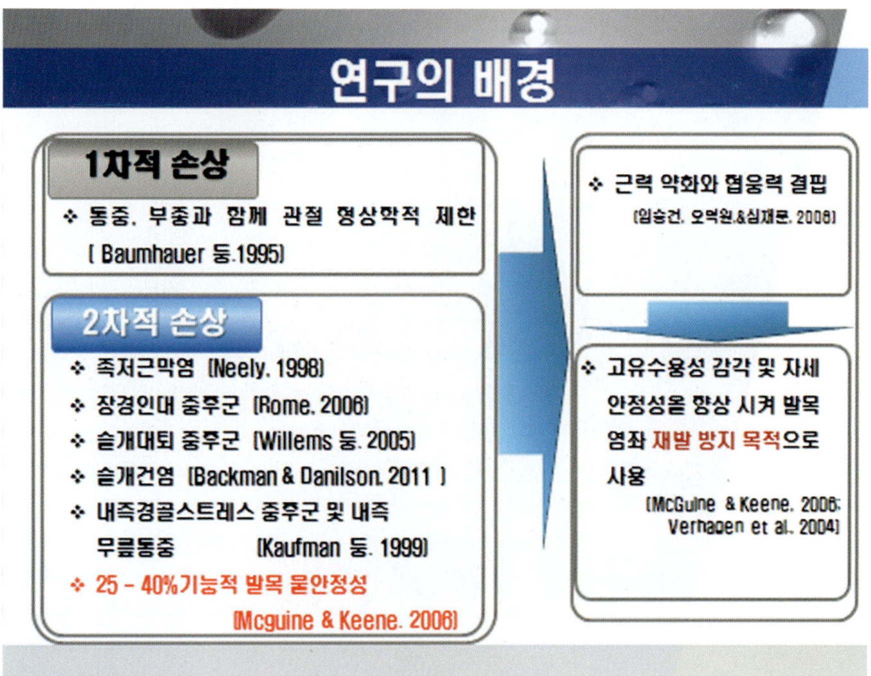

④ 추가 선행연구를 설명과 연구의 필요성을 밝힌다.

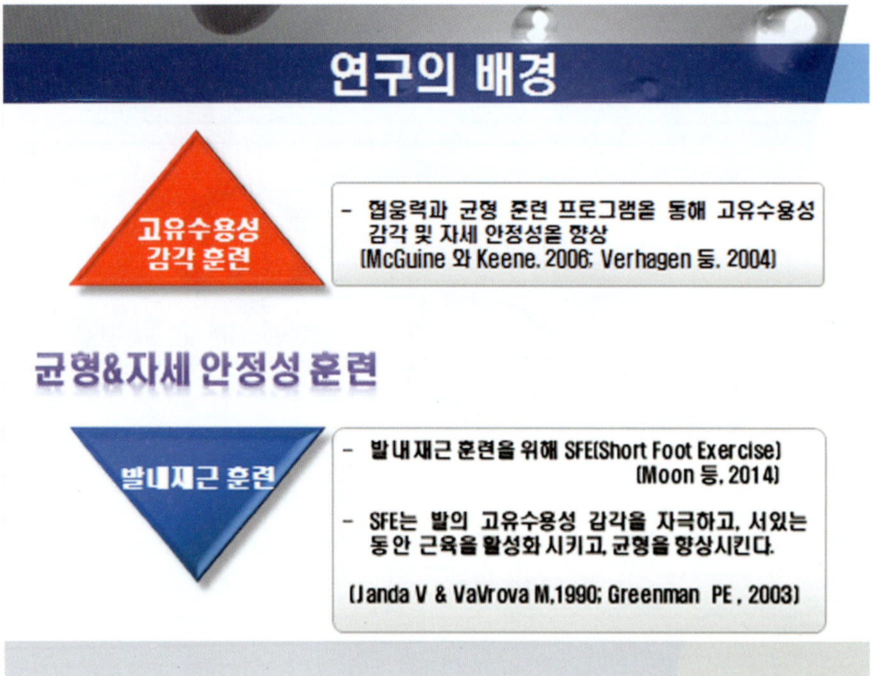

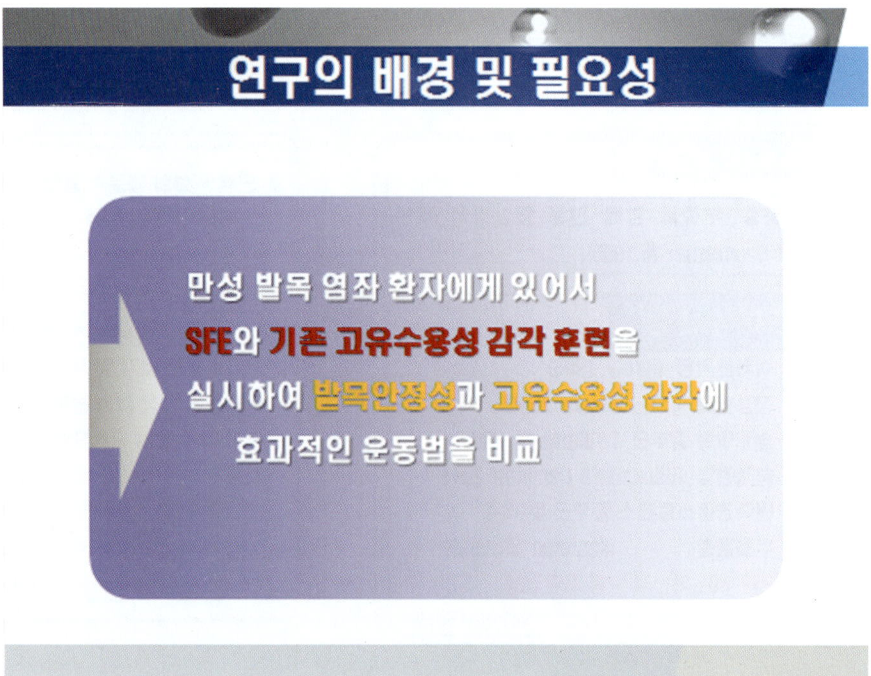

⑤ 연구가설과 용어의 정의를 나열한다.

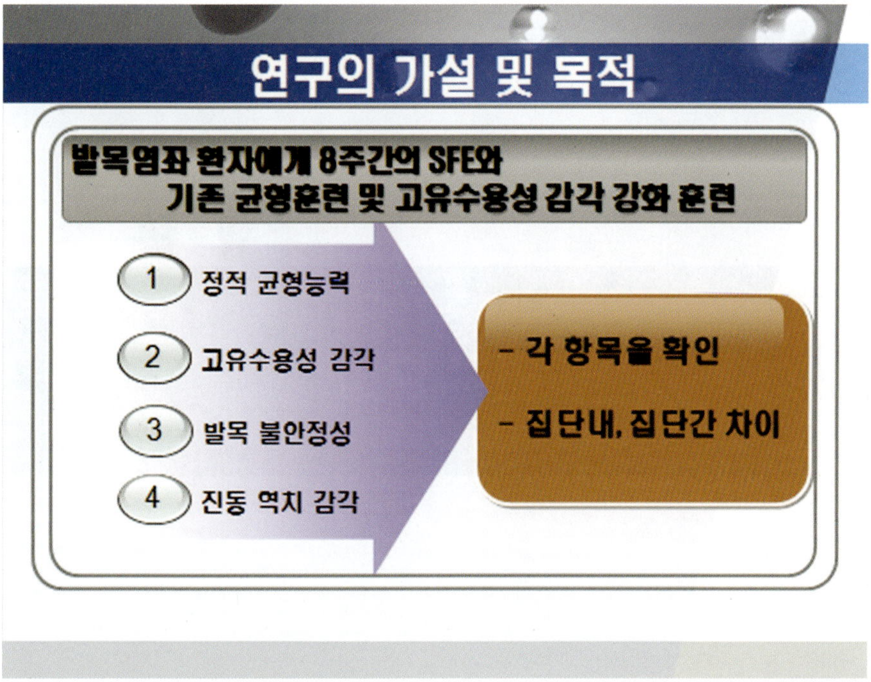

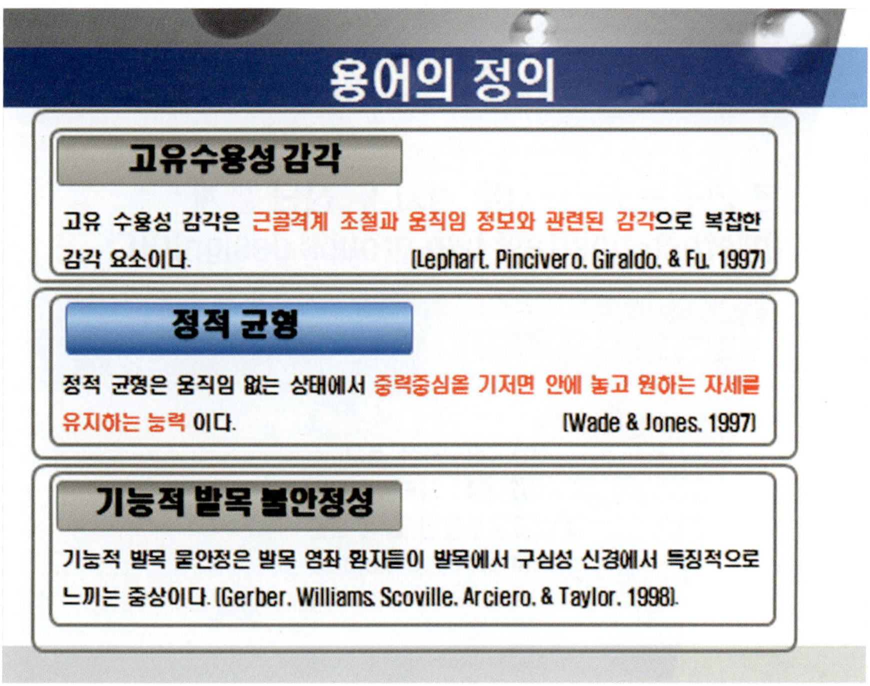

⑥ 연구방법과 연구설계를 설명한다.

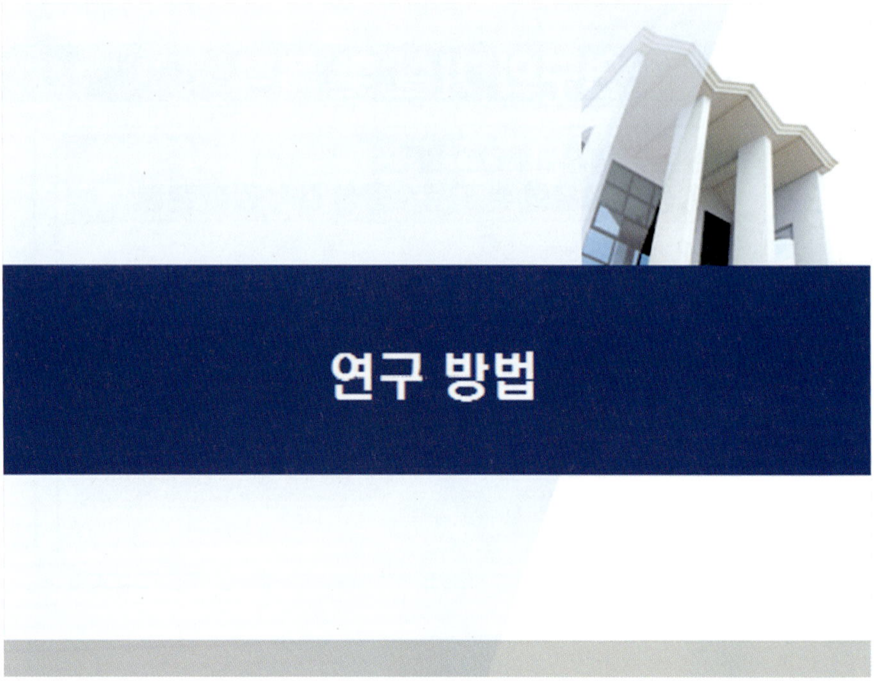

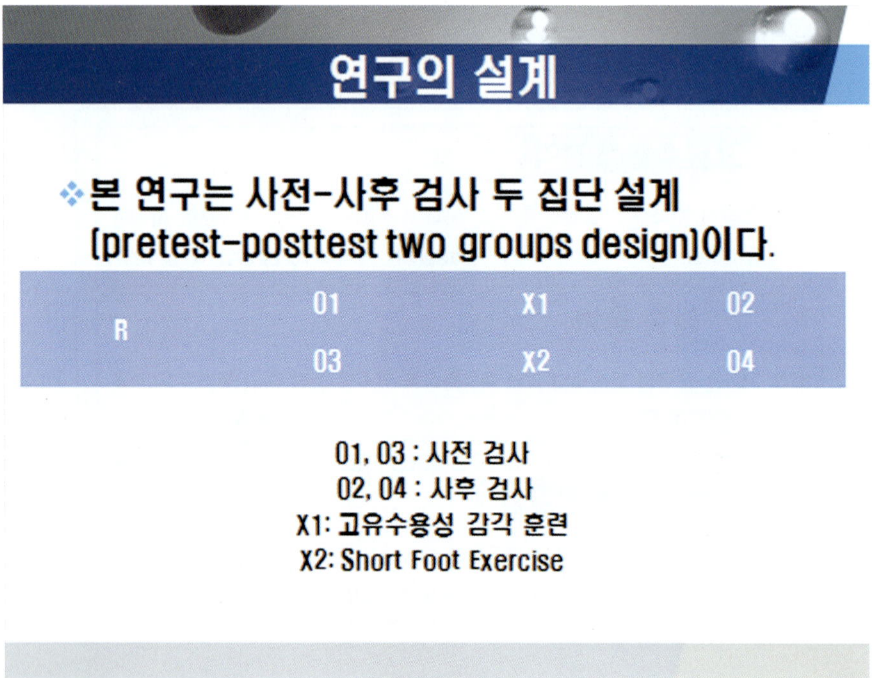

⑦ 연구 대상과 절차를 설명한다.

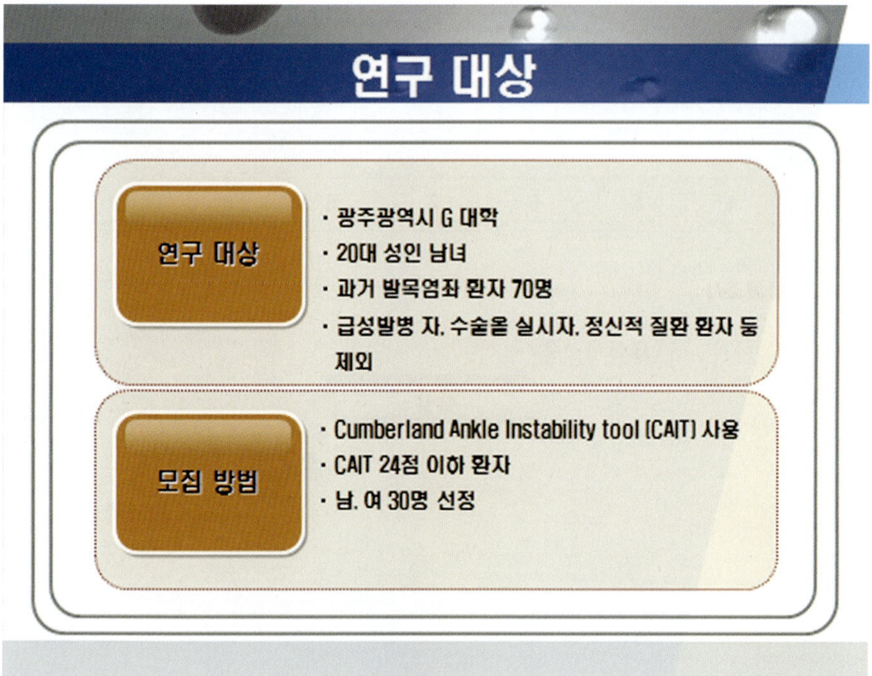

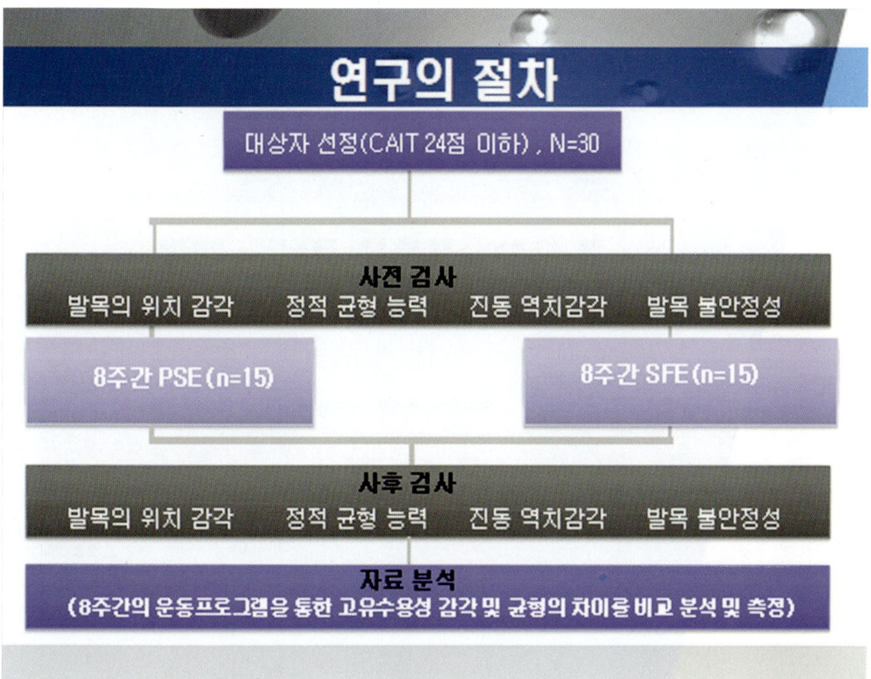

⑧ 연구 일정과 실험 방법을 설명한다.

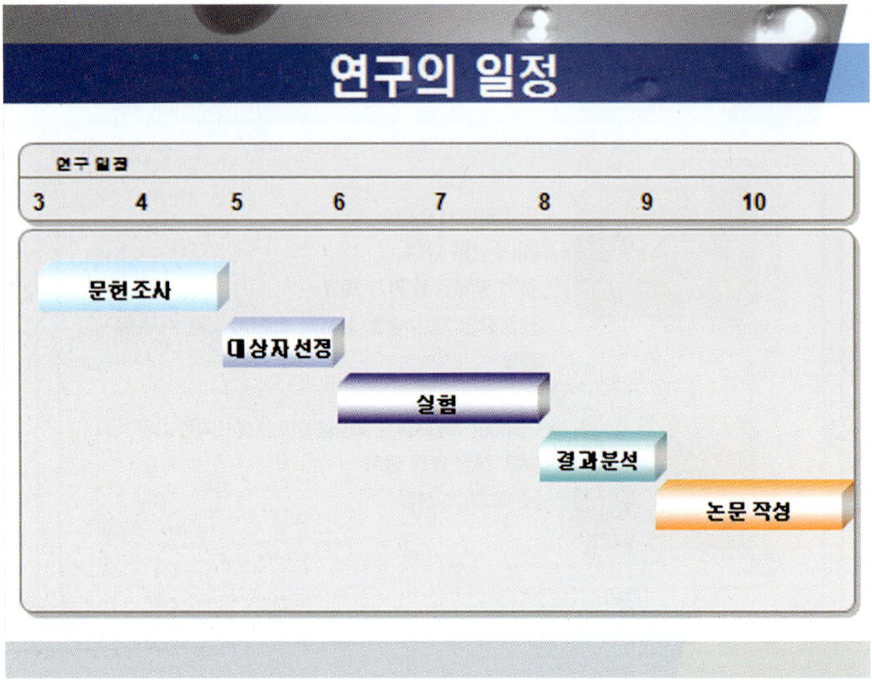

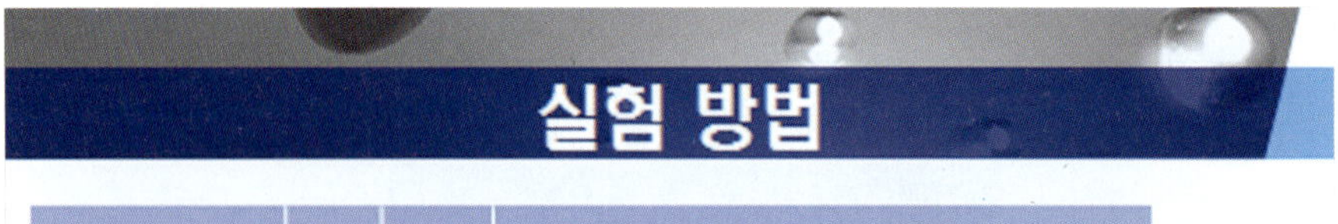

종목	주	set	운동방법	운동시간	
Propriocepter Exercise	1~2	4set	눈 뜬 상태 및 감은 상태 한쪽 발 30초간 유지	5min X 4set	Deane 등. (2000)
	3~4	4set	Aero step 위에서 1~2번 실시	5min X 4set	
	5~6	4set	Posturomed 위에서 1~2번 실시	5min X 4set	
SFE	1~4	3set	의자에 앉아 불규칙 발판 위에서 실시	5min X 3set	Moon 등(2014), 고은경(2011)
	5~8	3set	불규칙 발판위에 서서 실시	5min X 3set	

⑨ 측정 도구와 자료 수집 과정을 설명한다.

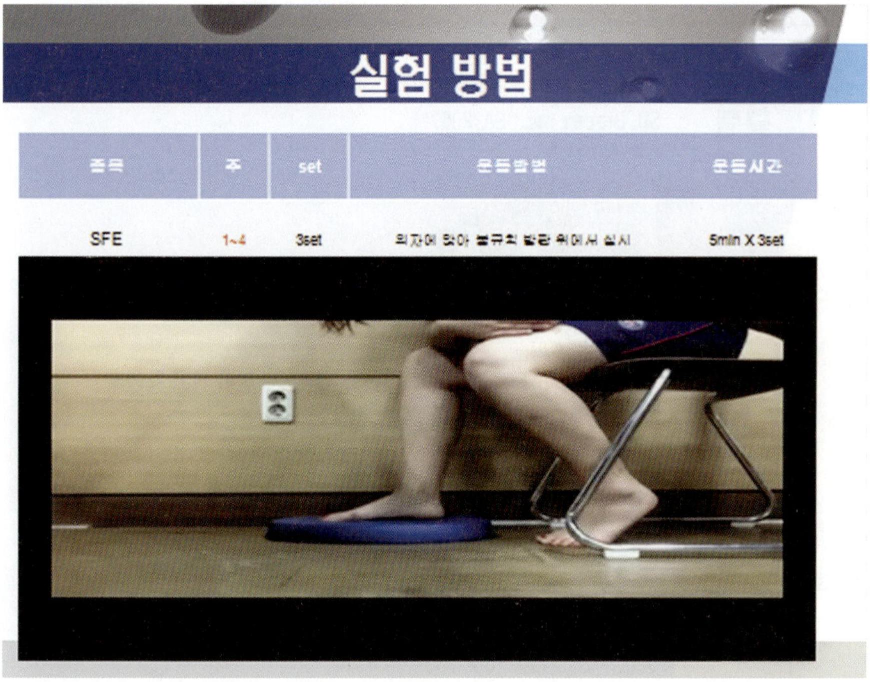

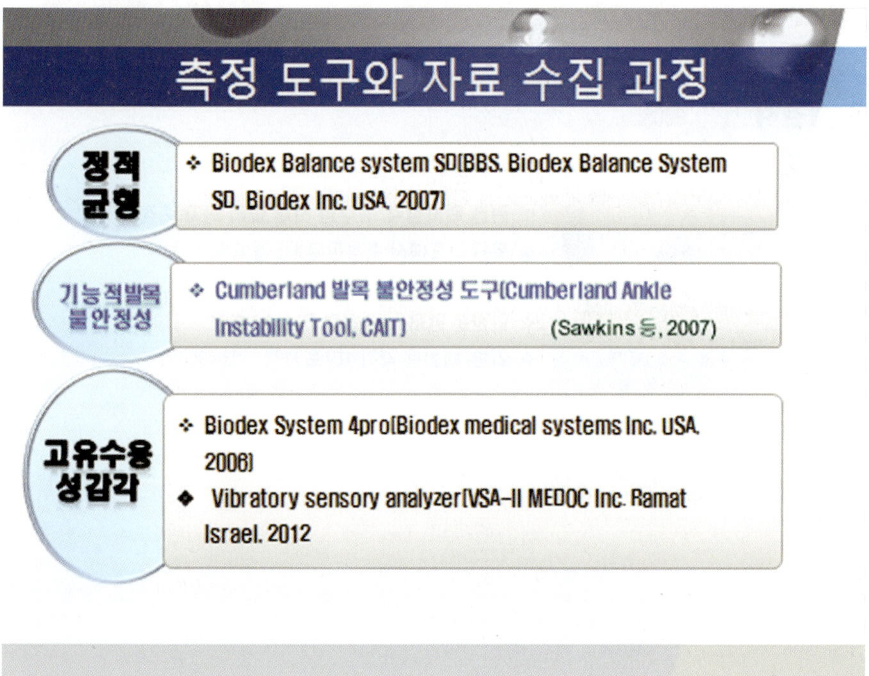

측정 도구와 자료 수집 과정

정적 균형

- Biodex Balance system SD(BBS. Biodex Balance System SD. Biodex Inc. USA. 2007)

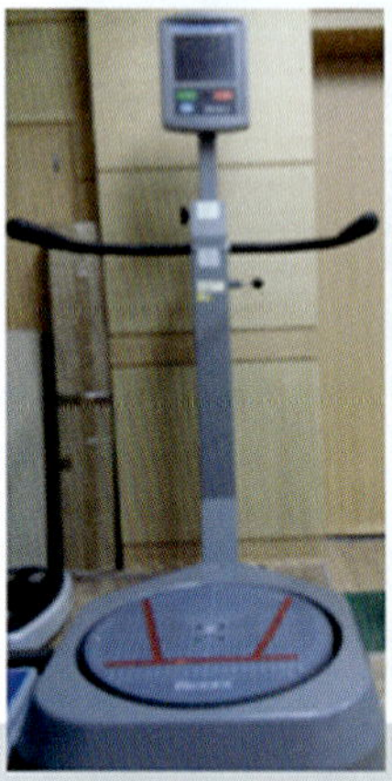

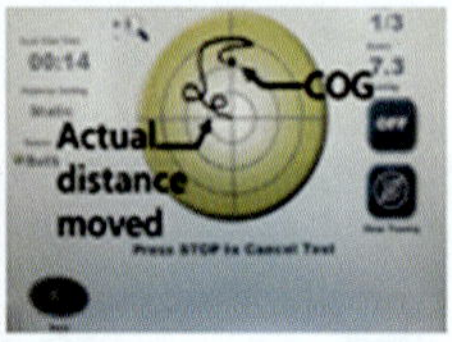

- Postural Stability프로그램. 소수점 첫재 짜리 까지 측정
- 전체 균형지수(Overall Balance Index, OBI)
- 내·외 균형지수(Mediolateral Balance Index, MBI)
- 전·후 균형지수(Anteriorposterior Balance Index, ABI)을 보고자 한다.

측정 도구와 자료 수집 과정

고유수용 성감각

- Biodex System 4pro(Biodex medical systems Inc. USA. 2006)

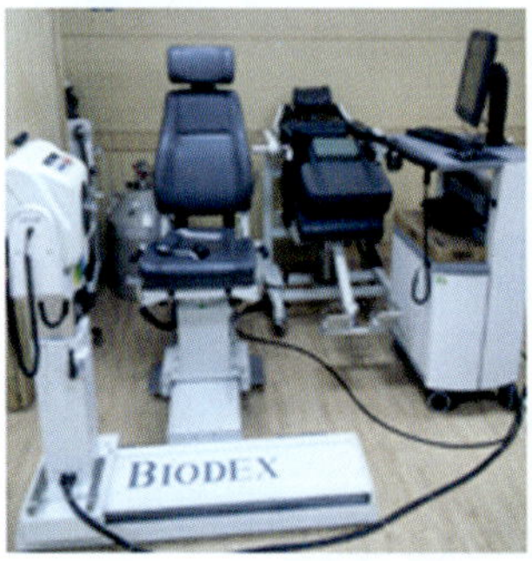

- 관절 위치감각. 소수점 첫재 짜리 까지 측정
- 목표 각도에서 측정판을 5초간 유지
- 피험자 스스로 목표 각도를 찾도록
- 외반을 먼저 시행 하였고, 내반 측정
- 외반, 내반을 각각 15°로 지정, 3회 측정

⑩ 변수의 선정과 분석방법을 설명한다.

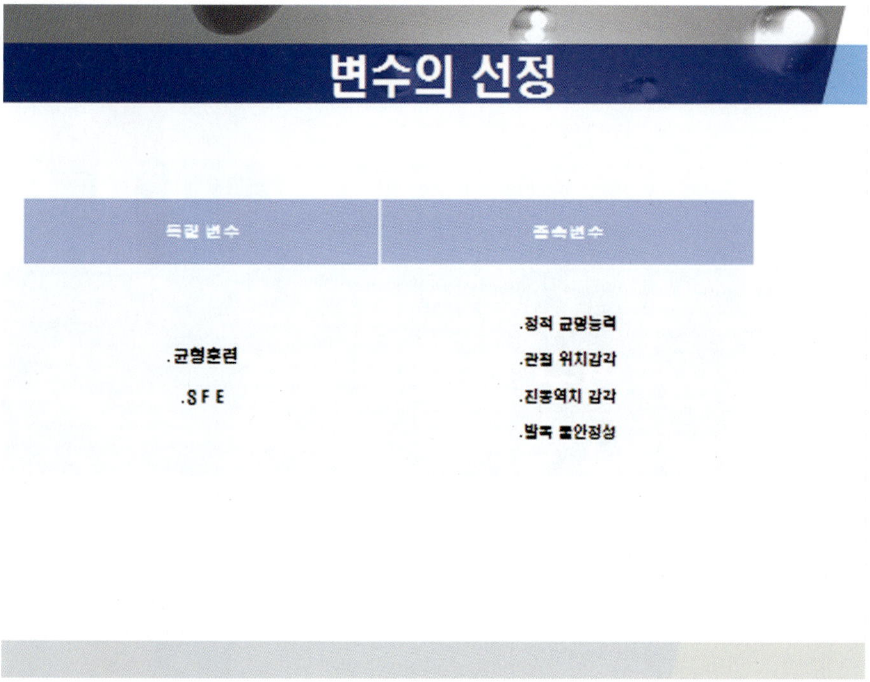

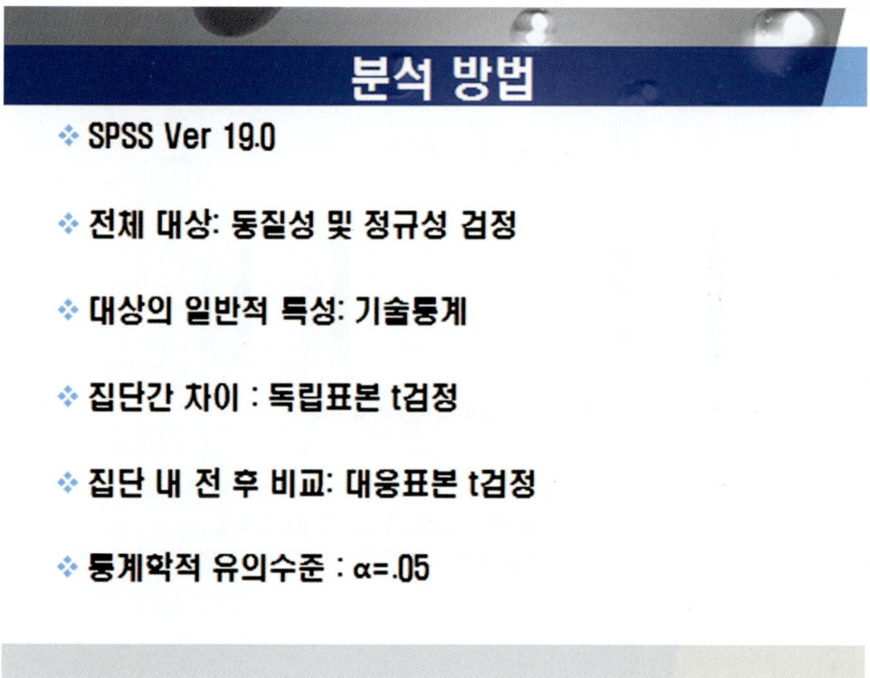

⑪ 변수에 대한 결과를 설명한다.

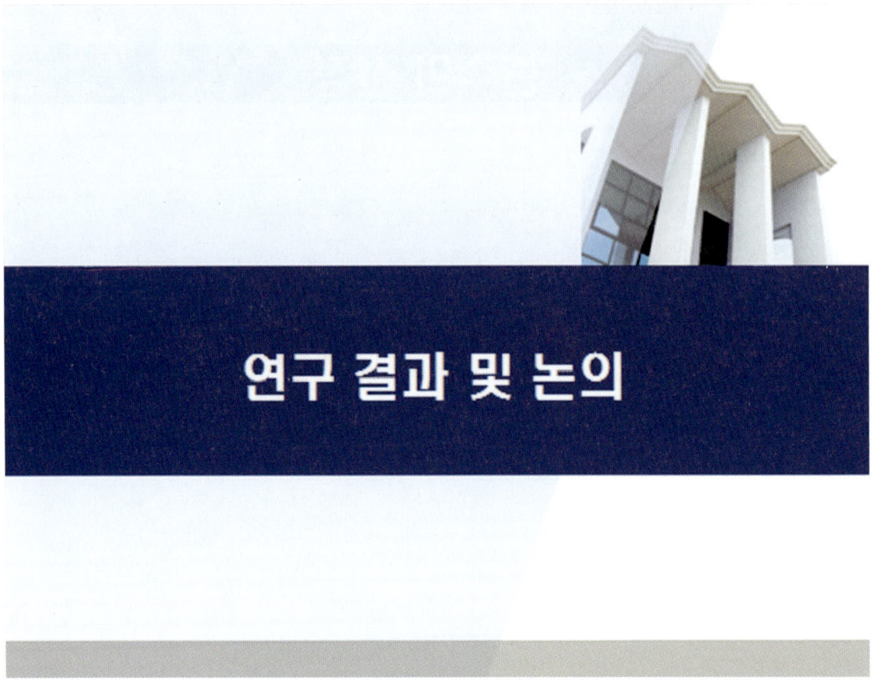

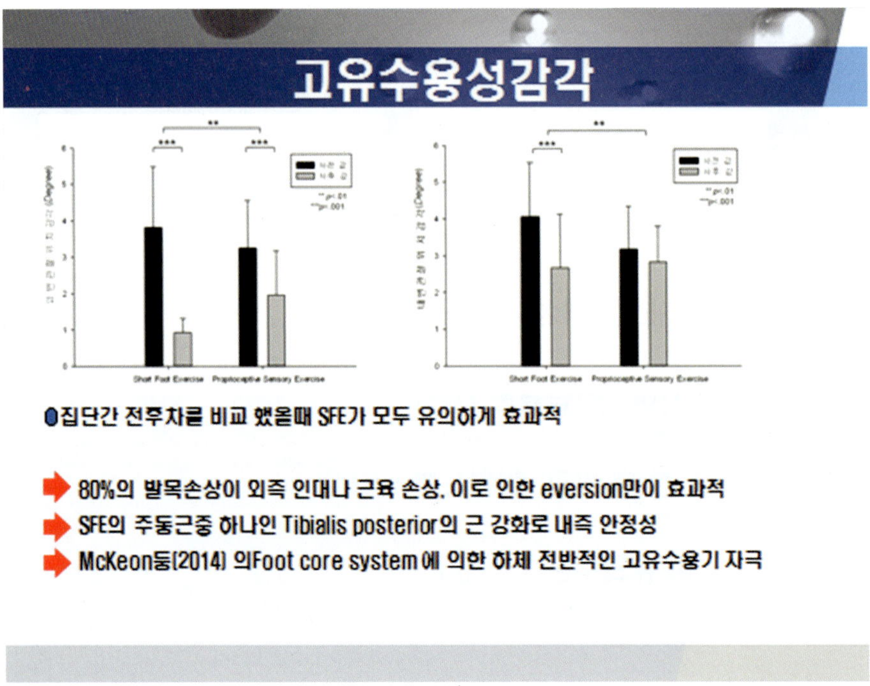

⑫ 추가·변수에 대한 결과를 설명한다.

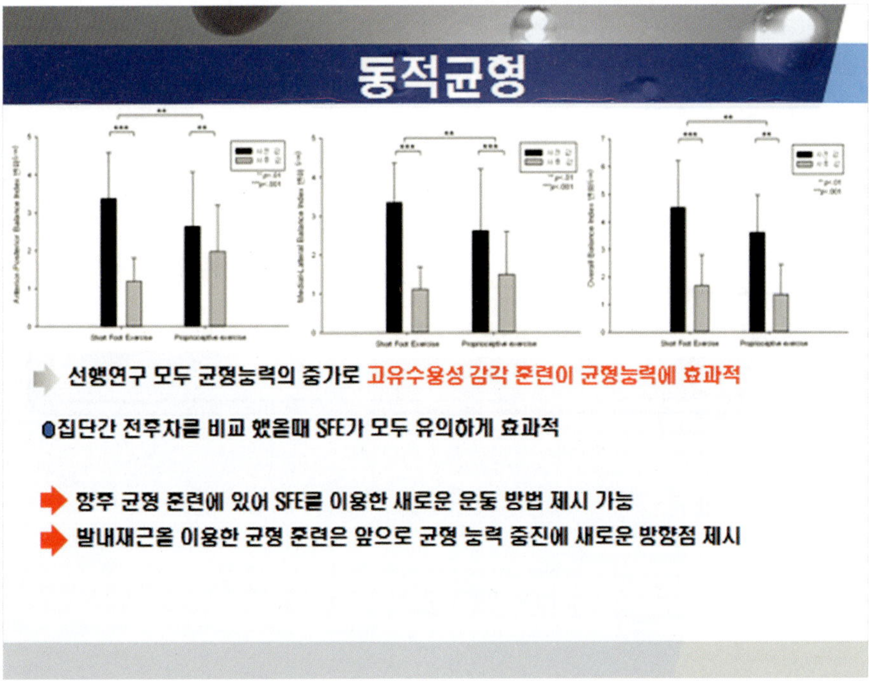

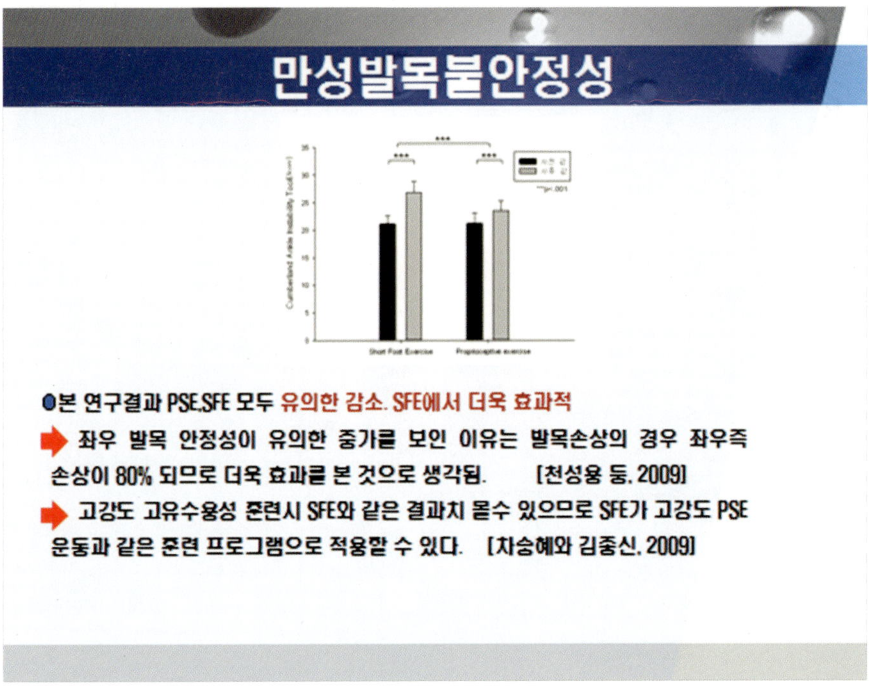

⑬ 최종결론에 대한 논의 후 마무리 진다.

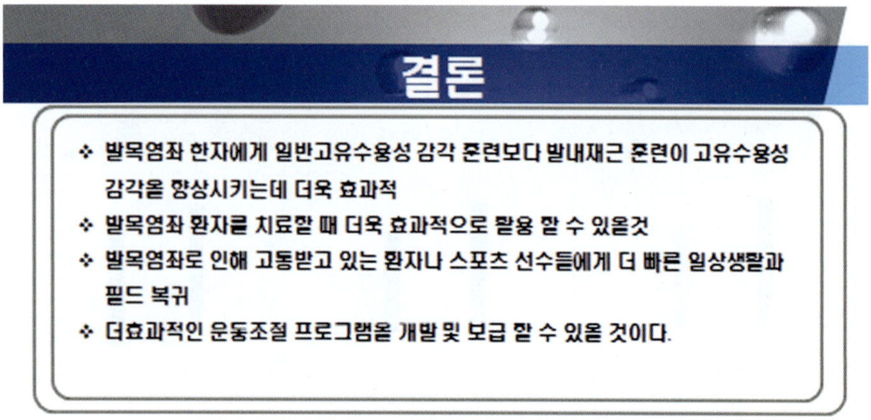

MEMO

2) 포스터 발표

포스터는 연구자 논문을 간략하게 간추려 한눈에 알아 볼 수 있게 작성한 것으로 주로 파워포인트에 한 장 내로 표현한다. 꼭 들어가야 할 내용은 제목, 저자명, 소속, 요약된 서론, 연구방법, 연구의 틀, 핵심 결과, 결론 및 참고문헌이 내용에 포함되어야 한다. 특히, 결과표를 제시함에 있어 도표를 활용하면 눈에 띄기 때문에 많이 사용한다.

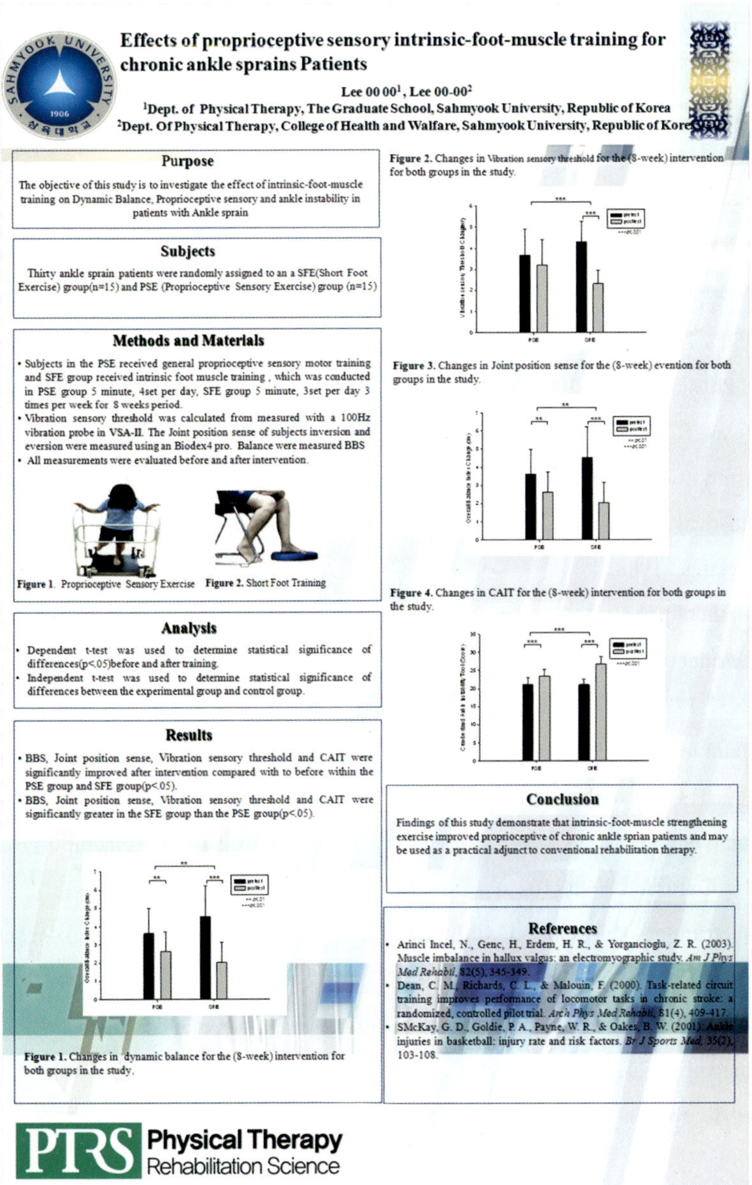

그림 5-14 포스터 발표 사례

참·고·문·헌

- 송창호 등. 뇌졸중 환자의 낙상 예방을 위한 체중부하 비대칭과 자세 동요와의 관련성. 대한물리의학회. 2010;5(1):81-88.
- 유재호. 원심성 근력운동과 구심성 근력운동이 아킬레스 건염 환자의 통증, 근력, 근지구력 및 기능적 체력 요인에 미치는 영향. 2011. 삼육대학교 대학원. 국내박사.
- 이동진 등. 임상연구방법론. 퍼시픽북스. 2015.
- 이상호 등. 연구방법과 논문쓰기. 에듀팩토리. 2016.
- 이상호 등. 임상의사결정. 에듀팩토리. 2015.
- 이병희 등. 증강현실기반 운동 프로그램이 경직형 뇌성마비아동의 발목관절 근력 및 보행에 미치는 영향. 특수교육 재활과학연구. 2011;50(4),437-455.
- 정진화와 유재호. 치료적 승마가 뇌성마비의 체간 고유수용성, 안정성 및 자세에 미치는 영향. 대한물리치료학회지. 2010;22(5),63-70.
- 황성동. 알기쉬운 메타분석의 이해. 학지사. 2014.
- Barnard S, Wiles R. Evidence based physiotherapy: Physiotherapists' attitude and experiences in the Wessex area. Physiotherapy. 2001;87(3):115-124.
- Car J, Mungovan S, Shepherd R, Dean C, Nordholm L. Physiotherapy in stroke rehabilitation: base for Australian physiotherapist' choice of treatment. physiotherapy theory and Practice. 1994;10:201-209.
- Cohen J. Statistical power analysis for the behavioral sciences. 2d ed. Hillsdale, NJ: Lawrence Erlbaum Associates, 1988.
- Harris S. How should treatments be critiqued for scientific merit? Physical Theray. 1996;76(2):175-181.
- Harrison M. Evidence based practice: Practice: Practice based evidence. Physiotherapy Theory and Practice. 1996;12:129-130.
- Herbert R, Jamtvedt G, Mead J et al. Outcome measures measure outcomes, not effects of intervention. Aust J Physiother. 2005;51(1):3-4.
- Herbert R, Jamtvedt G, Mead J et al. Practical Evidence-Based Physiotherapy. BUTTERWORTH HEINEMANN, Oxford, 2009:1-10.
- Herbert R, Sherrington C, Maher C, Moseley A. Evidence-based description of clinical practice. Prthopedic Physical Therapy. 1996;76(2):175-181.
- Kim SJ and Yu JH. Changes of gait parametersand lower limb dynamics in recreational runners with achilles tendinopathy. 2015, 14, 284-289.
- Linda F, Julie T. Evidence based physical therapy. F.A. Davis. 2012.

06

Chapter

EndNote 활용법

학·습·목·표

1. EndNote 라이브러리의 구성을 알 수 있다.
2. EndNote를 활용할 수 있다.

핵·심·용·어

- EndNote 라이브러리
- Cite While You Write

Endnote는 참고문헌 및 논문 저장 및 관리하기 위한 프로그램이다. 이 책에서는 Endnote에 관한 모든 내용이 한글 Endnote X8을 기준으로 작성되었다.

Clinical Research Methodology

1 EndNote 라이브러리 소개

1) EndNote의 실행

① 새 라이브러리 생성
[File] – [New]를 실행하여 EndNote Library 파일(*.enl)을 만든다.
파일 이름을 입력하고, 파일의 저장 위치를 지정한다.

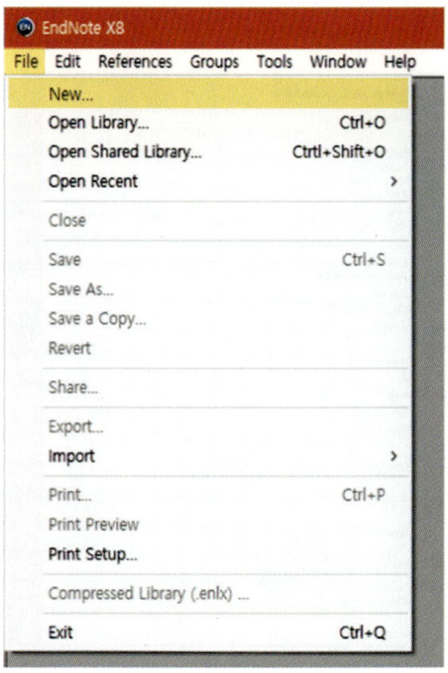

② 파일 이름을 입력하고, 파일의 저장 위치를 지정한다.

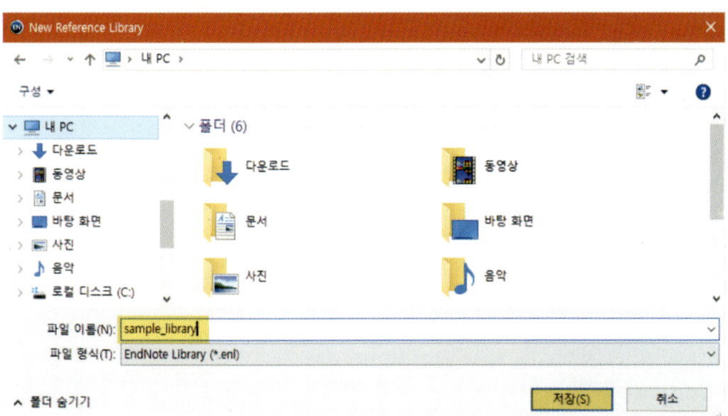

③ 라이브러리 창

ⓐ 첫 번째 열의 버튼은 해당 참고문헌을 읽었는지의 여부를 표시한다.

ⓑ 클립 아이콘은 파일 첨부(File Attachments) 필드에 첨부된 파일의 유무를 표시한다.

ⓒ 저자의 성명, 발행연도, 제목, 참고문헌 유형, 평가 등급의 정보가 각 참고문헌 별로 표시된다.

ⓓ 왼쪽 창에는 검색이 용이하도록 다양한 참고문헌 그룹이 나열되며, 그룹 및 그룹 집합을 생성하여 라이브러리를 정리할 수 있다.

ⓔ 오른쪽 창에는 Reference(참고문헌의 서지사항), Preview(미리 보기), Attached PDFs(첨부된 PDF 파일) 등을 확인할 수 있는 3개의 탭이 있다.

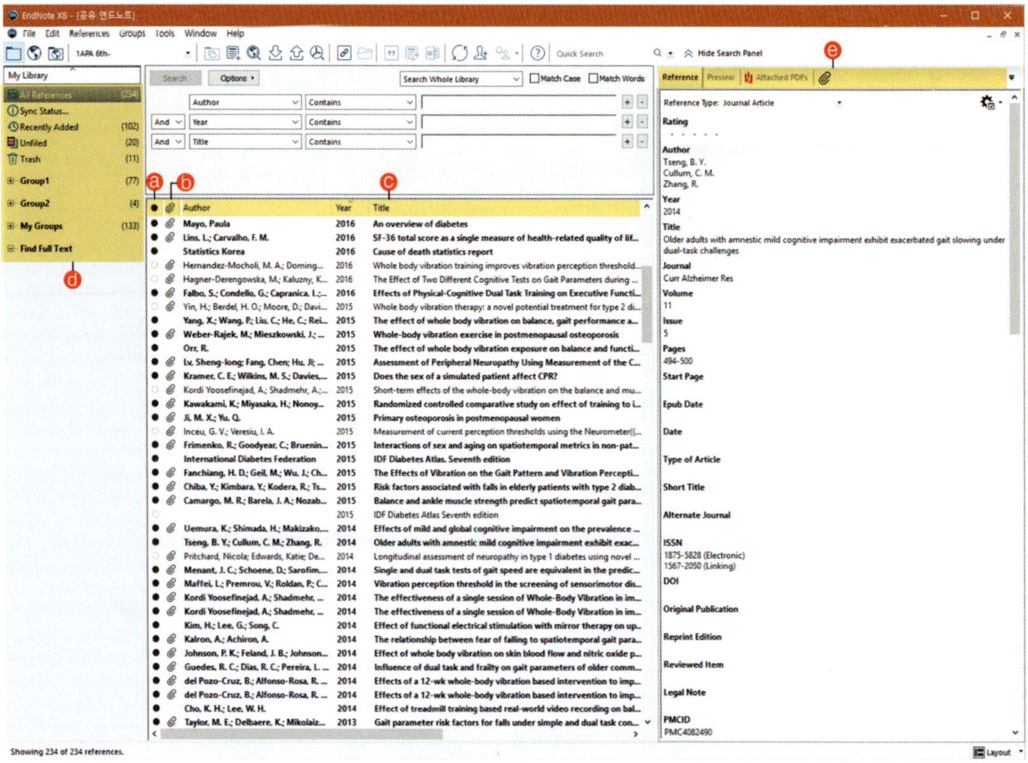

2) Reference 수집

(1) 직접 입력

① [Reference] – [New Reference]을 선택한다.

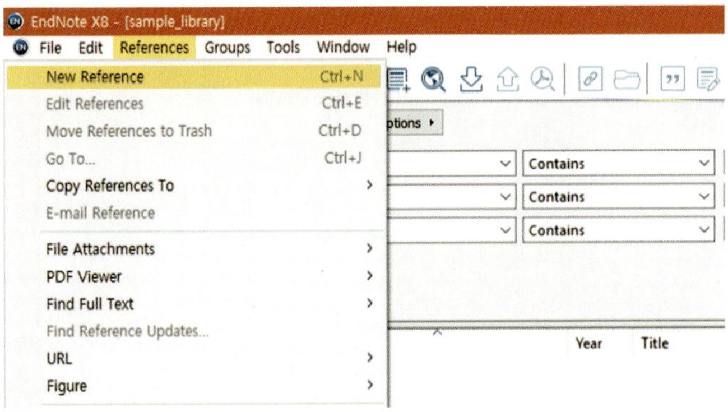

② 새로 열린 창에 Author, Year, Title, Journal, Volume, Pages 등의 필드에 입력한다.

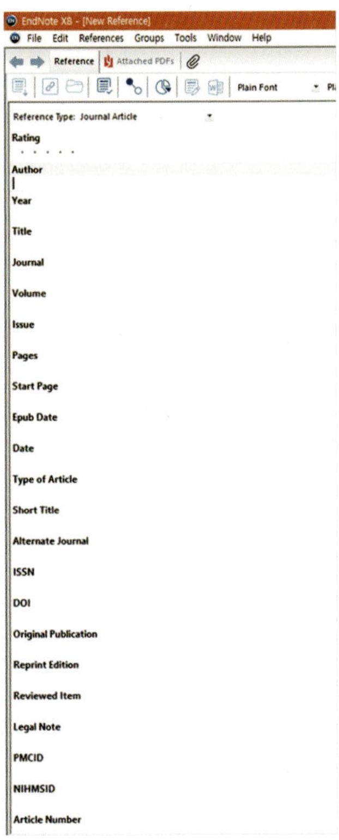

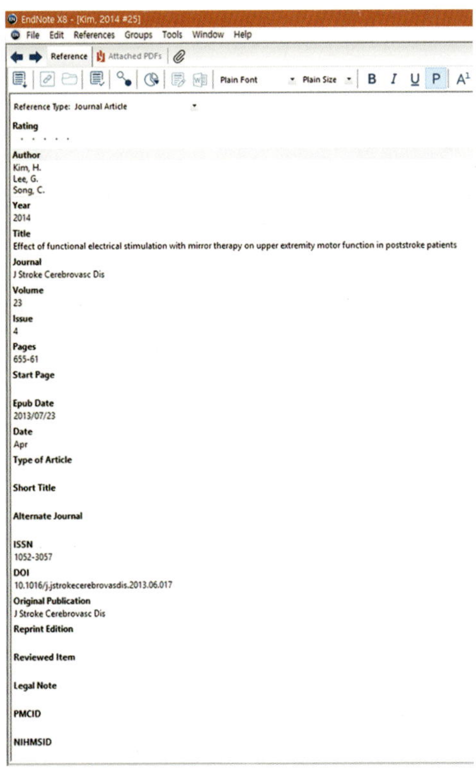
EndNote X8 - [Kim, 2014 #25]
File Edit References Groups Tools Window Help
Reference
Attached PDFs
Plain Font
Plain Size
Reference Type: Journal Article
Rating
Author
Kim, H.
Lee, G.
Song, C.
Year
2014
Title
Effect of functional electrical stimulation with mirror therapy on upper extremity motor function in poststroke patients
Journal
J Stroke Cerebrovasc Dis
Volume
23
Issue
4
Pages
655-61
Start Page
Epub Date
2013/07/23
Date
Apr
Type of Article
Short Title
Alternate Journal
ISSN
1052-3057
DOI
10.1016/j.jstrokecerebrovasdis.2013.06.017
Original Publication
J Stroke Cerebrovasc Dis
Reprint Edition
Reviewed Item
Legal Note
PMCID
NIHMSID

(2) 외부 반입

웹데이터베이스를 이용한 방법이다. 그 중 'Sciencedirect'에서 reference를 수집하는 방법이다. 다른 웹 데이터베이스에서의 방법도 동일하다.

① 저장할 논문을 체크하여 선택하고 [Cite] - [Export: Export citation to RIS]을 클릭 후 파일을 저장한다.

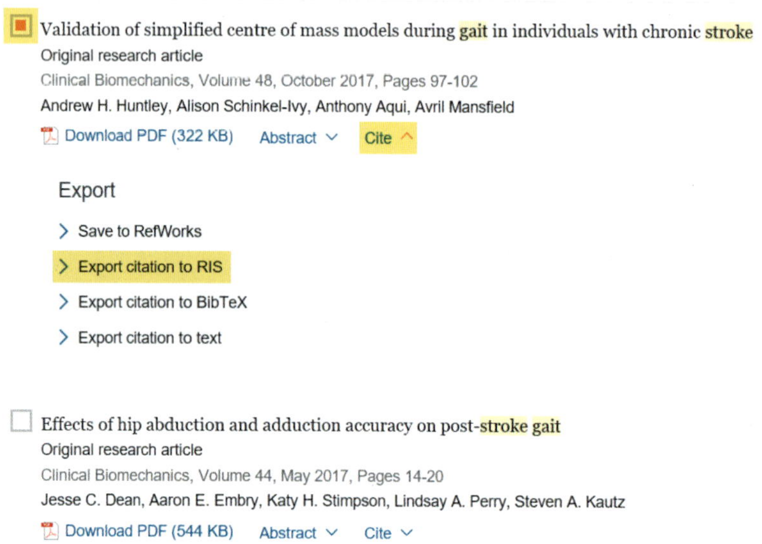

②-1. 상단에서 [Import] 아이콘을 클릭하여 참고문헌을 반입한다.

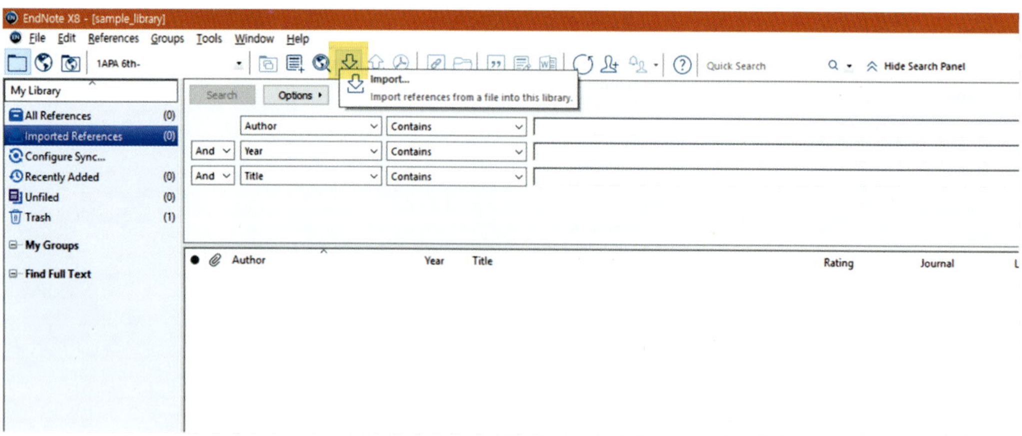

②-2. [File]-[Import]-[File...]을 선택한다.

[Import File]에 저장된 파일의 위치를 입력하고, [Import option]-[Reference Manager(RIS)] 선택 후 [Import]를 누른다.

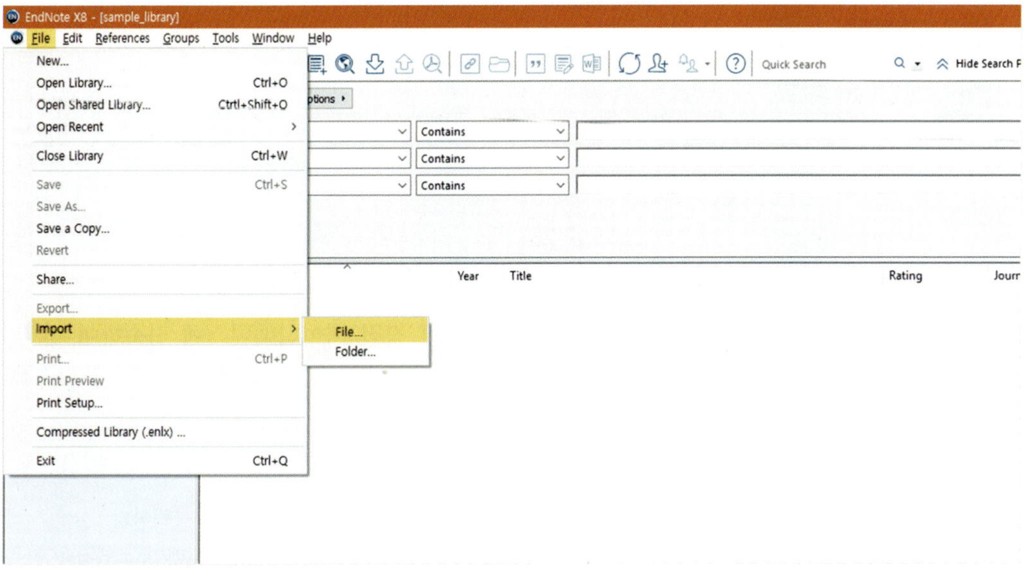

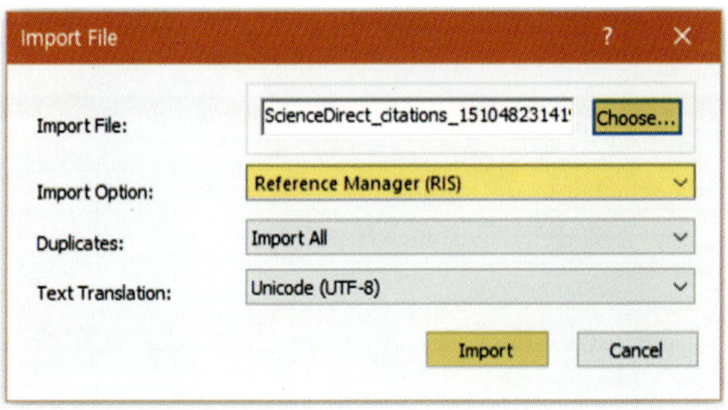

③ [Imported Reference]에서 반입된 논문을 확인할 수 있다.

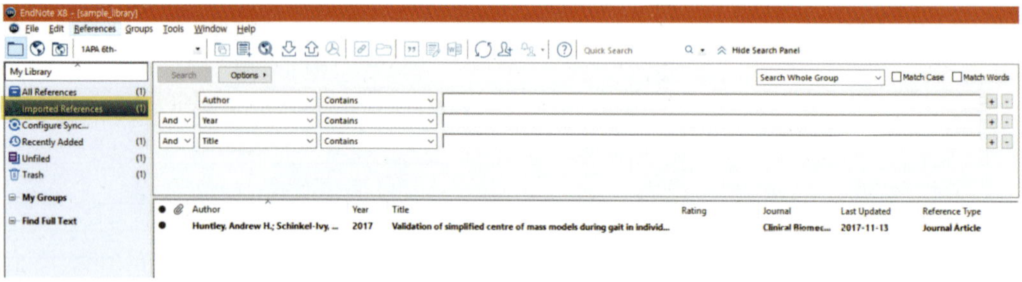

(3) Online Search을 이용한 방법

Online Search Group를 통해 EndNote Library 창에서 직접 데이터베이스에 접속하여 검색하고 Reference를 수집할 수 있다.

① 실행 중인 EndNote의 도구 막대에서 Online Search(온라인 검색) 모드 버튼을 클릭한다.
[Online Search] 탭에서 PubMed 연결 파일을 선택하면 EndNote가 온라인 데이터베이스 연결을 자동으로 시도하게 된다.
Search(검색) 창에서 Author, Year, Title 등 검색 용어를 입력하고 [Search]를 클린하여 검색을 실행한다.

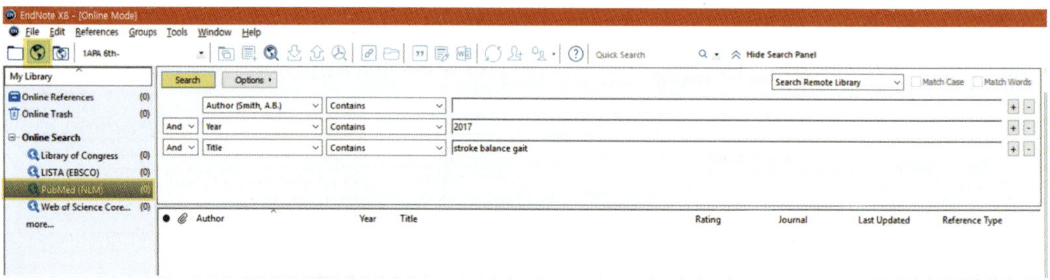

② EndNote가 검색 요청을 온라인 데이터베이스(예, PubMed)로 전송하고 검색 결과의 요약이 표시된다.
반입할 Reference 개수를 선택할 수 있다.

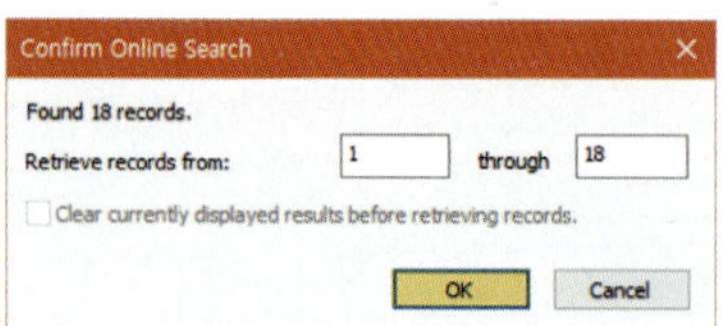

③ 반입된 결과를 확인한다.

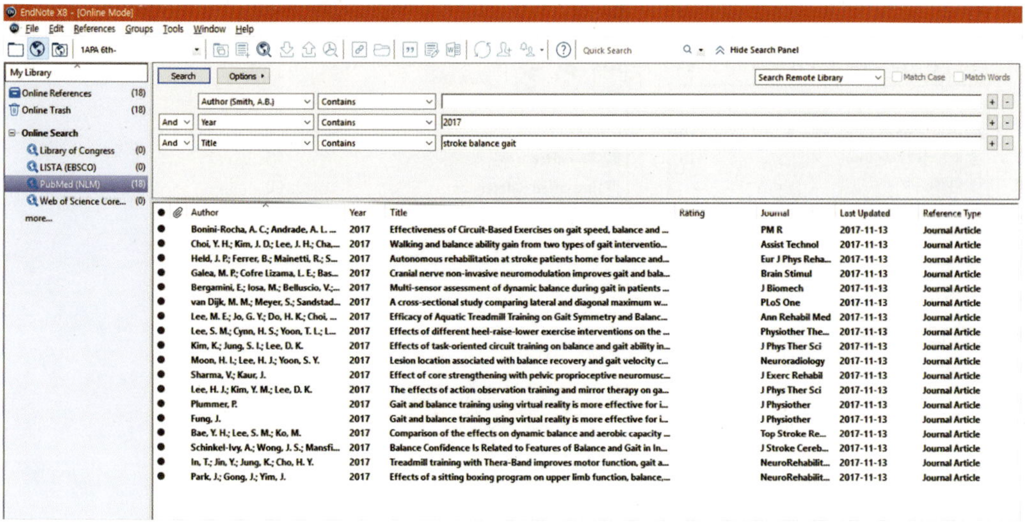

3) 수집한 Reference 관리

(1) Group 관리

① [Groups]-[Create Group Set]을 선택하여 상위 폴더 개념인 Group set을 만든다.

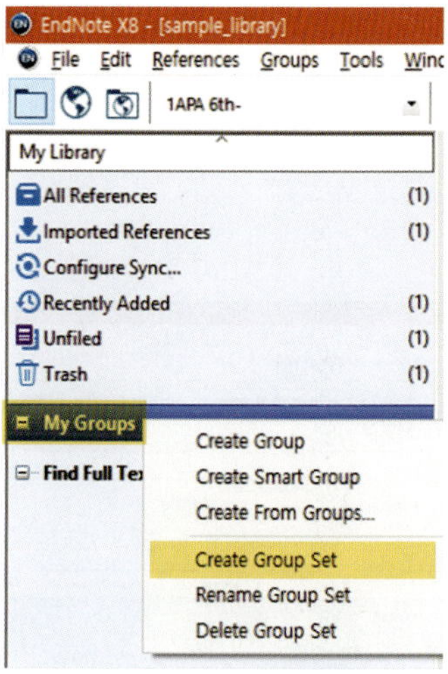

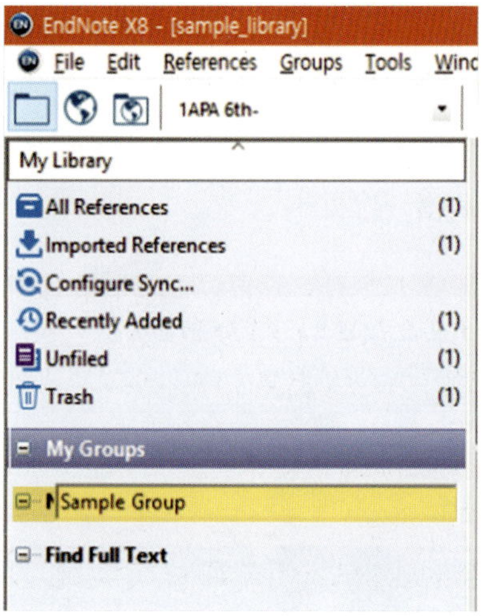

② [Group Set]–[Create Group]을 선택하여 하위 폴더 개념이 개별 Group을 만든다.

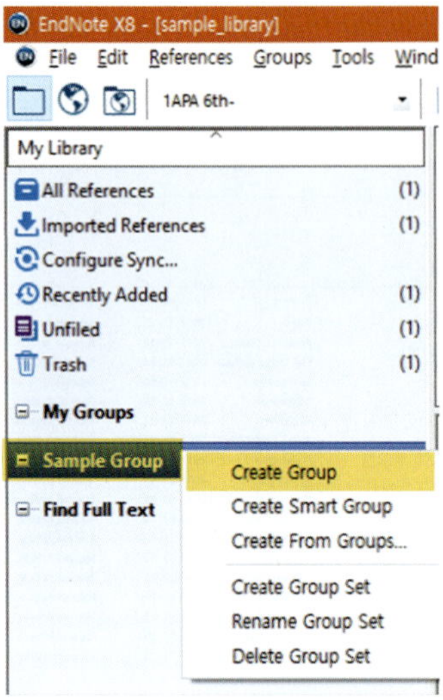

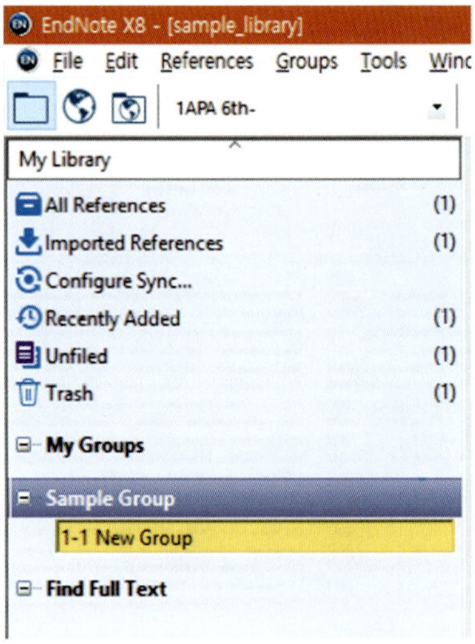

③ Reference들을 선택하고 우클릭을 한 후 [Add References To]을 누르고 원하는 Group을 선택한다.

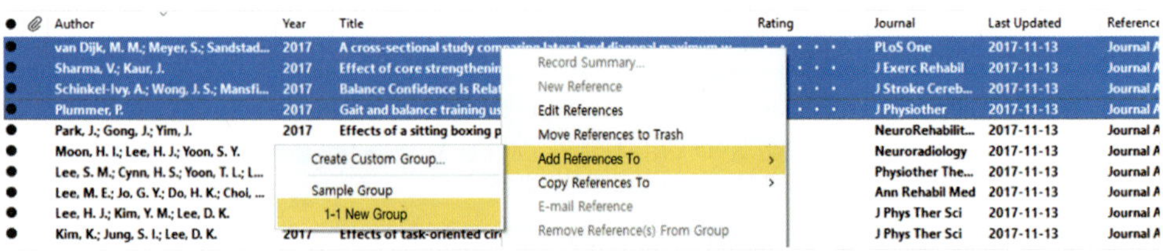

④ Group에 삽입된 Reference을 확인한다.

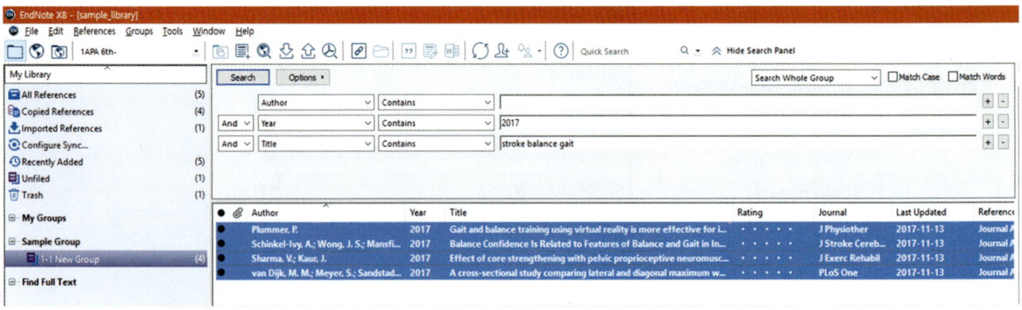

(2) Full text 관리

① Reference를 선택하고 우클릭 후 [URL] – [Open URL]을 클릭한다.

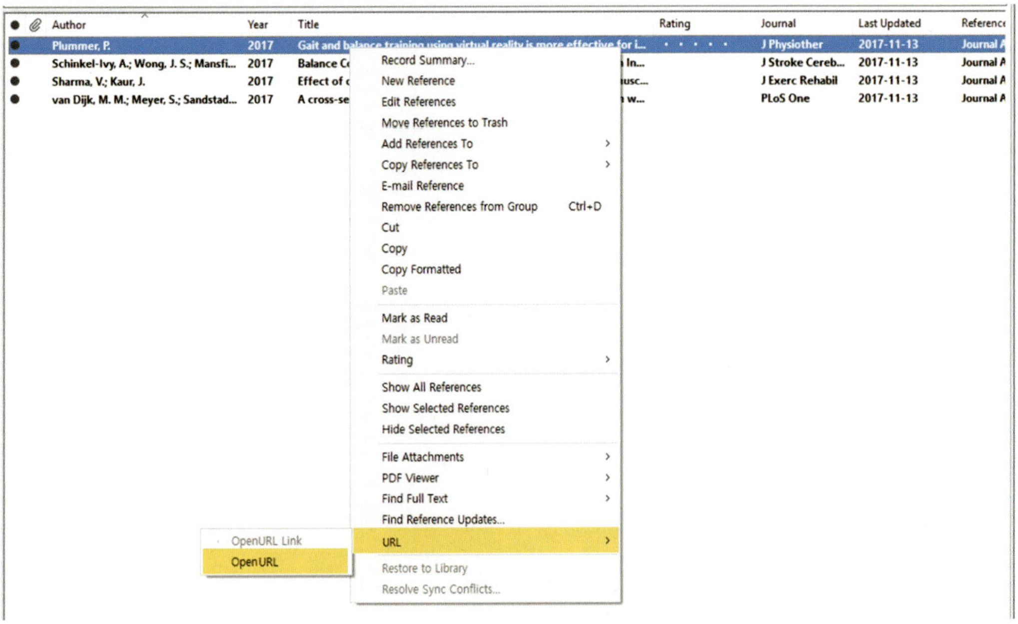

② 원문이 있는 URL에 연결되며, Reference의 원문이 있는 곳으로 연결된다.

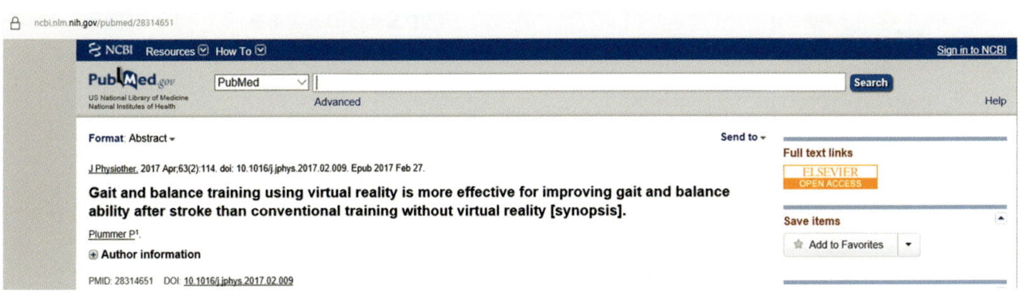

③ Reference를 선택하고 우클릭 후 [File Attachments]–[Attach File...]을 클릭한다.

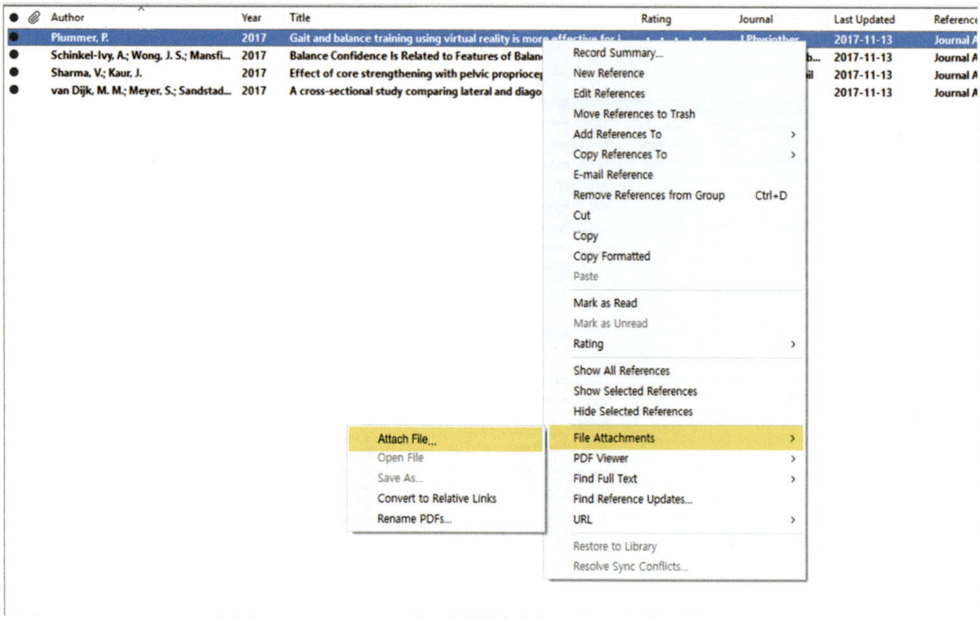

④ Reference의 원문이 저장된 위치를 입력한 후 [열기]를 누른다.

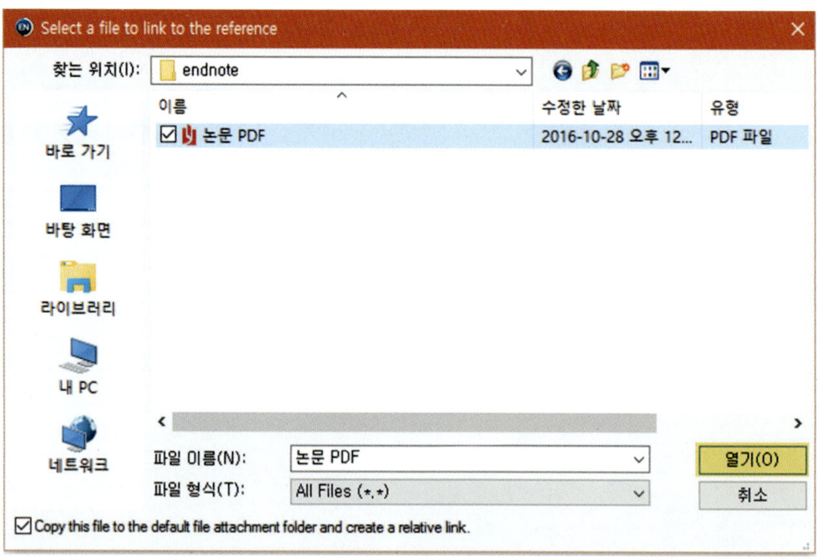

⑤ Reference에 클립 아이콘이 생성되며, PDF가 첨부된 것을 확인할 수 있다.

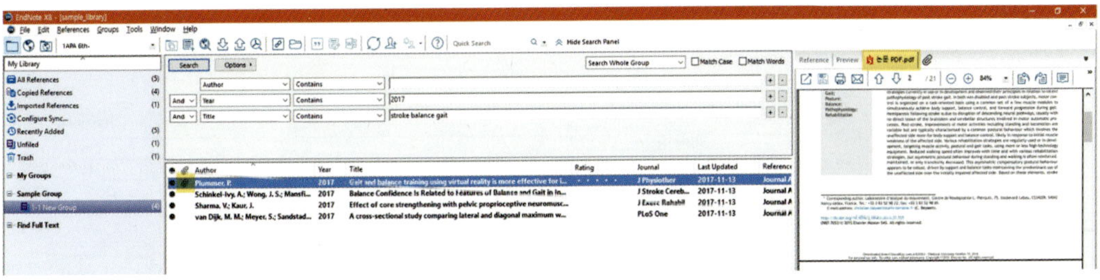

4) Microsoft Word에서 Cite While You Write™ 사용하기

EndNote의 Cite While You Write™ 기능은 EndNote의 편집기능이 Word의 메뉴에 추가되어 Microsoft word를 통해 문서를 작성하면서 EndNote를 통해 저장된 참고문헌을 직접 불러올 수 있도록 해준다. Cite While You Write는 Word 문서에서 참고문헌 및 서지사항의 포맷을 편리하게 정리할 수 있도록 해준다.

(1) EndNote 참고문헌 인용 삽입

① Word에 EndNote 탭이 생성된 것을 확인한다.

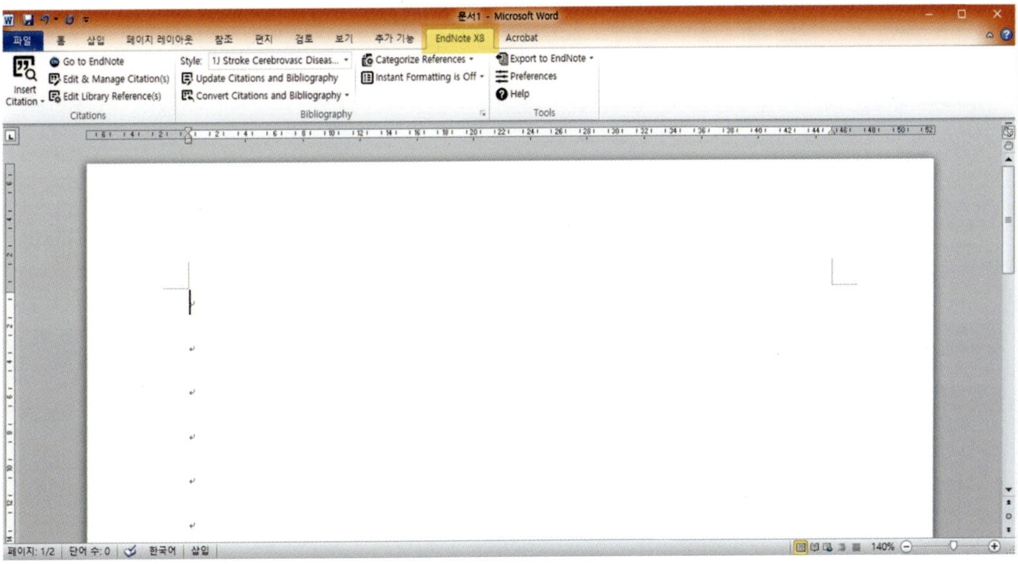

② Word에 텍스트를 입력한 후 참고문헌을 인용 삽입 할 부분에 커서를 두고, EndNote에서 인용할 Reference를 선택한다.

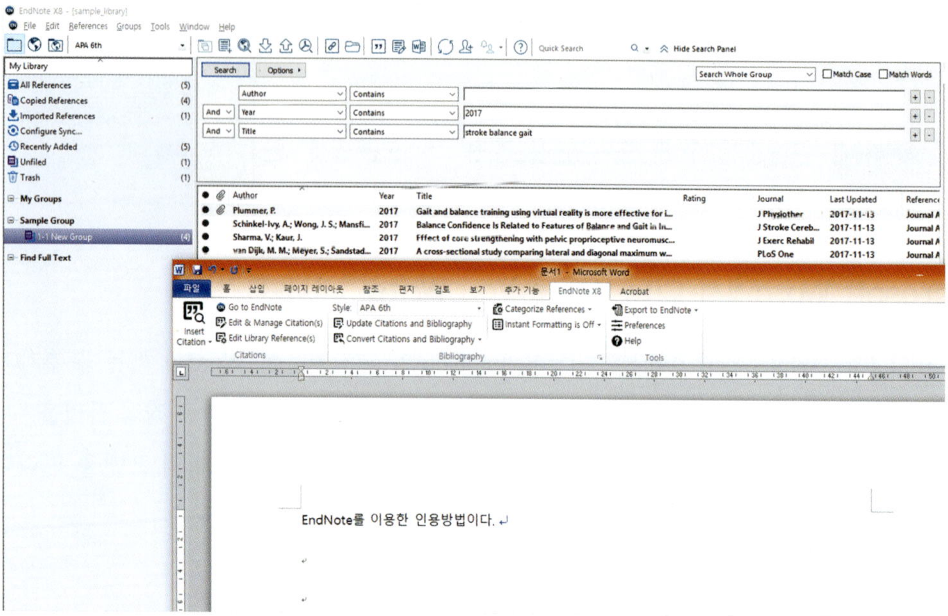

③－1 Word에서 [Insert Citation]－[insert Selected Citation(s)]을 클릭한다.

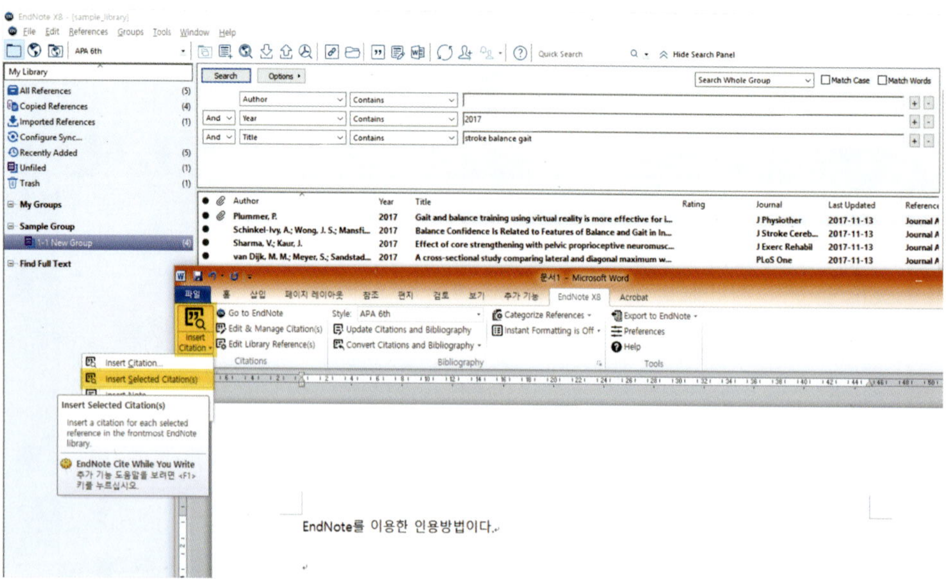

③ – 2 EndNote에서 [Insert Citation] 아이콘을 클릭한다.

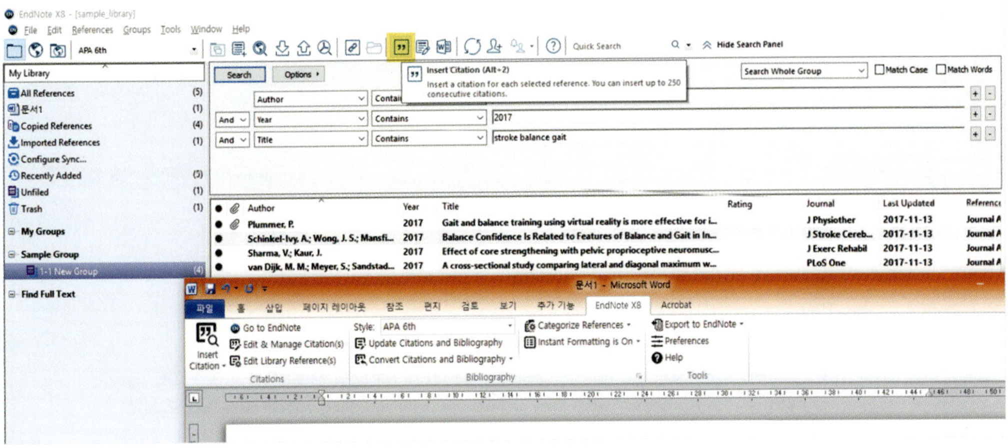

④ Word에 Reference가 인용 삽입된 것을 확인한다.

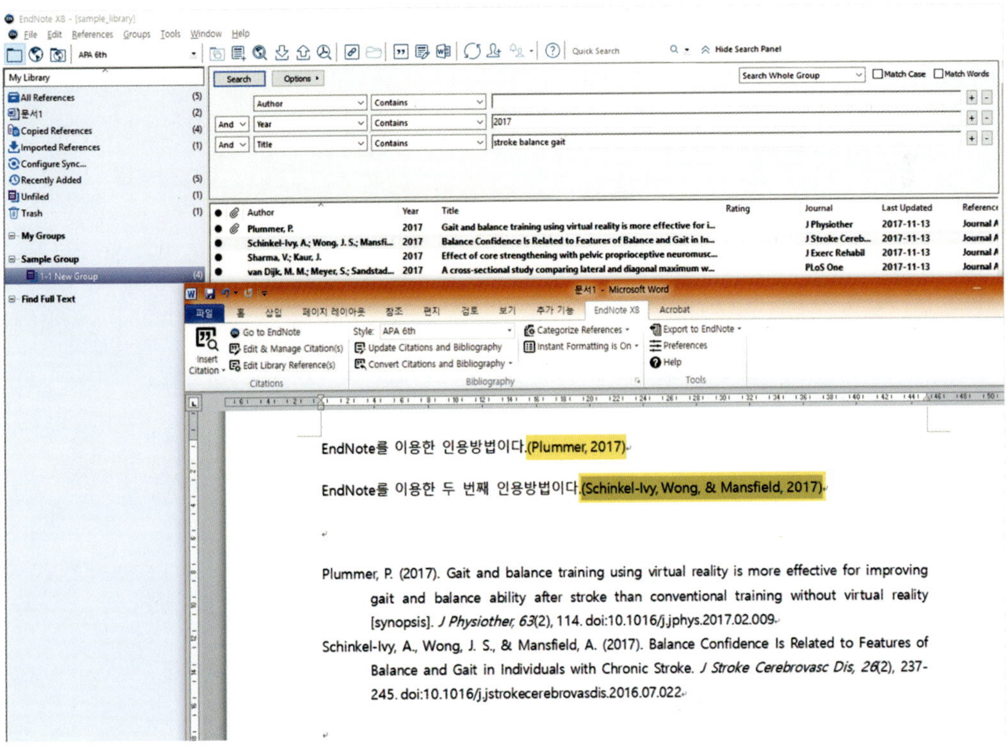

⑤ 각 학술지의 [Output Style]을 지정하여 참고문헌의 양식을 변경할 수 있다. 예시는 'APA 6th'과 'Vancouver' 양식이다.

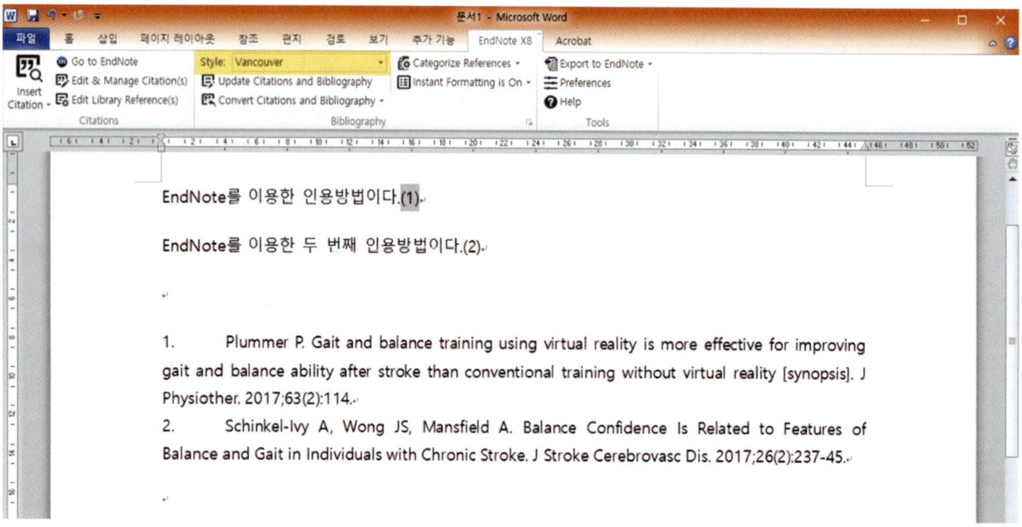

MEMO

Clinical Research Methodology

2

P·A·R·T

기초통계학

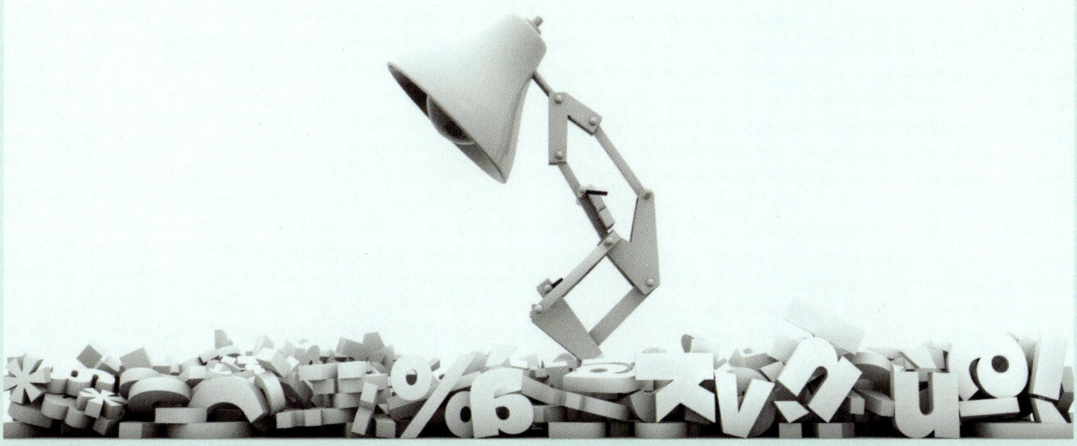

Clinical Research Methodology

01

Chapter

기술통계학

학·습·목·표

1. 중심경향치와 산포도를 이해할 수 있다.
2. 왜도와 첨도를 파악할 수 있다.
3. 이상값에 대해 알 수 있다.
4. 차트를 표현할 수 있다.

핵·심·용·어

- 산포도
- 왜도
- 첨도
- 이상값

Clinical Research Methodology

1 중심경향치

1) 평균(mean)

평균은 관측치의 총합을 관측치의 개수로 나누어 구한다. 즉, 집단 A={X1, X2, ··· Xn}이 있을 경우, 평균=(X1+X2+...+Xn) / n의 방법으로 계산한다. 단, 각 개별값의 가치가 똑같이 중요하다는 가정하에 사용할 수 있다. 만약 개별값의 가치에 차이가 있다면 가중평균(weighted mean)을 계산하여야 한다.

예를 들어 다음과 같이 학점을 받은 경우, 학점 A, B, C, D의 값에 대한 평균만 계산하는 것이 아니라 학점에 해당되는 과목수(가중)를 곱하여 평균을 구해야 한다. 따라서 이 경우의 가중평균은 평균=[(3×4)+(2×3)+(1×2)+(1×1)] / 7=3.0이 된다.

학점	과목수
A=4	3
B=3	2
C=2	1
D=1	1

2) 중위수(median)

중위수는 자료를 순서대로 나열했을 때에 중앙에 위치한 관측치를 말한다. 중앙값이라고도 한다. 중위수를 구하는 방법은 총수가 홀수이면 (n+1) / 2번째 값이고, 짝수이면 n/2번째값과 (n+1) / 2번째 값의 평균이다.

3) 최빈치(mode)

최빈치는 자료의 수가 가장 많은 관측치를 말한다. 히스토그램에서 최빈치는 그 높이가 가장 높게 표현된다. 최빈치는 반드시 하나일 필요는 없다. 두 개의 최빈치를 갖는 경우는 쌍봉(bimodal), 세 개 이상의 최빈치를 갖는 경우는 다봉(multimodal)이라고 한다.

평균은 분산을 계산하고, 모평균 추정, 가설검정 등 통계분석의 대표치로서 가장 널리 사용된다. 하지만 극단적인 이상치(outlier)가 있는 경우에는 크게 영향 받는다. 이런 경우에는 평균보다 덜 민감한 중앙치를 대푯값으로 사용한다. 또한 자료의 분포가 비대칭적인 경우, 평균과 함께 중위수를 대푯값으로 사용한다.

중앙치와 최빈치	평균
자료의 일부만 이용	자료크기와 도수까지 고려(모든 자료의 정보를 이용)
수학연산 불가능	수학연산 가능

2 산포도

산포도란 대푯값을 중심으로 자료들이 흩어져 있는 정도를 의미한다. 이는 하나의 수치로서 표현되며 수치가 작을수록 자료들이 대푯값에 밀집되어 있고, 클수록 자료들이 대푯값을 중심으로 멀리 흩어져 있다.

산포도는 자료의 분포에 대한 정보를 제공해 주는데 자료의 평균이 같다고 하더라도 산포도에 따라 자료의 내용이나 성질이 달라질 수 있다. 따라서 여러 자료들의 특성을 서로 비교하기 위해서는 평균뿐만 아니라 자료들이 평균으로부터 어떻게 흩어져 분포하고 있는가를 알 필요가 있다.

1) 범위(range)

범위는 집단A의 최댓값과 최솟값의 차이로 계산한다. 하지만, 두 극단 관측값만 가지고 계산하므로 다른 관측치에 대해서는 아무것도 알 수가 없다. 만약 자료 속에 극단적인 이상치(outlier)가 존재한다면 범위는 크게 영향 받게 된다.

2) 표준편차(standard deviation)

평균과 특정 자료값의 차이를 편차라고 한다. 각각의 자료값들은 평균값의 양 쪽에 위치하여 편차들은 양수 혹은 음수값을 갖게 되어 이 편차들을 모두 합하면 항상 0이 된다. 따라서 단순히 편차들의 합은 산포도로 사용될 수 없어, 각각의 편차를 제곱하여 이를 산술평균한 것이 분산이다. 분산은 편차를 제곱해 계산하기 때문에 실제 편차보다 큰 수치를 만들어내 체감 편차가 실제 편차보다 크게 나온다는 단점이 있다. 따라서 이러한 문제점을 없애기 위해서 분산에 제곱근을 씌어 값을 구한 것이 표준편차이다. 표준편차는 산포도를 나타내는 지표로 가장 널리 이용되고 있다. 표준편차가 0일 때는 관측값의 모두가 동일한 크기이고 표준편차가 클수록 관측값 중에는 평균에서 떨어진 값이 많이 존재한다.

집단통계량

집단	N	평균	표준편차	평균의 표준오차
1	15	5.087	1.6903	.4364
2	13	5.546	2.4071	.6676

예를 들어 두 집단 간 좌우 균형 비교에 대한 논문을 분석 하려고 한다. 집단 1에서 평균 5.087cm 좌우 흔들림이 있었으며 표준편차는 1.6903의 편차를 나타내었다. 논문 표기 시에 소수점 셋째자리에서 반올림하여 5.09±1.70cm로 표기한다.

3) 사분위수(quartile)

자료를 크기순으로 배열하고, 4 등분한 각 점에 해당하는 값을 말한다. 제1사분위수(Q1)는 누적 백분율이 25%에 해당하는 점수이고, 제2사분위수(Q2)는 누적 백분율이 50%, 제3사분위수(Q3)는 75%, 제4사분위수(Q4)는 100%에 해당하는 점수이다. 제2사분위수(Q2)는 중위수와 같다.

사분위수 범위(Interquartile Range, IQR)는 모든 자료를 4등분해서 중앙 50%의 범위를 파악하기 위한 값으로 제3분위수(Q3) − 제1분위수(Q1)로 구한다.

3 왜도와 첨도

형태의 측정치

왜도(=비대칭도, skewness)는 분포의 비대칭의 정도를 나타내는 값으로 분포가 기울어진 방향과 기울어진 정도를 나타내는 척도이다. 단봉분포에서 긴 꼬리가 왼쪽에 있으면 음(negative)의 왜도, 그 반대의 경우 양(positive)의 왜도를 가진다고 한다. 왜도 계산값이 '0'이면 좌우대칭분포를 가지고, '0'보다 작으면 음의 왜도를 가지고, '0'보다 크면 양의 왜도를 가진다. 왜도계산값의 절댓값이 클수록 분포의 비대칭 정도가 커진다.

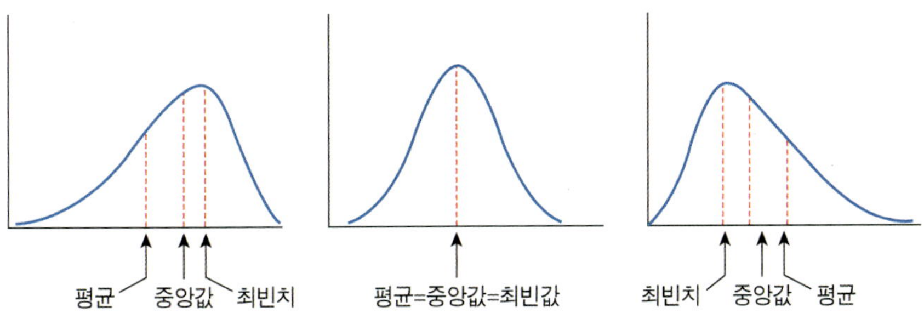

그림 1-1 왜도

왜도=0, 좌우대칭

왜도 > 0, 좌로 자료가 많음, 우로 긴 꼬리, 평균 ≥ 중위수 ≥ 최빈치

왜도 < 0, 우로 자료가 많음, 좌로 긴 꼬리, 최빈치 ≥ 중위수 ≥ 평균

첨도(Kurtosis)는 자료의 분포가 중심 경향값을 중심으로 집중적으로 분포되어 있는 정도 혹은 분포의 뾰족한 정도를 나타내는 척도이다. 정규분포의 첨도는 0으로 중첨(mesokurtic)이라 하며, 분포의 첨도가 0보다 크면 분포의 모양이 정규분포보다 더 뾰족한 급첨(leptokurtic), 0보다 작으면 정규분포보다 더 평평한 평첨(platykurtic)이라 한다.

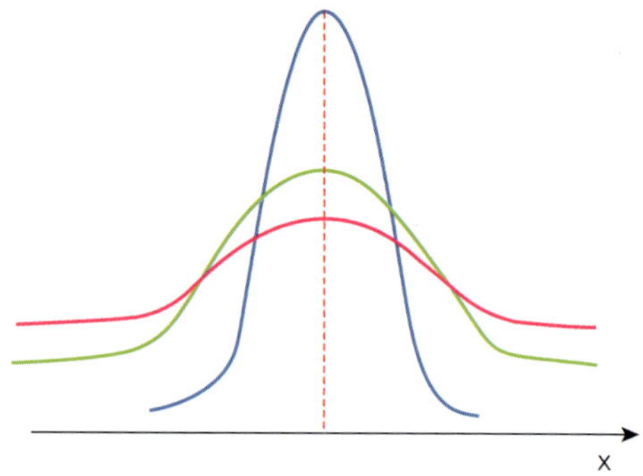

그림 1-2 첨도

4 이상값(outlier)

대부분의 자료와 상당히 다른 관측값으로 변수의 분포에서 비정상적으로 분포를 벗어난 값이다. 각 변수의 분포에서 비정상적으로 극단값을 갖는 경우나 자료에 타당도가 없는 경우, 비현실적인 변수값들이 이에 해당한다. 평균은 이상값에 크게 영향을 받으나 중앙값은 그렇지 않다. 이상값이 있는 경우 중앙값이 평균보다 자료의 대푯값으로 더 의미가 있을 수 있다.

5 차트(도표)

수치 자료를 도형을 이용해 시각적으로 나타낸 것을 말한다. 통계 데이터를 정리하고 시각화하여, 결과를 분석, 해석하는 데 용이하게 사용한다.

6 막대차트(bar chart)

막대차트는 항목들에 대해 수량을 막대의 길이로 나타내어 수량들의 많고 적음을 비교하기 쉽도록 표현한 그래프이다. 히스토그램과 달리 막대는 서로 연속성이 없이 분리되어 있어서 각각 항목의 수량을 나타낸다. 막대그래프는 자료를 시각적으로 쉽게 파악할 수 있으며, 각 부분의 수량을 쉽게 비교할 수 있다.

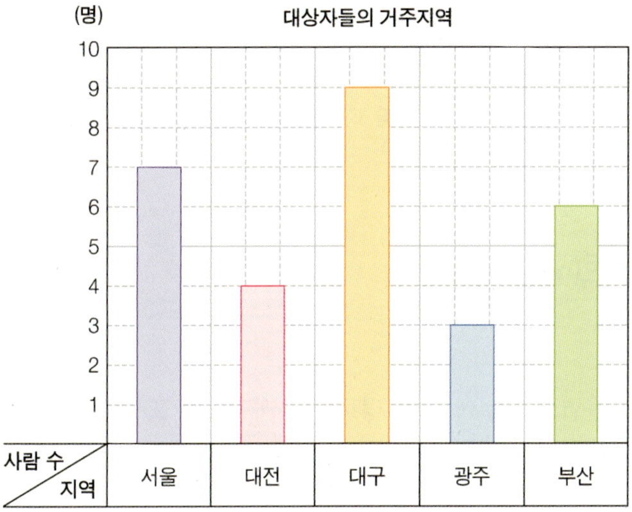

그림 1-3 막대그래프

7 히스토그램(histogram)

히스토그램은 가로축에 계급(구간), 세로축에 도수로 표현한 그래프이다. 각 계급의 크기를 가로의 길이로, 도수를 세로의 길이로 하는 직사각형을 차례대로 나타낸다. 주어진 자료를 보고 적당한 구간을 정해 계급을 만들고, 각 계급에 속하는 자료의 수를 세어 도수를 알아본다. 이 때 각 계급의 크기는 직사각형의 가로의 길이를, 도수는 세로의 길이를 결정한다. 히스토그램은 전체 집단의 분포 상태를 파악하거나 비교할 때 사용된다.

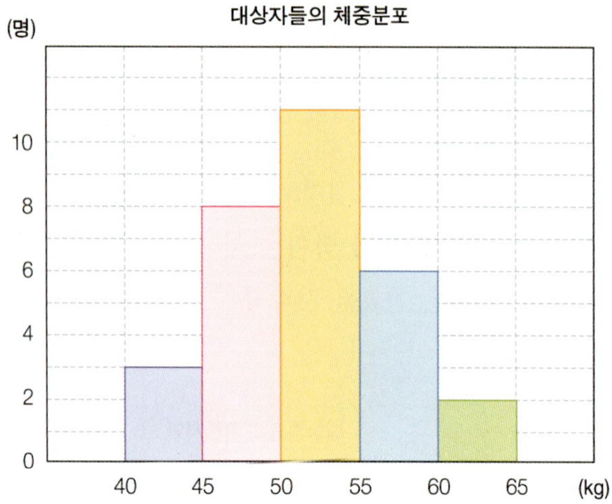

그림 1-4 히스토그램

8 파이차트(pie chart)

파이차트는 원을 항목별로 나누어 수량 정보를 그래픽으로 표시한 것으로, 수량에 비례하여 항목의 상대적인 크기가 정해진다. 기본적으로 이 차트를 보면 각 부분이 전체에서 차지하는 비중을 백분위(%)로 쉽게 확인할 수 있다.

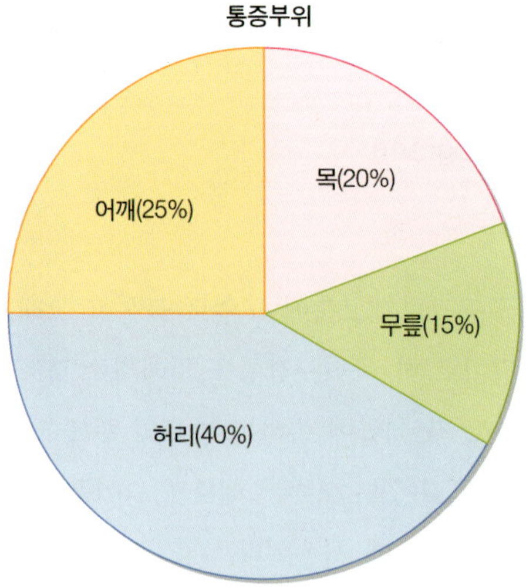

그림 1-5 파이차트

9 산점도(scatter plot)

변수의 두 개 이상 동시특성을 점으로 표시한 그림이다. 예를 들어, 표본집단에 속한 학생들의 키와 몸무게를 잰 후에, X축은 키의 값을, Y축은 몸무게의 값을 나타내는 변수로 하여 좌평면상에 모든 학생들의 두 변수의 값을 점으로 표시하면 산점도가 된다. 산점도는 주로 두 변수간의 관계를 이해하는데 사용된다.

상자그림, 히스토그램, 줄기－잎 그림 : 하나의 변수에 대한 그림

두 변수간의 관계를 조사하는 그래프 방법 : 산점도

수치적 방법 : 상관계수

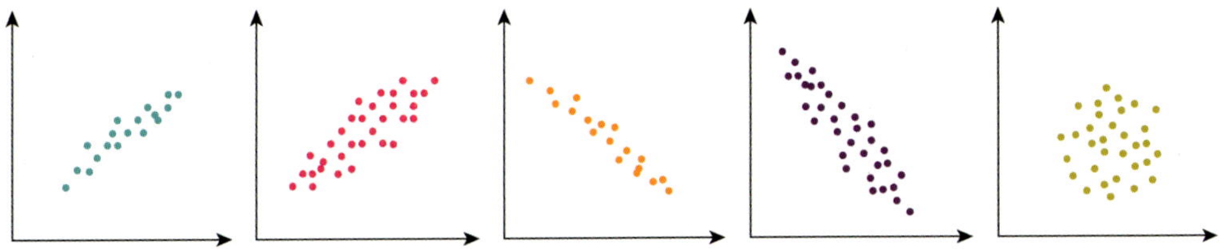

그림 1-6 산점도

MEMO

10 꺾은 선 차트(graph of broken line)

자료의 수를 점으로 표현하여 선으로 연결한 그래프이다. 장점으로는 시간에 따른 자료의 연속적인 변화 상태와 방향을 쉽게 알 수 있으며 나타나지 않은 중간의 값도 예측할 수 있다. 또한, 증감의 변화 상황을 파악하기가 쉽다. 단점으로는 수치의 크기를 한 눈에 쉽게 알지 못하며, 각 부분의 상대적인 크기 비교가 어렵다는 것이다. 또한 변화하는 비율에 대한 잘못된 판단을 일으킬 수 있다.

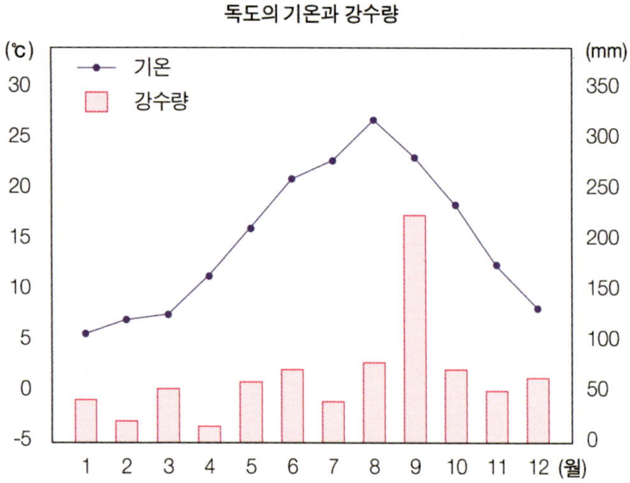

그림 1-7 꺾은 선 차트

11 상자도표

상자도표는 상자그림(box plot) 또는 상자수염그림(box-whisker plot)이라고 한다. 상자도표는 자료의 산포도, 대칭성(치우침), 이상값의 존재 유무에 관한 정보를 파악하는데 사용하다. 특히 분포의 꼬리 부분 즉 이상값의 존재 유무를 파악하는데 효과적이다.

상자그림 작성방법

1. 자료를 크기순으로 배열하고, 4등분하여 제1사분위수(Q1) 제3사분위수(Q3)를 잇는 상자를 그리고, 상자 안에 중앙값에 해당하는 위치에 선을 긋는다.
2. 내부울타리와 외부울타리를 그린다.
   - 내부울타리
     - 하 내부울타리(lower inner fence : LIF) : LIF = Q1 − 1.5 × IQR*
     - 상 내부울타리(upper inner fence : UIF) : UIF = Q3 + 1.5 × IQR

     *IQR : 사분위수 범위, 제3사분위수 − 제1사분위수
   - 외부울타리
     - 하 외부울타리(lower outer fence : LOF) : LOF = Q1 − 3.0 × IQR
     - 상 외부울타리(upper outer fence : UOF) : UOF = Q3 + 3.0 × IQR
3. 상자끝에서 인접값까지 선을 긋는다. 이선을 수염(whisker)이라 부르며 분포의 꼬리 길이를 나타낸다.

◦ 이상값(outlier) : 내부울타리와 외부울타리 사이에 있는 값
◦ 극단이상값(extreme outlier) : 외부울타리 바깥에 있는 값

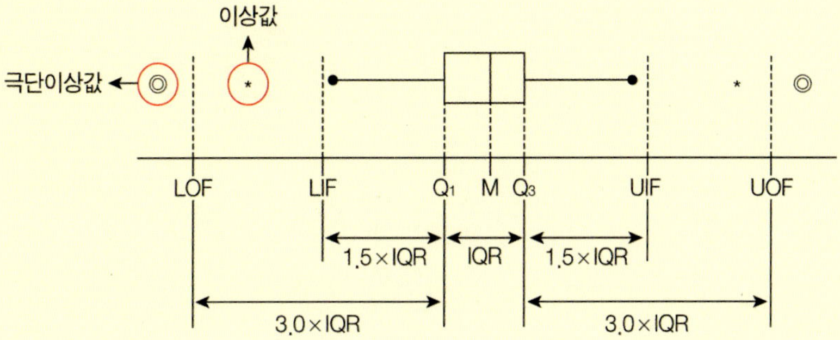

→ 상자의 길이(IQR) : 전체 자료 중 가운데 50%의 산포도를 나타냄
  중앙값 : 자료의 중심위치로서 분포의 대칭성을 나타냄
 중앙값이 상자의 중앙 ⇒ 대칭인 분포
 상자의 왼쪽에 치우침 ⇒ 오른쪽 꼬리가 긴 분포
 상자의 오른쪽에 치우침 ⇒ 왼쪽 꼬리가 긴 분포
 수염의 길이 : 분포의 꼬리 부분이 얼마나 긴지를 나타냄

*Q_1, Q_2, Q_3를 구할 때 n이 아주 크지 않으면 줄기−잎 그림을 이용하면 편리

참·고·문·헌

- 김원호, 박은영. 물리치료학 연구방법론. 정담미디어. 2010.
- 노형진. 한글 SPSS 10.0에 의한 알기쉬운 다변량분석. 형설출판사. 2003.
- 박지환. 알기쉬운 연구방법론. 범문에듀케이션. 2014.
- 서의훈. SPSS 통계분석. 자유아카데미. 2002.
- 손애리, 송창호. Spss를 활용한 보건통계학. 형문각. 2005.
- 이재형 외 6명 역. 근거중심물리치료. E Public. 2009.
- 이준영 역. 한눈에 알 수 있는 의학통계학 3판. E Public. 2010.
- 이충휘. 물리치료사와 작업치료사를 위한 연구방법론. 계축문화사. 2008.
- 이충휘. 물리치료사와 작업치료사를 위한 연구방법론. 제4판. 계축문화사. 2012.

02

Chapter

추측통계학

학·습·목·표

1. 정규분포에 대해 이해할 수 있다.
2. 표준정규분포에 대해 설명할 수 있다.
3. 측정 도구와 척도에 대해 이해할 수 있다.
4. 타당도와 신뢰도와 관계를 파악할 수 있다.

핵·심·용·어

- 정규분포
- 측정도구
- 타당도
- 신뢰도

Clinical Research Methodology

1 정규분포

정규분포(normal distribution) 또는 가우스 분포(Gaussian distribution)는 연속 확률 분포의 하나이다. 정규분포는 수집된 자료의 분포를 근사하는 데에 자주 사용되며, 이것은 중심극한정리에 의하여 독립적인 확률변수들의 평균은 정규분포에 가까워지는 성질이 있기 때문이다.

정규분포는 2개의 매개 변수 평균 μ과 표준편차 σ에 대해 모양이 결정되고, 이때의 분포를 $N(\mu, \sigma^2)$로 표기한다. 특히, 평균이 0이고 표준편차가 1인 정규분포를 표준정규분포라고 한다. 정규분포에서는 기댓값, 최빈치, 중앙값이 모두 μ이다.

정규분포는 통계학에서 기본이 되는 연속 확률분포로 표준 정규분포를 통계치의 확률분포, 누적 확률밀도, Z점수 분포라고 부르기도 한다. 정규분포는 모분포(parent distribution)라고도 하는 이상적인 수학적 모형이다.

정규분포를 나타내는 곡선을 정규 곡선(normal curve)이라고 하며, 평균과 분산에 의해 분포의 모양이 결정되다. 정규곡선은 다음과 같은 공식으로 표시된다.

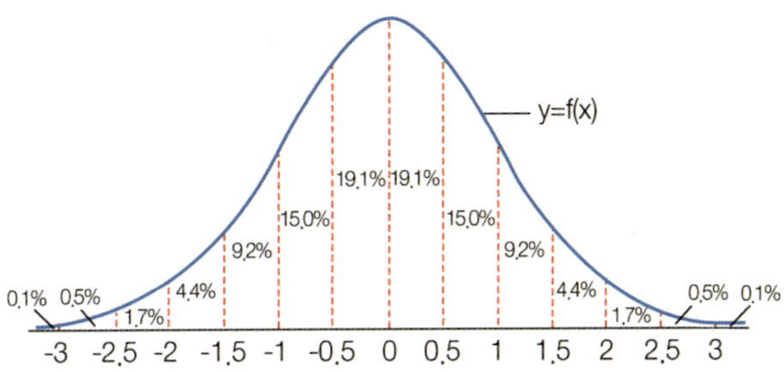

연속확률변수 X의 확률밀도함수 f(x)는

$$f(x) = \frac{1}{\sqrt{2\pi\sigma^2}} e^{-(x-\mu)^2} e \left[\frac{-(x-\mu)^2}{2\sigma^2} \right] (-\infty < x < +\infty)$$

$\pi = 3.1416$

e = 2.7183

μ : 분포의 평균($-\infty < \mu < +\infty$)

σ : 분포의 표준편차($\sigma > 0$)

X의 확률분포 : 정규분포(normal distribution)

y = f(x) : 정규분포곡선(normal distribution curve)

$N(m, \sigma^2)$

N으로 정규분포를 간단히 표현함

정규분포는 다음과 같은 특성이 있다.

1) 평균 μ에 대하여 좌우가 대칭이다.
2) 평균, 중위수, 최빈치는 동일하다.
3) X축과 곡선 밑의 전체 면적은 1이 된다. 이는 정규분포가 확률분포라는 사실에 따른 것이다. 대칭성 때문에 이 면적의 50%는 μ에서의 수직선 오른쪽에, 다른 50%는 왼쪽에 위치한다.
4) 평균과 표준편차에 의해 결정된다. 평균이 달라지면 분포의 위치가 X축을 따라 이동한다. 표준편차가 달라지면 분포가 퍼져있다던가(산포도) 또는 뾰족한 모양을 결정하게 된다.
5) σ가 일정할 때, m이 클수록 오른쪽으로 이동한다.
6) m이 일정할 때, σ가 커질수록 그래프의 폭이 넓어진다.
7) 평균으로부터 표준편차까지의 거리를 면적으로 나타낸다. 평균 ± 표준편차($\mu \pm \sigma$)로 표시하여 면적은 $\mu \pm 1\sigma = 68.26\%$, $\mu \pm 2(1.960)\sigma = 95.44\%$, $\mu \pm 3(2.576)\sigma = 99.73\%$로 아래와 같은 그림으로 나온다.

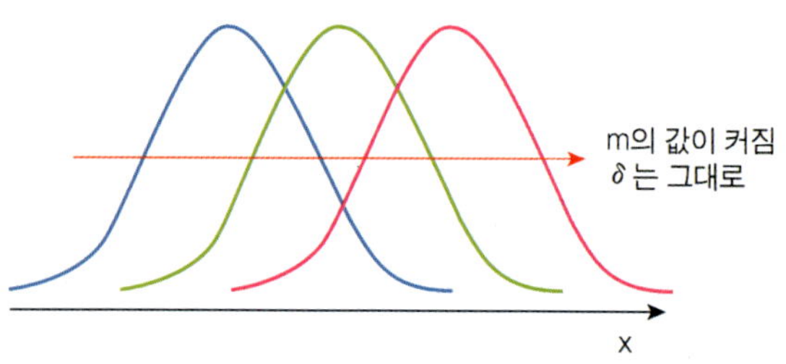

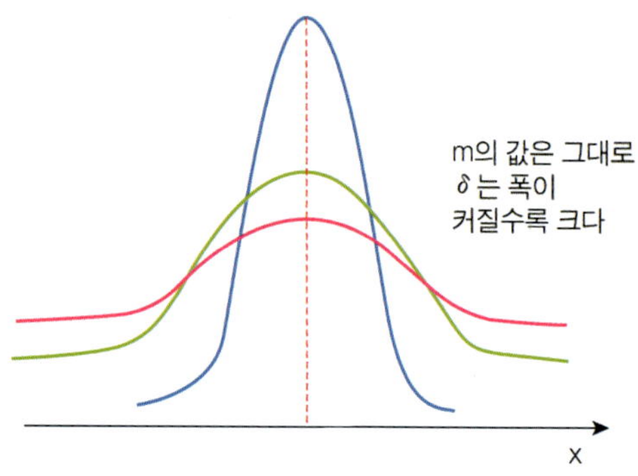

다음 수학경시대회 성적의 정규분포가 다음과 같다. 여기서 평균(μ)을 50으로 두고 표준편차(σ)를 10으로 두면 그래프를 아래와 같이 바꿔 그릴 수 있다. 이중 40~80점 사이에 있는 학생은 전체의 68.26%가 있고, 30~70점 사이에 있는 학생은 전체의 95.44%가 있고, 20~80점 사이에 있는 학생은 전체의 99.73%가 있다. 반대로 80점 이상과 20점 이하에 있는 학생은 전체의 0.27%의 학생이 있는 것이다. 40~60점 받을 확률이 34.1%로 높지만, 70~80점을 받을 확률이 2.1%로 매우 낮다.

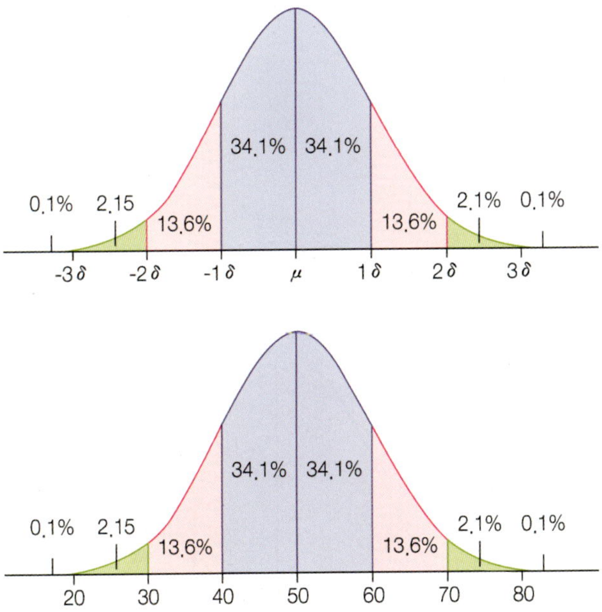

그림 2-1 정규분포곡선

2 표준정규분포

정규분포는 평균과 표준편차에 따라 모양과 위치가 다르기 때문에 두 분포의 성격을 비교하거나 특정 정규분포에서 확률을 계산하기 위해서는 정규분포의 평균과 표준편차를 표준화하여 표준적인 정규분포를 만들어야 한다. 표준 정규 분포는 평균(μ)=0 표준편차(σ)=1인 정규분포다. 즉, N(0, 1)로 표현될 수 있다. 그래프 상에서의 X의 값을 표준정규분포상의 값으로 바꾸어주는 공식이 Z 공식이다.

$$Z = \frac{X - \mu}{\sigma}$$

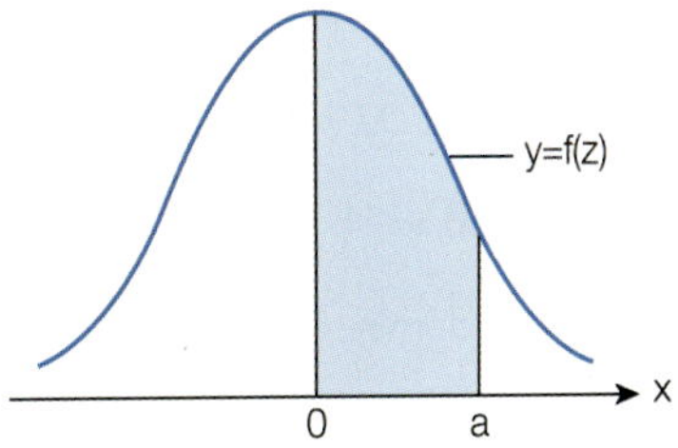

그림 2-2 표준정규분포

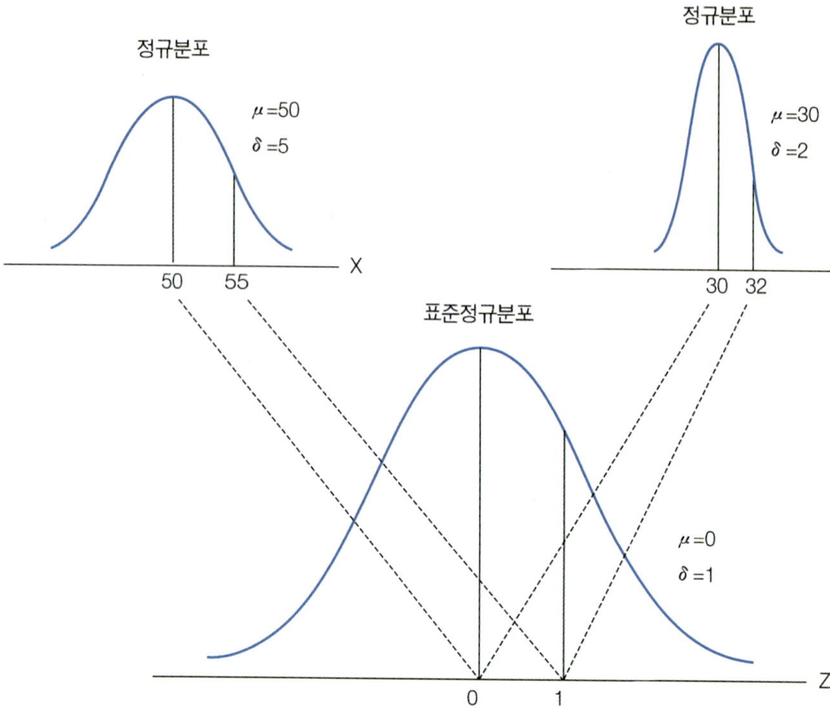

그림 2-3 정규분포와 표준정규분포의 관계

3 측정과 척도

1) 측정

측정이란 특정한 기준에 따라 변수의 실제적인 특성에 값을 매기거나 숫자를 부여하는 과정이다. 연구자는 사람이나 사물에 대해 이해하고 평가하고 또는 차이를 분석하기 위하여 측정의 방법을 사용한다. 측정을 하고자 하는 특성이 선정되면 그 특성과 관련된 변수를 선택하여 변수에 대한 측정 도구를 선택하여 측정을 실시하면 된다. 만약 측정을 위한 적절한 도구가 없다면 기존의 방법에서 변형하여 사용하거나 새롭게 측정방법을 고안하여 측정하기도 한다. 측정과정에서 중요한 것은 추상적 개념에 대하여 측정 가능한 지표로서 활용될 수 있는 알맞은 변수를 찾는 것이다.

예) 교과수업에 대한 학업성취도는 시험점수로 나타낼 수 있다. 여기서 측정하고자 하는 추상적 개념은 학업성취도이고, 측정도구는 시험에 사용된 시험지이며, 측정의 결과로 얻게 되는 변수는 시험점수이다.

2) 측정의 요소

측청의 대상들은 양적 요소들과 질적 요소들로 구분할 수 있다. 양적 요소에는 연속형 자료와 이산형 자료로 구분되고, 질적 요소에는 범주형 자료들이 해당된다.

(1) 양적 요소 : 수치로 측정하고 표현할 수 있으며 연속적 결과를 가짐

예) 신장, 체중, 가동범위, 근전도 장비, 힘판과 같은 균형 측정 장비, 등속성 근력측정 장비 등의 특정한 장비를 이용해서 산출되는 결과값들

(2) 질적 요소 : 수치가 아닌 문자로 설명할 수 있는 범주적 형태의 자료

예) 성별, 질병의 유병 유무, 고유적인 특성, 상태를 표현하는 요소들
따라서 측정을 하기 위해서는 어떠한 변수들을 측정할 것인가와 어떤 방법으로 측정할 것인가를 결정해야 한다.

예) 통증의 정도를 측정한다.

- 통증이 있다/없다(질적 요소 – 범주형 자료)
- VAS(0 – 10)(양적 요소 – 연속형 자료)

3) 측정의 수준

측정의 수준이 어떤가에 따라 수집된 자료가 연구자에게 주는 정보의 양이 달라진다. 연구에서 측정되는 모든 수준은 4가지 범주로 나뉜다. 이러한 4가지의 측정범주를 측정 수준(levels of measurement)이라 하며, 측정하고 있는 변수의 측정 수준에 따라서 연구결과를 분석하는 통계기법이 달라지며, 제공하는 정보의 양이 달라진다.

(1) 명목척도(nominal scale)

① 가장 낮은 수준의 척도
② 수집된 자료의 크기, 순서, 정도를 고려하지 않고, 단지 자료를 구별하기 위하여 명칭을 부여하여 분류하는 것이다.
③ 성별, 인종, 색 등을 구분하기 위해 쓸 수 있다.
④ 크기, 정도, 순서에 무관하므로, 분류 명칭을 쉽게 바꿀 수 있다.

예) 성별(남자/여자), 뇌졸중의 원인(뇌경색/뇌출혈)

(2) 서열척도(ordinal scale)

① 측정대상간의 순서관계를 밝혀주는 척도로서, 대소, 높고 낮음 등의 순위를 부여한다.
② 순위는 나타낼 수 있지만 순위간은 일정하지 않으므로 얼마만큼 크거나 작다고 말할 수 없다.
③ 서열척도로 측정된 변수들 간에는 가감승제를 적용할 수 없다.

예) 도수근력검사(N, G, F, P, T, Z), 보행기능검사(최대보조, 중등도보조, 최소보조, 대기보조, 독립)

(3) 등간척도(interval scale)

① 속성에 대한 순위를 부여하며, 순위 사이의 간격이 동일하다.
② 절대영점의 의미는 없다.
③ 가감은 적용되나 승제는 적용할 수 없다.

예) 온도, 체온

(4) 비율척도(ratio scale)

① 가장 높은 수준의 척도
② 등간척도와 마찬가지로 측정치 간에 동일한 간격을 유지하고 있으며, 절대영점이 있다. 길이와 무게가 0이란 뜻은 아무것도 존재하지 않으므로 절대 영점을 의미한다.
③ 비율척도에서 수치는 실제로 측정된 변수의 양이다.

예) 관절가동범위, 체중, 길이 등

MEMO

4) 측정수준과 분석방법

높은 수준의 척도(비율척도와 등간척도)는 낮은 수준의 척도(명목척도)에 비해 많은 정보를 가지고 있어서 좀 더 정확하고 예민한 분석을 할 수 있다. 또한 필요하면 높은 수준의 척도에서는 낮은 수준의 척도로 자료를 전환시킬 수 있다. 연구자는 가능한 한 높은 수준의 척도로 측정하는 것이 좋다. 또한 측정의 수준에 따라서 통계적 처리방법이 달라지므로 척도에 맞는 통계방법을 선택해야 한다.

표 2-1 체중에 대한 자료

연구대상자	비율척도	등간척도	서열척도	명목척도
A	180 lb	70	10	1
B	110 lb	0	1	2
C	165 lb	55	8	1
D	130 lb	20	5	2
E	175 lb	65	9	1
F	115 lb	5	2	2
G	125 lb	15	4	2
H	150 lb	40	7	1
I	145 lb	35	6	2
J	120 lb	10	3	2

표 2-1에서 비율척도는 측정된 체중을 나타낸 것이고, 등간척도는 110 Ib를 0으로 보았을 때의 차이를 나타내었다. 서열척도는 오름차순으로 나열하였으며, 명목척도는 150 Ib을 기준으로 이상은 1, 미만은 2로 표시하였다.

표 2-2 척도별 분석방법

변수유형 및 척도		비교방법	평균의 측정	적용가능 통계방법
범주형	명목척도	확인, 분류	최빈치	빈도분석, 비모수통계, 교차분석
	서열척도	순위 비교	중앙값	상관관계, 비모수통계
연속형	등간척도	간격 비교	산술평균	모수통계
	비율척도	절대적 크기비교	기하평균, 조화 평균	모수통계

4 측정 도구

물리치료 및 작업치료 분야에 사용되는 측정도구들의 타당도와 신뢰도는 연구분야 뿐만 아니라 임상에서도 중요하다. 측정 과정은 환자의 질병 상태를 조사하고 질병에 대한 정보를 근거로 하여 증상의 원인을 예측하며 그에 맞는 측정도구를 선택하는 것으로부터 시작한다. 측정 결과를 바탕으로 환자의 질병 상태에 맞는 치료 방법을 결정하며 치료 후에도 상태의 변화가 긍정적인지에 대해 재측정을 하게 된다. 환자의 상태를 판단하고 예후를 정확하게 평가하는데 타당도와 신뢰도가 없는 측정도구를 사용한다면 환자의 상태를 악화시키거나 잘못된 의학적 결정을 내리게 될 것이다. 물리치료의 측정도구들은 새로운 방법들이 소개되고 활용되고 있다. 이러한 검사들을 사용하기 전에 신뢰도와 타당도 등을 통한 측정도구로써의 효용성에 대한 평가가 이루어져야 하고 임상치료사들과 연구자들은 측정도구의 특성을 잘 이해하고 활용해야 한다. 물리치료학에서 환자의 평가는 근골격계의 기능, 신경계의 조절능력, 정서적 상태, 사회참여의 정도, 삶의 질에 대한 평가 등과 같이 다양한 항목에 걸쳐 시행되고 있다.

1) 통증의 위한 측정도구

(1) 시각통증등급(Visual Analogue Scale, VAS)

통증평가에 가장 널리 사용되고 있는 도구는 시각통증등급으로(Rosenblum, 1991), 측정 방법은 눈금이 표시되지 않은 시작점(통증이 전혀 없음)에서 끝점(상상 가능한 가장 심한 고통) 표시점까지의 10cm 직선 위에 환자가 느끼고 있는 동통의 정도를 표시하게 한 후, 거리를 측정하여 점수화한다. 이때 시작점이란 통증이 없는 정도를 뜻하며 끝점이란 통증이 가장 극심한 정도를 의미하므로 이 선 어디에 통증 정도를 표시되는가가 곧 환자의 주관적인 통증 정도를 객관적으로 계량화하여 치료 및 관리에 이용하는 방법이다.

(2) 수치통증척도(Numeral Rating Scale, NRS-11)

환자는 0으로부터 10까지 나열된 여러 형태의 척도를 통해 통증의 정도가 어느 정도인지 숫자를 사용하여 말로써 대답하거나 글로 써서 통증을 평가하는 방법이다. 측정 가능 대상자는 성인과 10세 이상의 아동이다. 통증의 등급은 0(통증 없음), 1~3(경도 통증, 약간의 짜증 또는 성가심, 일상생활동작에 약간의 장애), 4~6(중등도 통증, 일상생활동작에 충분한 간섭), 7~10(심각한 통증, 일상생활동작의 불가능)으로 정의된다.

2) 균형을 위한 측정도구

(1) 버그 균형 평가(Berg Balance Scale, BBS)

버그 균형 평가는 14개의 항목으로 구성되어 크게 앉기, 서기, 자세변화의 3개 영역으로 나눌 수 있다. 최소 0점에서 최고 4점을 적용하고 14개 항목에 대한 총합은 56점이다. 앉기 항목은 의자의 등받이에 기대지 않고 바른 자세로 앉기, 서기 항목으로는 잡지 않고 서 있기, 두 눈을 감고 잡지 않고 서 있기, 두 발을 붙이고 잡지 않고 서 있기, 한 다리로 서 있기, 왼쪽과 오른쪽으로 뒤돌아보기, 바닥에 있는 물건을 집어 올리기, 한 발 앞에 다른 발을 일자로 두고 서 있기, 선 자세에서 앞으로 팔을 뻗쳐 내밀기, 자세변화 항목으로는 앉은 자세에서 일어나기, 선 자세에서 앉기, 의자에서 의자로 이동하기, 제자리에서 360° 회전하기, 일정한 높이의 발판 위에 발을 교대로 놓기로 구성되어 있다. 전체 항목을 수행하는 데에는 약 15분이 소요되었다. 이 측정도구는 측정자 내 신뢰도와 측정자 간 신뢰도가 각각 r=0.99, r=0.98로서 균형능력을 평가하는 데 높은 신뢰도와 내적 타당도를 가지고 있다(Berg et al., 1989; Bogle Thorbahn, and Newton 1996).

(2) 일어나 걷기 검사(Timed Up and Go test, TUG)

일어나 걷기 검사는 기능적 운동성과 이동능력의 검사를 위한 평가도구이다. 실험자의 출발신호와 함께 의자에서 일어나 3m 거리를 걸어가 다시 되돌아와서 의자에 앉는 속도를 측정한다. 측정 시 대상자는 평상 시 착용하던 신발을 신으며 보행 보조 도구를 사용할 수 있으나 타인의 도움을 받아서는 안된다. 정상 노인의 경우 7~10초 정도의 범위에 속하고, 30초 이상일 경우 이동능력이 의존적으로 혼자서 실외 이동을 할 수 없다고 보고되었다. 검사의 측정자 내 신뢰도는 r=.99이고, 측정자 간 신뢰도는 r=.98로 높은 측정도구이다(Podsiadlo & Richarson, 1991).

(3) 기능적 팔 뻗기 검사(Functional Reach Test, FRT)

기능적 팔 뻗기 검사는 동적 균형 능력을 측정하기 위하여 만들어졌고 대상자의 안정성 한계를 평가한다. 측정 방법은 대상자가 줄자가 부착된 벽 옆에 10cm 정도 떨어진 위치에서 주먹을 쥔 상태로 어깨를 90도 굴곡 시킨 자세로 선다. 팔을 바닥에 평행한 방향으로 최대한 앞으로 뻗게 하여 중수지절관절 끝의 이동거리를 줄자로 측정한다. 평가-재평가 신뢰도와 측정자간 신뢰도는 각각 r=.89, r=.98로 높은 수준이다(Duncan et al., 1990).

(4) 균형 자신감 척도(Activities-specific Balance Confidence Scale, ABC)

균형 자신감 척도(ABC척도)는 노인의 넘어짐에 대한 두려움을 객관화하기 위한 도구이다. 이 측정도구는 특별한 보행능력을 수행하는데 균형 자신감을 평가하기 위한 자기기입식 설문지이다. 총 16항목으로 구성되어 있고, 11점 척도로써 각 항목의 점수는 완전자신감 100점에서 완전 불안감 0점까지 10점 간격으로 되어 있다. 점수는 총점을 16항목으로 나누고 100을 곱한 것으로 단위는 %이다(Hawk 등, 2006; Powell과 Myers, 1995). 50% 이하는 낮은 기능수준, 50~80%는 중등도 기능수준, 그리고 80% 이상은 높은 기능수준으로 분류된다. 각각의 항목은 집안 걷기, 계단 오르내리기, 몸을 굽혀 신발장에 있는 슬리퍼 집기, 눈높이의 선반에서 작은 물건을 들기 위해 손 뻗기, 발끝으로 서서 머리 위의 물건을 집기 위해 손 뻗기, 바닥 청소하기, 진입로에 주차된 차에서 집 주변 걷기, 차에 타고 내리기, 주차장에서 상가로 걷기, 경사로 오르내리기, 사람들이 붐비는 상가 안에서 걷기, 여럿이 혹은 부딪치며 걷기, 난간잡고 에스컬레이터에 오르내리기, 난간을 잡지 않고 에스컬레이터에 오르내리기, 그리고 실외의 얼어있는 보도 위 걷기이다(Myers 등, 1998).

(5) 힘판(forceplate)

균형 능력 검사를 위한 장비로 Tetrax, Zebris, Biodaq 등의 장비가 존재한다.

Tetrax는(Ramat Gan, and Sunlight Medical, Tel-Aviv, Israel) 있으며, 네 귀퉁이의 로드셀에 부착된 스트레인게이지에 의해서 3축(X, Y, Z)의 힘과 모멘트가 측정된다. 이렇게 측정된 신호는 증폭기와 컨버터를 거쳐서 컴퓨터로 전달되며 컴퓨터에서 여러 프로그램을 사용하여 신호 획득 및 분석을 하게 된다. 이 장비의 힘판은 4개의 분리된 판으로 구성된다. 각 힘판은 양 발의 전족부와 후족부의 수직 압력의 변화를 측정한다. 전족부 힘판의 크기는 가로 12cm, 세로 19cm의 직사각형이며, 후족부 힘판의 크기는 가로 12cm, 세로 12cm의 정사각형이다. 실험자가 힘판에 발을 위치시키고 섰을 때 힘판에 주어지는 압력에 대한 데이터는 증폭 및 필터링을 거친 후 컴퓨터로 전달되며, Tetrax 소프트웨어 프로그램을 통해 분석된다.

Zebris사의 힘판(Multifunction Force Measuring Plate, Germany)은 32×47cm의 판에 1cm^2 당 1개씩 총 1504개의 압력센서(force sensor)가 선 자세나 보행 시 발의 정적, 동적인 압력을 측정 가능하고 모든 센서는 각각 독립적으로 측정된다.

3) 보행을 위한 측정도구

(1) 10m 보행속도

보행 능력을 평가하기 위한 10m 보행속도는 10m 거리를 대상자의 최대 속도로 이동하는데 소요되는 시간을 측정하여 속도를 계산하는 방법이다. 일반적으로 보행의 시작과 끝에 나타나는 가속과 감속의 시간을 제외하기 위하여 대상자는 14m 거리를 걷게 하고 중간 10m를 측정한다.

(2) 6분 보행 거리

6분 동안 최대로 걸을 수 있는 거리를 측정하는 6분 보행거리 검사는 최대 산소 섭취량을 평가하는 12분 걷기-뛰기 검사를 기본으로 하여 만들어졌다. 최대의 심폐기능을 평가하는 목적으로 만들어졌지만 많은 연구에서 보행의 지구력 평가로 사용하고 있다.

(3) 동적보행지수(Dynamic Gait Index, DGI)

걷는 것에 대해 8가지를 테스트 하는 것으로 정상속도로 걷기, 걷는 속도 변화, 걸으며 머리를 수평으로 돌림, 걸을 때 머리를 수직으로 돌리기, 보행하고 축 중심으로 돌기, 장애물 돌기, 장애물 넘기, 계단 올라가기의 항목으로 설계되어 있으며, 동작마다 4단계로 0=심한 손상, 1=중간정도의 손상, 2=가벼운 손상(mild), 3=정상(normal)의 점수를 주고, 총 24점으로 하였으며, 19점 이하는 낙상 위험이 있다.

(4) 보행분석 시스템

보행요소를 측정은 동작 분석 장비와 보행분석을 위한 전용 장비를 이용하여 시행된다. 동작 분석 장비를 통해 시·공간적(temporospatial) 지표, 운동형상학적(kinematics) 지표, 운동역학적(kinetics) 지표를 분석할 수 있다. 동작 분석을 위해 여러 대의 카메라를 이용하여 대상자에게 부착된 반사 마크를 통해 적외선 방식으로 전달되는 방식으로 실시간으로 측정된 아날로그 신호를 분석하는 자료 값을 산출한다.

GAIT Rite(CIR System Inc, USA)기는 보행의 시간적·공간적 요소를 분석하기 위해 고안된 장비로 길이 366cm, 폭 61cm인 전자식 보행판이다. 측정결과는 보행속도, 분속수, 보장, 활보장, 지지면, 활보시간이다. 이 장비의 측정자 신뢰도는 r=.90이고 편안한 보행속도의 모든 보행 측정급간 내 상관계수는 r=.96이었다.

4) 근골격계 기능 및 일상생활능력 위한 측정도구

(1) 경부기능장애지수(Neck Disability Index, NDI)

경부통증 환자의 일상생활 수행능력을 평가하기 위한 도구이다. 설문은 총 10개의 문항이며, 통증의 강도, 자기 돌보기, 물건 들기, 읽기, 두통, 일, 운전, 수면, 여가활동으로 구성되어 있으며, 각 문항 당 점수는 0~5점으로 구성되었다. 결과는 모든 문항의 점수를 합하여 점수가 높을수록 통증과 기능장애가 높음을 의미한다. 총점에 따라 0~4점은 기능장애 없음(no disability), 5~14점은 경미한 기능장애(mild disability), 15~24점은 중등도의 기능장애(moderate disability), 25~34점은 중증 기능장애(severe disability), 35점 이상은 완전한 기능장애(complete disability)를 의미한다(Vernon과 Mior, 1991).

(2) 오스웨스트리 장애지수(Oswestry Disability Index, ODI)

오스웨스트리 장애지수는 일상생활 동작과 관련된 10개의 항목(통증정도, 개인위생, 물건들기, 걷기, 앉기, 서있기, 잠자기, 성생활, 사회생활, 여행)에 대해 0점(전혀 지장이 없음)부터 5점(전혀 할 수 없음)으로 6단계의 항목을 가진다. 이 장애지수는 총 점수를 답한 항목의 수로 나누고 100을 곱하여 계산한다. 오스웨스트리 장애지수의 검사－재검사 신뢰도는 0.99로 일치도가 매우 높다(Mcdowell과 Neweel, 1987).

(3) 공포－회피 반응검사(Fear Avoidance Beliefs Questionnaire, FABQ)

심리사회적수준을 평가하기 위해 이용한 공포－회피 반응수준 검사는 자기기입식 설문지로 공포－회피반응과 요통 및 기능장애 사이의 관계성을 평가하기 위한 도구이다. 공포－회피 반응검사는 두개의 하위척도로 구성된다. 신체적 활동과 관련된 FABQ-physical activity 5문항과 일(work)과 관련된 FABQ-work 11항목으로 환자들은 7점 척도(0＝전혀 동의하지 않음, 6＝완전히 동의함)로 스스로 평가한다. 점수의 범위는 0~66점이며, 점수가 높을수록 공포－회피 반응수준이 높음을 의미한다.

(4) 어깨 통증 및 장애 지표(Shoulde Pain and Disability Index, SPADI)

어깨 통증 및 장애 지표의 구성은 크게 통증 정도와 불편함의 정도로 구분되어 있고, 통증의 정도는 5가지 질문으로, 불편함의 정도는 8가지의 질문으로 총 13가지의 질문으로 되어 있다. 0점은 전혀 아프지 않음이며 전혀 불편하지 않음을 의미하고, 10점은 통증이 참을 수 없을 정도로 매우 심함과 참을 수 없을 정도로 매우 불편함으로 점수화하였다. 총점은 13가지 항목 점수를 더해서 평균으로 낸 값으로 하였다. 이 평가도구의 측정 신뢰도는 1.00으로 높은 신뢰도를 보여주고 있다(Seo 등, 2012). SPADI의 점수가 높을수록 상지의 기능장애 수준이 나쁨을 의미하는 것이다(Roach 등, 1991).

(5) DASH(Disabilities of the Arm Shoulder and Hand)

DASH는 팔, 어깨, 손의 장애 평가 설문지로, 상지를 하나의 기능적 단위로 간주하고 상지의 수관적 상태를 판정하는 도구이다. DASH는 동작수행능력을 평가할 수 있는 30문항으로 구성되어 있으며, 5점 서열척도로 100점 만점에 점수가 높을수록 더욱 심한 장애가 있음을 나타낸다, 이 설문지는 현재 전 세계적으로 수부 및 상지질환 평가 시 많이 사용되고 있으며, 상지 관련 연구에서 광범위하게 인용되고 있다.

(6) WOMAC(Western Ontario and McMaster Universities Osteoarthritis Index)

질병–특이적인 도구로 고관절과 슬관절염을 가진 환자의 임상적 치료 결과를 측정 할 수 있는 WOMAC이 개발되었다. WOMAC은 총 24개 질문 문항으로 구성되며, 통증 5개 문항, 뻣뻣함 2개 문항, 그리고 신체적 기능 17개 문항 등 세 개의 하부척도로 구성되어 있다.

5) 신경계 기능 및 일상생활능력 위한 측정도구

(1) 브룬스트롬의 단계(Brunnstrom recovery stage)

브룬스트롬의 단계는 뇌졸중 환자의 편마비의 회복여부를 판단하는데 매우 중요한 평가기준이 되는 치료원리이다. 총 6단계로 나뉘며, 6단계에 가까울수록 정상에 가까운 근 긴장을 보인다. 기본적인 척수 및 뇌줄기의 병적반사의 유무와 신경조직 손상에 따른 긴장의 변화를 기준으로 나눠진다. 1단계는 이완성의 단계로 수의적 운동이 없고, 2단계는 경직이 나타나면서 공동운동, 약간의 수의 운동이 나타난다. 3단계는 경직이 가장 강한 단계로 환자는 공동운동을 수의적으로 할 수 있다. 4단계는 경직이 서서히 감소되면서 공동운동으로부터 분리된 동작이 가능하다. 5단계는 팔, 다리에 공동운동이 소실되면서 수의적인 동작이 수행 가능하다. 6단계는 경직이 없어지고 개별적인 관절운동이 회복되어 정상에 가까워진다.

(2) Modified Ashworth Scale(MAS)

근긴장도(spasticity)를 질적으로 평가하는 5단계의 평가도구이다. 0등급은 증가된 근육의 긴장(tone)이 없는 단계이고, 1등급은 ROM의 마지막 범위에서 약간의 저항 증가된 상태이고, 1+등급은 ROM의 후반부 50% 이내의 범위에서 저항이 증가된 상태이다. 2등급은 ROM 시작에서부터 저항이 증가된 상태이고, 3등급은 근육긴장이 매우 증가하여 수동적 움직임이 어려운 상태이다. 4등급은 모든 관절운동이 어려운 정도로 강직(rigidity)으로 평가한다.

(3) ASIA 척도(American spinal cord injury association impairment scale)

ASIA 장애척도는 미국척수손상학회에서 개발한 척수의 프랑켈 손상 척도로 주로 척수손상자의 기능적 독립성을 측정하는데 초점을 두고 있다. 손상의 정도에 따라 A에서 E까지 5가지로 분류된다. A는 완전 손상(complete)이며 척수손상 부위 이하의 모든 운동과 감각 기능이 상실된다. B는 불완전 손상(sensory only)이며 운동기능은 완전한 마비이며 손상 척수 이하 부위에 감각기능만 유지된 상태이다. C는 불완전 손상(motor useless)이며 운동기능은 남아 있으나 기능적이지 못하다. D는 불완전 손상(motor useful)이며 손상 척수 이하 부위의 남아있는 운동기능이 기능적이다. E는 회복(recovery)상태이며 모든 운동과 감각기능이 정상적으로 회복된 상태(위약, 감각소실, 괄약근의 기능장애 없으나 비정상 반사가 있을 수 있다)이다.

(4) Modified Motor Assessment Scale(MMAS)

기능적 수행 정도를 측정하고 뇌졸중 환자의 운동기능 평가에 대한 신뢰도와 타당도 검증하는 도구이다(Carr 등, 1985). 바로 누운 자세에서 옆으로 눕기, 바로 누운 자세에서 앉기, 앉은 자세 균형, 앉은 자세에서 서기, 상지기능, 기본 손의 움직임, 어려운 손의 움직임, 보행 평가 등의 운동기능과 관련된 8가지 항목에 대해 0~6점(6=most difficult)으로 평가한다.

(5) Functional Independence Measure(FIM)

기능적 독립측정 방법은 일상생활능력을 객관적으로 평가하는 방법으로 널리 사용되어지고 있다. FIM은 초기의 평가도구들이 환자의 신체적인 능력 여부만을 평가하도록 고안된 것에 반하여 운동기능 13항목, 인지기능 5항목으로 인지능력까지 포함한 일상생활동작 수행 평가도구이며 7점 척도로 높은 수준의 기능 상태에 대해 민감한 편이다. 기능적 독립측정은 자조관리, 신변처리, 대·소변조절, 이동, 걷기/의자차사용, 계단 오르내리기, 의사소통, 사회인지적 영역의 6개 범주, 총 18개 항목으로 이루어져 있으며 각 항목 당 환자의 의존정도에 따라 최저 1점에서 최고 7점까지 7단계의 점수로 구성되어 있다. 검사자 신뢰도가 0.83~0.96으로 나타나 있다(Granger, 1983)

(6) Modified Barthel Index(MBI)

Barthel index는 일상생활동작 평가를 포함하는 기능적 상태에 대한 도구 이며 총 15개의 세부 항목으로 구성되어 신변처리 동작(self-care index) 9개 항목과 가동능력(mobility index) 6개 항목으로 구분하고 있다. 각 항목들은 상대적인 중요도에 따라 다른 점수가 주어지고 한 항목 내에서는 환자의 기능 정도에 따라서 4단계의 점수를 주게 된다. 제1단계는 다른 사람의 도움 없이 혼자서 동작을 수행 할 수 있는 경우, 제2단계는 다른 사람의 도움은 필요 없으나 동작이 어렵게 수행되는 경우, 제3단계는 다른 사람의 도움이 부분적으로 필요한 경우, 제4단계는 다른 사람의 도움에 전적으로 의존하는 경우이다. 신변처리동작 최대 점수는 53점, 가동능력 항목은 47점으로 총점은 100점이다. 검사-재검사 신뢰도는 r=.89, 검사자간 신뢰도는 r=.95로 신뢰도가 높은 측정도구이다(Granger 등, 1979).

(7) Fugl-Meyer Assessment(FMA)

움직임의 질적 검사로 널리 사용되어지고 있다. 운동기능 평가, 균형 검사, 감각 검사, ROM, 통증 검사로 항목이 구성되어 있다(Granger, 1990). 비교적 빠르게 장애의 중증도를 나타내는 지표이다. 장애(disability)의 척도이며 손상(impairment)의 척도는 아니다. 의존도에 따라 7단계로 분류(최소 1점, 최대 7점)되어 지며, 18개 항목으로 구성(최소 18점, 최대 126점)되어 있다.

(8) PULSES profile

재활의 필요한 정도와 치료의 효과를 측정할 수 있는 총체적인 기능평가를 위한 방법으로서 사용되며 6개 항목으로 구성된다. P는 전신의 건강상태, U는 상지기능, L은 하지기능, S는 감각 및 의사소통 기능, E는 대소변의 배설기능 기르고 S는 사회심리적인 보조 능력, 지적 적응력, 재정능력을 평가한다. 또한 각 항의 점수는 1점에서 4점으로 평가하고, 1점은 독립적, 2점은 부분 독립적, 3점은 부분 의존적, 4점은 완전 의존적인 경우로 24점이 가장 나쁜 점수이고 6점이 가장 좋은 점수이다.

(9) Modified Emory Functional Ambulation Profile(MEFAP)

뇌졸중 환자의 하지 움직임 손상 평가도구이다. 보조기의 사용과 신체적 도움의 유무에 따라 5개의 다른 환경에서 수행하는데 소요되는 시간을 측정한다. 딱딱한 바닥에서 5m 걷기, 카펫 위에서 5m 걷기, 앉은 의자에서 일어나서 3m 걷고 제자리로 돌아와서 앉기, 장애물을 지나가기, 5계단 오르고 내리기로 구성되어 있다.

(10) Gross Motor Function Measure(GMFM)

뇌성마비 아동의 운동기능평가를 위해 사용하는 가장 일반적인 평가도구이다. GMFM-88은 눕기와 뒤집기(17항목), 앉기(20항목), 네발기기와 무릎서기(14항목), 서기(13항목), 걷기, 달리기, 도약(24항목)의 다섯 개 영역으로 구분된 88개의 문항으로 구성되어 있다. 아동의 컨디션과 인지능력에 따라 측정이 불가능한 항목들이 발생할 수 있고, 모든 항목을 측정하는데 많은 시간이 소요된다.

(11) 대동작기능분류시스템(Gross Motor Function Classification System, GMFCS)

대동작기능분류시스템은 뇌성마비아동의 운동장애를 기능적 제한 수준에서 측정할 수 있는 표준화된 도구로, 뇌성마비아동을 4개 연령대(1～2세 미만, 2～4세 미만, 4～6세 미만, 그리고 6～12세)로 나누고 각 연령대별로 장애정도를 5단계로 분류하였다. GMFCS의 내용타당성은 20명의 국제적인 전문가들이 실제로 도구를 사용하고 델피법을 이용하였다. 뇌성마비 아동의 이동성, 양손의 사용, 언어, 시각, 그리고 청각 및 인지에서 나타나는 기능적제한의 수준은 GMFCS 단계와 연관이 있다고 하였다. 연구자에 따라 대상자를 제 I, II, III, IV, V단계로 분류하기도 하고, 보행능력이 없는 경우(제 IV, V단계)로 나누기도 한다. 장애정도가 경함(제 I, II단계) 보통(제 III단계), 심함(제 IV, V단계)으로 분류하기도 한다.

(12) K-TIS(Korean version of Trunk Impairment Scale)

체간 손상 척도는 뇌졸중 후 체간의 운동손상을 평가하기 위한 도구로써 앉은 자세에서 정적 균형과 동적 균형, 체간의 협응 능력을 측정한다. 총 17개의 항목으로 구성되어 있으며 정적 균형 3항목에서 7점, 동적 균형 10개 항목에서 10점, 협응 능력 4개 항목에서 6점으로 총 점수는 최소 0점에서 최고 23점까지 점수를 산성한다. 점수가 높을수록 수행력이 좋다는 것을 의미한다.

6) 인지, 정서 및 뇌 활성상태를 위한 측정도구

(1) Glasgow coma scale

뇌손상 환자에서 의식 수준을 평가하는 데 가장 흔히 사용되는 검사 방법으로 평가 항목으로는 눈을 뜰 수 있는 능력(eye opening, 4점), 말로 대답하는 상태(verbal response, 5점), 움직일 수 있는 능력(motor response, 6점)을 평가하며 총 15점 만점이다. 8점 보다 점수가 높을수록 신경학적 상태가 좋은 것이고 8점 이하 혼수상태이다.

(2) 한국형 간이정신상태 검사(mini-mental state examination-Korean)

전반적인 인지기능 평가도구, 치매선별 검사도구이다. 지남력, 새 단어의 기억등록, 집중력, 계산, 단어회상, 언어 및 공간구성으로 항목이 구성되어 있다. 연령, 교육수준의 영향을 받으며, 초기 인지 기능장애를 찾기 힘들다. 교육수준이 낮거나 언어장애가 있는 경우 시행이 어렵다. 한국형 간이정신검사는 대상자의 인지능력을 평가하기 위한 측정도구로 총 6개 영역, 12문항으로 구성되었다. 각 영역에 대한 점수는 시간에 대한 지남력 5점, 장소에 대한 지남력 5점, 기억등록 3점, 주의집중 및 계산 5점, 언어기능 7점, 기억회상 3점, 이해 및 판단 2점으로 총 30점이며 점수가 높을수록 인지기능이 좋은 것을 의미한다. 검사자간 신뢰도는 $r=.999$로 매우 높은 측정 도구이다(권용철, 박종한, 1989).

(3) 한국형 노인우울검사(Korean form of geriatric depression scale)

노인의 우울정도를 측정하기 위한 도구로써 총 30문항으로 구성되었으며 '예'나 '아니오'의 응답으로 평가하게 된다. 세부 내용들은 사고, 정서, 인지, 신체, 사회적 측면에 골고루 반영되어 노인의 전체적으로 나타나는 우울의 현상을 평가할 수 있다. 점수 결과 14~18점 사이는 우울의심 및 우울증을 나타내고, 19~21점 사이는 중증도의 우울증, 22점 이상은 심한 우울증을 의미한다. 이 검사의 신뢰도는 Cronbach's $\alpha=.87$로 높은 정도이다(한홍무 등, 1986).

(4) 뇌전도(electroencephalogram)

뇌파는 인간의 정신생리를 나타내는 지표로써 중추신경계 대뇌피질의 전기적 활동을 측정한 것이다. 뇌의 활동을 기록, 관찰함으로써 인간의 뇌기능을 비침습적으로 계측할 수 있는 방법이다. 뇌파는 보통 두피 위에 전극을 놓고 그 부위의 뇌신경세포에서 발생하는 전기활동을 검출 후 증폭하여 기록한다. 뇌파는 활동, 수면이나 의식 상태에 따라 파동이 변하므로 뇌의 동적 기능을 반영하는 검사로 유용하며, 정신생리학적 뇌기능 연구방법으로 선호되고 있다.

7) 삶의 질을 위한 측정도구

(1) SF-36(short form-36)

건강 관련 삶의 질을 평가하는 도구이다. SF-36 설문지는 36개 문항에 Likert 3, 5, 6점의 척도로 이루어져 있으며 10개 문항은 역산으로 산출하도록 되어 있다. 또한 통증에 대한 건강수준을 측정하는 문항 중 2개, 일반건강 수준을 측정하는 1문항은 역으로 산출하고 그 산출된 값을 변경하여 사용하도록 되어 있다. 8개 하위요인의 원점수는 100점으로 변환하여 최종점수로 활용한다(Ware 등, 2000).

(2) SF-12(short form-12)

SF-12는 신체적 건강지수와 정신적 건강지수의 2개 영역으로 구분되어 있는 12문항의 설문평가지이다. 신체적 건강지수에는 신체적 기능, 신체적 역할 제한, 통증, 일반 건강 등의 4개의 하위 항목이 있다. 정신적 건강지수에는 정신건강, 감정적 역할제한, 사회적 기능, 활력 등의 4개의 하위 항목으로 구성되었다. 각 문항에서 건강에 가장 나쁜 영향을 미치는 내용을 1점으로 하여 문항에 따라 최고점은 2~5점으로 부여하고 100점으로 환산한다. 점수가 높을수록 건강상태가 좋은 것을 의미하며, 통증의 영역은 점수가 높을수록 통증이 적어 건강하다는 것을 의미한다. SF-12의 Cronbach's α값은 0.81이다.

(3) 뇌졸중 삶의 질 평가(stroke-specific quality of life)

뇌졸중 삶의 질 평가는 12개 항목으로 구성되어 있으며, 에너지, 가족역할, 언어사용, 이동하기, 기분, 개인 성격, 자조활동, 사회적 역할, 사고력, 상지 기능, 시력, 직업 생산 활동으로 총 문항수는 49문항이며 5점 척도로 되어 있어 총점은 최소 49점, 최대 245점이다. 평가의 신뢰도 Cronbach's α값은 0.73으로 높은 신뢰도를 보인다(Williams 등, 1999).

8) 근육수행력을 위한 측정도구

(1) 휴대용 근력계(hand-held dynamometer)

근력검사는 도수근력검사 방법 이외에도 휴대용 근력계(hand-held dynamometer)를 이용한 방법도 흔히 사용된다. 도수근력검사 방법은 서열 척도를 사용하여서 근력의 미세한 차이를 비교할 수 없다. 하지만 휴대용 근력계는 근력을 객관적이고 정확한 수치로 제시해 주며, 휴대하기 쉽고 가격도 저렴하여 임상에서 활용하기 쉬운 도구이다.

(2) 악력계(grip strength)

악력 측정은 검사 시 표준화된 자세를 취한 조건에서 진행할 것이 강조되며 이를 통해 악력 측정은 높은 신뢰도와 타당도의 결과를 나타낸다. 예로, 손의 악력 측정 시 표준화된 자세란, 미국수부외과협회(American Society of Hand Therapists, ASHT)에서 악력 측정 시 피험자에게 요구하는 자세로 주관절이 90도로 굴곡한 상태에서 전완과 손목이 중립적인 위치에 있는 것을 의미한다. 악력계의 손잡이 위치를 2단계로 하였을 때 가장 높은 신뢰도의 결과 수치가 확립되었다고 보고하였다. 일반적으로 악력 측정은 우세손, 비우세손 순서로 각각 세 번씩 시행하여 뉴턴 미터(Nm) 또는 킬로그램(kg) 단위로 기록한 후 각 손의 평균을 산출한다.

(3) 등속성 검사(isokinetic test)

등속성(isokinetic)이란 단어는 '동등한' 또는 '일정한(iso－)'이라는 의미와 '움직임(kinetic)'이라는 의미를 합성한 것이다. 이러한 등속성 근수축은 운동부위에 따른 속도변화에 대해 그것을 인공적으로 제어하여 일정한 속도에서 운동을 행하도록 하는 근수축의 양식이다.

등척성(isometric), 등장성(isotonic)운동과 비교하여 등속성(isokinetic)운동은 모든 관절 각도에서 최고의 부하를 주면서도 안정하게 이용할 수 있는 효과적인 운동방법일 뿐만 아니라 근력 평가 시 근육의 힘과 지구력 및 관절 운동 각도를 객관적으로 정확하게 측정할 수 있는 방법이다. 또한 등속성 검사(isokinetic test)는 일정한 움직임의 속도 하에서 정해진 관절가동범위에 걸쳐서 그러한 움직임이 가능하게 한 힘 효율(torque)에 대한 측정을 가능하게 해 주기 때문에 기능적 근력상태를 정량화할 수 있다.

(4) 조직 탄성 측정기(myotonometer)

조직 탄성 측정기는 경직 평가 시 매우 유용한 의미를 가진다. 이 장비는 근육을 비침습적(non-invasive)으로 압박하여 측정한다. 근육을 압박하여 근육에 적용되는 힘 당 조직이 전위(displacement)되는 정도를 전산화시켜 조직의 탄성의 정도를 알 수 있다. 또한, 측정시간의 소요가 적고, 데이터를 다른 측정 장비에 비해 더 빠르게 구할 수 있으며, 분석과정에 대한 많은 훈련기간이 필요치 않고, 측정자간, 측정자내 신뢰도가 매우 높다. 근수축시 측정된 자료는 간접적으로 근육의 근력을 의미한다. 이것은 근육의 경도가 근수축에 의한 힘과 선형적 비례관계에 있기 때문이다. 자극을 받은 근섬유는 경도가 증가하여 딱딱하게 되고, 경도의 증가는 동시에 긴장도를 함께 상승시킨다.

(5) 근전도(electromyography, EMG)

근전도는 인체의 움직임 시 근육에서 발생되는 전기신호를 측정하는 것이다. 근전도 신호는 기본적으로 근섬유막(Muscle fiber membrane)에서 발생하는 생리적 변화에 의해 발생되는 전기 신호를 측정하는 것이다. 근육의 활동량, 근수축 개시시간, 근육의 피로도를 측정할 수 있으며, 환자들의 치료 시 근육 활성에 대한 피드백을 제공한다.

(6) 초음파 영상(ultrasound Image)

초음파는 다양한 조직 구조에 의해 다르게 반향 되므로 근육 조직은 어두운 반면에 골과 결합조직은 초음파 영상에서 밝게 보인다. 건강하고 훈련이 잘된 근육은 선명하고 밝은 선과 함께 어둡게 보이는 반면에 병이 있는 근육은 구조에서 좀 더 산만하게 보인다. 초음파를 이용해 정상의 근육과 약한 근육간의 수축력의 차이를 수축과 이완 시 근육의 횡단축의 변화를 측정가능하고, 영상을 이용하여 아이들이나 성인에 있어서 근육의 병적 상태와 진행 상태를 평가한다.

(7) 신경전도검사(nerve conduction velocity)

신경전도검사는 신경의 흥분속도를 측정하는 것으로 말초신경손상인 경우 전도속도는 느리게 된다. 근전도만으로 진단이 어려운 압박성 신경병변, 당뇨병성 신경병변 등은 일차적 병변이 신경섬유에 있는 것이므로 신경전도 검사가 유용하게 이용된다. 또한 신경의 손상정도의 진단과 손상 후, 신경 문합술 후, 재생경과 관찰시 필수적인 검사이다. 신경전도검사의 종류로는 운동 신경전도검사, 감각 신경전도검사, 혼합신경전도검사가 있다.

9) 작업치료 운동능력 측정을 위한 도구

(1) 젭슨 테일러 손기능 검사(Jebsen-Taylor hand function test)

일상생활 동작에서의 손 기능 평가를 위한도구이며, 손의 다양한 활동으로 구성되어 있는 이 평가는 7개의 소검사로 이루어져있다. 소검사 항목은 짧은 문장쓰기, 7.6×12.7 카드 뒤집기, 작은 물건을 집어서 깡통에 넣기, 먹는 흉내내기, 장기말 쌓기, 크고 가벼운 깡통 옮기기, 크고 무거운 깡통 옮기기이다. 각각의 소검사를 실시한 후에는 실시한 시간을 잰다. 정상인의 경우 15분 정도면 양손의 검사를 모두 끝낼 수 있다. 일상생활 속에서 환자가 자신의 손을 효과적으로 사용하는 능력은 해부학적인 상태, 운동성, 근력, 감각, 통합정도, 나이, 성별, 정신상태, 질환의 종류 등에 의해 차이가 난다.

(2) 퍼듀 페그보드 검사(Purdue pegboard test)

퍼듀 페그보드 검사는 퍼듀 대학교의 산업심리학자 Josep Tiffin에 의해 1948년 개발되었다. 이후 다양한 용도로 사용되어왔다. 산업현장에서 조립하기, 포장하기, 기계 작동시키기 그 외 수작업과 관련된 일에 적당한 직원을 선발하는데 있어서 숙련성을 테스트하는 것을 사용된 것을 계기로 손가락의 기능검사에 쓰이고 있다. 두 가지의 작업이 측정되었는데 하나는 손, 손가락, 팔에 대한 대운동을, 다른 하나는 조립 또는 손의 기민성에 대한 것이다.

(3) 그루브드 페그보드 검사(Grooved pegboard test)

손의 기민성(hand dexterity)을 보기 위한 검사이다. slots이 있는 25개의 구멍으로 구성되어 있고 무작위로 key 모양의 peg를 넣기 위하여 slot에 맞게 회전시켜야 한다. 수행에 필요한 시간을 초 단위로 기록한다. 대상자가 과제를 시작해서 마지막 peg를 집어넣을 때가지, 또는 그 테스트를 계속할 수 없을 때까지이다.

이 검사는 속도, 손가락의 기민성과 섬세성을 요구하는 직무들과 매우 높게 관련되어 있다. 산업장에서 조합과 기계조작 관련 업무와도 관련되어 있다. 물론, 이 테스트 점수는 단지 의학, 인지, 운동, 감각 등의 폭넓게 사용되며, 신경정신과적 측면에서도 유용한 진단적 도구이다.

(4) 상자와 나무토막 검사(box and block test)

손 기민성(hand dexterity)을 측정하는 도구로 검사방법은 1인치 크기의 블록을 한 쪽 상자에서 다른 쪽 상자로 옮기는 것으로 손으로 1분 동안 옮긴 각각의 블록 개수를 점수로 한다(Trombly와 Radomski, 2002). 이 검사의 신뢰도는 오른손이 r=0.98, 왼손이 r=0.94며 타당도는 r=0.91이다(Cromwell, 1976). 측정은 대상자가 의자에 앉은 상태에서 3회 연습을 실시한 후 시행한다.

5 측정 타당도와 신뢰도

1) 타당도(validity)

타당도란 측정하고자 하는 개념이나 속성을 정확히 측정하였는지에 대한 정도를 말한다. 타당도의 개념은 우선 측정하고자 하는 개념을 측정하고 있는가와 그 개념을 정확히 측정하고 있는가의 두 가지 요소를 포함하는 것이다. 측정도구가 측정하고자 하는 것을 얼마나 충실히 측정하였는가, 측정 결과가 측정의 목적에 얼마나 부합하느냐의 문제이다. 키를 측정하기 위해서 줄자를 사용하고, 체중을 측정하기 위해서는 저울을 사용하는 것이 타당한 측정도구의 사용 예이다. 다양한 타당도 분류법이 있지만 Portney와 Watkins(2009)는 타당도를 표면타당도(face validity), 내용타당도(content validity), 기준관련타당도(criterion-related validity), 구성타당도(construct validity)로 분류하였고, 이 내용을 근거로 서술하고자 한다.

(1) 표면타당도(face validity)

표면타당도는 측정도구가 측정하고자 하는 특성을 제대로 측정할 수 있는지에 대한 연구자의 즉각적 느낌이나 주관적 판단에 의존하는 타당도이다. 즉 측정하고자 하는 장비나 도구가 적합한가에 관한 문제이다. 다른 말로 외관적 타당도라고 한다. 표면타당도는 직접적으로 관찰하여 측정하는 도구들을 평가할 때 유용하다.

체중을 측정하는데 줄자를 이용하는 것은 표면타당도가 없는 것이다. 표면타당도는 측정도구의 목적을 나타내는 중요한 개념이지만 타당도 중에서 가장 약한 개념이다

(2) 내용타당도(content validity)

내용타당도는 측정도구가 측정하고자 하는 구성이나 내용 영역의 문항들을 얼마나 잘 대표하는가 또는 합리적인가를 나타내는 타당도이다. 즉, 측정의 중요한 목표와 내용영역을 빠뜨리지 않고 포괄하고 있는가의 정도이다. 측정도구의 구성 등에 대한 평가는 전문가 집단에서 평가할 수 있다.

통증을 평가하는데 사용되는 VAS는 일반적으로 주관적 통증의 정도만을 측정하는데 사용한다. 그에 반에 McGill 통증설문지는 같은 통증을 평가하지만 통증의 정도뿐만 아니라 위치, 지속시간, 강도 등을 포함하고 있다. 따라서 McGill 통증설문지라는 도구는 VAS보다 통증을 평가하는데 있어서 내용타당도가 높다고 볼 수 있다.

(3) 기준관련타당도(criterion-related validity)

기준관련타당도는 측정도구가 같은 특성을 평가하는 다른 외적 기준(external criteria) 측정결과와 얼마만큼 관계가 있는가를 평가하는 것이다. 기준관련타당도에는 동시타당도(concurrent validity)와 예측타당도(predictive validity)로 나뉜다.

① 동시타당도(concurrent validity)

현재 시점에서 타당도를 검증하고자 하는 측정도구의 결과와 이미 타당성을 검증받은 기존 측정도구의 결과를 상관계수로 통해 알아본다. 동시타당도를 알아보기 위해서는 측정하고자 하는 변수에 대한 절대적 황금기준(gold standard)이 있어야 한다.

허리에 줄자를 데고 굽힘 시 늘어난 길이를 측정한 값과 실체 방사선 촬영을 하여 허리뼈의 굴곡각도를 측정한 값을 상관분석을 통해 줄자측정에 대한 동시타당도를 구할 수 있다.

② 예측타당도(predictive validity)

측정도구가 어떤 현상을 예측할 수 있는가를 검사하는 그 도구의 실효성을 검증하는 방법으로 측정도구에 의한 결과와 미래의 특정 현상과의 관계를 기초로 추정한다. 미래의 특정 현상은 측정도구와 논리적으로 관계가 있는 다른 현상을 의미한다. 타당도를 알아보고자 하는 측정도구로 먼저 점수를 구한 후에 일정 기간이 경과하고 측정점수와 관계가 있는 연구 대상자의 특정 변수를 측정하여 그 두 변수사이의 상관관계를 구한다.

관절경 수술 직후 무릎의 관절가동범위와 입원기간의 상관성이 높다면 관절가동범위는 예측타당도가 높은 평가가 된다.

(4) 구성타당도(construct validity)

구성타당도는 측정도구가 측정하고자 하는 특성에 포함하는 구성 요소들을 얼마나 충실하게 측정하는지를 하느냐와 관련이 있다. 즉, 검사가 측정하고자 하는 이론적 개념을 잘 측정하고 있는가를 나타내는 타당도이다. 구성타당도에서 평가하는 특성은 신장과 체중과 같이 눈으로 측정값을 읽듯이 관찰로써 평가할 수 없는 추상적인 개념(concept)을 측정하는 것이다. 구성타당도는 그 개념을 설명하기 위한 측정도구의 구성개념이 적절하게 평가되고 있는가를 측정하는 것으로 개념타당도라고도 한다.

건강을 측정하기 위한 측정도구의 평가 내용이 신체적 건강만 국한되었다면 구성타당도가 낮은 측정도구이며 올바른 개념의 건강을 측정할 수 없는 평가도구라는 의미이다. 건강은 신체적 건강으로만 구성되지 않고 정신적, 사회적 건강의 개념도 포함하기 때문이다.

① 수렴타당도(convergent validity)

측정하고자 하는 동일한 개념을 측정하기 위해 두 가지 측정도구를 개발하고 그 결과값들 사이에 유사한 결과를 내거나, 상관관계를 평가하여 높은 상관관계가 있어야 집중타당도가 높은 것이다. 즉, 새로운 검사와 이론적으로 관계가 있는 기존 검사와 상관성이 높으면 수렴타당도가 높은 것이다. 예로 통증이라는 추상적인 개념을 온도측정도구라는 다른 측정도구를 사용해 측정하여도 각각 통증과 높은 상관관계를 가져야 수렴타당도가 높다고 할 수 있다.

② 판별타당도(discriminant validity)

집중타당도와는 반대의 개념으로 상이한 개념을 같은 방법으로 측정했을 경우 각 측정결과 간 상관관계가 나오는 것을 이용해 타당도를 판별하는 방법이다. 즉, 새로운 검사와 이론적으로 관계가 없는 기존 검사와 상관성이 낮으면 판별타당도가 높은 것이다. 예를 들어 국가고시 문제 중에 기초개념(이론)을 요하는 항목과 창의력(응용력)을 요하는 항목을 같은 측정도구로 측정하였을 때 상관계수가 낮게 나왔다면 그 측정도구의 판별타당도가 높다고 할 수 있다.

2) 신뢰도(reliability)

신뢰도란 측정의 일관성을 의미하며 동일한 대상에 대한 측정이 반복되었을 때 동일한 결과가 나오는 정도를 의미한다. 즉 한 측정도구가 측정대상이 되는 내용을 어느 정도의 안정성을 가지고 일관성 있게 측정하고 있느냐 하는 것과 관련된 정확성이다. 어떤 사물을 대상으로 일관성 있게 균형을 측정하는 장비가 신뢰도가 높은 균형 장비이다. 검사도구 역시 측정 시마다 다른 점수를 얻는다면 신뢰하지 못하는 측정도구가 되고, 측정할 때마다 같은 점수를 얻는다면 이 검사도구는 신뢰성이 있다고 한다. 신뢰도에는 검사-재검사 신뢰도(test-retest reliability), 측정자 신뢰도(rater reliability), 대체평가 신뢰도(alternate forms reliability), 내적일치도(internal consistency) 등이 있다.

(1) 검사-재검사 신뢰도(test-retest reliability)

측정도구는 일정한 시점을 두고 반복해서 측정한 경우라면 처음 측정 결과값과 나중 측정 결과값이 동일한 결과를 보여야 한다. 두 결과값이 동일한 결과를 보인다는 것은 두 값의 상관관계를 측정하여 높은 상관계수를 갖는다는 의미이다. 만일 측정할 때마다 결과 값이 틀려진다면 그 측정도구의 결과값은 신뢰할 수 없으므로 연구에 사용하기에 부적절할 것이다. 검사-재검사 신뢰도를 평가하는데 주의할 사항은 측정의 시간적 시점만 차이가 있을 뿐 측정을 받는 대상자와 측정을 하는 측정자의 요소는 모두 동일해야 한다는 점이다. 측정 시점의 간격은 검사-재검사 신뢰도의 중요한 변수가 된다. 측정에 따른 피로도나 학습효과, 기억효과 등을 최소화하기 위해 충분히 측정 사이의 간격은 떨어져 있어야 한다. 또한 자연적 회복에 의해 대상자의 상태가 변화하는 것을 방지하기 위해서는 너무 측정 간격이 멀어도 안된다. 이는 측정하고자 하는 특성에 따라 달라질 수 있다. 관절가동범위의 검사-재검사 신뢰도는 첫 번째 측정 일에 재검사를 실시해야 하지만 IQ 검사결과는 일 년의 간격을 두고 재검사를 실시해도 동일한 결과를 갖게 된다.

❋ 문제점

- 시간간격이 짧으면 대상자의 기억효과로 인하여 신뢰도의 과대추정, 길면 여러 가지 외생변수의 개입으로 과소추정할 가능성이 있다.
- 주시험 효과 예, 시험을 보고 있다는 것을 피험자가 알고 있다.
- 외생변수(상황변수)의 영향

예) 실험이 처음에는 조용한 장소, 다음에는 시끄러운 장소에서 시행된 경우, 동일한 검사환경, 동일한 동기와 검사 태도를 만들기 어렵다.

검사-재검사 신뢰도(test-retest reliability) SPSS 실습

- 동일한 검사를 일정 시간이 경과한 후 같은 대상에게 단순히 반복 측정하여 두 번의 점수가 얼마나 일치하는 가를 평가한다.
- Pearson의 단순적률상관계수 추정 공식에 의해 산출된다.
- 처음 검사 점수와 두 번째 검사 점수 사이의 상관계수를 구한다.

대상자 균형점수의 검사-재검사

대상자	검사	재검사
A	12	12
B	13	11
C	15	14
D	17	17
E	18	17

- 위 표는 대상자 균형점수의 검사, 재검사에 관한 자료이다. 검사-재검사간의 상관계수를 구해보자.

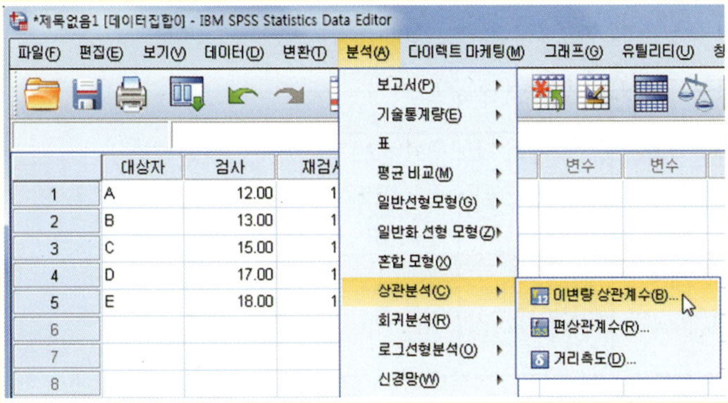

① [분석]−[상관분석]−[이변량 상관계수]를 선택한다.

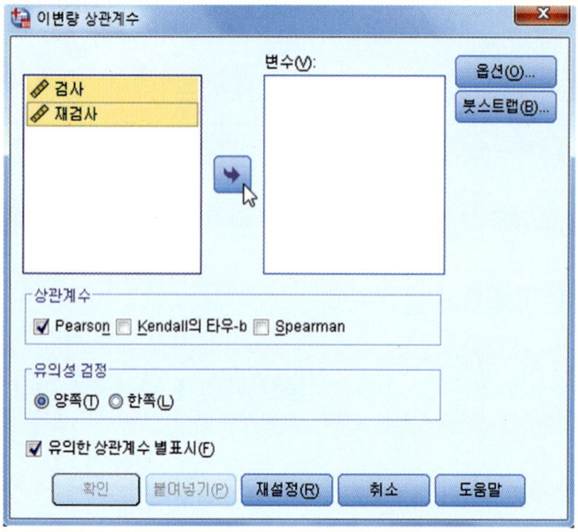

② 분석대상 변수를 선택하고 [➥]를 눌러 오른쪽 변수란으로 옮긴다.

③ [옵션(O)...]을 눌러 [평균과 표준편차]를 선택하고 [계속]을 누른다.

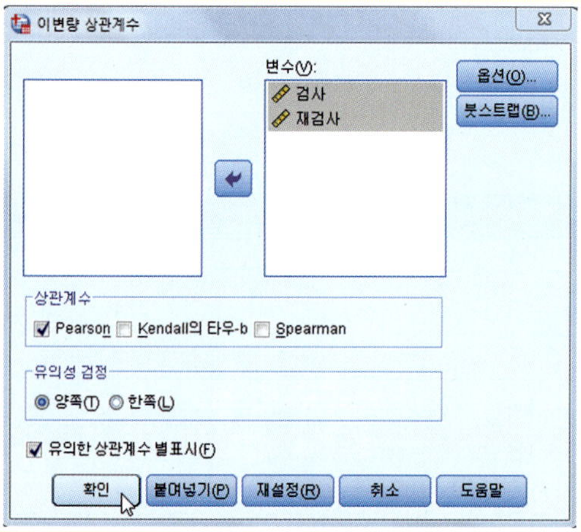

④ 상관계수 항목을 선택하고 [확인]을 누른다.

상관계수

		검사	재검사
검사	Pearson 상관계수	1	.954*
	유의확률(양쪽)	5	.012
	N		5
재검사	Pearson 상관계수	.954*	1
	유의확률(양쪽)	.012	5
	N	5	

*상관계수는 0.05 수준(양쪽)에서 유의합니다.

⑤ 상관분석 결과를 확인한다.
Pearson의 상관계수는 정규분포를 가정하며 상관계수는 −1 ~ +1까지이다.
대각선은 자신과의 상관관계이므로 항상 1이며 1을 중심으로 대칭된다.
이 분석의 결과는 검사점수와 재검사점수간의 상관계수가 0.954이므로 강한 양적 상관관계가 있으며, 통계적으로 0.05 수준에서 유의하다.

(2) 측정자 신뢰도(rater reliability)

측정자 신뢰도는 측정하는 사람에 따라 측정 결과가 동일한지에 대한 정도를 말한다. 측정자 신뢰도는 측정하는 사람이 동일한 경우와 동일하지 않은 경우로 나눌 수 있다.

① 측정자내 신뢰도(intrarater reliability)

측정자내 신뢰도란 동일한 측정자가 동일한 대상자를 여러 번 측정하더라도 측정의 결과가 동일하게 나타나는 정도를 말한다.

② 측정자간 신뢰도(interrater reliability)

측정자간 신뢰도란 둘이상의 측정자가 동일한 대상자를 측정하더라도 각 측정의 결과가 동일하게 나타나는 정도를 말한다. 어떤 측정도구가 측정자내 신뢰도는 높으나 측정자간 신뢰도가 낮다면 개인별로 측정결과의 차이가 크기 때문에 한 연구내의 전후에 대한 비교는 가능할 수 있으나 다른 연구자와의 결과와는 비교할 수 없다. 측정자간 신뢰도를 평가하는 방법으로 대표적으로 Pearson 상관계수, 급간내상관계수(ICC), 코헨의 카파(Kappa)계수 등이 있다.

MEMO

측정자간 신뢰도 Pearson 상관계수 SPSS 실습

• 다음은 **피어슨상관계수**(Pearson product-moment correlation coefficient)의 spss 통계 절차를 설명하였다. **분석-상관분석-이변량 상관계수**로 이동한다. 측정자1, 측정자2를 변수로 이동시킨 후 상관계수에 Pearson을 클릭한 후 확인을 누르면 된다. 비모수일 경우 Spearman으로 검정한다.

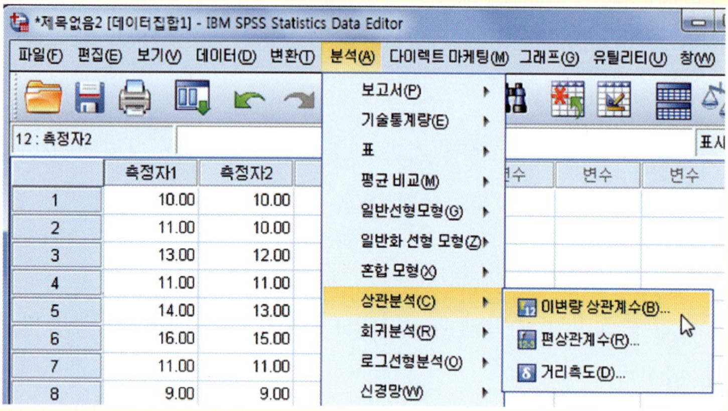

① [분석]-[상관분석]-[이변량 상관계수]를 선택한다.
② 분석에 필요한 검정변수를 선택한 후, [확인]을 누른다.

상관계수

		측정자1	측정자2
측정자1	Pearson 상관계수	1	.983**
	유의확률(양쪽)		.000
	N	8	8
측정자2	Pearson 상관계수	.983**	1
	유의확률(양쪽)	.000	
	N	8	8

**. 상관계수는 0.01 수준(양쪽)에서 유의합니다.

③ 측정자간 신뢰도에 대한 결과이다. 측정자 간의 상관계수가 0.983으로 신뢰도가 높은 것을 알 수 있다.

③ 급간내 상관계수(intraclass correlation coefficient)

위에서 설명한 Pearson 상관계수 방법에서 측정값들이 일관성이 있지만 통계적으로 첫 번째 값들과 두 번째 측정값들이 유의한 차이가 있는 경우, 상관성을 보여주는 r값은 낮게 나왔는데 첫 번째 측정값들과 두 번째 측정값들이 비슷하게 나온 경우에는 해석하기 어려움이 있다. 이러한 문제를 해결하기 위한 방법으로 **급간내 상관계수**(intraclass correlation coefficient)를 사용한다.

ICC는 0에서 1의 범위에 있으며 신뢰 계수를 표현하는 지수이다. 그것은 분산분석을 통해 얻어진 분산의 추정을 통해 계산된다. 급간내 상관계수는 몇 가지 장점을 갖고 있다. 첫째, 임상 적용 시 2명 또는 2명 이상의 평가자 사이에서 신뢰도를 평가할 수 있다. 둘째, 유연한 임상 연구를 위해 각각의 대상자에 대해 동일한 수의 평가자가 반드시 필요하지는 않다. 셋째, 급간내 상관계수는 등간척도 이상 수준에서 사용되도록 개발되었지만 측정값들 간에 등간격이 가정되면 서열척도에서도 사용될 수 있다. 급간내 상관계수인 ICC는 ICC(1,1), ICC(1,k), ICC(2,1), ICC(2,k), ICC(3,1), ICC(3,k)로 여섯 종류가 있다(Shrout와 Fleiss, 1979). 괄호 안에 앞 수치는 모형의 종류를 나타내고, ICC의 숫자 중에서 뒤에 있는 1은 한명 또는 한번 측정한 경우, k는 평가한 인원으로 여러 명의 측정값에 대한 평균이 사용된 것을 의미한다. 앞에 있는 1은 일원분산분석(one-way analysis of variance)이 사용된 것을 의미하고, 앞에 있는 2, 3은 이원분산분석(two-way ANOVA)이 사용되었음을 말한다. ICC 값의 범위는 0에서 1 사이에 있다. 일반적으로 값이 .75 이상이면 높은 신뢰수준으로 평가한다.

- ICC(1,1), ICC(1,k)에서는 각 대상자가 다른 평가자에 의해 평가된다. 평가자는 모집단에서 확률적으로 선택된다. 즉, 평가자가 무작위 방법(random effect)으로 선택되어진다. 평가 시 대상자 한명을 위한 평가자가 동일한 평가자일 필요는 없다.
- ICC(2,1), ICC(2,k)에서는 측정자간 신뢰도(inter-rater reliability)를 평가하기 위해 사용되어진다. 각각의 대상자는 동일한 평가자에 의해 측정되어진다. 또한 평가자는 무작위로 선택된다. 대상자도 측정 받는 모집단에서 무작위로 선택된다. 그러므로 대상자와 평가자가 모두 무작위 방법(random effect)으로 선택되어 진다. 이러한 방법의 시행은 연구에 일반화를 확보할 수 있다. 특정집단에서 확률적으로 선택되어진 한명의 평가자가 대상자를 평가하는 방법으로 임상적으로는 ICC(2,1) 방법이 가장 보편적 모델로 적용할 수 있다.
- ICC(3,1), ICC(3,k)는 각각의 대상자는 동일한 평가자에 의해 평가되어진다. 그러나 평가자가 확률적으로 선택된 것이 아니라(not randomly) 특정한 사람으로 **고정(fixed effect)**되어 평가하고, 대상자는 여전히 무작위 효과(random effect)를 고려하므로 혼합모형(mix model)이라고 할 수 있다. 이 모형은 연구자가 특정한 평가자의 데이터에 신뢰성을 갖기를 원할 때 사용되며, 다른 평가자의 신뢰성과는 비교되지 않는다. 이 도구는 측정자내 신뢰도(intrarater reliability)를 평가할 때 알맞은 방법이다. 이 결과는 다른 평가자에게 일반화하여 사용할 수 없다(Portney & Watkin, 2009; 이충휘, 2012).

측정자간 신뢰도 급간내 상관계수 SPSS 실습

- 급간내 상관계수는 spss에서 **분석**–**척도화분석**–**신뢰도 분석**을 누른 후 변수를 항목으로 이동 시킨 후 통계량을 클릭하여 **급내 상관계수**를 체크하고 계속–확인을 누르면 결과가 나온다.

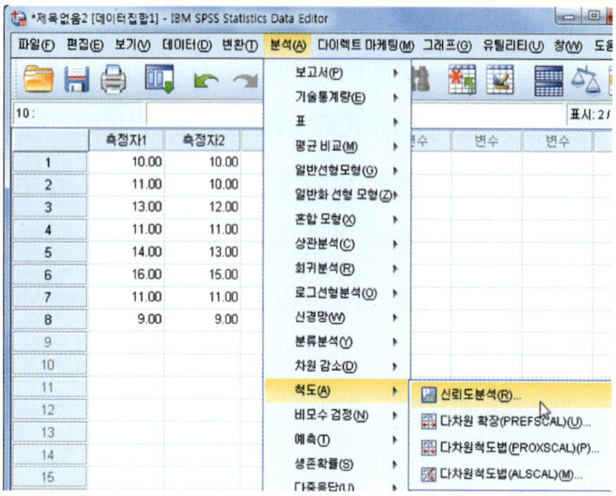

① [분석]–[척도화분석]–[신뢰도분석]을 선택한다.

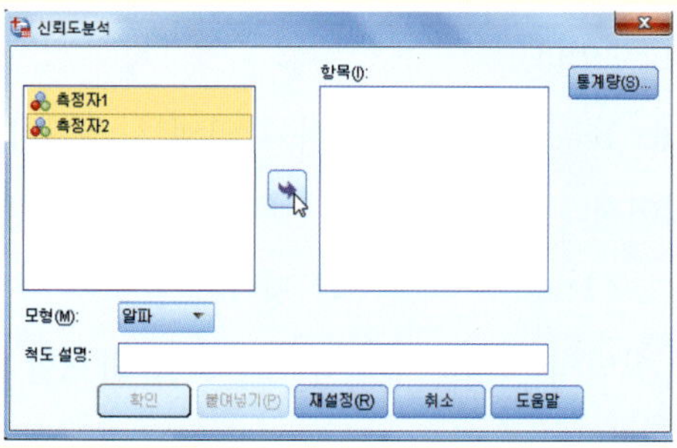

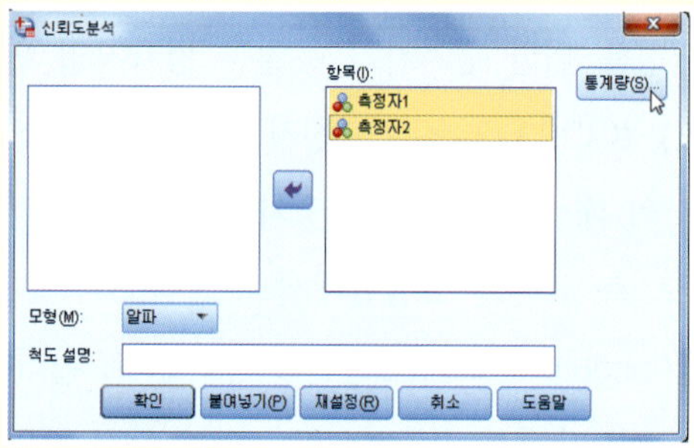

② 분석에 필요한 검정변수를 선택한 후, [통계량]을 누른다.

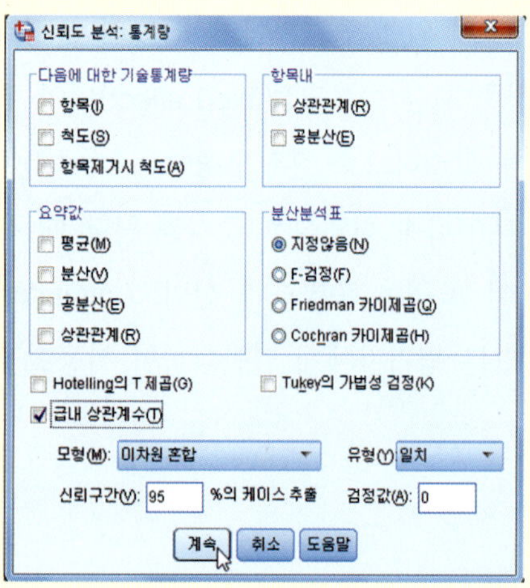

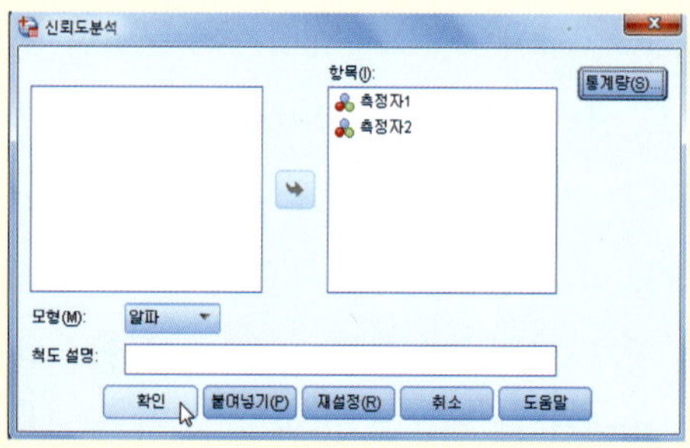

③ [급내 상관계수]를 체크하고 [계속]을 누른 후, [확인]을 누른다.

급내 상관계수

	급내 상관관계[a]	95% 신뢰구간		실제 값 0			
		하한	상한	값	df1	df2	Sig
단일 측도	.968[b]	.850	.994	61.750	7.0	7	.000
평균 측도	.984[c]	.919	.997	61.750	7.0	7	.000

사람 효과가 변량효과이고 측정 효과는 모수효과인 경우 이차원 혼합효과 모형입니다.
a. 일치 정의(측정 간 분산)를 사용하는 유형 C의 급내 상관계수는 분모 분산에서 제외됩니다.
b. 상호작용 효과의 유무와 관계없이 추정량은 동일합니다.
c. 이 추정값은 상호작용 효과가 없다는 가정 하에 계산됩니다. 그 밖의 방법으로는 추정할 수 없기 때문입니다.

④ 급내 상관계수는 0.968로 신뢰도가 높은 것을 알 수 있다.

④ 코헨의 카파(Kappa)계수

피어슨상관계수와 급간내 상관계수는 자료가 연속형 자료일 때 사용하지만, 코헨(Cohen)이 개발한 카파(Kappa)지수는 범주형 자료(categorical date)에 사용한다. Kappa 계수는 이론적 범위에서 0 이상 1.0 이하이다. 평가자들 간에 모든 사례가 일치하면 카파지수가 1이 되지만 두 명의 평가자가 완벽하게 다르게 평가했으면 0이 된다. Fleiss(1981), Landis와 Koch(1977)은 Kappa 계수가 .02 이하면 매우 나쁘다(poor), $0.2 < \kappa \leq 0.4$이면 나쁘다(fair), $0.4 < \kappa \leq 0.6$이면 '평가자간 신뢰도가 있다(moderate).' $0.6 < \kappa \leq 0.8$ '평가자간 신뢰도가 높다(substantial).' $0.8 < \kappa$이면 '평가자간 신뢰도가 매우 높다(good).'라고 하였다.

MEMO

측정자간 신뢰도 코헨의 카파계수 SPSS 실습

• 학생들의 실기점수를 두 명의 평가자가 A, B, C로 평가를 하였을 때 그림과 같은 결과를 보였다. 1행의 결과는 평가자 1이 A를 주었고, 평가자 2가 A라고 판단한 경우 빈도가 20명이 있다는 뜻이다. 이러한 경우는 각 학생들의 점수가 하나씩 입력된 것이 아니라, 각 경우의 총 사례수를 나타낸 것으로 SPSS는 메뉴에서 **데이터–가중케이스** 메뉴를 선택하여 아래와 같이 측정빈도를 가중케이스로 둔 다음, 다시 메뉴로 돌아가 **분석–기술통계량–교차분석**을 선택한 후, **통계량**을 열어 **카파**를 선택하여 실행을 누르면 다음과 같은 결과가 나온다.

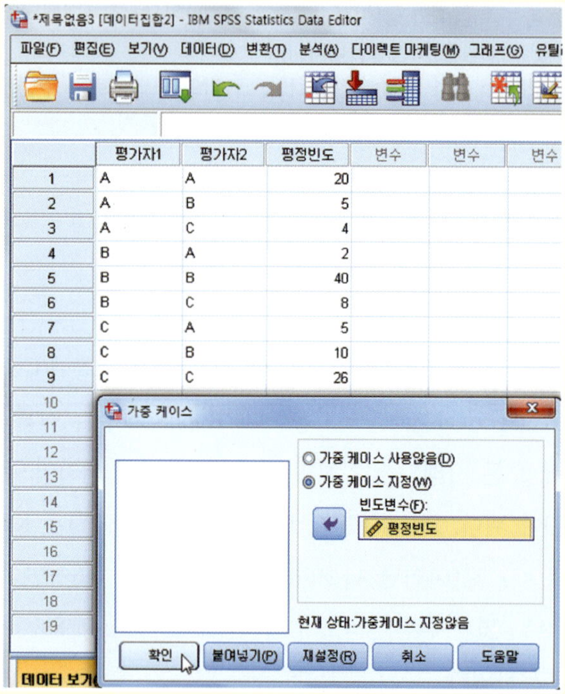

① [데이터]–[가중케이스]를 선택한다. [가중 케이스 지정]의 빈도변수에 필요한 검정변수를 선택한 후, [확인]을 누른다.

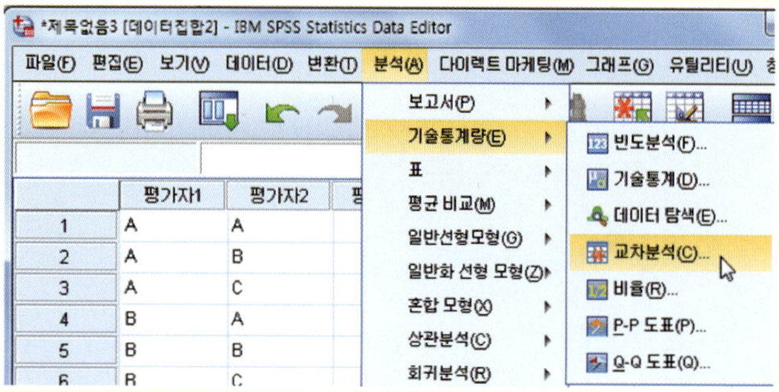

② [분석]–[기술통계량]–[교차분석]을 선택한다.

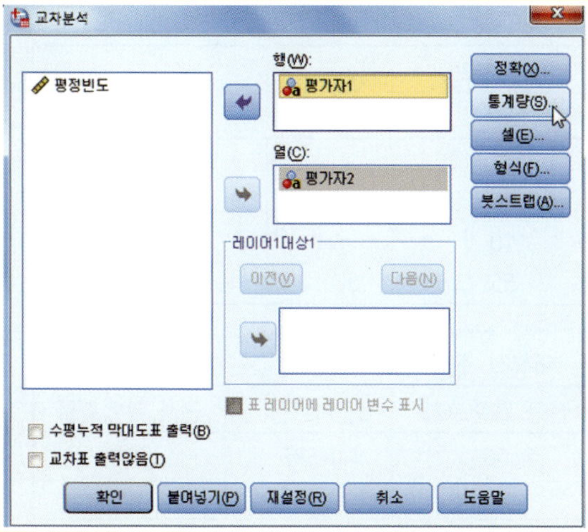

③ 분석을 위해 행변수와 열변수를 선택하고 [➜]를 눌러 각각 오른쪽 행변수란과 열변수란으로 옮긴다. 분석에 필요한 검정변수를 선택한 후, [통계량]을 누른다.

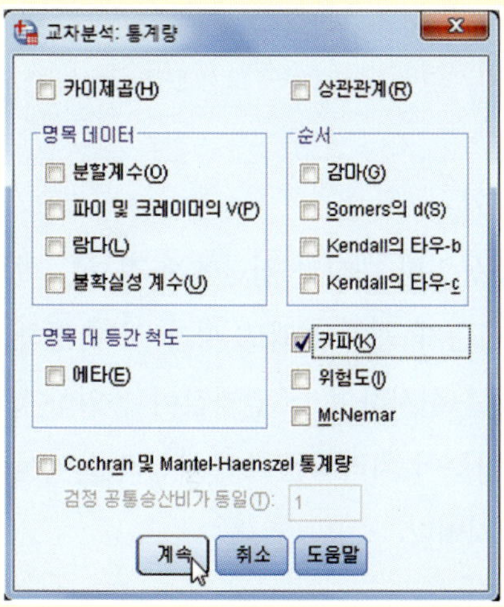

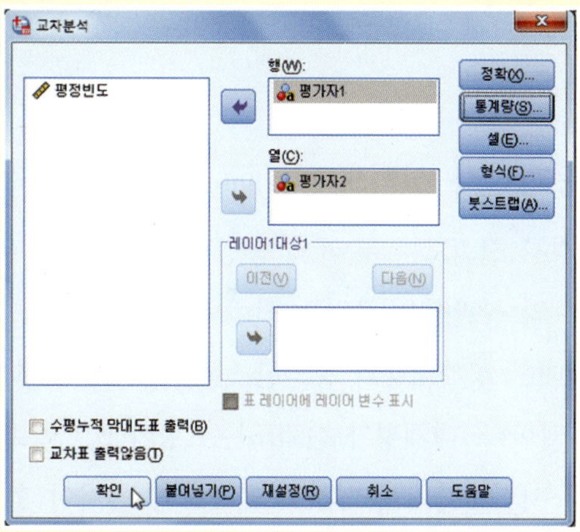

④ 카파(K)를 선택하여 [계속]을 누른 후, [확인]을 누른다.

케이스 처리 요약

	케이스					
	유효		결측		전체	
	N	퍼센트	N	퍼센트	N	퍼센트
평가자1 * 평가자2	120	100.0%	0	.0%	120	100.0%

평가자1 * 평가자2 교차표

빈도

		평가자2			
		A	B	C	전체
평가자1	A	20	5	4	29
	B	2	40	8	50
	C	5	10	26	41
전체		27	55	38	120

대칭적 측도

	값	점근 표준오차[a]	근사 T값[b]	근사 유의확률
일치 측도 카파	.562	.064	8.582	.000
유효 케이스 수	120			

a. 영가설을 가정하지 않음

b. 영가설을 가정하는 점근 표준오차 사용

⑤ 평가자 1과 평가자 2의 120명의 점수를 관찰한 결과 교차표에 요약되었고, 두 평가간 신뢰도 계수인 Kappa 계수는 0.562이다.

(3) 동형검사 신뢰도(alternate-forms reliability)

동형검사 신뢰도는 두 개의 동형검사를 제작한 뒤 동일한 대상자 집단에게 검사를 실시하여 두 검사점수의 상관성을 구하는 신뢰도 검사이다. 즉, 설문지 등의 신뢰도 평가 시 측정하고자 하는 특성에 대한 평가내용과 동일한 난이도의 대체 평가를 실시하여 두 결과값이 동일하게 나타나는 정도를 말한다. 대체평가 신뢰도는 A형과 B형으로 나누어 치러지는 수능시험지를 예를 들 수 있는데 두 시험지간의 동형검사 신뢰도는 높아야 할 것이다.

(4) 내적일관성 신뢰도(internal consistency reliability)

내적일관성 신뢰도는 여러 문항으로 이루어진 설문지에서 각 문항들이 측정하고자 하는 내용을 얼마나 일관성 있게 측정하였느냐 하는 문제다. 즉, 평가지의 구성 항목들이 같은 특성에 대한 평가내용으로 이루어졌는지를 말한다.

① 반분 신뢰도(split-half reliability)

반분법은 한번 실시한 검사점수를 두 부분으로 나누어 결과값을 비교하는 방법으로 하나의 측정도구를 구성하는 세부 항목들을 임의로 반으로 나눈 후 각 결과값에 대한 상관관계를 계산하여 신뢰도를 측정한다. 상관관계는 Spearman-Brown 공식에 의해 추정된다. 반분검사 신뢰도 측정 시 검사를 반분하는 방법에는 짝수번 문항과 홀수번 문항으로 반분하는 기우법과 전체 검사를 문항 순서에 따라 전과 후로 나누는 전후법, 무작위로 분할하는 단순무작위법, 문항특성에 의하여 반분하는 방법이 있다.

예) 우울증 항목이 8개 있을 경우 4개씩 나눈 뒤 항목 간 상관계수를 살펴봄

반분법 SPSS 실습

• SPSS 프로그램에 자료 입력 후 메뉴에서 **분석–척도화 분석–신뢰도 분석**을 선택한다. 신뢰도분석 대화 상자에서 분석할 문항을 문항 리스트로 이동하고 모형을 '**반분계수**'로 선택하고 확인을 누르면 반분 검사 신뢰도가 추정된다.

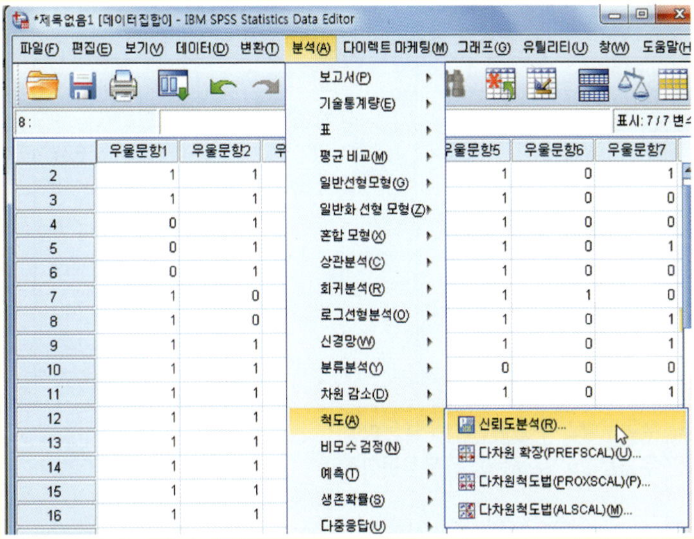

① [분석]–[척도화 분석]–[신뢰도 분석]을 선택한다.

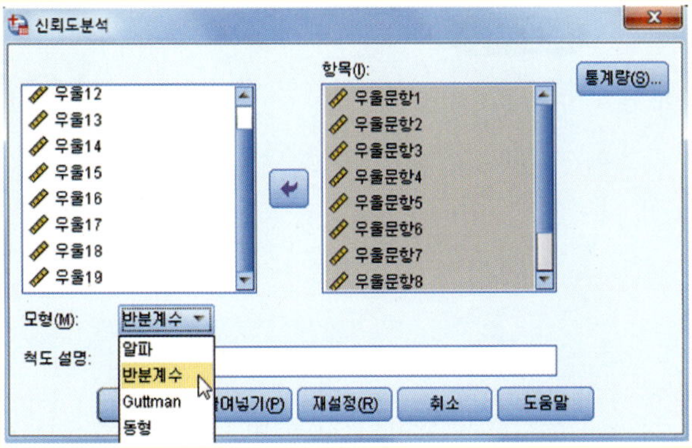

② 분석대상 변수를 선택하고 [➔]를 눌러 오른쪽 변수란으로 옮기고, 모형을 [반분계수]로 선택한다.

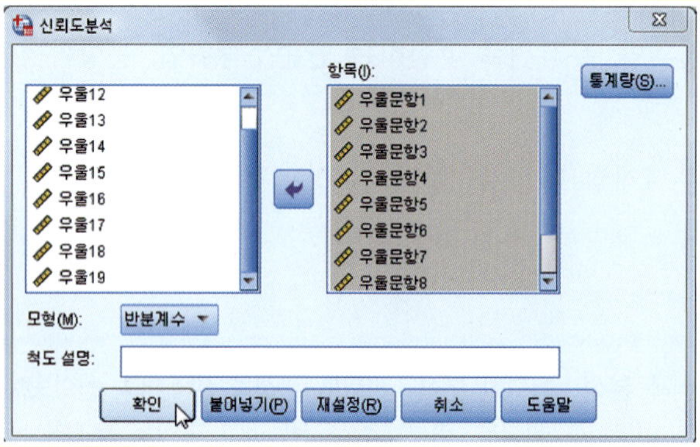

③ [확인]을 누른다.

신뢰도 통계량

Cronbach의 알파	부분 1	값	.572
		항목 수	4[a]
	부분 2	값	.624
		항목 수	4[b]
	전체 항목 수		8
문항간 상관관계			.599
Spearman-Brown 계수	같은 길이		.749
	다른 길이		.749
Guttman 반분계수			.737

a. 항목 : 우울문항1, 우울문항2, 우울문항3, 우울문항4.
b. 항목 : 우울문항5, 우울문항6, 우울문항7, 우울문항8.

④ 반분 검사 신뢰도의 결과이다. 양분된 두 검사점수의 상관은 0.599이며, 추정된 반분검사 신뢰도는 0.749이다.

MEMO

② 항목별상관관계(item total correlation)

항목별상관관계는 측정도구를 구성하는 각 항목의 측정값과 측정값들의 전체 결과값과 상관관계를 알아보는 것이다. 같은 특성을 평가하기 위해 만들어진 각 항목의 측정값은 전체 결과값과 높은 상관관계가 있어야 내적일치도가 높다고 할 수 있다.

③ 크론바흐 알파(Cronbach's alpha)

Cronbach α는 설문의 신뢰도를 평가하기 위하여 제안한 값이다. 설문항목에 대해 신뢰성을 방해하는 항목을 찾아내고 제거하기 위하여 사용한다. Cronbach α는 문항점수가 이분점수가 아닐 때 사용된다. 이 값은 0에서 1사이의 값을 가지며 1에 가까울수록 신뢰도가 높다고 해석된다.

❀ 직무스트레스 요인을 분석을 위한 설문지에서 직무요구도 4개의 항목에 일관성이 있는가를 보려고 한다.

1. 일이 많아 항상 시간에 쫓긴다.
2. 업무량이 현저히 증가했다.
3. 업무 중 충분한 휴식이 주어진다.
4. 여러 가지 일을 해야 한다.

위 항목을 대상으로 크론바흐 알파값을 계산하여 0.85 값을 얻었다고 가정하면 위 4개 항목을 직무요구도를 평가하는데 신뢰성이 있다고 판단한다.

Cronbach α SPSS 실습

• SPSS 통계실행을 위하여 재검사 신뢰도 절차와 같이 **분석**−**척도화 분석**−**신뢰도 분석**에서 분석할 문항을 문항 리스트로 이동하고 '모형'을 '**알파**'로 선택하면 된다.

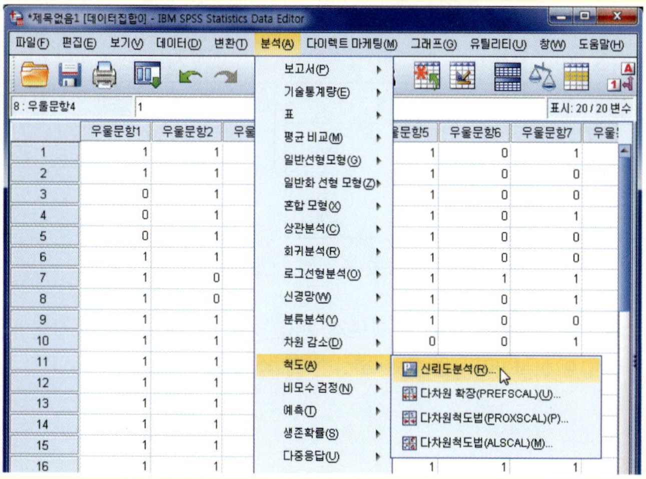

① [분석]－[척도화 분석]－[신뢰도 분석]을 선택한다.

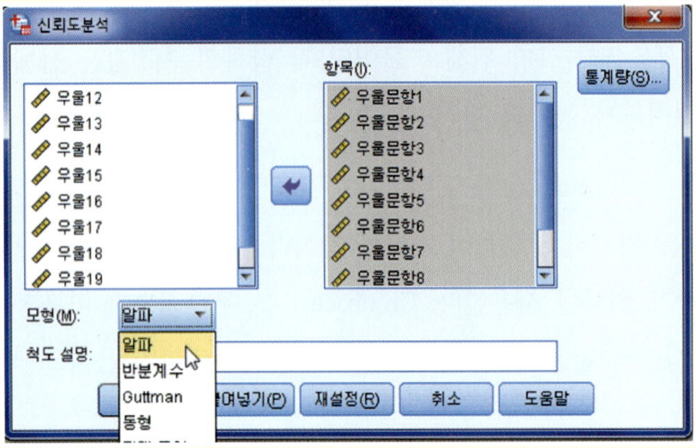

② 분석대상 변수를 선택하고 [→]를 눌러 오른쪽 변수란으로 옮기고, 모형을 [알파계수]로 선택한다.

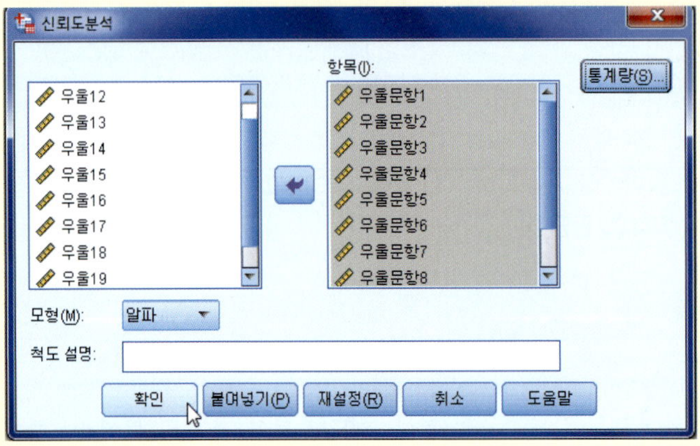

③ [확인]을 누른다.

케이스 처리 요약

		N	%
케이스	유효	16	100.0
	제외됨[a]	0	.0
	합계	16	100.0

a. 목록별 삭제는 프로시저의 모든 변수를 기준으로 합니다.

신뢰도 통계량

Cronbach의 알파	항목수
.194	10

④ 신뢰도분석의 결과이다. Cronbach의 α는 .194로 신뢰도가 높지 않게 나타났다. 문항 전체인 경우 α가 0.5 이상, 개별문항인 경우 0.9 이상이면 신뢰도가 높다고 할 수 있다.

6 타당도와 신뢰도의 관계

타당도(validity)는 비확률오차(nonrandom error)인 평균의 편향에 관련이 있으며 측정도구의 타당도가 낮을 경우는 측정하고자 하는 정확한 평균값을 측정하지 못하고 중심에서 많이 떨어진 결과를 보이게 된다. 반면에 신뢰도는 확률오차(random error)인 분산과 관련이 있으며 측정도구의 신뢰도(reliability)가 낮으면 측정값들이 한곳에 분포하지 못하고 산발적으로 떨어져 일관된 값을 보이지 않는다. 일관된 값을 갖지 못하는 평가도구처럼 신뢰도가 낮다면 타당도를 구할 수 없다. 하지만 반대로 신뢰도가 높다는 것이 타당도가 높다는 것을 의미하지 않는다. 따라서 신뢰도는 타당도를 구하기 위한 필요조건이지만 충분조건은 아니다.

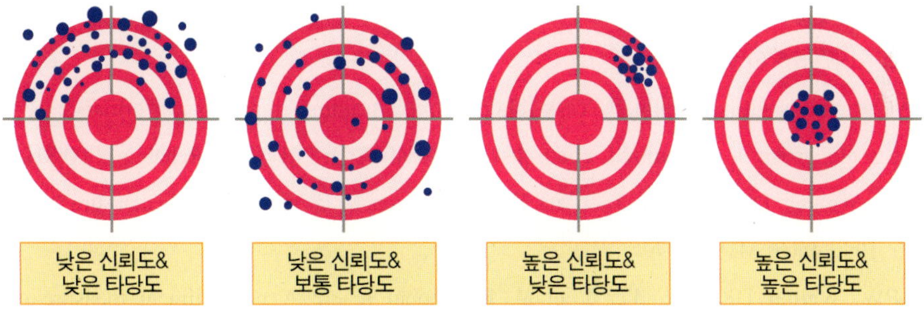

그림 2-4 신뢰도와 타당도의 관계

MEMO

참·고·문·헌

- 권용철, 박종한. 노인용 한국판 Mini-Mental State Examination(MMSE-K)의 표준화 연구 신경정신의학회지. 1989;28(1):125-35.
- 이충휘. 물리치료사와 작업치료사를 위한 연구방법론. 계축문화사. 2008.
- 이충휘. 물리치료사와 작업치료사를 위한 연구방법론. 제4판, 계축문화사. 2012.
- 한홍무, 염태호, 신영우 등. BDI의 한국판 표준화 연구-정상집단을 중심으로. 신경정신의학회지. 1986;25:487-502.
- Berg K, Wood-Dauphine S, Williams J, et al. Measuring balance in the elderly: Preliminary development of an instrument. Physiotherapy Canada. 1989;41(6):304-311.
- Berg K, Wood-Dauphinee S, Williams J et al. Measuring balance in the elderly: validation of an instrument. Can J Public Health. 1992;83.
- Bogle Thorbahn LD, Newton RA. Use of the Berg Balance Test to predict falls in elderly persons. Phys Ther. 1996;76(6):576-583.
- Dean CM, Richards CL, Malouin F. Task-related circuit training improves performance of locomotor tasks in chronic stroke: a randomized, controlled pilot trial. Arch Phys Med Rehabil. 2000;81(4):409-417.
- Duncan P, Weiner D, Chandler J et al. Functional reach: a new clinical measure of balance. J Gerontol. 1990;45(6):M192-197.
- Duncan PW, Weiner DK, Chandler J, et al. Functional reach: A new clinical measure of balance. Journal of gerontology. 1990;45(6):M192-M197.
- Granger CV, Albrecht GL, Hamilton BB. Outcome of comprehensive medical rehabilitation: Measurement by pulses profile and the barthel index. Archives of physical medicine and rehabilitation. 1979;60(4):145-154.
- Granger CV, Cotter AC, Hamilton BB et al. Functional assessment scales: a study of persons with multiple sclerosis. Arch Phys Med Rehabil. 1990;71(11):870-875.
- McConnell S, Kolopack P, Davis AM. The western ontario and mcmaster universities osteoarthritis index (womac): A review of its utility and measurement properties. Arthritis care & research. 2001;45(5):453-461.
- Myers AM, Fletcher PC, Myers AH, et al. Discriminative and evaluative properties of the activities-specific balance confidence (abc)scale. The Journals of Gerontology Series A: Biological Sciences and Medical Sciences. 1998;53(4):M287-M294.
- Podsiadlo D, Richardson S. The timed "Up & Go" : a test of basic functional mobility for frail elderly persons. J Am Geriatr Soc. 1991;39(2):142-148.

참·고·문·헌

- Podsiadlo D, Richardson S. The timed "up & go": A test of basic functional mobility for frail elderly persons. Journal of the American geriatrics Society. 1991;39(2):142-148.
- Portney LG, Watkins MP. Foundation of clinical research: applications to practice, 3nd ed. Upper Saddle River, New Jersey, Prentice Hall Health, 2009.
- Powell LE, Myers AM. The activities-specific balance confidence (abc) scale. The Journals of Gerontology Series A: Biological Sciences and Medical Sciences. 1995;50(1):M28-M34.
- Roach KE, Budiman-Mak E, Songsiridej N, et al. Development of a shoulder pain and disability index. Arthritis & Rheumatism. 1991;4(4):143-149.
- Seo HD, Kim NJ, Chung YJ. Reliability of the korean version of the trunk impairment scale in patients with stroke. Physical Therapy Korea. 2008;15(4):87-96.
- Steffen TM, Hacker TA, Mollinger L. Age-and gender-related test performance in community-dwelling elderly people: Six-minute walk test, berg balance scale, timed up & go test, and gait speeds. Physical therapy. 2002;82(2):128-137.
- Vernon H, Mior S. The neck disability index: A study of reliability and validity. Journal of manipulative and physiological therapeutics. 1991;14(7):409-415.
- Wade DT, Wood VA, Hewer RL. Recovery after stroke--the first 3 months. J Neurol Neurosurg Psychiatry. 1985;48(1):7-13.
- Ware Jr JE, Kosinski M, Keller SD. A 12-item short-form health survey: Construction of scales and preliminary tests of reliability and validity. Medical care. 1996;34(3):220-233.
- Williams LS, Weinberger M, Harris LE et al. Development of a stroke-specific quality of life scale. Stroke. 1999;30(7):1362-1369.

Clinical Research Methodology

3

P·A·R·T

실전통계

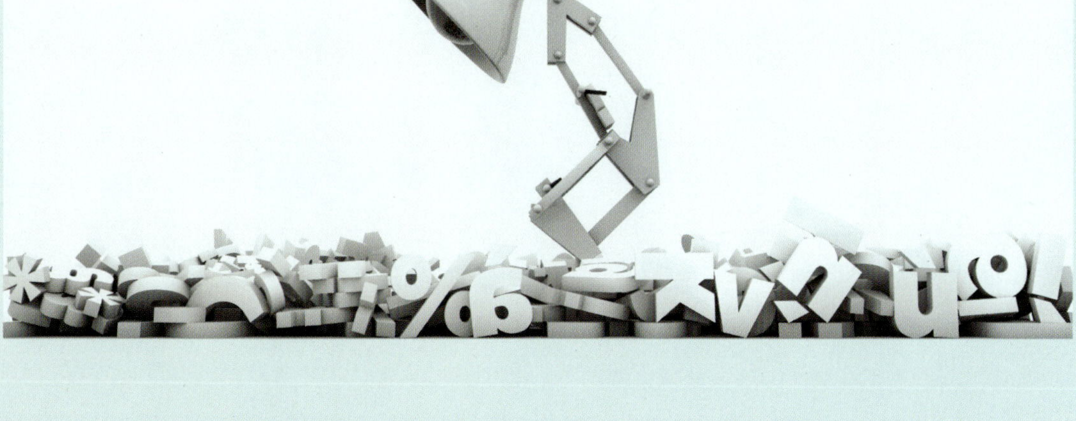

Clinical Research Methodology

01 Chapter

실전통계

학·습·목·표

1. 분석의 목적과 변수에 따른 적절한 통계 방법을 알 수 있다.
2. SPSS Statistics를 활용하여 통계 분석을 할 수 있다.

핵·심·용·어

- 비모수통계
- T검정
- 일원배치 분산분석
- 상관분석
- 회귀분석

Clinical Research Methodology

1 SPSS의 시작

SPSS(Statistical Package for the Social Science)는 사회과학을 포함한 다양한 분야의 데이터분석을 목적으로 만들어진 프로그램이다. 다른 데이터분석 소프트웨어에 비해 SPSS는 사회과학 분야의 연구자들이 쉽게 접근할 수 있도록 엑셀과 같은 스프레드시트에서 데이터를 입력하고 분석할 수 있고, 메뉴와 대화상자 방식으로 데이터분석을 할 수 있다. 이에 따라 SPSS는 경영, 경제, 사회, 교육, 심리, 보건 분야의 학문 연구자에게 많이 사용되고 있다.

이 책에서는 SPSS에 관한 모든 내용이 한글 SPSS Statistics 24.0을 기준으로 작성되었다.

1) SPSS의 실행

① SPSS를 시작하려면 윈도우 바탕화면에서 다음 메뉴들을 차례로 클릭한다.
[시작] → [프로그램] → [IBM SPSS Statistics] → [IBM SPSS Statistics 24.0]

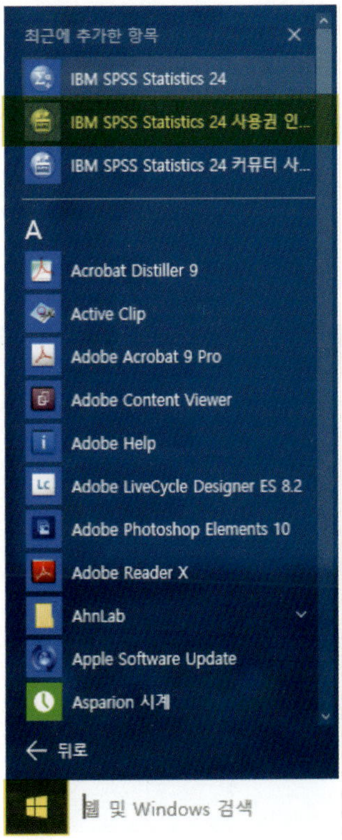

② SPSS 프로그램을 실행한다.

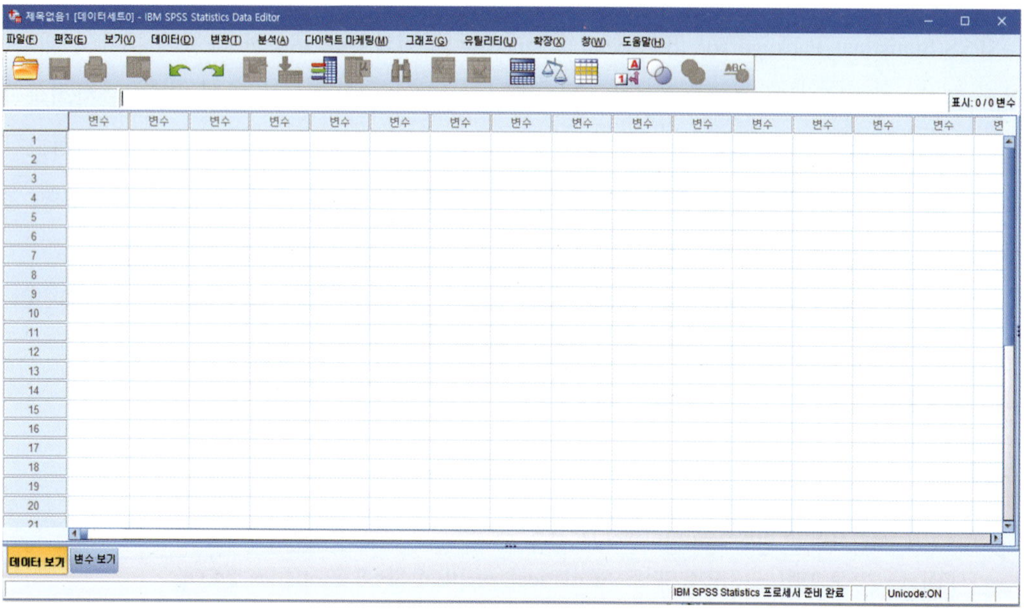

2) SPSS의 기본구성

SPSS는 기본적으로 7개의 창으로 구성되어 있다. 이를 차례로 나열하면 데이터 편집기, 출력결과 항해사, 피벗표 편집기, 도표 편집기, 텍스트 출력결과 편집기, 명령문 편집기, 스크립트 편집기 등이 있다. 아래의 표는 각 창의 내용을 설명하고 있다.

창	설명
데이터 편집기	데이터 파일을 열고 통계절차를 수행하는 창
뷰어	출력결과 창
피벗표 편집기	출력결과의 피벗 테이블을 수정, 편집하는 창
도표 편집기	차트나 그림을 수정하는 창
텍스트 출력결과 편집기	텍스트 출력결과를 수정하는 창
명령문 편집기	SPSS 수행 시 선택한 내용들에 대한 명령문을 보관하고 수행하는 창
스크립트 편집기	SPSS의 작업을 자동화하기 위한 스크립트와 OLE 기능을 수행

① 데이터 편집기 : 데이터보기와 변수보기로 구성된 데이터 편집기는 활성 데이터 파일의 내용을 표시한다. 데이터보기에서 열은 변수를 나타내고 행은 케이스(관측값)를 나타낸다. 변수보기에서 각 행은 변수이고 각 열은 해당변수와 관련된 속성을 나타낸다.

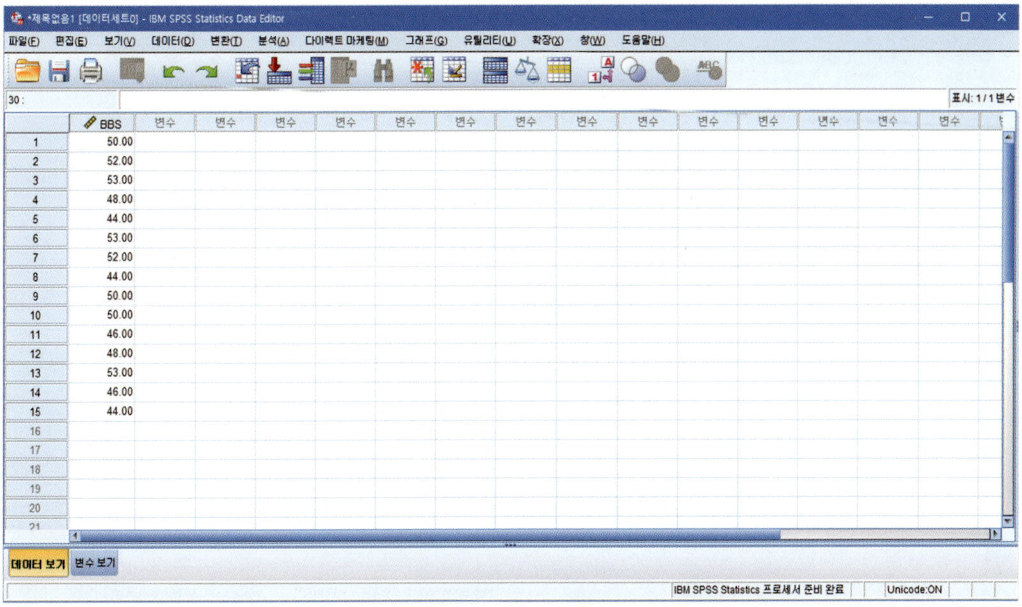

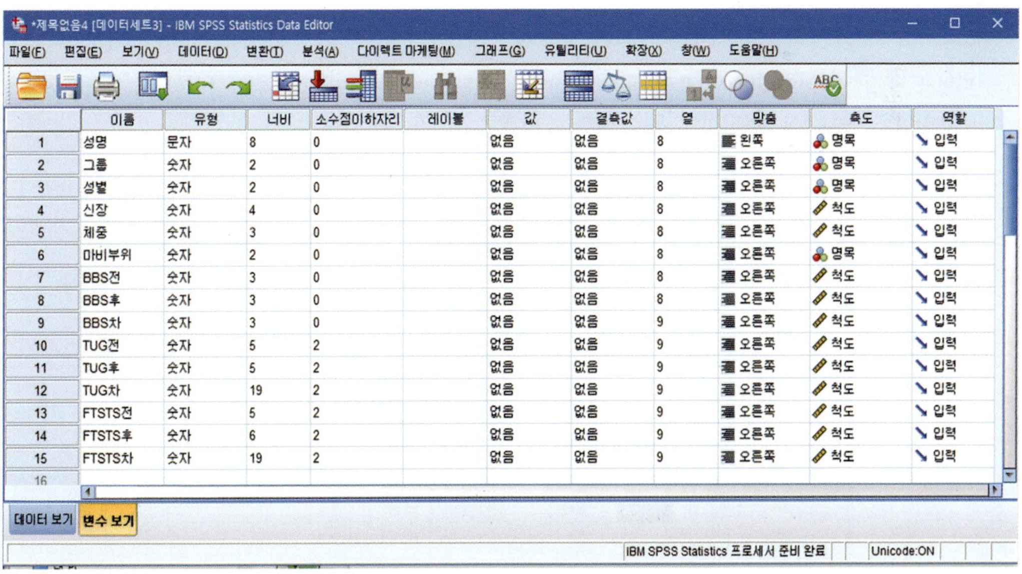

② 뷰어 : 개요영역과 내용영역으로 구분되는 뷰어는 표, 통계량, 도표가 뷰어창에 표시되고 출력결과를 표시하는 명령문을 처음으로 실행할 때 자동으로 열린다.
개요영역에는 뷰어에 저장된 모든 정보의 개요가 표시된다.
내용영역에는 통계표, 도표, 텍스트 출력결과가 표시된다.

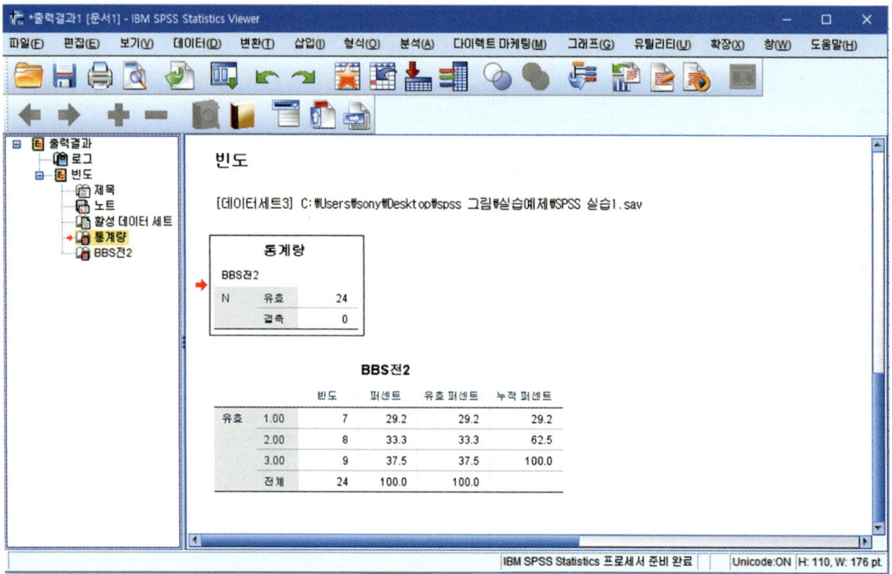

③ 피벗표 편집 : 뷰어에 표시된 표의 글꼴 속성이나 맞춤을 변경하려면 표를 더블클릭한 후 서식도구모음을 이용하여 글꼴, 색상, 문단정렬 등을 원하는 형태로 변경할 수 있다.

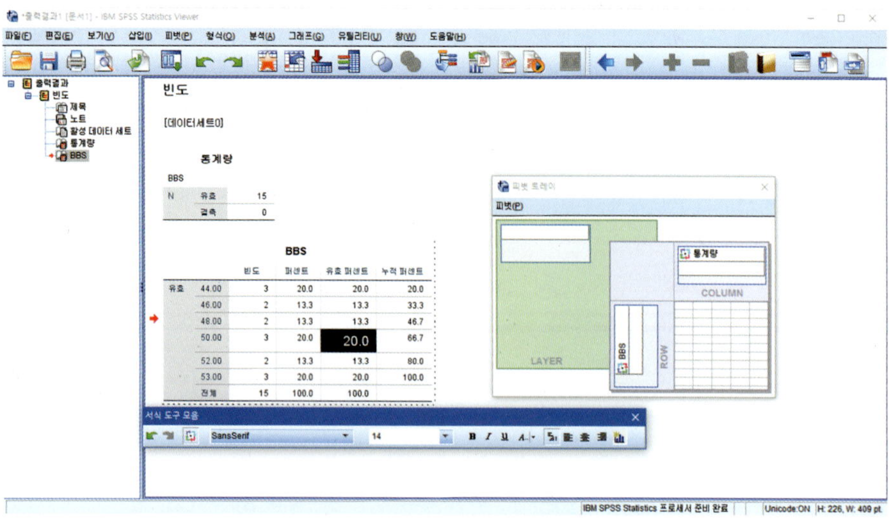

④ 도표 편집기 : 뷰어에 표시된 그래프의 모양이나 색을 변경하려면 그래프를 더블클릭한다. 표시된 도표의 다양한 속성들은 도표 편집기를 통해 변경할 수 있다.

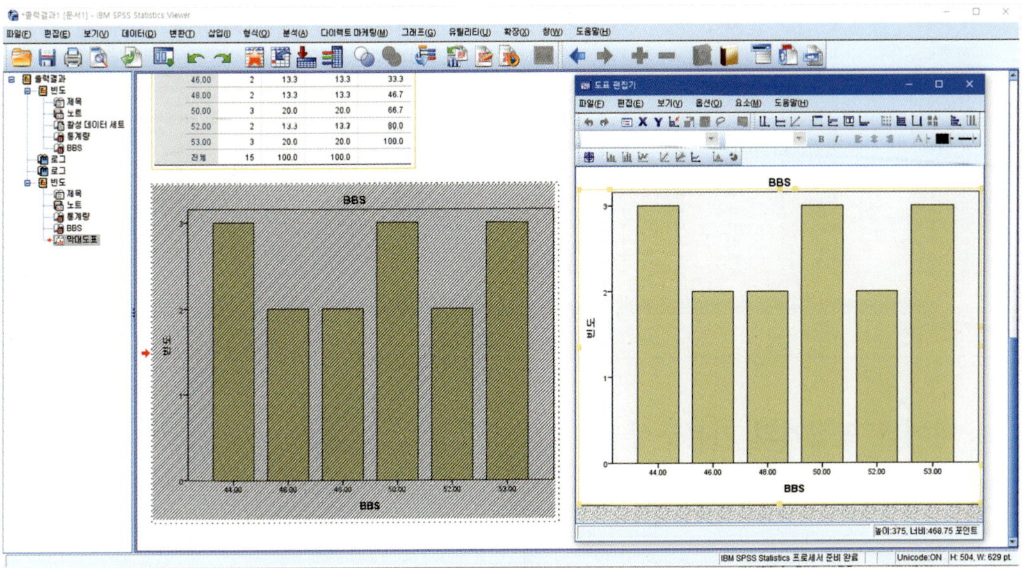

3) SPSS 분석의 기본 단계

[1단계] 데이터 편집기로 데이터를 가져오기 → [2단계] 메뉴에서 프로시저를 선택 → [3단계] 분석할 변수 선택 → [4단계] 결과 검토

- 1단계 : 데이터를 직접 데이터 편집기에 입력하거나, 데이터가 입력된 텍스트 파일을 불러온다.
- 2단계 : 표를 작성하거나 통계량을 계산하거나 도표를 작성하려면 원하는 분석방법이나 그래프를 메뉴에서 선택한다.
- 3단계 : 분석하고자 하는 변수를 선택한다.
- 4단계 : 뷰어에 나온 결과를 검토한다.

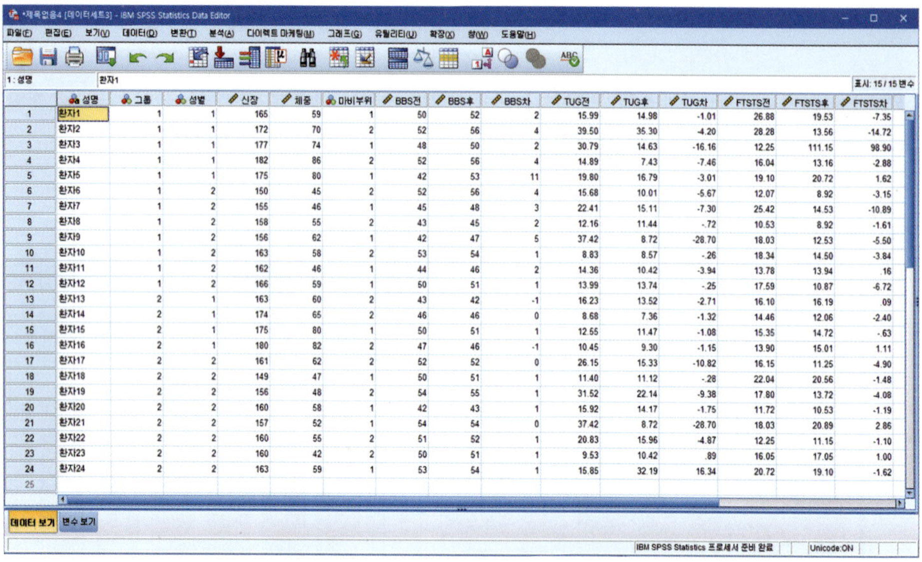

(1) 데이터 편집기의 기본구성

① 제목표시줄 : 파일이름과 SPSS 창의 종류를 표시한다.
② 메뉴표시줄 : 파일, 편집, 보기, 데이터 등의 주메뉴를 보여준다.
③ 변수표시창 : 선택된 셀의 행번호와 변수명을 보여준다.
④ 데이터 입력란 : 선택된 데이터 셀에 데이터를 입력하거나 이미 입력된 데이터 값을 표시한다.
⑤ 변수명 표시줄 : 각 열에 해당하는 변수명을 표시한다.
⑥ 관측값(단일케이스) : 데이터 세트의 행번호
⑦ 데이터 보기와 변수보기 : [데이터 보기] 탭과 [변수보기] 탭을 클릭하면 원하는 탭을 선택할 수 있다.
⑧ 셀편집기 : 데이터의 입력과 입력된 데이터를 보여준다.

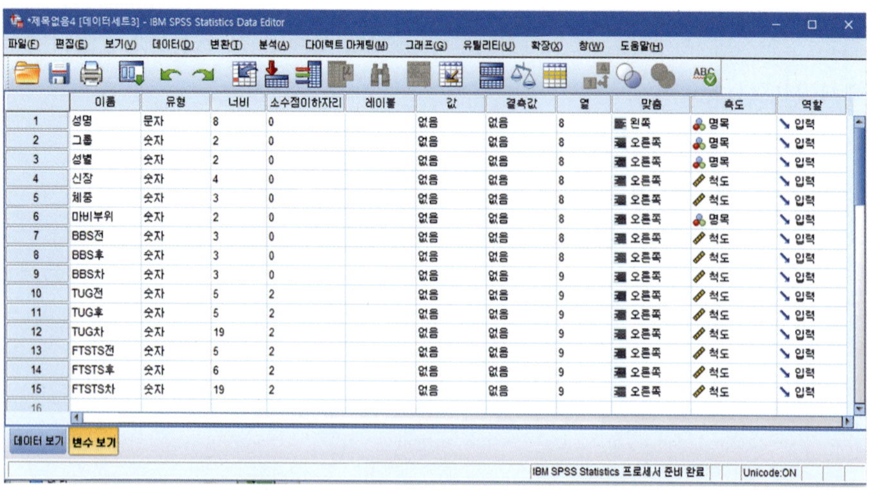

(2) 변수보기 창의 기본구성

① 이름 : 최대 64byte(영숫자 64자, 한글 32자)까지 사용할 수 있으며 변수이름의 첫 글자는 문자 또는 @, #, $ 문자 중 하나이어야 한다. 변수 이름에 공백을 포함할 수 없다.

② 유형 : [...]을 클릭하여 변수 유형 대화상자를 열고 변수의 유형과 너비 등을 선택한다.

③ 너비 : 직접 필요한 변수의 크기를 입력하거나 [1 ⇕]의 상하 버튼을 클릭하여 자리수를 변경한다.

④ 소수점이하자리 : 너비와 같은 방법으로 직접 필요한 변수의 크기를 입력하거나 [1 ⇕]의 상하 버튼을 클릭하여 자리수를 변경한다.

⑤ 설명 : 변수에 대한 구체적 설명을 최대 256자(한글 128자)까지 적을 수 있다.

⑥ 값 : 변수값을 설명한다. [...]을 클릭하여 변수값 설명 대화상자를 열고 변수값과 변수값에 해당하는 설명을 입력하고 [추가]를 클릭한다. 변수값 설명을 마치면 [확인]을 눌러 변경사항을 등록한다.

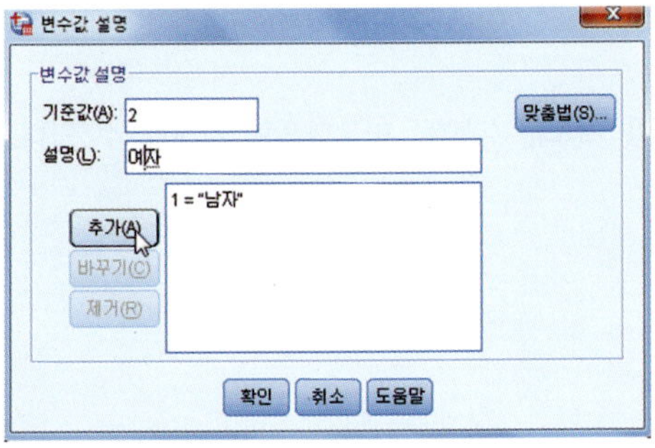

⑦ 결측값 : [...]을 클릭하여 결측값 대화상자를 열고 지정한 데이터 값을 사용자-결측값으로 정의한다. 사용자-결측값으로 지정된 데이터 값은 특수 처리로 표시되고 일반적인 계산에서 제외된다.

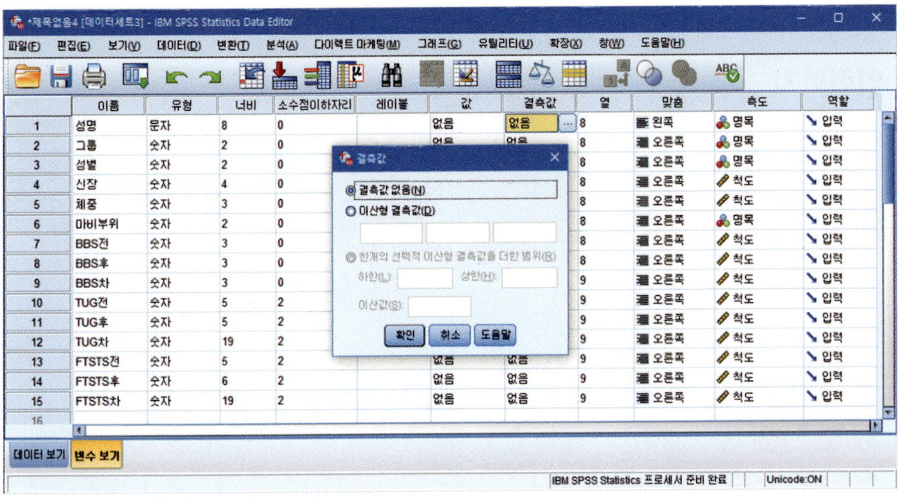

⑧ 열 : 열 너비에 대한 문자수를 지정할 수 있다. [1 ÷]의 상하버튼을 클릭하여 변경하거나 데이터 보기에서 열 경계선을 눌러서 끌면(drag & drop) 열 너비를 바꿀 수 있다.

⑨ 맞춤 : 데이터 보기에서 데이터 값 또는 변수값 설명 표시를 제어한다. 숫자변수에서는 오른쪽, 문자변수에서는 왼쪽이 디폴트 값으로 설정되어 있으며, 이 설정은 데이터 보기의 표시에만 적용된다.

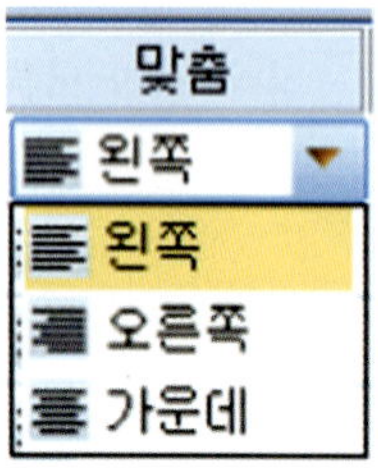

⑩ 측도 : 측정 수준을 척도(구간의 숫자 데이터 또는 비율 척도), 순서형, 명목형으로 지정할 수 있다.

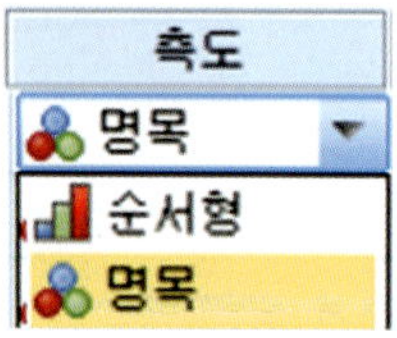

2 데이터 편집

1) 데이터 입력하기

① 화면 하단의 [변수보기]를 클릭하여 변수보기 창으로 전환한다.

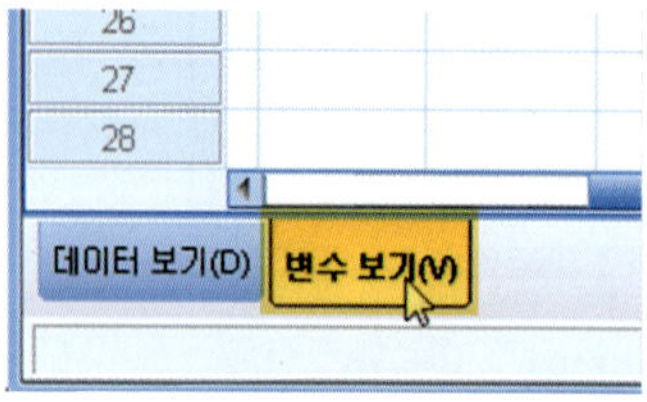

② 데이터 편집기의 [변수 보기] 탭에서 변수 이름을 입력한다. 나머지 속성들은 자동으로 설정된 값을 그대로 사용하고 소수점이하 자릿수는 0으로 변경한다.

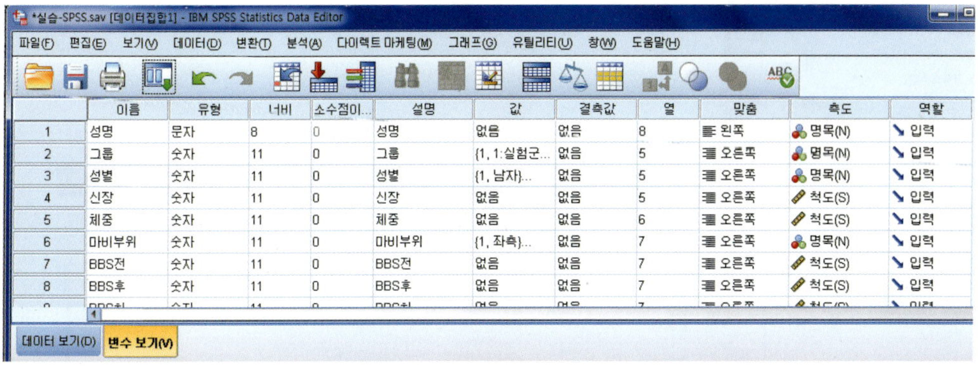

	이름	유형	너비	소수점이...	설명	값	결측값	열	맞춤	측도	역할
1	성명	문자	8	0	성명	없음	없음	8	왼쪽	명목(N)	입력
2	그룹	숫자	11	0	그룹	{1, 1:실험군...	없음	5	오른쪽	명목(N)	입력
3	성별	숫자	11	0	성별	{1, 남자}...	없음	5	오른쪽	명목(N)	입력
4	신장	숫자	11	0	신장	없음	없음	5	오른쪽	척도(S)	입력
5	체중	숫자	11	0	체중	없음	없음	6	오른쪽	척도(S)	입력
6	마비부위	숫자	11	0	마비부위	{1, 좌측}...	없음	7	오른쪽	명목(N)	입력
7	BBS전	숫자	11	0	BBS전	없음	없음	7	오른쪽	척도(S)	입력
8	BBS후	숫자	11	0	BBS후	없음	없음	7	오른쪽	척도(S)	입력

③ 데이터 편집기의 [데이터 보기] 탭을 클릭하고 해당 변수의 데이터 값을 입력한다.

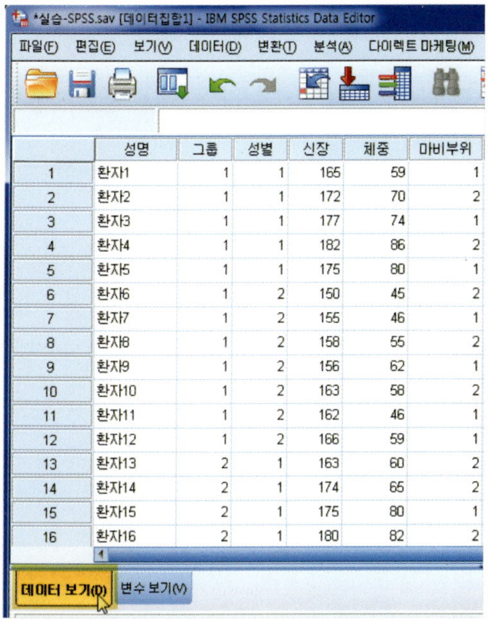

	성명	그룹	성별	신장	체중	마비부위
1	환자1	1	1	165	59	1
2	환자2	1	1	172	70	2
3	환자3	1	1	177	74	1
4	환자4	1	1	182	86	2
5	환자5	1	1	175	80	1
6	환자6	1	2	150	45	2
7	환자7	1	2	155	46	1
8	환자8	1	2	158	55	2
9	환자9	1	2	156	62	1
10	환자10	1	2	163	58	2
11	환자11	1	2	162	46	1
12	환자12	1	2	166	59	1
13	환자13	2	1	163	60	2
14	환자14	2	1	174	65	2
15	환자15	2	1	175	80	1
16	환자16	2	1	180	82	2

④ [파일] – [저장]을 누르고, 파일이름을 입력 후 [저장]을 누른다.

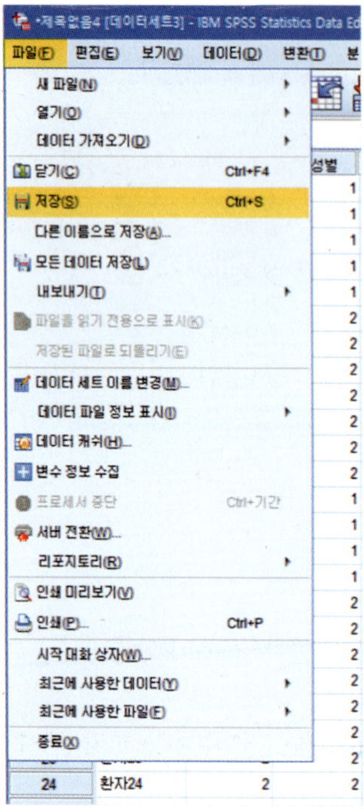

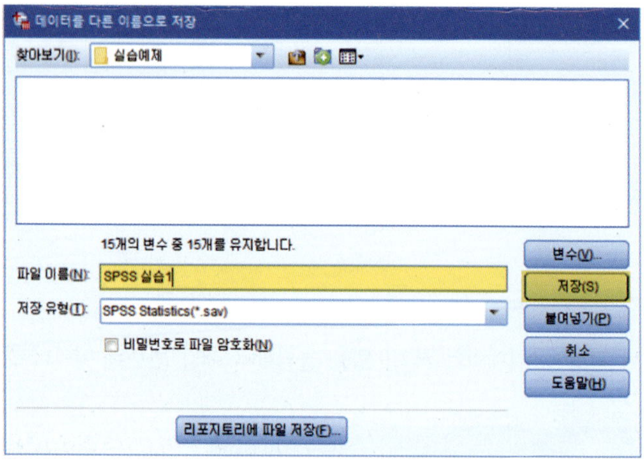

2) 엑셀 자료를 SPSS에서 불러오기

① [파일] – [데이터 가져오기] – [Excel]를 누른다.

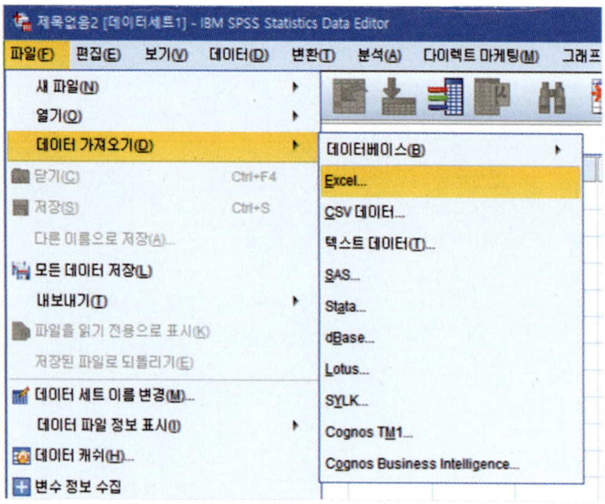

② [데이터 열기] 대화상자에서 파일유형을 Excel로 변경하고 데이터가 입력된 엑셀파일을 선택한 후 [열기]를 누른다.

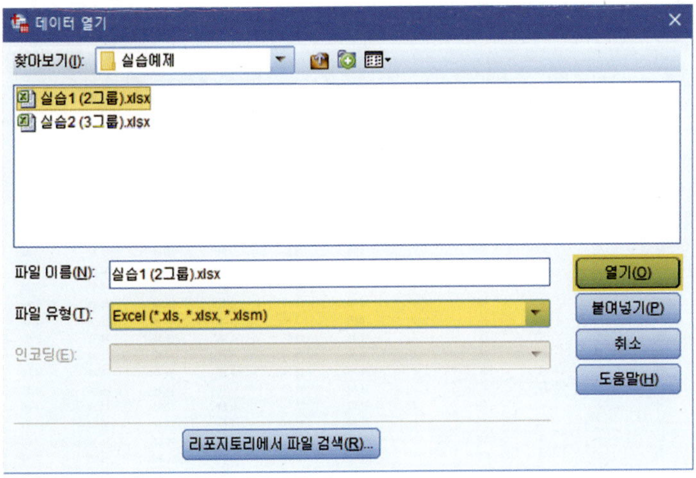

③ [Excel 데이터 소스 열기] 대화상자에서 [데이터 첫 행에서 변수 이름 읽어오기]를 체크하고 워크시트의 범위를 확인한 후 [확인]을 누른다.

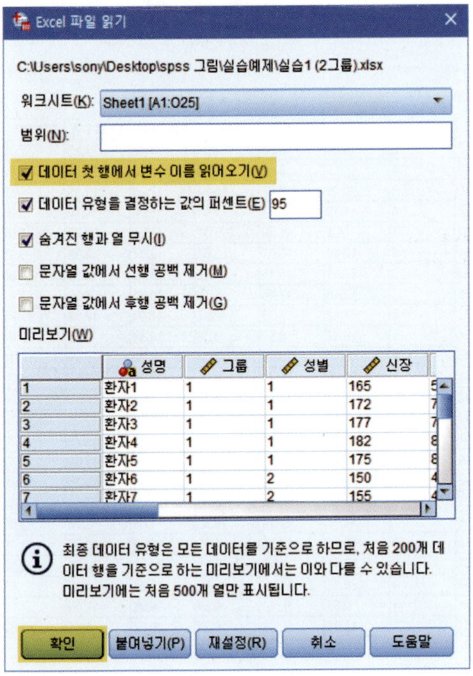

④ 가져오기 한 데이터의 내용을 확인한다.

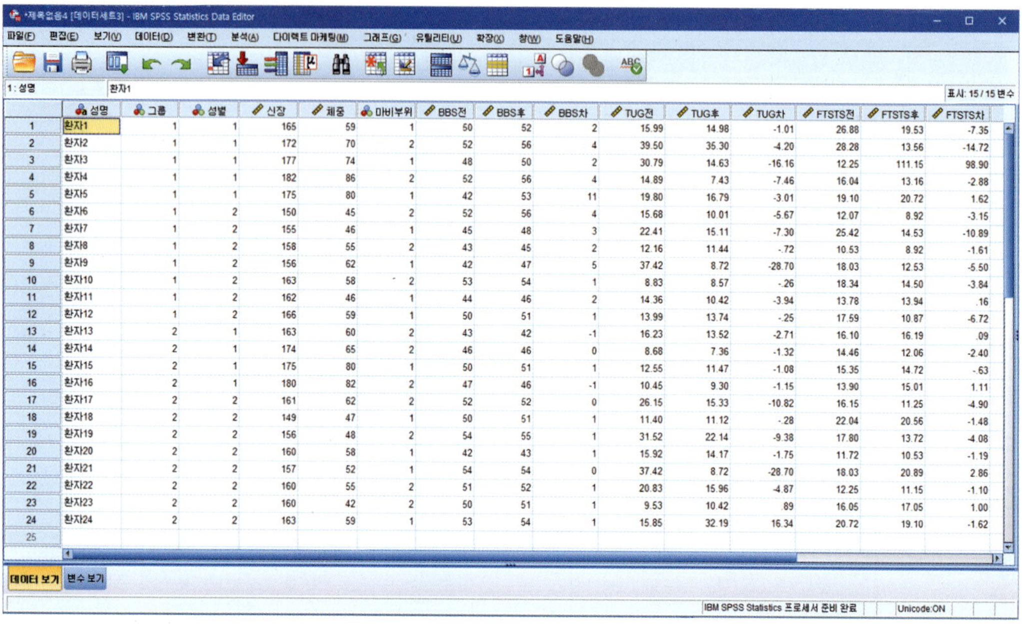

	성명	그룹	성별	신장	체중	마비부위	BBS전	BBS후	BBS차	TUG전	TUG후	TUG차	FTSTS전	FTSTS후	FTSTS차
1	환자1	1	1	165	59	1	50	52	2	15.99	14.98	-1.01	26.88	19.53	-7.35
2	환자2	1	1	172	70	2	52	56	4	39.50	35.30	-4.20	28.28	13.56	-14.72
3	환자3	1	1	177	74	1	48	50	2	30.79	14.63	-16.16	12.25	111.15	98.90
4	환자4	1	1	182	86	2	52	56	4	14.89	7.43	-7.46	16.04	13.16	-2.88
5	환자5	1	1	175	80	1	42	53	11	19.80	16.79	-3.01	19.10	20.72	1.62
6	환자6	1	2	150	45	2	52	56	4	15.68	10.01	-5.67	12.07	8.92	-3.15
7	환자7	1	2	155	46	1	45	48	3	22.41	15.11	-7.30	25.42	14.53	-10.89
8	환자8	1	2	158	55	2	43	45	2	12.16	11.44	-.72	10.53	8.92	-1.61
9	환자9	1	2	156	62	1	42	47	5	37.42	8.72	-28.70	18.03	12.53	-5.50
10	환자10	1	2	163	58	2	53	54	1	8.83	8.57	-.26	18.34	14.50	-3.84
11	환자11	1	2	162	46	1	44	46	2	14.36	10.42	-3.94	13.78	13.94	.16
12	환자12	1	2	166	59	1	50	51	1	13.99	13.74	-.25	17.59	10.87	-6.72
13	환자13	2	1	163	60	2	43	42	-1	16.23	13.52	-2.71	16.10	16.19	.09
14	환자14	2	1	174	65	2	46	46	0	8.68	7.36	-1.32	14.46	12.06	-2.40
15	환자15	2	1	175	80	1	50	51	1	12.55	11.47	-1.08	15.35	14.72	-.63
16	환자16	2	1	180	82	2	47	46	-1	10.45	9.30	-1.15	13.90	15.01	1.11
17	환자17	2	2	161	62	2	52	52	0	26.15	15.33	-10.82	16.15	11.25	-4.90
18	환자18	2	2	149	47	1	50	51	1	11.40	11.12	-.28	22.04	20.56	-1.48
19	환자19	2	2	156	48	2	54	55	1	31.52	22.14	-9.38	17.80	13.72	-4.08
20	환자20	2	2	160	58	1	42	43	1	15.92	14.17	-1.75	11.72	10.53	-1.19
21	환자21	2	2	157	52	1	54	54	0	37.42	8.72	-28.70	18.03	20.89	2.86
22	환자22	2	2	160	55	2	51	52	1	20.83	15.96	-4.87	12.25	11.15	-1.10
23	환자23	2	2	160	42	2	50	51	1	9.53	10.42	.89	16.05	17.05	1.00
24	환자24	2	2	163	59	1	53	54	1	15.85	32.19	16.34	20.72	19.10	-1.62
25															

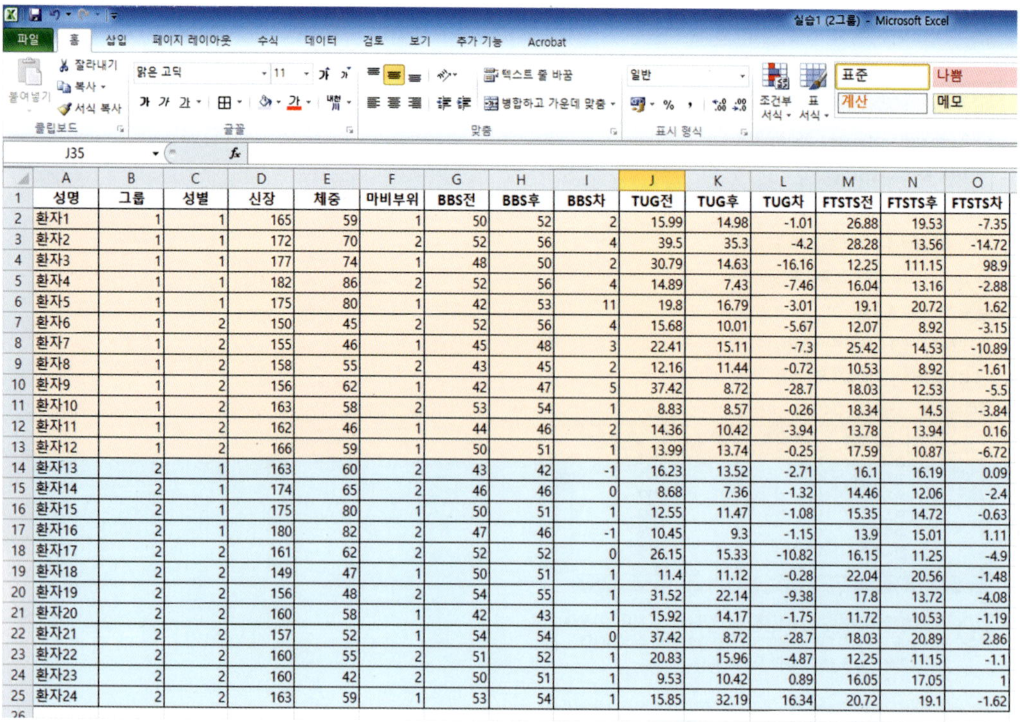

	A	B	C	D	E	F	G	H	I	J	K	L	M	N	O
1	성명	그룹	성별	신장	체중	마비부위	BBS전	BBS후	BBS차	TUG전	TUG후	TUG차	FTSTS전	FTSTS후	FTSTS차
2	환자1	1	1	165	59	1	50	52	2	15.99	14.98	-1.01	26.88	19.53	-7.35
3	환자2	1	1	172	70	2	52	56	4	39.5	35.3	-4.2	28.28	13.56	-14.72
4	환자3	1	1	177	74	1	48	50	2	30.79	14.63	-16.16	12.25	111.15	98.9
5	환자4	1	1	182	86	2	52	56	4	14.89	7.43	-7.46	16.04	13.16	-2.88
6	환자5	1	1	175	80	1	42	53	11	19.8	16.79	-3.01	19.1	20.72	1.62
7	환자6	1	2	150	45	2	52	56	4	15.68	10.01	-5.67	12.07	8.92	-3.15
8	환자7	1	2	155	46	1	45	48	3	22.41	15.11	-7.3	25.42	14.53	-10.89
9	환자8	1	2	158	55	2	43	45	2	12.16	11.44	-0.72	10.53	8.92	-1.61
10	환자9	1	2	156	62	1	42	47	5	37.42	8.72	-28.7	18.03	12.53	-5.5
11	환자10	1	2	163	58	2	53	54	1	8.83	8.57	-0.26	18.34	14.5	-3.84
12	환자11	1	2	162	46	1	44	46	2	14.36	10.42	-3.94	13.78	13.94	0.16
13	환자12	1	2	166	59	1	50	51	1	13.99	13.74	-0.25	17.59	10.87	-6.72
14	환자13	2	1	163	60	2	43	42	-1	16.23	13.52	-2.71	16.1	16.19	0.09
15	환자14	2	1	174	65	2	46	46	0	8.68	7.36	-1.32	14.46	12.06	-2.4
16	환자15	2	1	175	80	1	50	51	1	12.55	11.47	-1.08	15.35	14.72	-0.63
17	환자16	2	1	180	82	2	47	46	-1	10.45	9.3	-1.15	13.9	15.01	1.11
18	환자17	2	2	161	62	2	52	52	0	26.15	15.33	-10.82	16.15	11.25	-4.9
19	환자18	2	2	149	47	1	50	51	1	11.4	11.12	-0.28	22.04	20.56	-1.48
20	환자19	2	2	156	48	2	54	55	1	31.52	22.14	-9.38	17.8	13.72	-4.08
21	환자20	2	2	160	58	1	42	43	1	15.92	14.17	-1.75	11.72	10.53	-1.19
22	환자21	2	2	157	52	1	54	54	0	37.42	8.72	-28.7	18.03	20.89	2.86
23	환자22	2	2	160	55	2	51	52	1	20.83	15.96	-4.87	12.25	11.15	-1.1
24	환자23	2	2	160	42	2	50	51	1	9.53	10.42	0.89	16.05	17.05	1
25	환자24	2	2	163	59	1	53	54	1	15.85	32.19	16.34	20.72	19.1	-1.62
26															

3 데이터 탐색

1) 빈도분석하기

① [변환] – [다른 변수로 코딩변경]을 선택한다.

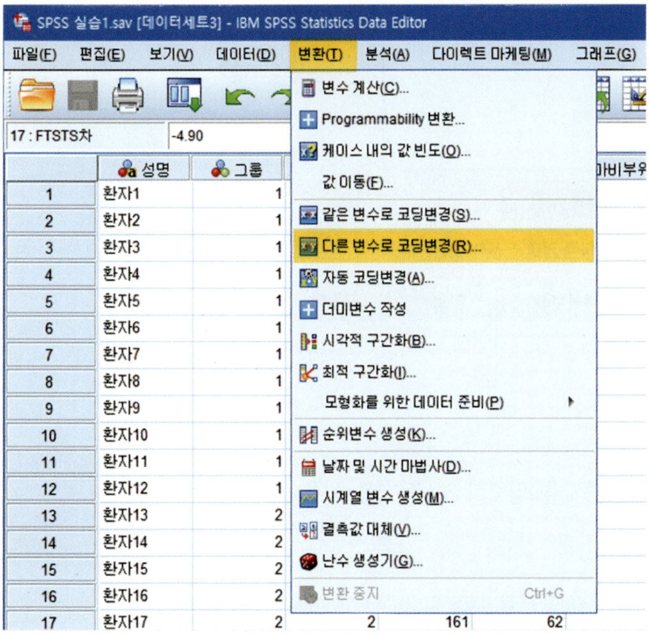

② 변경할 변수를 선택하여 오른쪽 칸으로 변수를 이동한다. 출력변수 이름을 입력한 후 [변경]을 누른다.

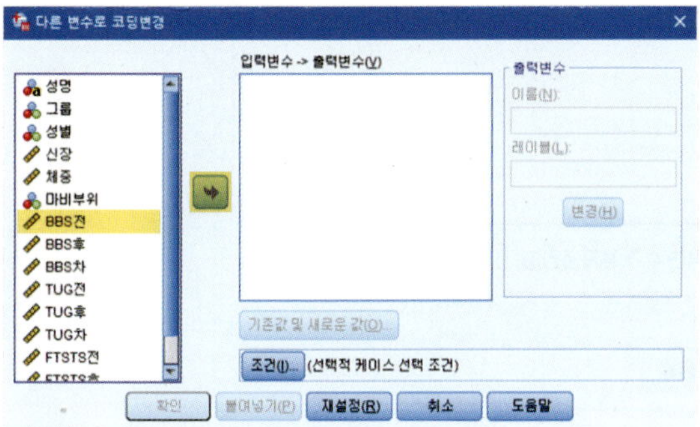

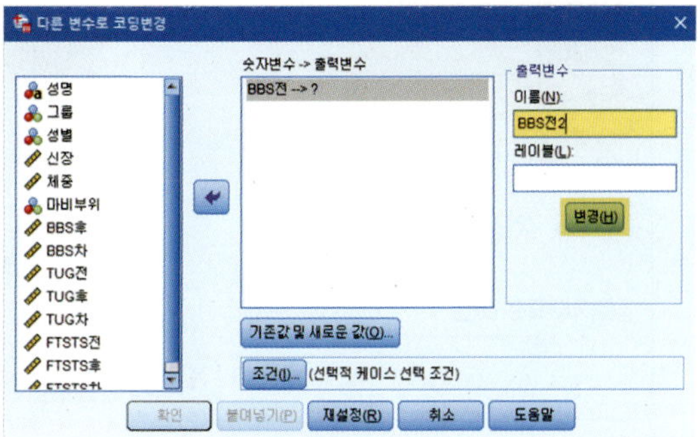

③ [기존값 및 새로운 값]을 누른다.

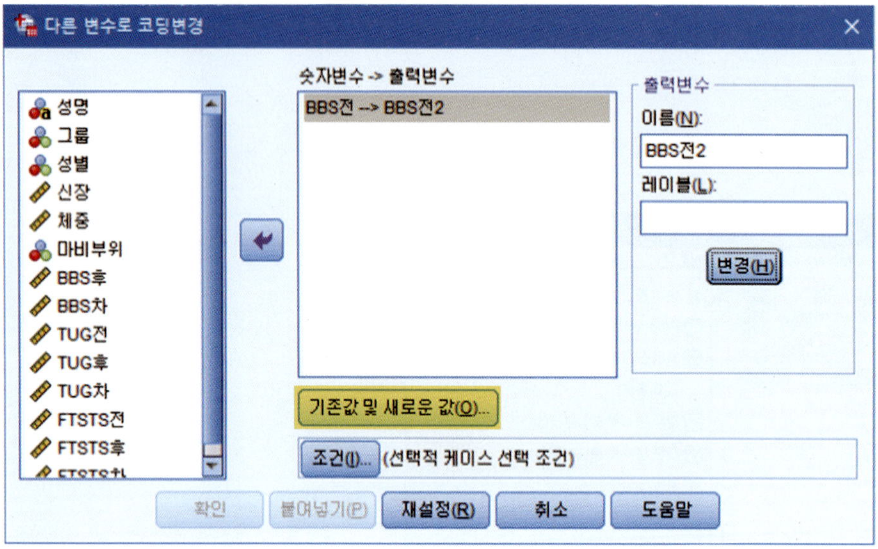

④ [범위]를 선택하고 구간을 설정한 후 기준값을 입력하고 [추가]를 누른다.
예) [범위] 40에서 45 → [기준값] 1

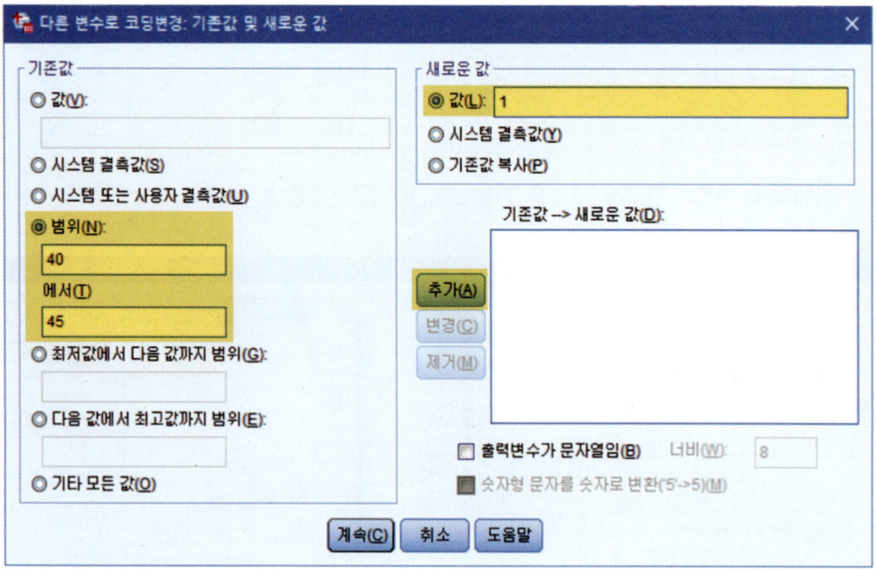

⑤ 구간 설정이 모두 끝나면 [계속]을 누른다.

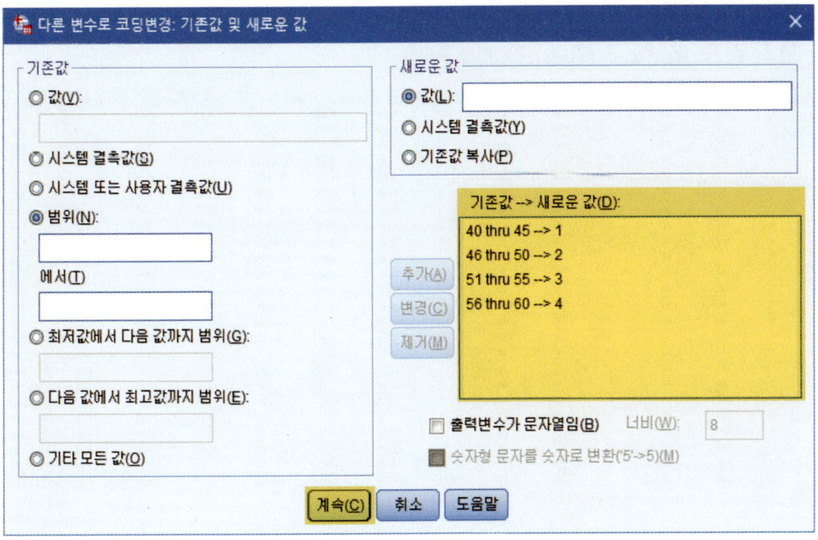

⑥ 변경을 마쳤으면 [확인]을 누른다.

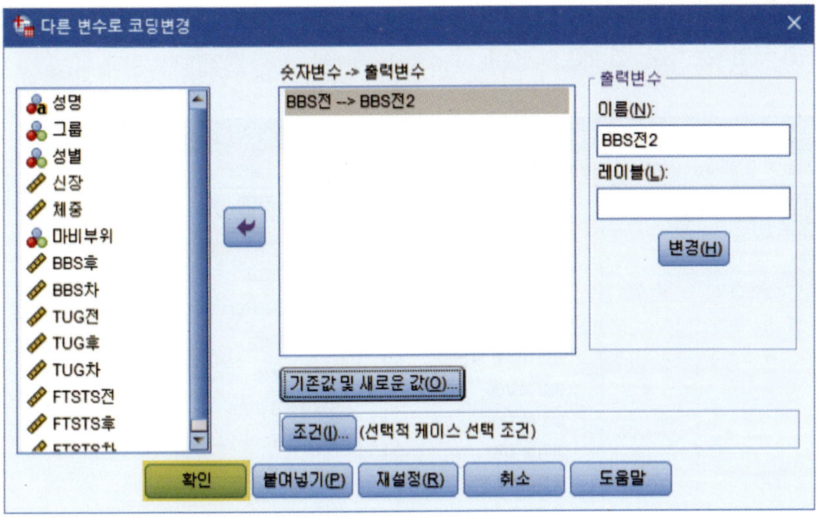

⑦ 변경된 새로운 변수의 내용을 확인한다.

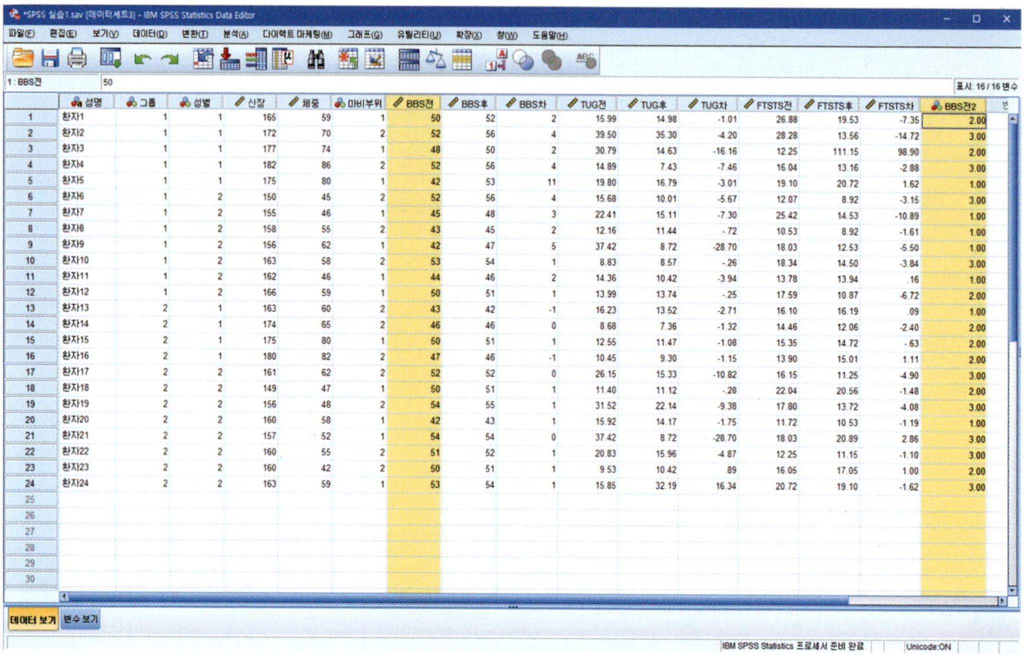

⑧ [분석] - [기술통계량] - [빈도분석]을 선택한다.

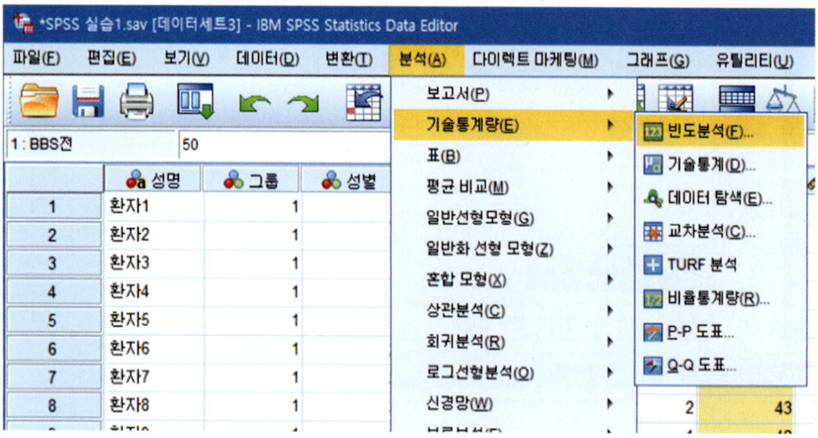

⑨ 분석할 변수를 선택하여 오른쪽 칸으로 변수를 이동한 후 [확인]을 누른다.
* 통계량이나 도표를 그리려면 [통계량]이나 [도표]를 누른다.

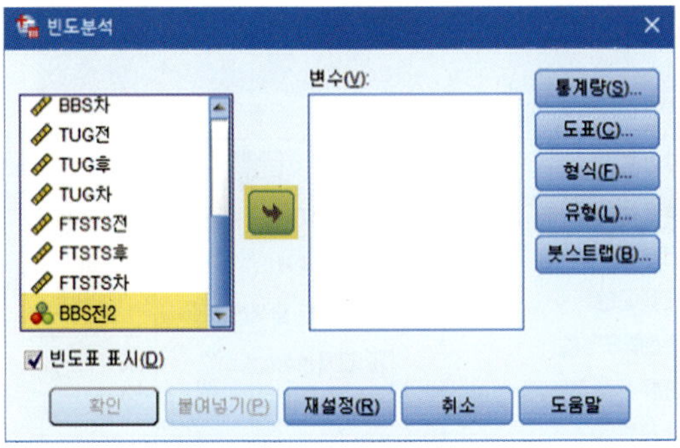
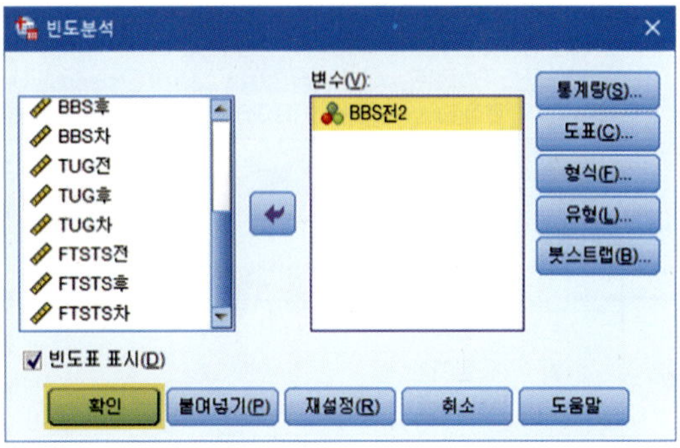

⑩ 빈도분석 결과를 확인한다.

- 통계량의 결측은 값이 기록되지 않은 것을 의미한다.
- 빈도는 각 구간의 도수를 의미한다.
- 퍼센트는 결측값을 포함한 각 구간의 백분율을 의미한다.
- 유효퍼센트는 결측값을 제외한 각 구간의 백분율을 의미한다.
- 누적퍼센트는 각 구간 이하의 백분율(유효 퍼센트)을 더해서 얻은 결과이다.

통계량

BBS전2

N	유효	24
	결측	0

BBS전2

		빈도	퍼센트	유효퍼센트	누적퍼센트
유효	1.00	7	29.2	29.2	29.2
	2.00	8	33.3	33.3	62.5
	3.00	9	37.5	37.5	100.0
	전체	24	100.0	100.0	

2) 막대그래프 그리기

① [분석] – [기술통계량] – [빈도분석]을 선택한다.

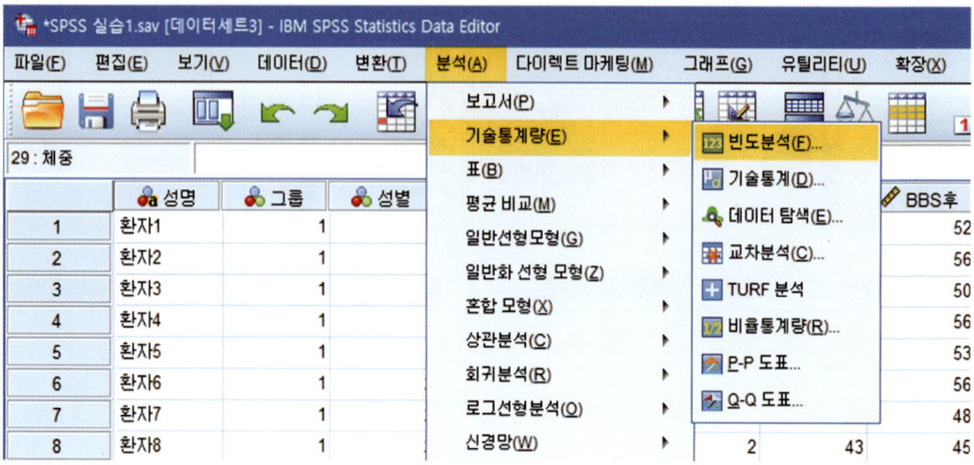

② 원하는 변수를 선택한 후 [도표]를 누른다.

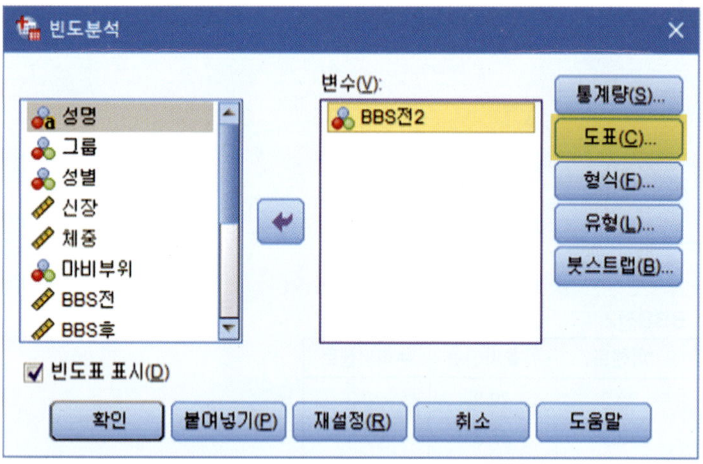

③ [도표 유형]–[막대도표]를 선택하고 [도표화 값]은 [빈도]나 [퍼센트] 중 원하는 값을 선택한 후 [계속]을 누른다.

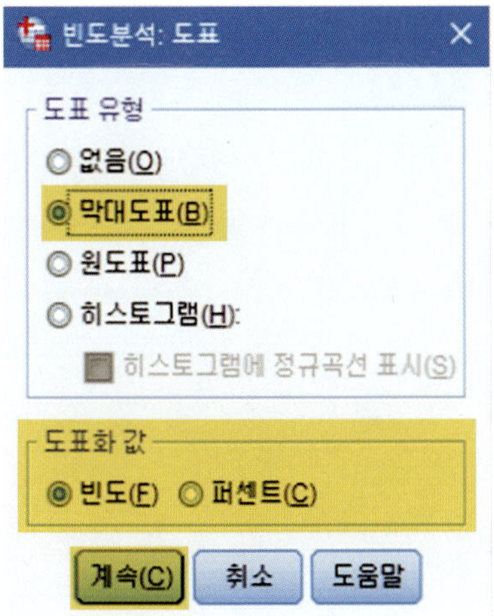

④ 설정이 모두 끝나면 [확인]을 누른다.

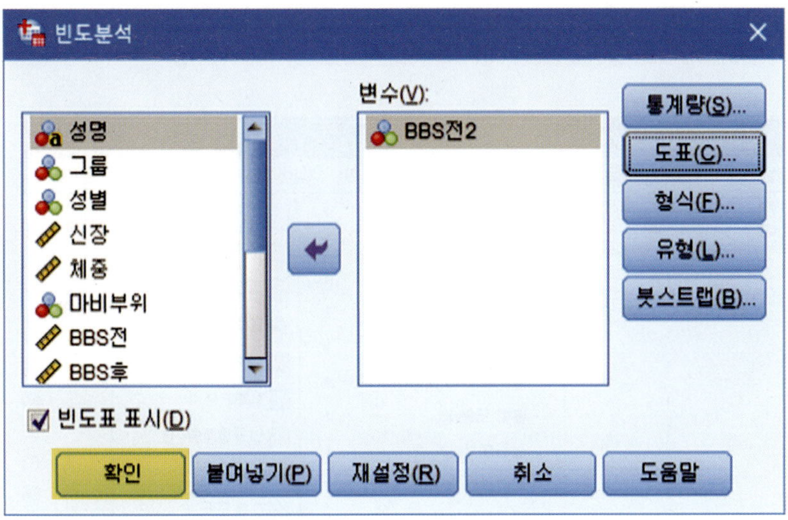

⑤ 뷰어창에 그려진 막대도표를 확인한다. 막대도표의 모양과 색은 도표를 더블클릭하면 나타나는 도표 편집기를 통해서 원하는 형태대로 변경할 수 있다.

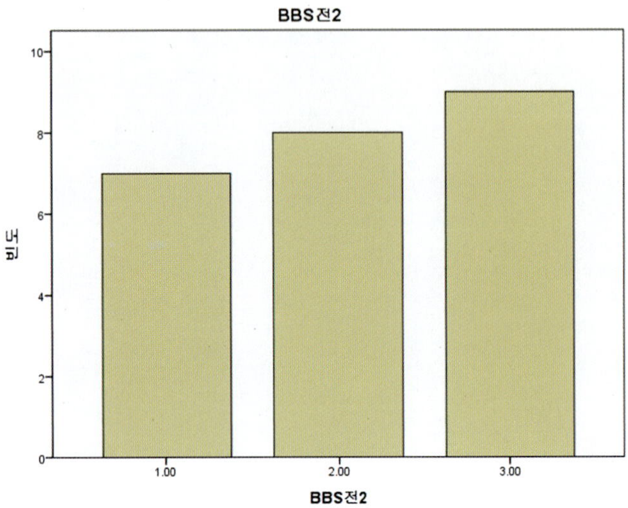

3) 히스토그램 그리기

① [분석] – [기술통계량] – [빈도분석]을 선택한다.

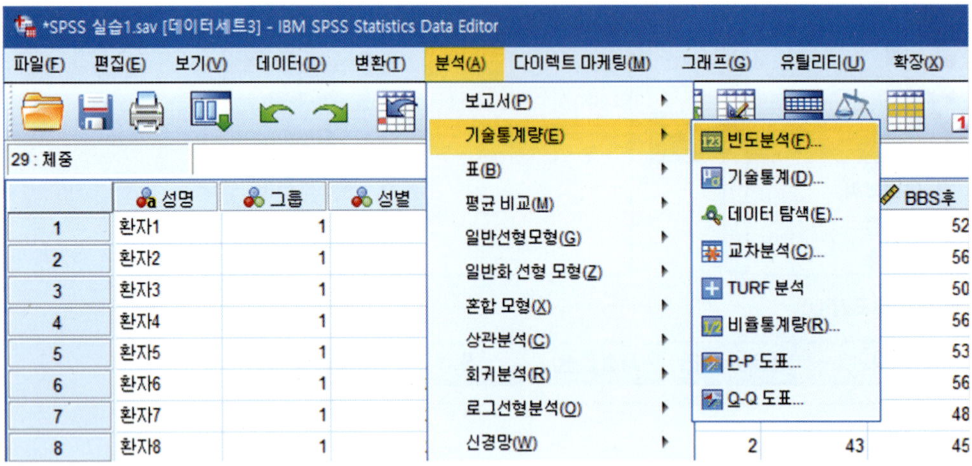

② 원하는 변수를 선택한 후 [도표]를 누른다.

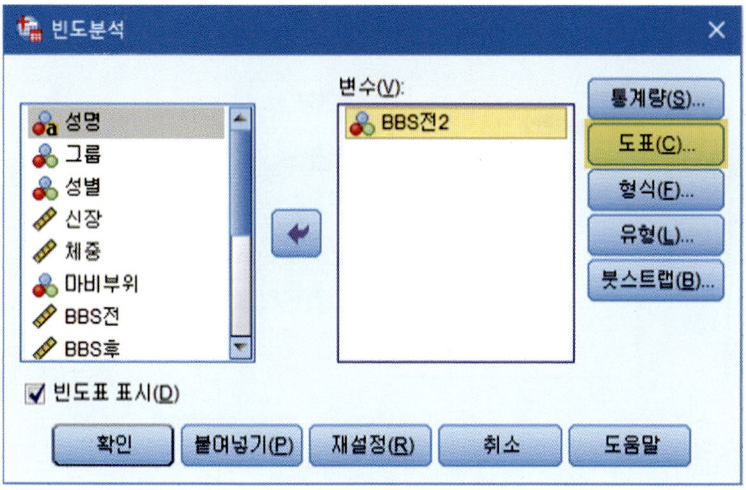

④ [히스토그램]을 선택하고 [계속]을 누른다.
히스토그램에서는 [정규곡선 표시]를 선택하여 나타낼 수 있다.

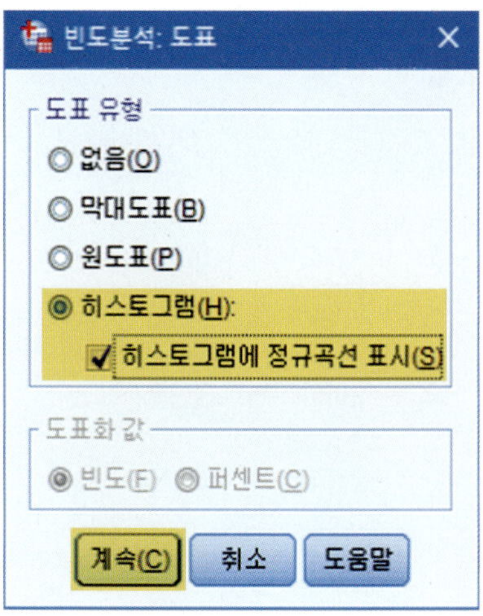

⑤ [확인]을 누른다.

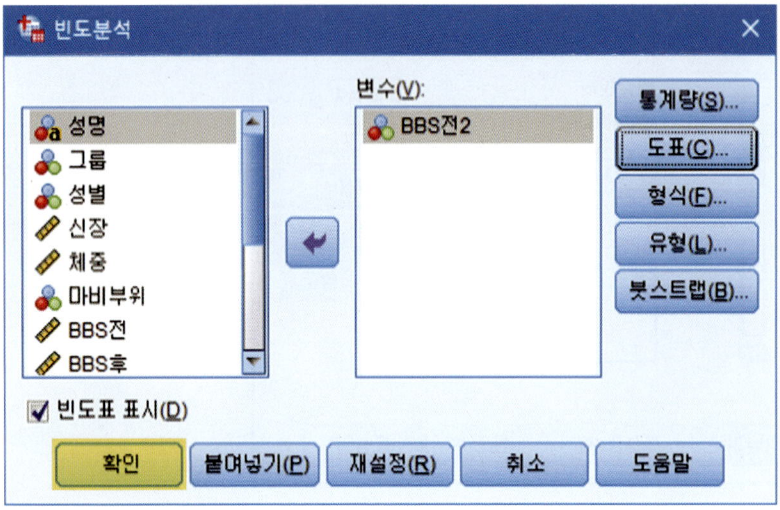

⑥ 히스토그램의 결과를 확인한다.

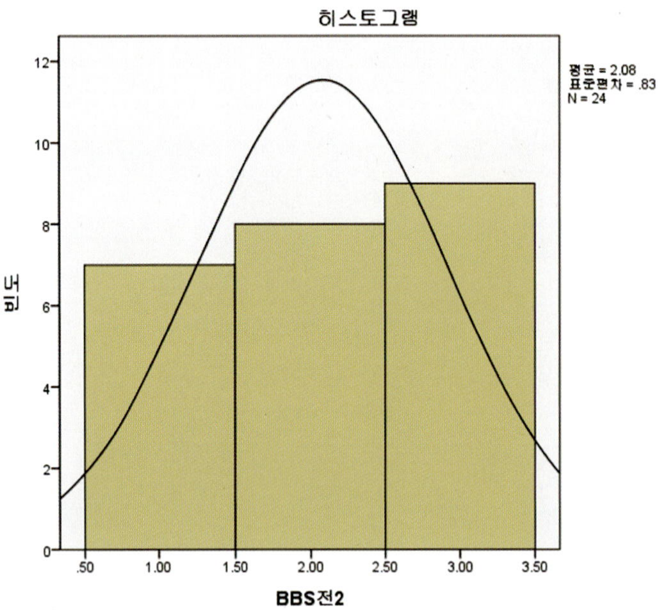

4) 파이차트 그리기

① [분석] – [기술통계량] – [빈도분석]을 선택한다.

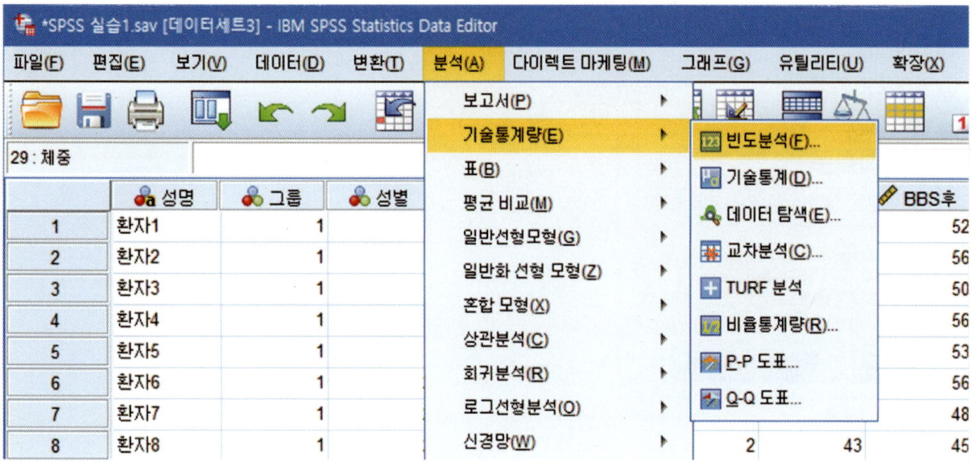

② 원하는 변수를 선택한 후 [도표]를 누른다.

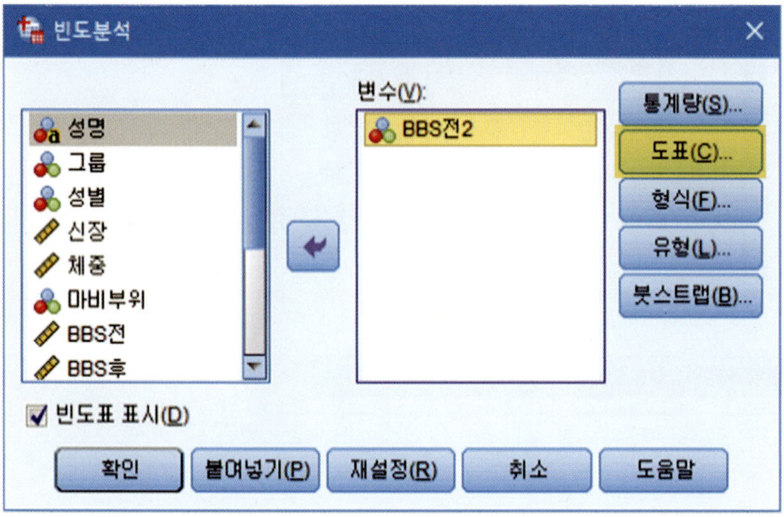

③ [도표 유형] - [원도표]를 선택하고 [계속]을 누른다.

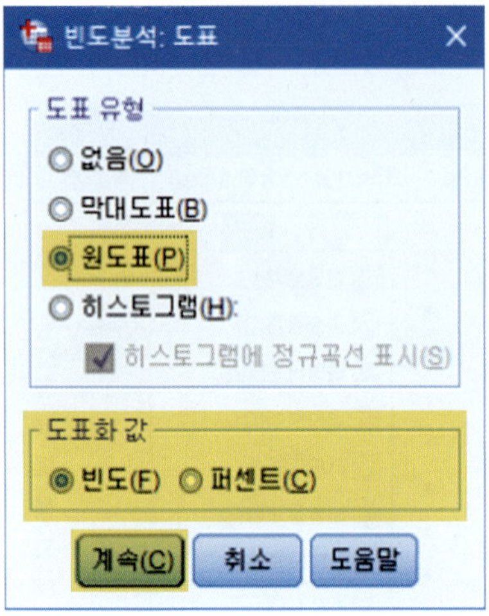

④ [확인]을 누른다.

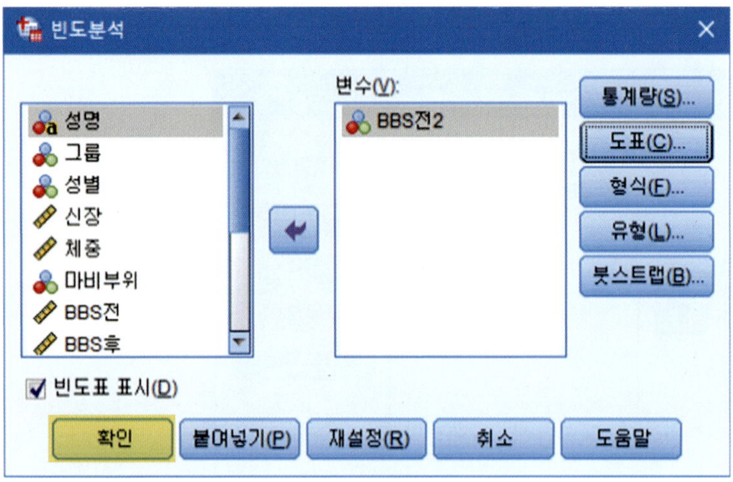

⑤ 파이차트(원도표)의 결과를 확인한다.

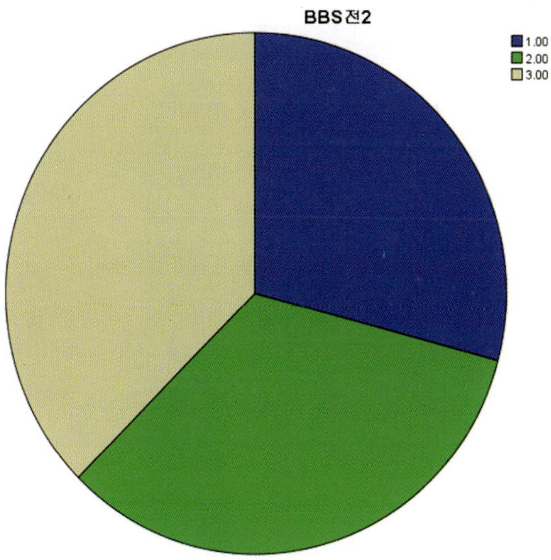

5) 줄기와 잎그림 그리기

① [분석] – [기술통계량] – [데이터 탐색(E)]을 선택한다.

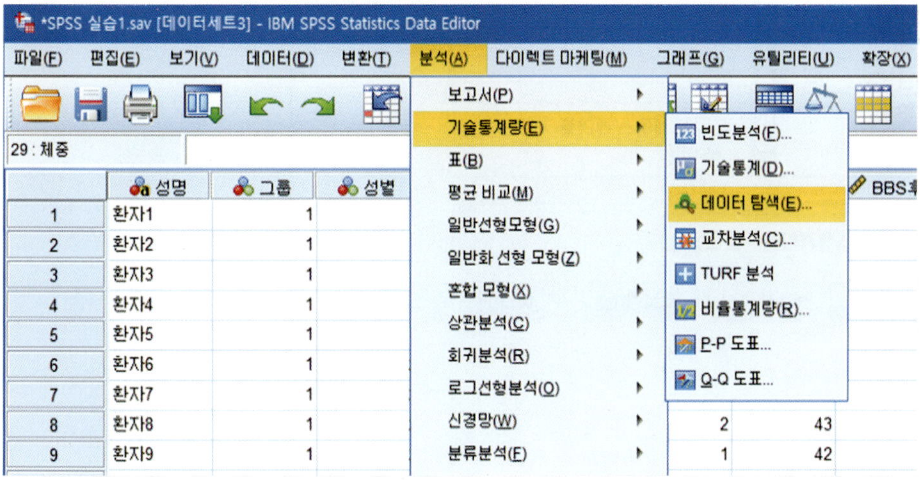

② 분석하고자 하는 변수(연속변수)를 선택하여 [종속변수]로 옮긴다.

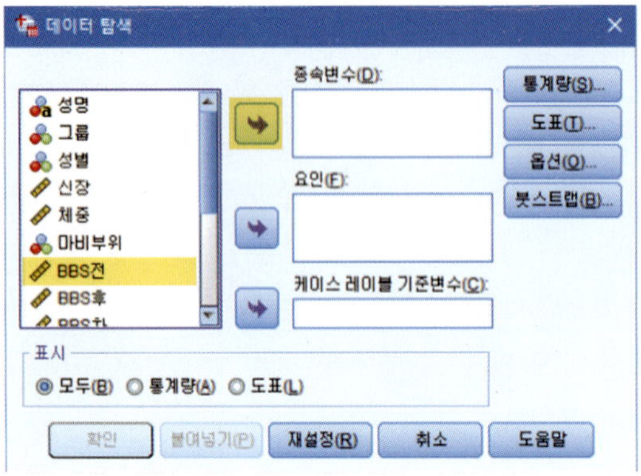

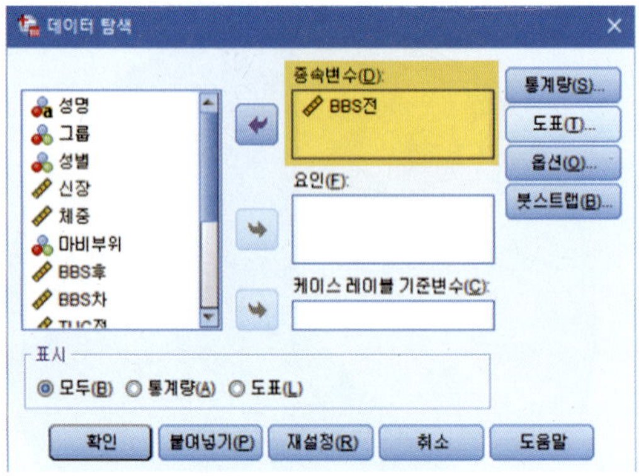

③ [도표]를 누른다.

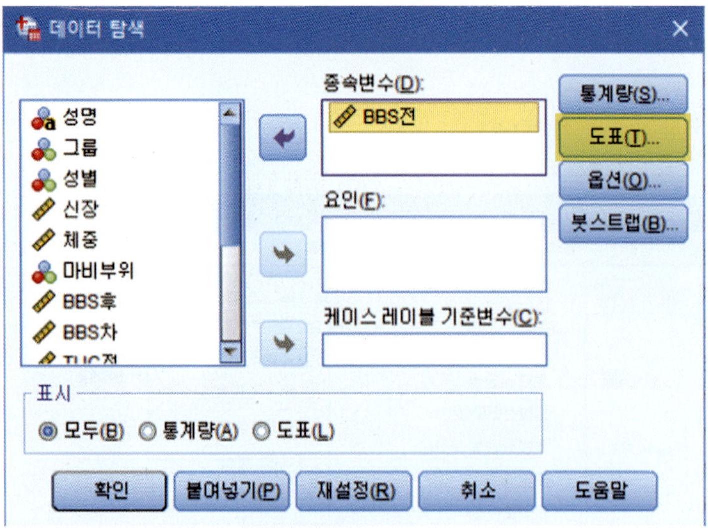

④ [줄기와 잎그림]을 선택하고 [계속]을 누른다.

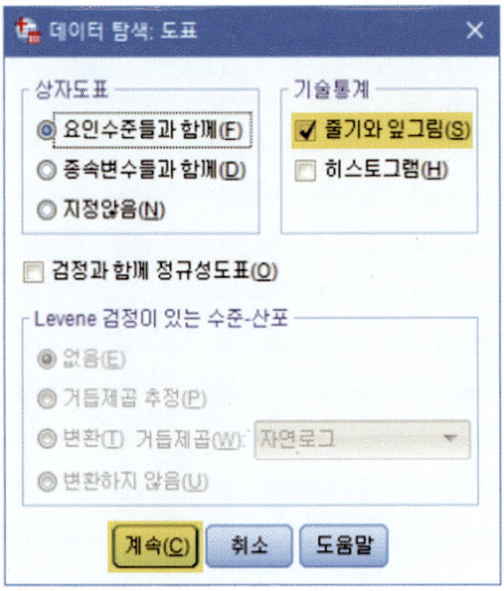

⑤ [확인]을 누른다.

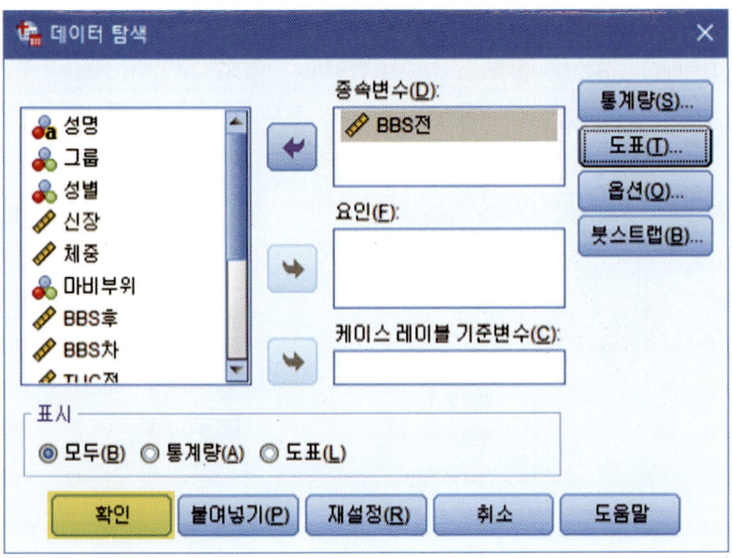

⑥ 줄기와 잎그림의 결과를 확인한다.

BBS전 줄기와 잎 그림 도표

구매빈도 Stem& 잎

6.00 4 . 222334

4.00 4 . 5678

14.00 5 . 00000122223344

줄기너비: 10

각잎: 1 케이스

6) 정규성 검정

※ SPSS 실습 데이터 : <실습1>

① [분석]-[기술통계량]-[데이터 탐색(E)]을 선택한다.

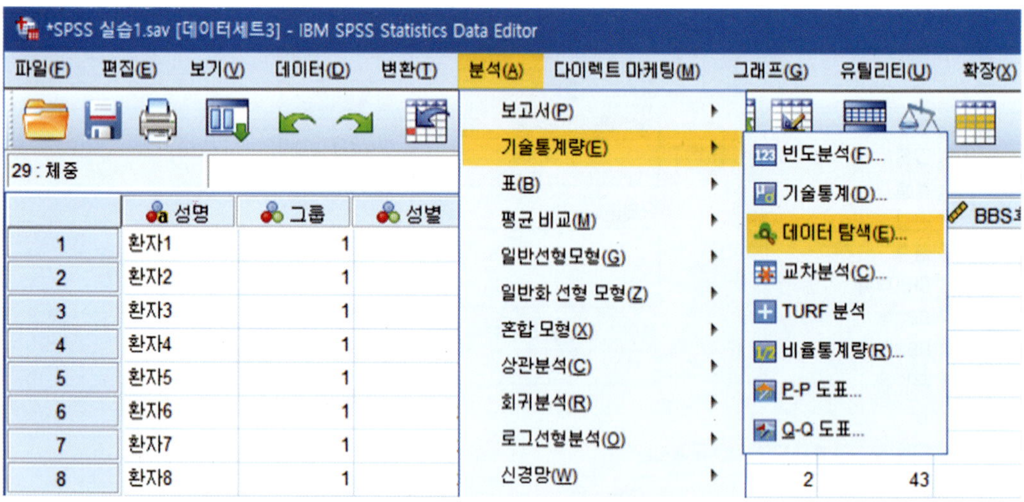

② 분석하고자 하는 변수(연속변수)를 선택하여 [종속변수]로 옮긴다.

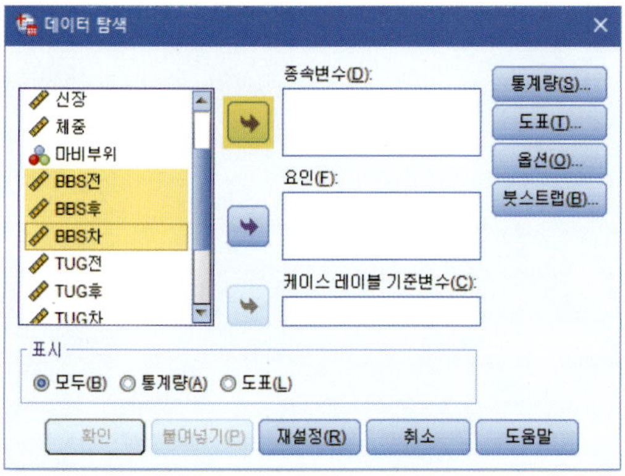

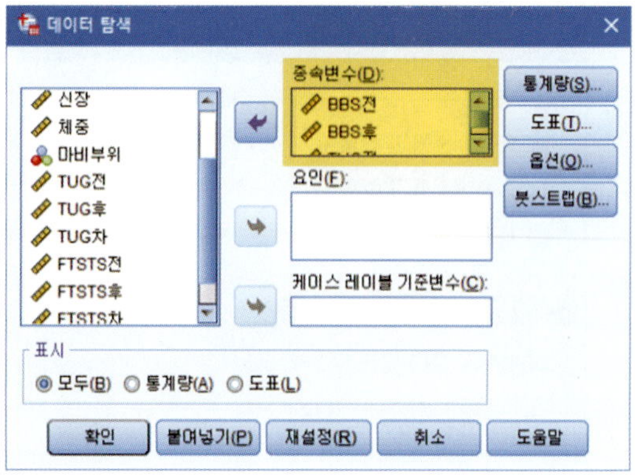

③ [도표]를 누른다.

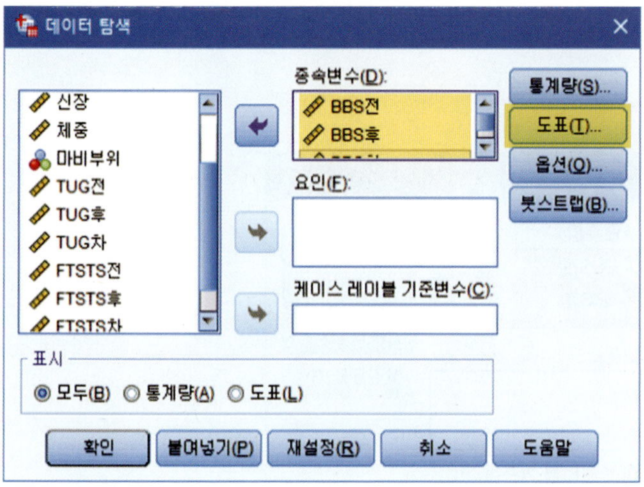

④ [검정과 함께 정규성도표]를 선택하고 [계속]을 누른다.

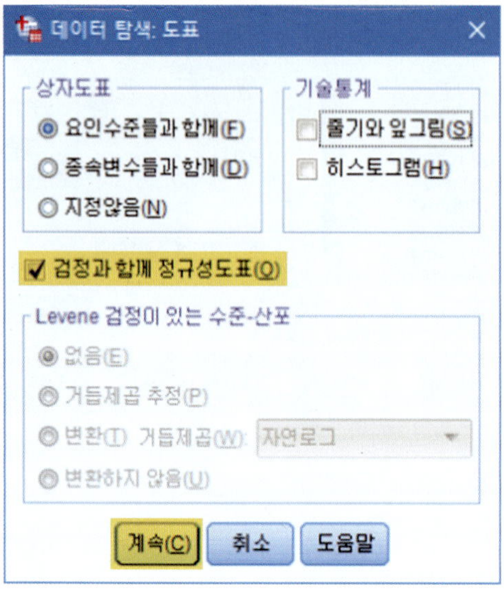

⑤ [확인]을 누른다.

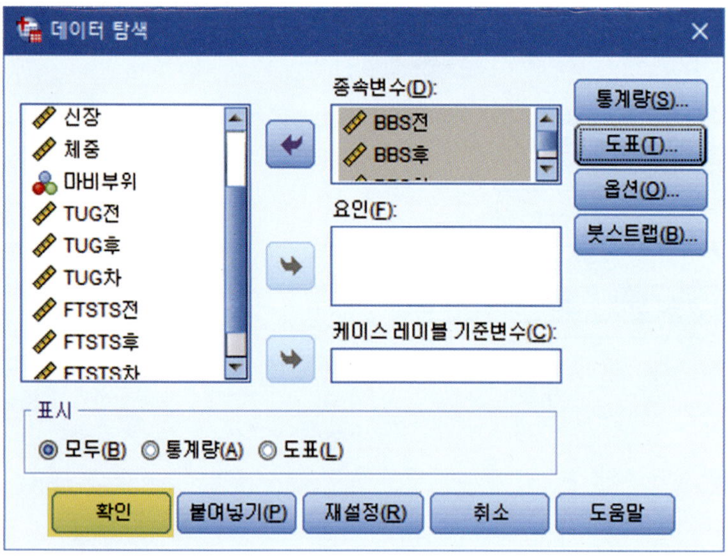

⑥ 정규성 검정 결과를 확인한다.

- Kolmogorov－Smirnov의 정규성 검정 결과이다.
  유의확률이 유의수준(0.05)보다 크면 정규분포하며 작으면 정규분포하지 않는 것이다. 다음의 결과에서는 BBS후의 유의확률(0.051)이 유의수준 0.05보다 크기 때문에 정규분포한다고 하는 귀무가설(H_0 : 정규분포 한다)을 채택하므로 BBS후 변수가 정규분포한다고 할 수 있다. BBS전(0.004), BBS차의 유의확률(0.001)은 유의수준 0.05보다 작기 때문에 정규분포한다고 하는 귀무가설(H_0 : 정규분포 한다)을 기각하므로 BBS전, BBS차 변수는 정규분포한다고 할 수 없다.
- Shapiro－Wilk의 정규성 검정 결과이다.
  유의확률이 유의수준(0.05)보다 크면 정규분포하며 작으면 정규분포하지 않는 것이다. 다음의 결과에서는 BBS후의 유의확률(0.122)이 유의수준 0.05보다 크기 때문에 정규분포한다고 하는 귀무가설(H_0 : 정규분포 한다)을 채택하므로 BBS후 변수가 정규분포한다고 할 수 있다. BBS전의 유의확률(0.015)과 BBS차의 유의확률(0.000)은 유의수준 0.05보다 작기 때문에 정규분포한다고 하는 귀무가설(H_0 : 정규분포 한다)을 기각하므로 BBS차 변수는 정규분포한다고 할 수 없다.

정규성검정

	Kolmogorov-Smirnov[a]			Shapiro-Wilk		
	통계량	자유도	유의확률	통계량	자유도	유의확률
BBS전	.221	24	.004	.892	24	.015
BBS후	.177	24	.051	.934	24	.122
BBS차	.237	24	.001	.778	24	.000

a. Lilliefors 유의확률수정

MEMO

4 비모수통계 검정

1) 카이제곱 검정(X2 test)

(1) 개요

카이제곱 검정은 종속변수가 범주형 변수일 때 사용하는 분석방법으로 주로 설문지 등에서 문항을 응답하도록 하여 문항마다 빈도수가 나올 때 이들 사이의 차이를 검정할 때 사용된다.

(2) 예제

그룹에 따라 성별의 관련성이 있는지 알아보자. χ^2검정은 성별과 그룹, 성별과 연령대, 그룹과 편마비유형 등과 같이 두 변수 모두 범주형 변수일 때 사용한다.

※ SPSS 실습 데이터 : <실습 1>

① 명목척도 또는 범주형 변수인 그룹과 성별을 데이터 코딩 시 그룹은 실험군이면 1, 대조군이면 2로 입력하고, 성별은 남성이면 1, 여성이면 2로 입력한다.

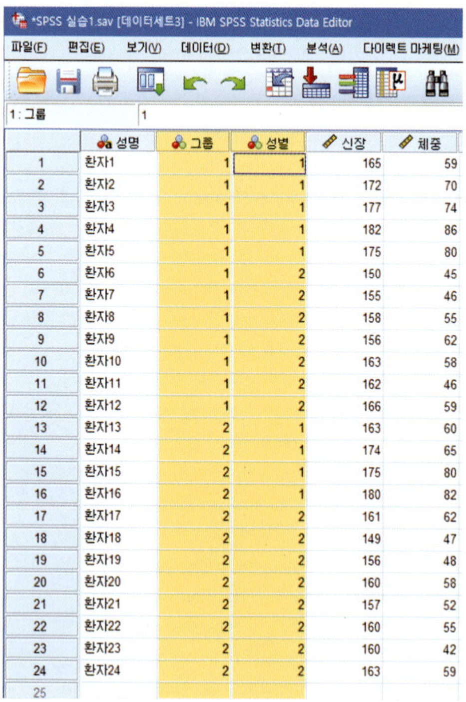

	성명	그룹	성별	신장	체중
1	환자1	1	1	165	59
2	환자2	1	1	172	70
3	환자3	1	1	177	74
4	환자4	1	1	182	86
5	환자5	1	1	175	80
6	환자6	1	2	150	45
7	환자7	1	2	155	46
8	환자8	1	2	158	55
9	환자9	1	2	156	62
10	환자10	1	2	163	58
11	환자11	1	2	162	46
12	환자12	1	2	166	59
13	환자13	2	1	163	60
14	환자14	2	1	174	65
15	환자15	2	1	175	80
16	환자16	2	1	180	82
17	환자17	2	2	161	62
18	환자18	2	2	149	47
19	환자19	2	2	156	48
20	환자20	2	2	160	58
21	환자21	2	2	157	52
22	환자22	2	2	160	55
23	환자23	2	2	160	42
24	환자24	2	2	163	59
25					

② [분석] - [기술통계량] - [교차분석]을 선택한다.

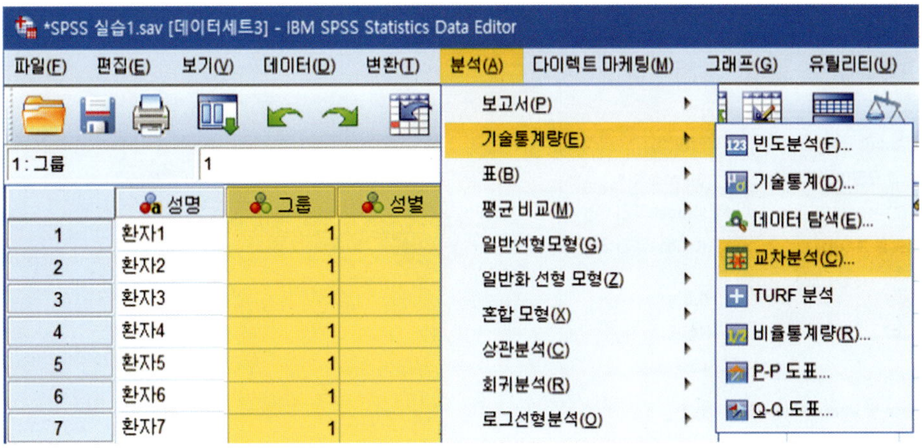

③ 분석하고자 하는 변수를 선택하여 [행]과 [열] 변수란으로 옮긴다. 분석에 필요한 검정변수를 선택한 후, [통계량]을 누른다.

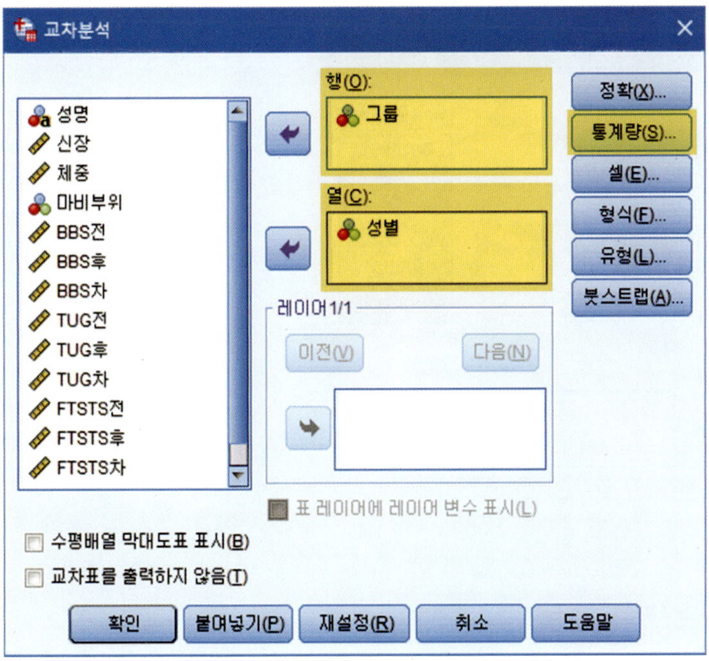

④ [교차분석 : 통계량] 대화상자에서 [카이제곱]을 선택하고 [계속]을 누른다.

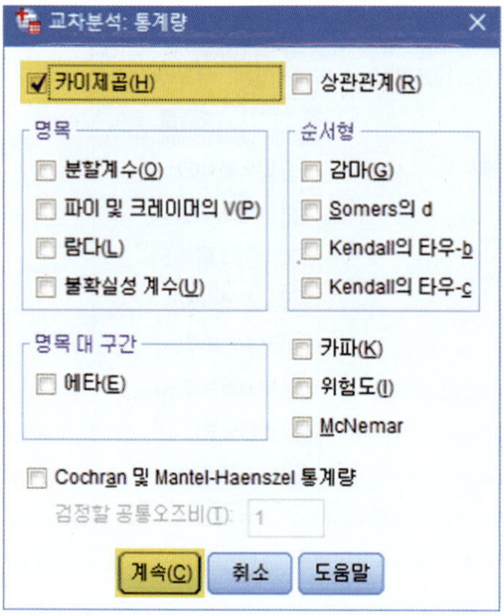

⑤ [셀]을 누른다.

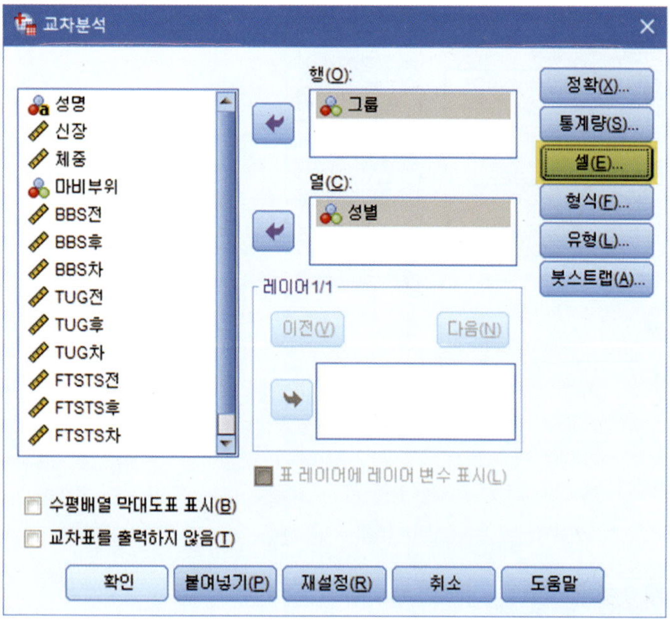

⑥ [관측빈도]를 선택하고, 퍼센트를 선택한 후 [계속]을 누른다.

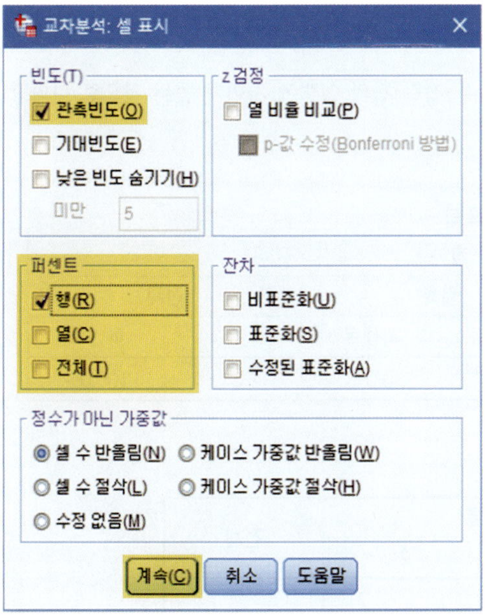

⑦ [확인]을 누른다.

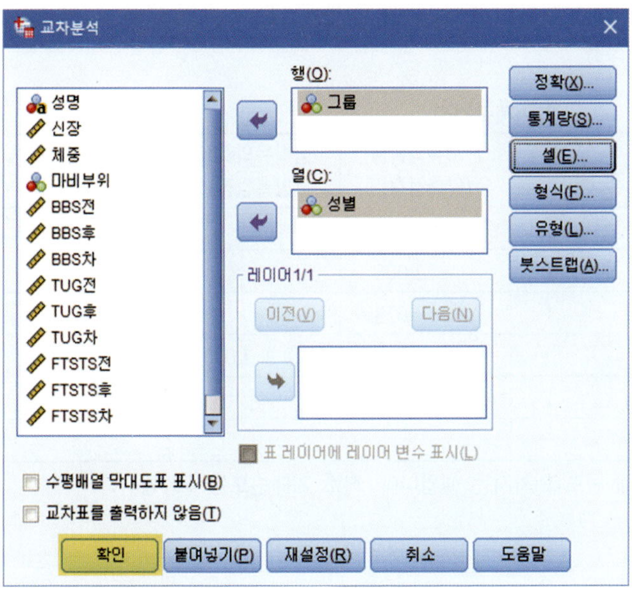

⑧ 교차분석(카이제곱 검정)의 결과이다.

- 그룹*성별 교차표에는 그룹과 성별의 교차된 빈도를 보여준다.
- Pearson 카이제곱 검정 : 유의확률이 0.05보다 작으면 두 집단이 관련이 있고, 0.05보다 크면 관련이 없는 것으로 본다.
- 분석결과 유의확률이 0.673으로 0.05보다 크므로 두 집단 간의 성별에 차이가 없는 것으로 나타났다. 따라서 두 집단은 성별에서 동질함을 보여준다.

케이스처리요약

	케이스					
	케이스		결측		전체	
	N	결측	N	퍼센트	N	퍼센트
그룹 * 성별	24	100.0%	0	0.0%	24	100.0%

그룹 * 성별교차표

			성별		전체
			1	2	
그룹	1	빈도	5	7	12
		그룹중 %	41.7%	58.3%	100.0%
	2	빈도	4	8	12
		그룹중 %	33.3%	66.7%	100.0%
전체		빈도	9	15	24
		그룹중 %	37.5%	62.5%	100.0%

카이제곱검정

	값	자유도	근사유의확률 (양측검정)	정확유의확률 (양측검정)	정확유의확률 (단측검정)
Pearson 카이제곱	.178[a]	1	.673		
연속성수정[b]	.000	1	1.000		
우도비	.178	1	.673		
Fisher의정확검정				1.000	.500
선형대선형결합	.170	1	.680		
유효케이스수	24				

a. 2 셀 (50.0%)은(는) 5보다 작은 기대 빈도를 가지는 셀입니다. 최소 기대빈도는 4.50입니다.

b. 2x2 표에 대해서만 계산됨

카이제곱검정 결과의 표 편집의 예

표 X. 연구의 대상자의 일반적 특성 (N = 24)

	실험군(n = 12)	대조군(n = 12)	X^2	p
성별(남/여)	5 / 7	4 / 8	0.178	0.673

2) 독립 2 표본

- 모수적 방법 : Independent-samples t test
- 비모수적 방법 : Mann-Whitney U-test, Median test, Wilcoxon rank sum test

※ SPSS 실습 데이터 : <SPSS 실습 – 독립2표본>

그룹에 따라 기능적 팔뻗기 검사(FRT : Functional reach test)가 차이가 나는지 검정하여 보자.

① 분석이 필요한 자료를 입력한다. 데이터 입력 시 그룹은 실험군이면 1, 대조군이면 2로 입력하였다.

그룹	FRT
실험군	12.30
실험군	15.21
실험군	18.12
실험군	13.22
실험군	12.31
실험군	16.22
대조군	29.00
대조군	25.27
대조군	38.60
대조군	22.50
대조군	25.10

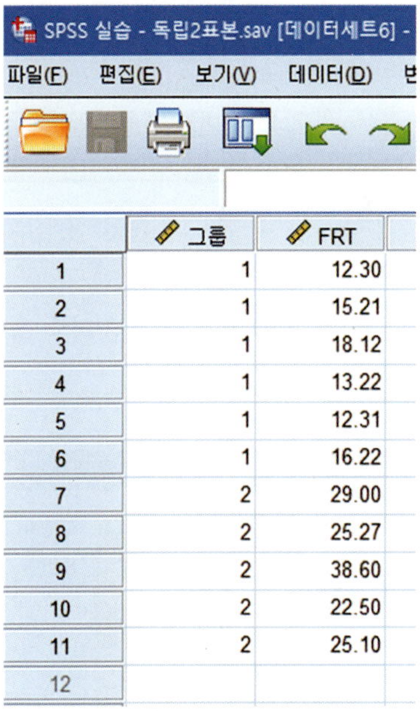

② [분석]-[비모수 검정]-[레거시 대화 상자]-[독립 2-표본]을 선택한다.

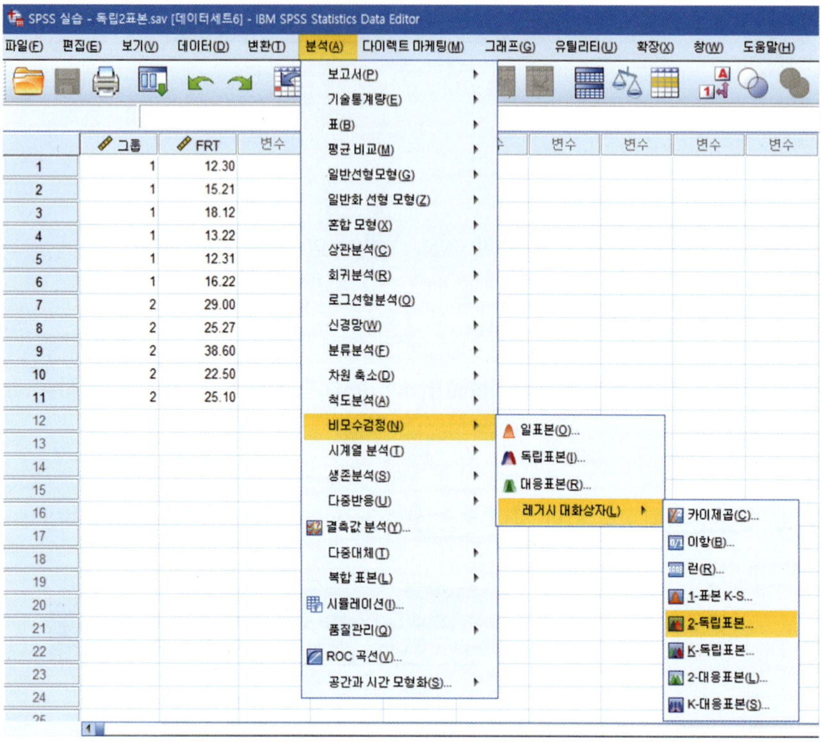

③ 분석하고자 하는 변수를 선택하여 [검정변수]로 옮긴다. [집단변수]에는 그룹을 선택하여 옮기고, [집단 정의]를 누른다.

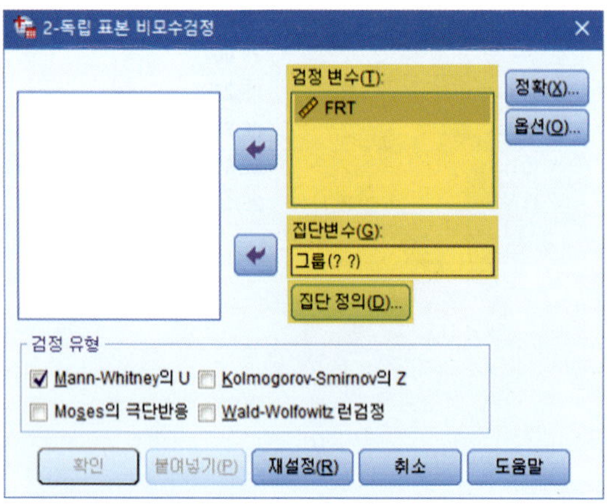

④ [2-독립 표본 비로수검정 : 집단정의]에서 [집단 1]은 실험군을 의미하는 1과 [집단 2]는 대조군을 의미하는 2를 입력한 후 [계속]을 누른다.

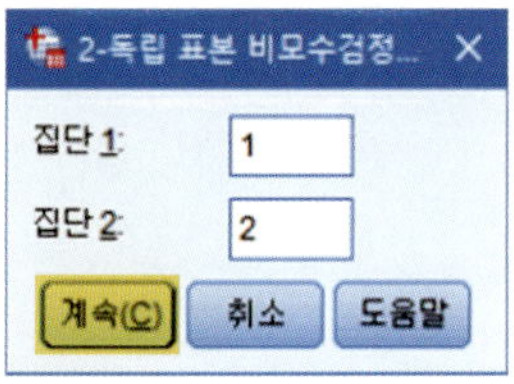

⑤ [검정 유형]을 선택하고 [확인]을 누른다. 예시에서는 [Mann-Whitney의 U]검정을 선택하였으며, 다른 검정 유형도 방법은 동일하다.

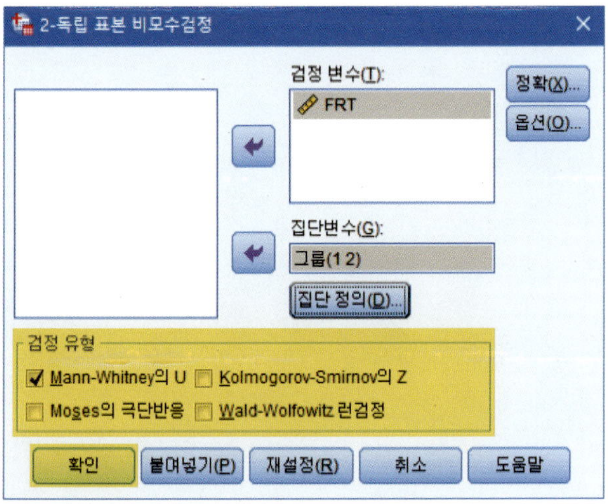

⑥ Mann-Whitney의 U 검정 결과이다. FRT를 그룹별로 순위를 구하여 각각의 평균 순위와 순위합을 나타내고 있다. 검정에서의 귀무가설은 'H_0 : 실험군과 대조군 간의 FRT는 같다'이며, 근사 유의확률이 0.006으로 유의확률(α = 0.05)보다 작으므로 귀무가설을 기각하여 실험군(1)이 대조군(2)보다 FRT가 작다고 볼 수 있다.

순위

	그룹	N	평균순위	순위합
FRT	1	6	3.50	21.00
	2	5	9.00	45.00
	전체	11		

검정통계량[a]

	FRT
Mann-Whitney의 U	.000
Wilcoxon의 W	21.000
Z	- 2.739
근사유의확률(양측)	.006
정확유의확률[2*(단측유의확률)]	.004[b]

a. 집단변수 : 그룹

b. 등순위에 대해 수정된 사항이 없습니다.

Mann-Whitney검정 결과의 표 편집의 예

표 X. 두 군의 FRT의 비교

(N = 11)

	실험군(n = 6)	대조군(n = 5)	Z	p
FRT			- 2.739	0.006

MEMO

3) 독립 K 표본

- 모수적 방법 : One-Way ANOVA
- 비모수적 방법 : Kruskal-Wallis test, Jackheere-Terpstra test, Median test

※ SPSS 실습 데이터 : <SPSS 실습-독립K표본>

세 그룹 간에 기능적 팔뻗기 검사(FRT : Functional reach test)가 차이가 나는지 검정하여 보자.

① 분석을 필요한 자료를 입력한다. 세 그룹은 각각 1, 2, 3으로 입력하였다.

그룹	FRT
A	12.30
A	15.21
A	18.12
A	13.22
A	12.31
A	16.22
B	29.00
B	25.27
B	38.60
B	22.50
B	25.10
C	20.21
C	19.54
C	21.33
C	24.56
C	18.43

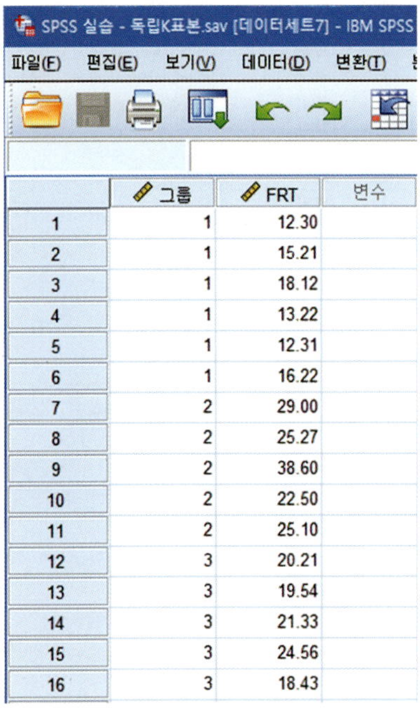

② [분석]－[비모수 검정]－[레거시 대화 상자]－[독립 K－표본]을 선택한다.

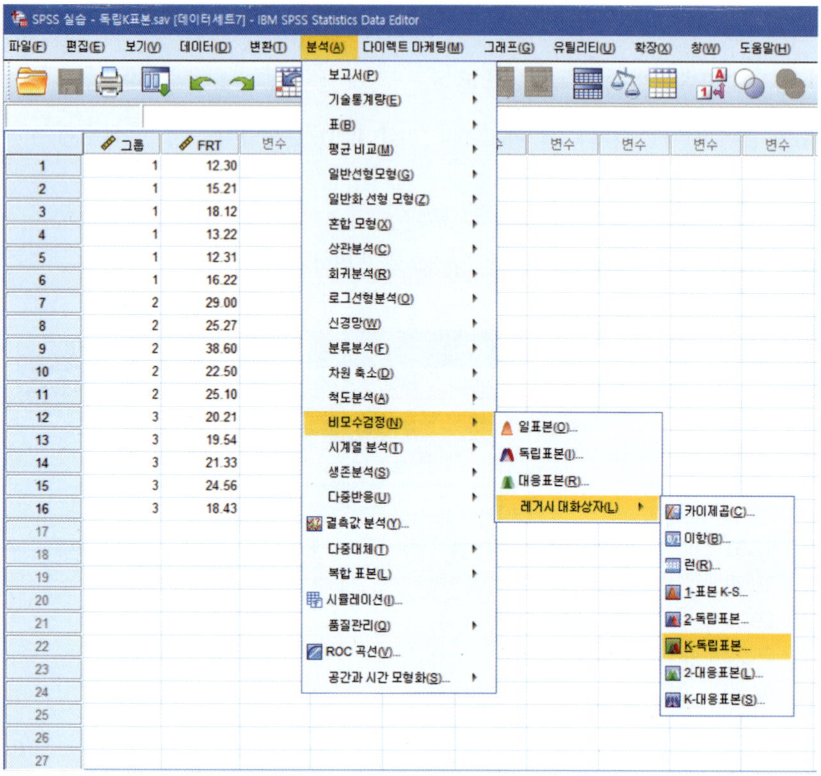

③ 분석하고자 하는 변수를 [검정변수]로 선택하고 [집단변수]에는 그룹을 선택한 후 [범위지정]을 누른다.

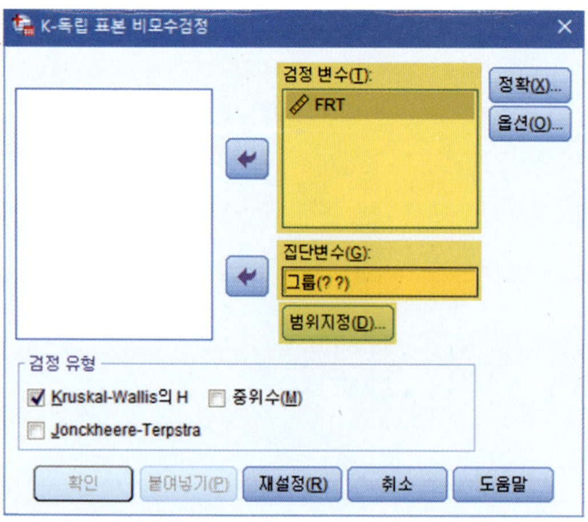

④ [집단변수]의 그룹 변수의 범위가 1에서 3사이므로 [최솟값]과 [최댓값]에 각각 1과 3을 입력한 후 [계속]을 누른다.

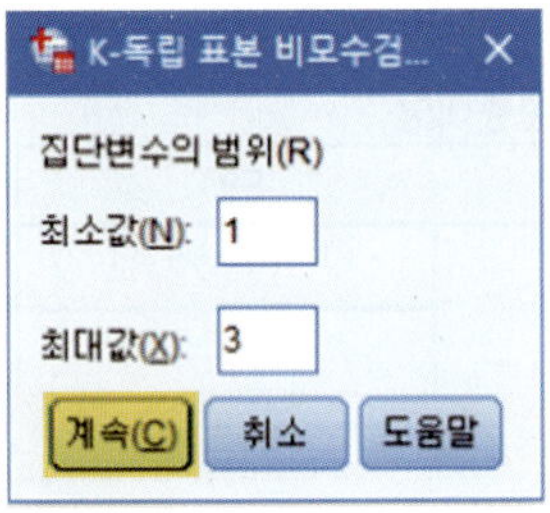

⑤ [검정 유형]을 선택하고 [확인]을 누른다. 예시에서는 [Kruskal－Wallis test의 H]검정을 선택하였으며, 다른 검정 유형도 방법은 동일하다.

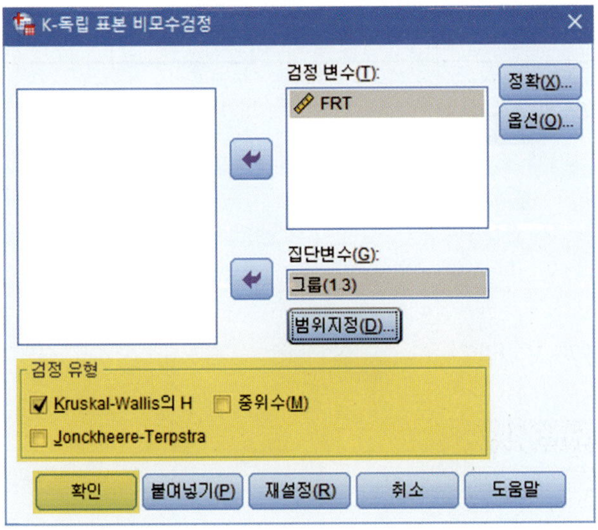

⑥ Kruskal－Wallis test의 H 검정 결과이다. FRT를 그룹별로 순위를 구하여 각각의 평균 순위를 나타내고 있다. 검정에서의 귀무가설은 'H_0 : 그룹 간의 FRT는 같다'이며, 근사 유의확률이 0.002로 유의확률(α = 0.05)보다 작으므로 귀무가설을 기각하여 그룹에 따라 FRT가 차이가 있다고 볼 수 있다.

순위

	그룹	N	평균순위
FTSTS전	1	6	3.50
	2	5	13.80
	3	5	9.20
	전체	16	

검정통계량[a,b]

	FRT
카이제곱	12.922
자유도	2
근사유의확률	.002

a. Kruskal Wallis 검정
b. 집단변수 : 그룹

Kruskal–Wallis검정 결과의 표 편집의 예

표 X. 세 군의 FTSTS의 비

(N = 16)

	A군(n = 6)	B군(n = 5)	C군(n = 5)	X^2	p
FTSTS				12.922	0.002

MEMO

4) 대응 2 표본

- 모수적 방법 : Paired t test
- 비모수적 방법 : Wilcoxon signed rank test, Sign test

※ SPSS 실습 데이터 : <SPSS 실습－대응2표본>

운동중재 전과 후의 기능적 팔뻗기 검사(FRT : Functional reach test)의 변화가 유의한 차이가 있는지 검정하여 보자.

① 분석이 필요한 자료를 입력한다.

대상자	FRT전	FRT후
환자1	21.33	38.60
환자2	15.21	22.50
환자3	18.12	25.10
환자4	13.22	25.27
환자5	12.31	24.56
환자6	16.22	22.50
환자7	29.00	23.14
환자8	25.27	20.21

⇨

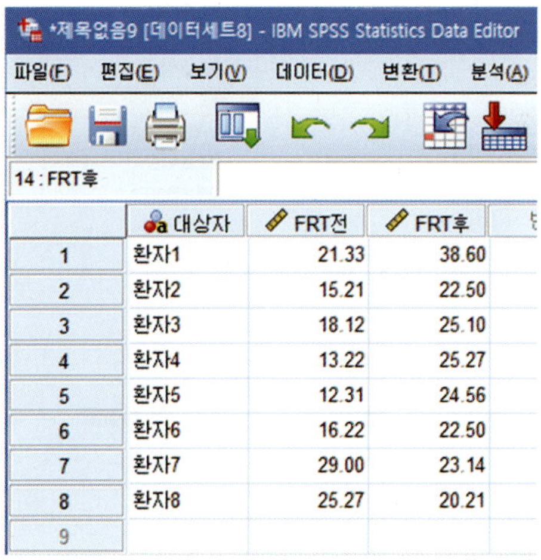

MEMO

② [분석] – [비모수 검정] – [레거시 대화 상자] – [2 – 대응표본]을 선택한다.

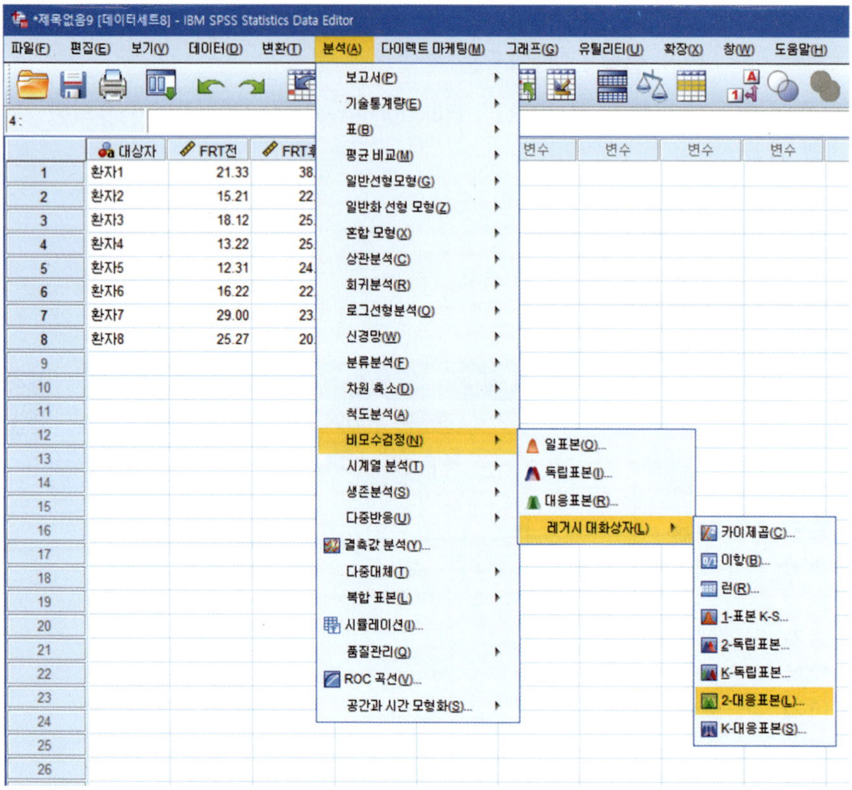

③ 분석하고자 하는 변수를 짝지어서 [검정 대응]으로 선택하고, [검정 유형]을 선택한 후 [확인]을 누른다. 예시에서는 [Wilcoxon]검정을 선택하였으며, 다른 검정 유형도 방법은 동일하다.

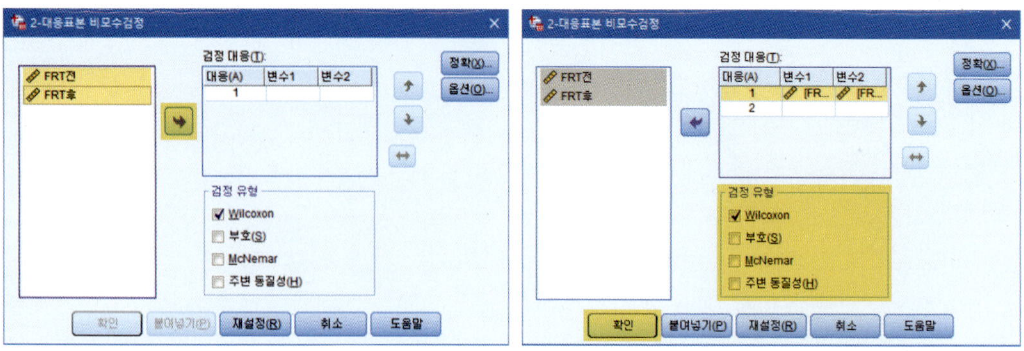

④ Wilcoxon signed rank test의 검정결과이다. 'FRT후－FRT전'을 계사하여 음의 순위(FRT후－FRT전=음수)와 양의 순위(FRT후－FRT전=양수) 그리고 동률(FRT후－FRT전=0)을 각각 계산하여 제시하고 있다. 여기서는 차이의 크기를 고려하여 계산한다.
검정에서의 귀무가설은 'H_0 : 중재전후 FRT의 차이(FRT후－FRT전)의 중앙값이 0이다.'이며, 근사 유의확률이 0.036으로 유의확률(α = 0.05)보다 작으므로 귀무가설을 기각하여 중재전후 FRT의 차이가 있다고 볼 수 있다.

순위

		N	평균순위	순위합
FRT후－FRT전	음의순위	2[a]	1.50	3.00
	양의순위	6[b]	5.50	33.00
	등순위	0[c]		
	전체	8		

a. FRT후 < FRT전
b. FRT후 > FRT전
c. FRT후 = FRT전

검정통계량[a,b]

	FRT후－FRT전
Z	- 2.100[b]
근사유의확률(양측)	.036

a. Wilcoxon 부호순위검정
b. 음의 순위를 기준으로

Wilcoxon signed rank검정 결과의 표 편집의 예

표 X. 두 군의 FRT의 전후 비교 (N = 8)

	FRT 전	FRT 후	Z	p
실험군			- 2.100	0.036

MEMO

5 T검정

1) 독립표본 T검정(Independent-samples t test)

(1) 개요

독립표본 T검정은 독립변수와 종속변수는 1개씩이면서 독립변수에서 집단은 2개 일 경우 두 집단의 평균차이 검정에 사용된다.

(2) 독립표본 T검정 시 필요한 가정

① 독립변수들은 서로 독립적인 집단이어야 한다.

② 종속변수들은 정규분포를 만족해야 한다.

③ 집단 간의 분산은 같아야 한다.

(3) 예제

성별에 따라 BBS의 사전값에 유의한 차이가 나는지를 검정하여 보자. 독립변수로는 명목척도(성별), 종속변수(BBS)는 등간척도 이상일 때 사용한다. 즉, 독립표본 T-검정은 독립변수로 두 집단(성별)이 명목척도이며 종속변수는 연속변수일 때 사용한다.

MEMO

※ SPSS 실습 데이터 : <실습1>

① 분석에 필요한 자료를 입력한다. 예시에서는 <실습2> 자료의 [성별]과 [BBS전]을 확인한다.

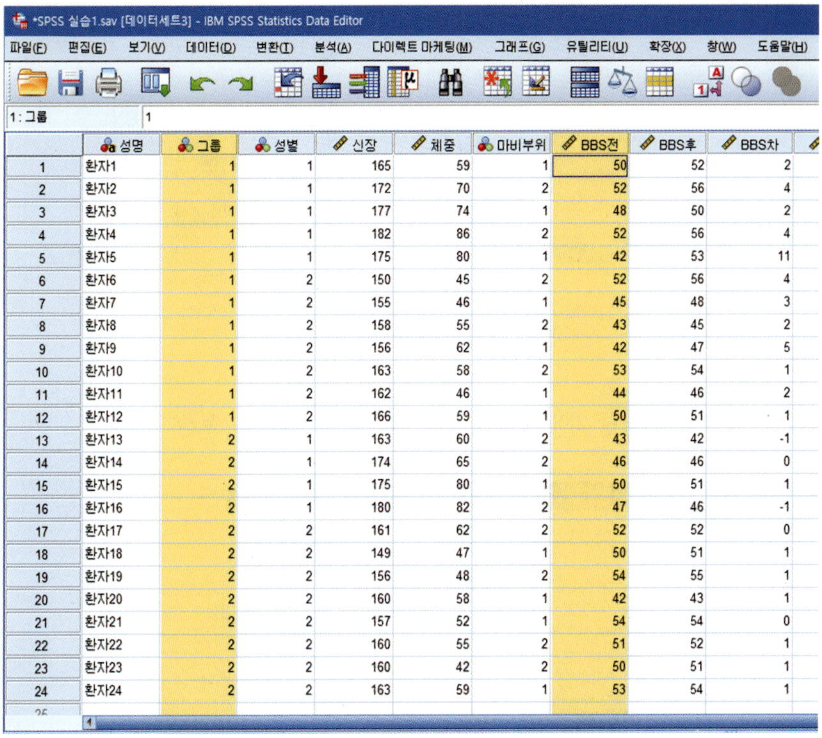

	성명	그룹	성별	신장	체중	마비부위	BBS전	BBS후	BBS차
1	환자1	1	1	165	59	1	50	52	2
2	환자2	1	1	172	70	2	52	56	4
3	환자3	1	1	177	74	1	48	50	2
4	환자4	1	1	182	86	2	52	56	4
5	환자5	1	1	175	80	1	42	53	11
6	환자6	1	2	150	45	2	52	56	4
7	환자7	1	2	155	46	1	45	48	3
8	환자8	1	2	158	55	2	43	45	2
9	환자9	1	2	156	62	1	42	47	5
10	환자10	1	2	163	58	2	53	54	1
11	환자11	1	2	162	46	1	44	46	2
12	환자12	1	2	166	59	1	50	51	1
13	환자13	2	1	163	60	2	43	42	-1
14	환자14	2	1	174	65	2	46	46	0
15	환자15	2	1	175	80	1	50	51	1
16	환자16	2	1	180	82	2	47	46	-1
17	환자17	2	2	161	62	2	52	52	0
18	환자18	2	2	149	47	1	50	51	1
19	환자19	2	2	156	48	2	54	55	1
20	환자20	2	2	160	58	1	42	43	1
21	환자21	2	2	157	52	1	54	54	0
22	환자22	2	2	160	55	2	51	52	1
23	환자23	2	2	160	42	2	50	51	1
24	환자24	2	2	163	59	1	53	54	1

② [분석] – [평균비교] – [독립표본 T검정]을 선택한다.

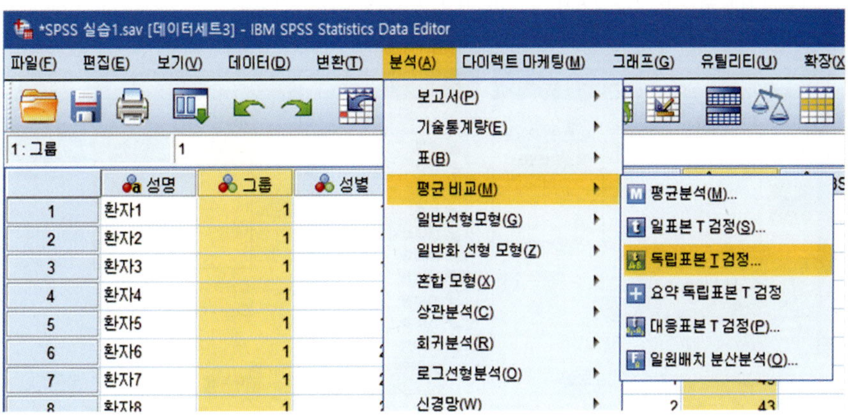

③ 분석할 집단변수를 선택하여 [집단변수]란으로 옮긴 후 [집단 정의]를 누른다.

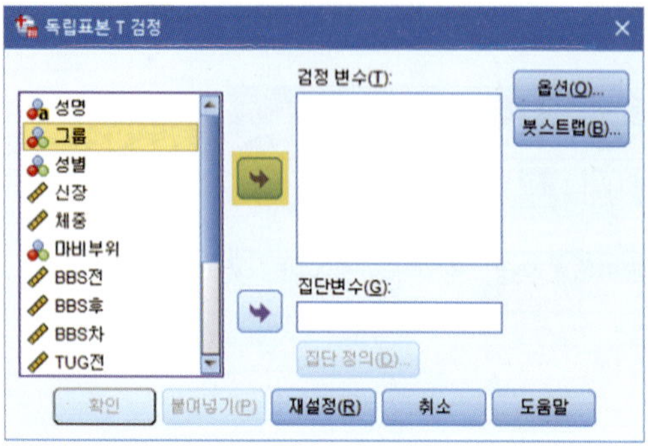

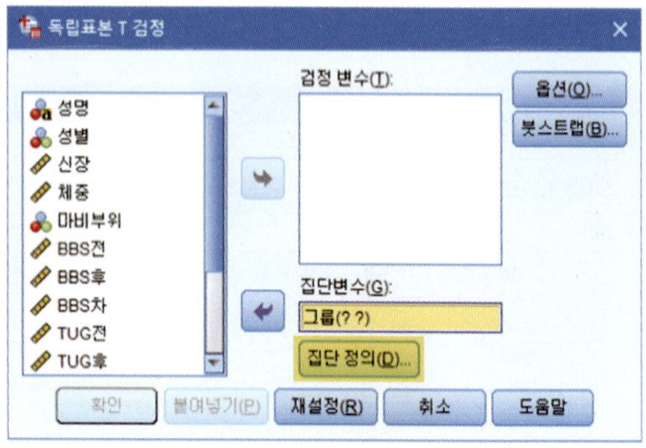

④ [집단정의] 대화상자에 [집단 1]과 [집단 2]에 각각 1, 2를 입력한 후 [계속]을 누른다.

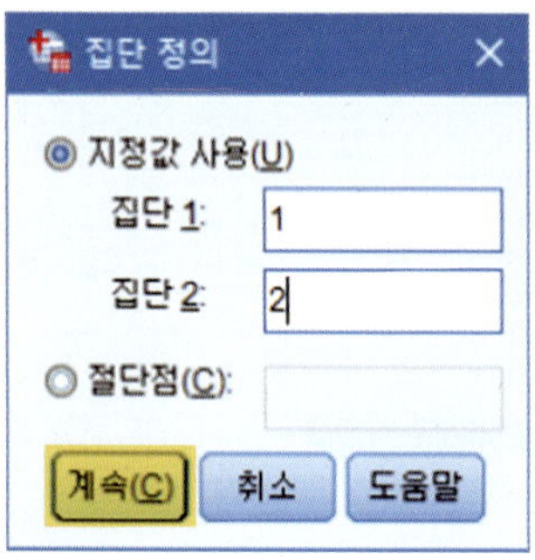

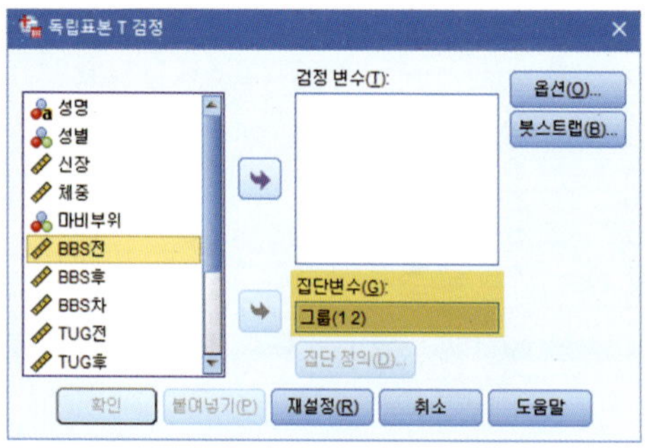

⑤ 검정변수를 선택하고 [검정변수]란으로 옮긴 후 [확인]은 누른다.

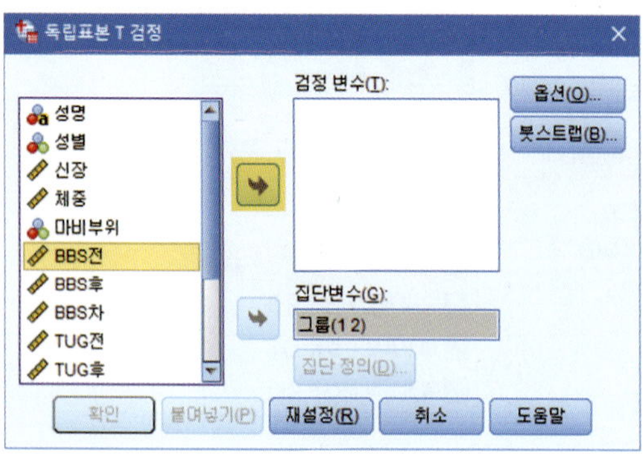

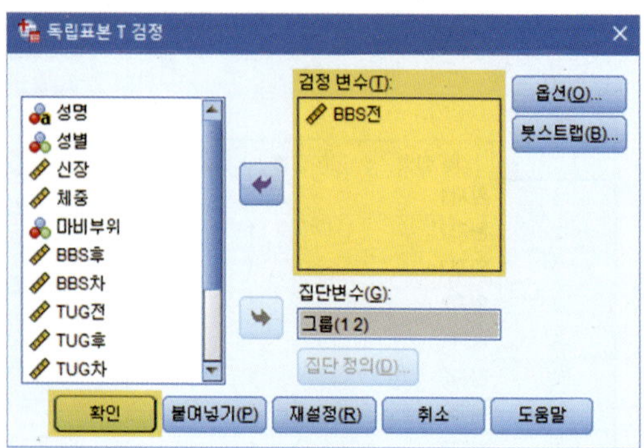

⑥ 독립표본 T검정의 결과이다.

- 집단통계량에서 성별 간 숫자와 평균, 표준편차, 평균의 표준오차를 보여준다.
- 분산의 동질성에 대한 Levene의 등분산 검정
  유의확률이 0.05보다 크면 등분산이 가정되는 것으로 보고, 0.05보다 작으면 등분산이 가정되지 않는 것으로 본다. 여기서는 0.482로 0.05보다 크므로 등분산이 가정되는 것으로 본다.
- 평균의 동일성에 대한 T-검정
  유의확률이 0.05보다 크면 두 집단의 차이가 없는 것이고, 0.05보다 작으면 두 집단이 차이가 있는 것이다. 여기서는 등분산 가정된 경우의 유의확률이 0.361이므로 두 집단은 차이가 없는 것으로 본다.
- 차이의 95% 신뢰구간 : 상한값과 하한값 사이에 0을 포함하면 두 집단이 차이가 없는 것이며, 0을 포함하지 않으면 차이가 있는 것이다. 분석결과, 차이의 95% 신뢰구간은 0을 포함하므로 두 집단의 차이가 없는 것으로 본다.

집단통계량

	그룹	N	평균	표준편차	평균의 표준오차
BBS전	1	12	47.75	4.288	1.238
	2	12	49.33	4.030	1.163

독립표본검정

		Levene의 등분산검정		평균의 동일성에 대한 T 검정						
		F	유의확률	t	자유도	유의확률(양측)	평균차이	차이의 표준오차	차이의 95% 신뢰구간	
									하한	상한
BBS전	등분산을가정함	.511	.482	-.932	22	.361	-1.583	1.699	-5.106	1.940
	등분산을가정하지않음			-.932	21.916	.361	-1.583	1.699	-5.107	1.940

독립표본검정 결과의 표 편집의 예

표 X. 두 군의 BBS의 비교 (N = 24)

	실험군(n = 12)	대조군(n = 12)	t	p
BBS	47.75 ± 4.28	49.33 ± 4.03	-0.932	0.361

2) 대응표본 T검정(Paired t test)

(1) 개요

대응표본 T검정은 집단이 1개이고 종속변수가 1개이면서 2번 반복 측정 된 설계에서 종속변수들 사이의 평균차이 검정에 사용된다.

(2) 대응표본 T검정 시 필요한 가정

종속변수들은 정규분포를 만족해야 한다.

(3) 예제

※ SPSS 실습 데이터 : <실습1>

중재 전과 후의 균형 및 근력의 변화가 유의한 차이가 있는지 비교해보자. 분석순서는 다음과 같다.

- 1단계 : 중재(운동)를 한 집단(실험군)을 선택한다.
- 2단계 : 대응표본 T검정(짝비교)을 한다.

① 1단계

① [데이터] – [케이스선택]을 선택한다.

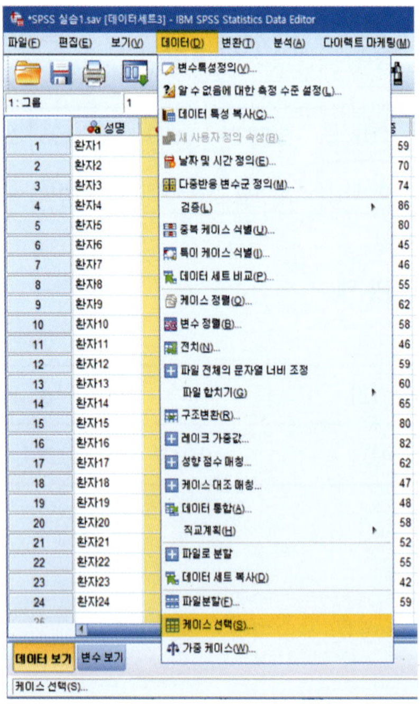

② [조건을 만족하는 케이스]를 선택한 후 [조건...]을 누른다.

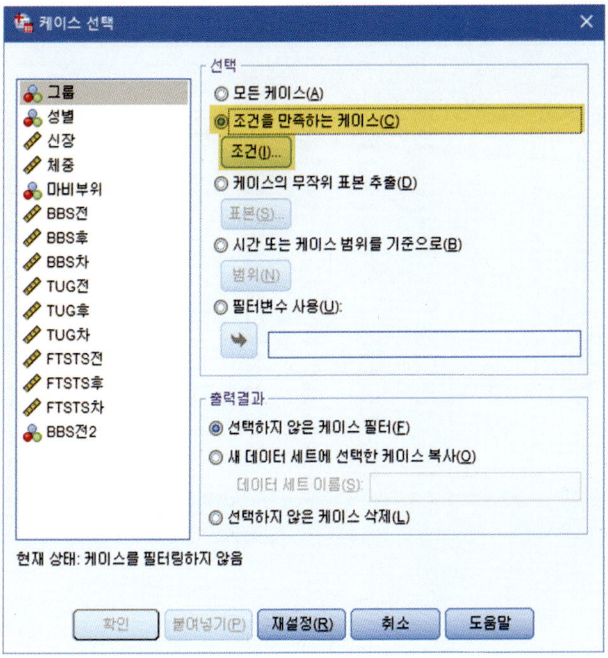

③ 조건을 지정할 변수를 선택하고, [케이스 선택 : 조건] 대화상자의 숫자패드나 키보드를 이용하여 [그룹] 변수 다음에 '=1'을 입력하고 수식을 완성하고 [계속]을 누른다. [케이스 선택] 대화상자의 [확인]을 누른다.

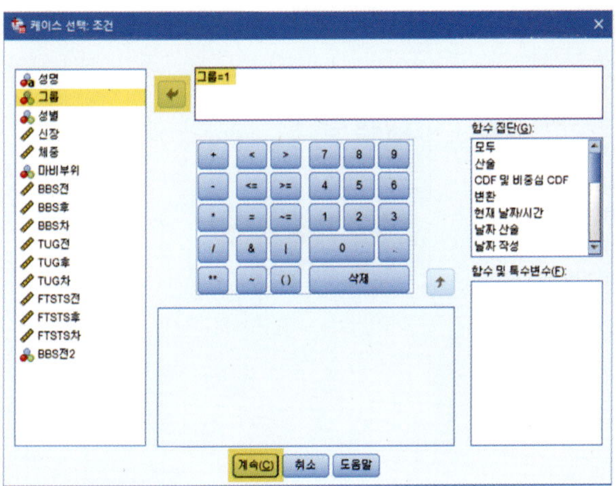

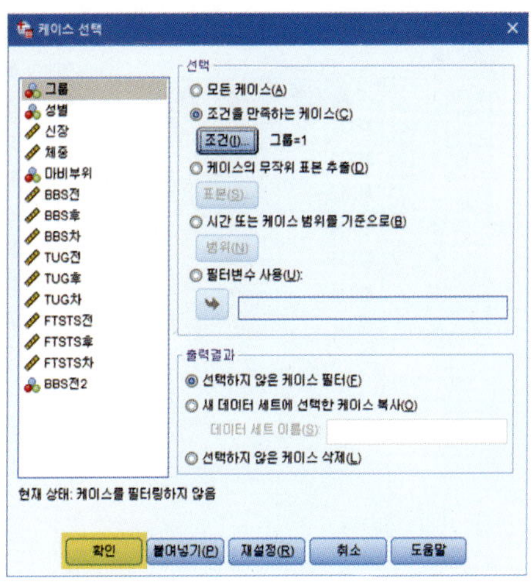

④ [데이터 보기]에서 케이스 선택결과를 확인한다. 오른쪽에 [filter_$] 변수가 생성되었고 [그룹] 변수에 1값이 아닌 데이터는 '/'가 그어졌으며 필터링 되었다. 즉, 운동을 한 집단(그룹1, 실험군)만 선택되었다.

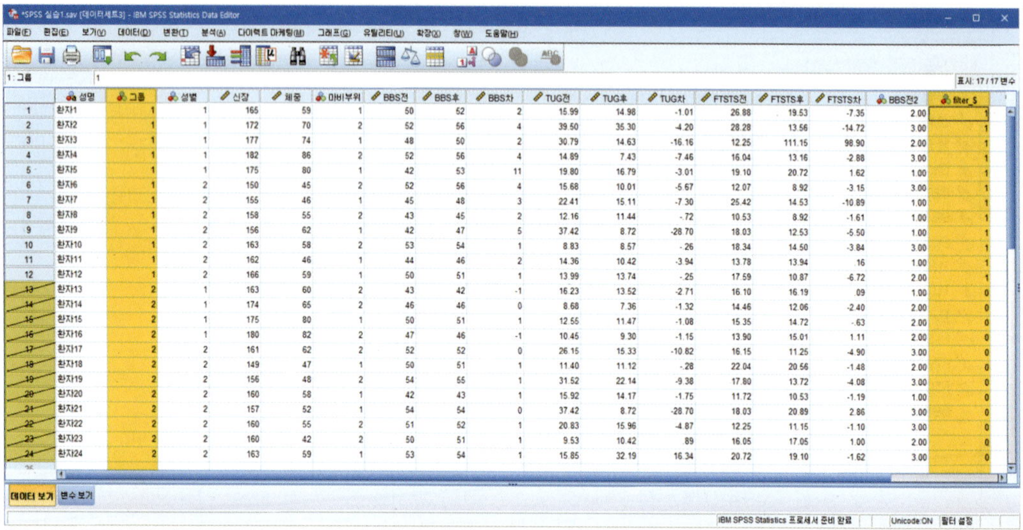

② 2단계

⑤ [분석] – [평균비교] – [대응표본 T검정]을 선택한다.

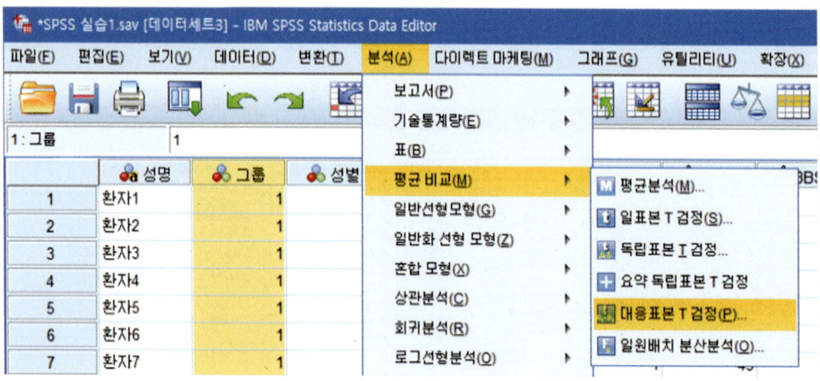

⑥ 분석대상 변수를 선택한다. 여러 개를 선택할 경우, 먼저 1개의 변수를 선택한 후 [Ctrl] 또는 [Shift]를 누른 상태에서 다른 변수를 선택하면 된다. [Ctrl]은 불연속적으로 나열된 변수를 선택할 때 주로 사용하며, [Shift]는 연속적으로 이어진 여러 개의 변수를 선택할 때 주로 사용한다.

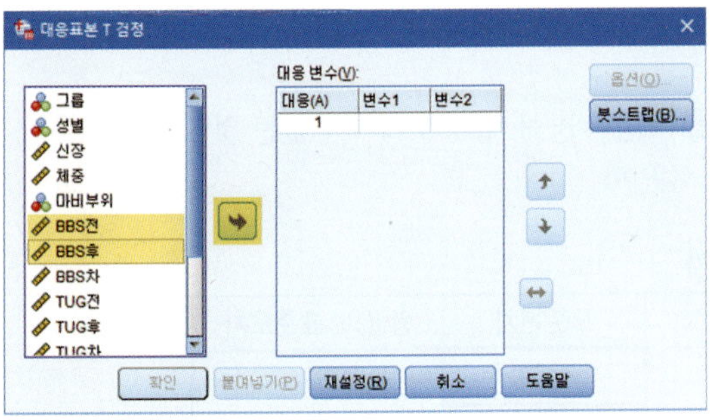

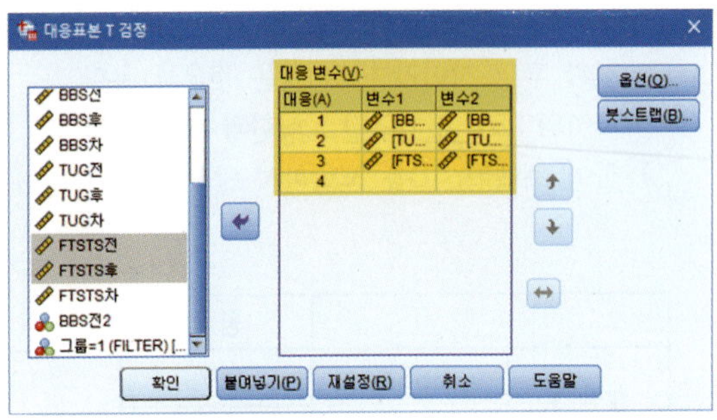

⑦ [확인]을 누른다.

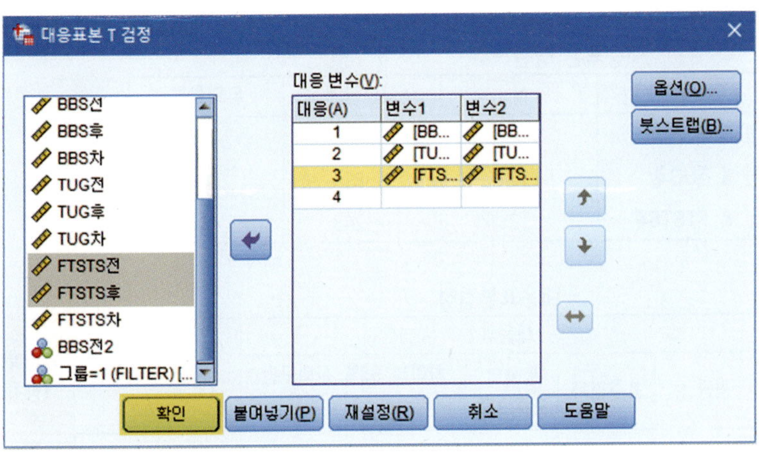

⑧ 대응표본 T검정의 결과이다.

- 대응표본 통계량에서는 두 변수의 평균, 자료의수, 표준편차, 평균의 표준오차를 보여준다.
- 대응표본 검정에서 유의확률이 0.05보다 크면 중재 전후의 차이가 나지 않는 것이고 0.05보다 작으면 중재 전후의 차이가 있는 것이다. 대응표본 검정결과 유의확률이 BBS, TUG, FTSTS가 각각 0.001, 0.019, 0.683이므로 실험군(그룹 1)의 중재 전과 후의 BBS와 TUG는 차이가 있으며, FTSTS는 중재 전과 후의 차이가 나지 않는 것으로 본다.
- 차이의 95% 신뢰구간 : 상한과 하한값 사이에 0을 포함하면 두 집단이 차이가 없는 것이며(즉 귀무가설이 채택됨), 0을 포함하지 않으면 차이가 있는 것이다.

대응표본 통계량

		평균	N	표준편차	평균의 표준오차
대응 1	BBS전	47.75	12	4.288	1.238
	BBS후	51.17	12	3.996	1.154
대응 2	TUG전	20.4850	12	10.08227	2.91050
	TUG후	13.9283	12	7.38480	2.13181
대응 3	FTSTS전	18.1925	12	5.92619	1.71074
	FTSTS후	21.8608	12	28.34424	8.18228

대응표본 상관계수

		N	상관관계	유의확률
대응 1	BBS전 & BBS후	12	.788	.002
대응 2	TUG전 & TUG후	12	.589	.044
대응 3	FTSTS전 & FTSTS후	12	- .243	.446

대응표본검정

		대응차					t	자유도	유의확률 (양측)
		평균	표준편차	평균의 표준오차	차이의 95% 신뢰구간 하한	차이의 95% 신뢰구간 상한			
대응 1	BBS전 - BBS후	- 3.417	2.712	.783	- 5.140	- 1.693	- 4.364	11	.001
대응 2	TUG전 - TUG후	6.55667	8.27889	2.38991	1.29651	11.81682	2.743	11	.019
대응 3	FTSTS전 - FTSTS후	- 3.66833	30.33545	8.75709	- 22.94256	15.60589	- .419	11	.683

대응표본검정 결과의 표 편집의 예

표 X. 두 군의 BBS의 전후비교

(N = 12)

	실험 전	실험 후	t	p
실험군	47.75 ± 4.28	51.17 ± 3.99	- 4.364	0.001

6 일원배치 분산분석

1) 개요

일원배치 분산분석(One-way ANOVA)은 독립변수가 1개이며, 집단이 3집단 이상일 경우 각 집단의 평균차이를 비교할 때 사용하는 분석방법이다. 일원배치분산분석은 독립변수가 명목척도(범주형 변수)이고, 종속변수가 구간척도(연속형 변수) 이상일 때 사용한다.

2) 일원배치 분산분식 시 필요한 가정

(1) 독립변수들은 서로 독립적인 집단이어야 한다.

(2) 종속변수들은 정규분포를 만족해야 한다.

(3) 집단 간의 분산은 같아야 한다.

3) 예제

운동방법(A, B, C운동)에 따라서 3개의 집단으로 나누어 각 집단 간에 균형 및 근력에 어떤 차이가 있는지 분산분석을 통하여 검정하고 유의한 차이가 있을 경우 어느 집단과 차이가 있는지를 사후 검정을 통하여 알아보자. 일원배치분산분석은 독립변수가 명목척도이고, 종속변수가 구간척도 이상일 때 사용한다.

MEMO

※ SPSS 실습 데이터 : <실습2>

분석에 필요한 자료를 확인한다. 예시에서는 [그룹]은 A운동이면 [1], B운동이면[2], C운동이면 [3]으로 입력하였고, 운동중재 전후의 균형(BBS, TUG)과 근력(FTSTS)에 대한 변화량에 대한 값을 입력하였다.

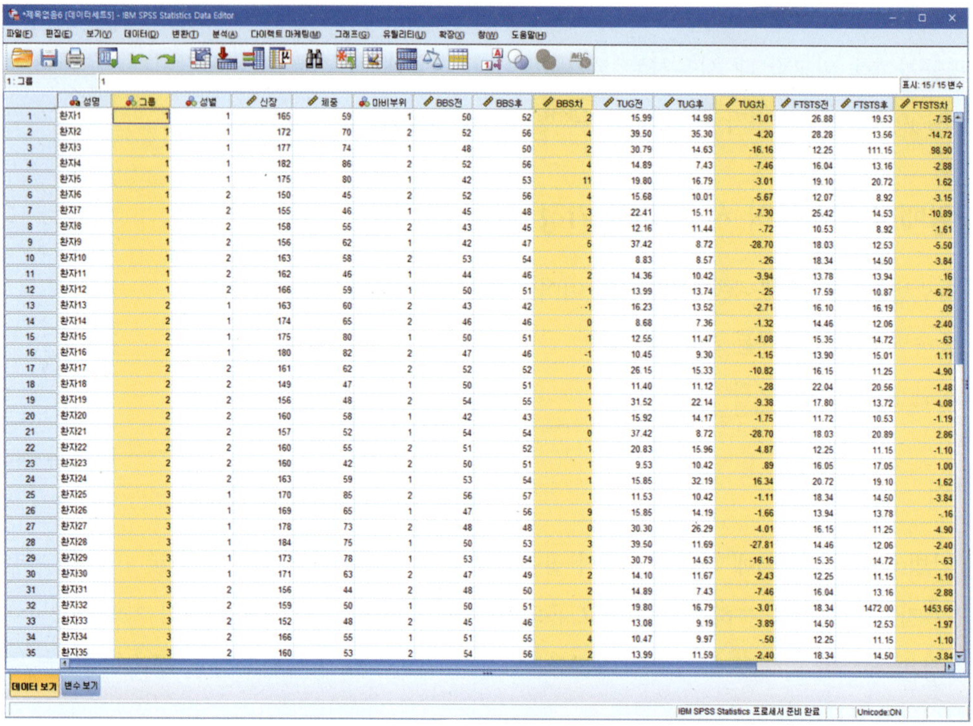

	성명	그룹	성별	신장	체중	마비부위	BBS전	BBS후	BBS차	TUG전	TUG후	TUG차	FTSTS전	FTSTS후	FTSTS차
1	환자1	1	1	165	59	1	50	52	2	15.99	14.98	-1.01	26.88	19.53	-7.35
2	환자2	1	1	172	70	2	52	56	4	39.50	35.30	-4.20	28.28	13.56	-14.72
3	환자3	1	1	177	74	1	48	50	2	30.79	14.63	-16.16	12.25	111.15	98.90
4	환자4	1	1	182	86	2	52	56	4	14.89	7.43	-7.46	16.04	13.16	-2.88
5	환자5	1	1	175	80	1	42	53	11	19.80	16.79	-3.01	19.10	20.72	1.62
6	환자6	1	2	150	45	2	52	56	4	15.68	10.01	-5.67	12.07	8.92	-3.15
7	환자7	1	2	155	46	1	45	48	3	22.41	15.11	-7.30	25.42	14.53	-10.89
8	환자8	1	2	158	55	2	43	45	2	12.16	11.44	-.72	10.53	8.92	-1.61
9	환자9	1	2	156	62	1	42	47	5	37.42	8.72	-28.70	18.03	12.53	-5.50
10	환자10	1	2	163	58	2	53	54	1	8.83	8.57	-.26	18.34	14.50	-3.84
11	환자11	1	2	162	46	1	44	46	2	14.36	10.42	-3.94	13.78	13.94	.16
12	환자12	1	2	166	59	1	50	51	1	13.99	13.74	-.25	17.59	10.87	-6.72
13	환자13	2	1	163	60	2	43	42	-1	16.23	13.52	-2.71	16.10	16.19	.09
14	환자14	2	1	174	65	2	46	46	0	8.68	7.36	-1.32	14.46	12.06	-2.40
15	환자15	2	1	175	80	1	50	51	1	12.55	11.47	-1.08	15.35	14.72	-.63
16	환자16	2	1	180	82	2	47	46	-1	10.45	9.30	-1.15	13.90	15.01	1.11
17	환자17	2	2	161	62	2	52	52	0	26.15	15.33	-10.82	16.15	11.25	-4.90
18	환자18	2	2	149	47	1	50	51	1	11.40	11.12	-.28	22.04	20.56	-1.48
19	환자19	2	2	156	48	2	54	55	1	31.52	22.14	-9.38	17.80	13.72	-4.08
20	환자20	2	2	160	58	1	42	43	1	15.92	14.17	-1.75	11.72	10.53	-1.19
21	환자21	2	2	157	52	1	54	54	0	37.42	8.72	-28.70	18.03	20.89	2.86
22	환자22	2	2	160	55	2	51	52	1	20.83	15.96	-4.87	12.25	11.15	-1.10
23	환자23	2	2	160	42	2	50	51	1	9.53	10.42	.89	16.05	17.05	1.00
24	환자24	2	2	163	59	1	53	54	1	15.85	32.19	16.34	20.72	19.10	-1.62
25	환자25	3	1	170	85	2	56	57	1	11.53	10.42	-1.11	18.34	14.50	-3.84
26	환자26	3	1	169	65	1	47	56	9	15.85	14.19	-1.66	13.94	13.78	-.16
27	환자27	3	1	178	73	2	48	48	0	30.30	26.29	-4.01	16.15	11.25	-4.90
28	환자28	3	1	184	75	1	50	53	3	39.50	11.69	-27.81	14.46	12.06	-2.40
29	환자29	3	1	173	78	1	53	54	1	30.79	14.63	-16.16	15.35	14.72	-.63
30	환자30	3	1	171	63	2	47	49	2	14.10	11.67	-2.43	12.25	11.15	-1.10
31	환자31	3	2	156	44	2	48	50	2	14.89	7.43	-7.46	16.04	13.16	-2.88
32	환자32	3	2	159	50	1	50	51	1	19.80	16.79	-3.01	18.34	1472.00	1453.66
33	환자33	3	2	152	48	2	45	46	1	13.08	9.19	-3.89	14.50	12.53	-1.97
34	환자34	3	2	166	55	1	51	55	4	10.47	9.97	-.50	12.25	11.15	-1.10
35	환자35	3	2	160	53	2	54	56	2	13.99	11.59	-2.40	18.34	14.50	-3.84

(1) 1단계

① [분석] – [평균비교] – [일원배치 분산분석]을 선택한다.

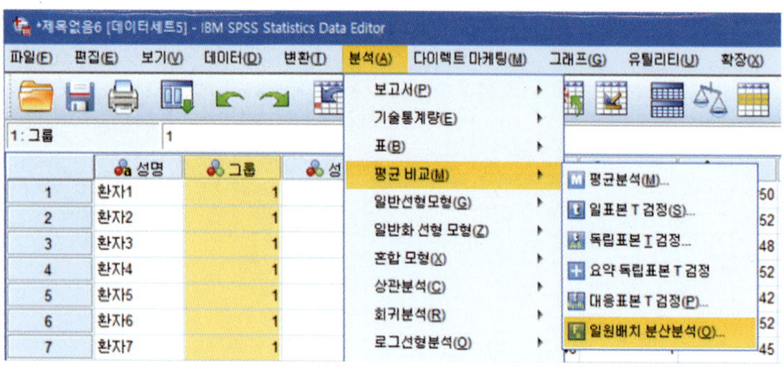

② 종속변수와 요인이 될 변수를 선택한다. [BBS차], [TUG차], [FTSTS차]는 [종속변수]란으로 옮기고 [요인]란에는 [그룹]을 선택하여 옮긴 후, 확인을 누른다.

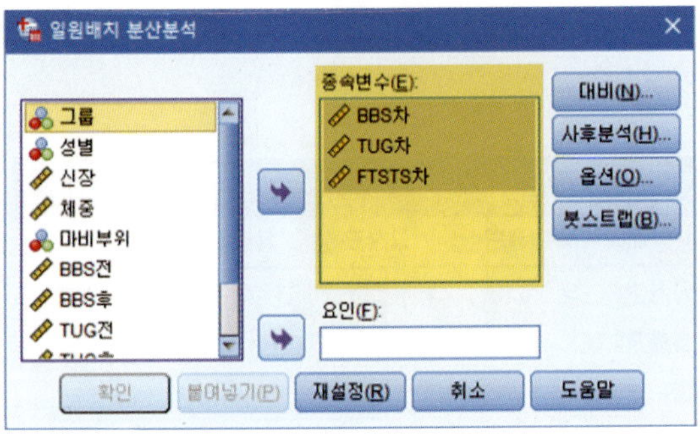

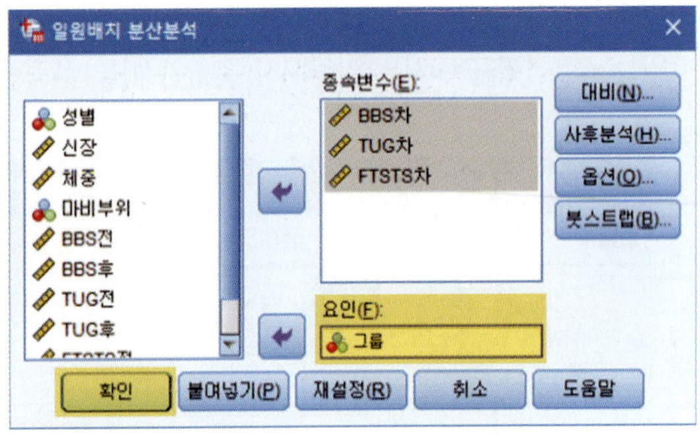

③ 일원배치분산분석은 집단-간과 집단-내로 나누어져 있다.

- 유의확률은 F-검정의 유의수준을 나타낸다. 유의수준(α)을 0.05로 설정하였을 때 0.05보다 작으면 하나 이상의 집단이 다른 집단과 차이가 있는 것이고, 0.05보다 크면 차이가 있지 않는 것이다.
- BBS의 유의확률(0.006)은 0.05보다 작으므로 집단별 유의한 차이가 있으며, TUG와 FTSTS의 유의확률은 0.05보다 크므로 집단별 유의한 차이가 나지 않는 것으로 볼 수 있다.
- 집단 간 유의한 차이가 나왔을 경우 어떤 집단의 평균이 차이가 나는지를 알기 위해서는 사후검정을 해야 한다.

ANOVA

		제곱합	자유도	평균제곱	F	유의확률
BBS차	집단-간	54.889	2	27.444	6.034	.006
	집단-내	150.083	33	4.548		
	전체	204.972	35			
TUG차	집단-간	52.975	2	26.488	.331	.721
	집단-내	2643.294	33	80.100		
	전체	2696.270	35			
FTSTS차	집단-간	110726.532	2	55363.266	.935	.403
	집단-내	1953755.933	33	59204.725		
	전체	2064482.466	35			

(2) 2단계

[1단계]에서의 결과 BBS 변수가 집단 간 유의한 차이가 나왔으므로 어떤 집단의 평균이 차이가 나는지 알아보기 위해 사후검정을 실시한다.

① [분석] – [평균비교] – [일원배치 분산분석]을 선택한다.

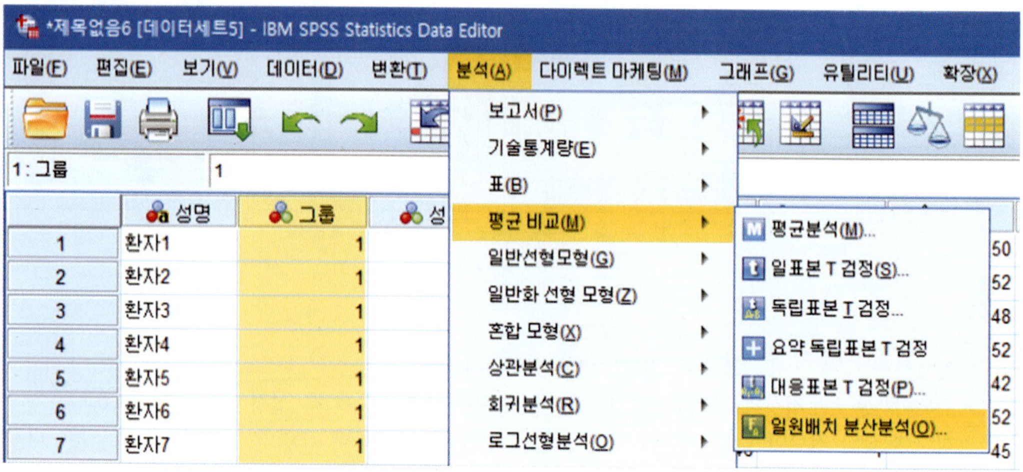

② 종속변수(BBS차)와 요인(그룹)이 될 변수를 선택하고, [사후분석]을 누른다.

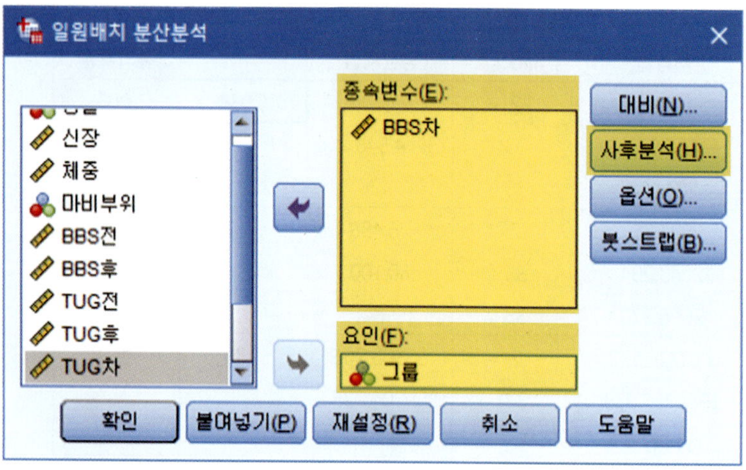

③ 사후검정 방법을 선택하고 계속을 누른다. 예시에서는 [Scheffé(C)]를 선택하였다.
* 각 집단의 대상자 수가 같은 경우 : Tukey방법 또는 Duncan 선택
각 집단의 대상자 수가 다른 경우 : Scheffe 또는 Bonferroni 선택

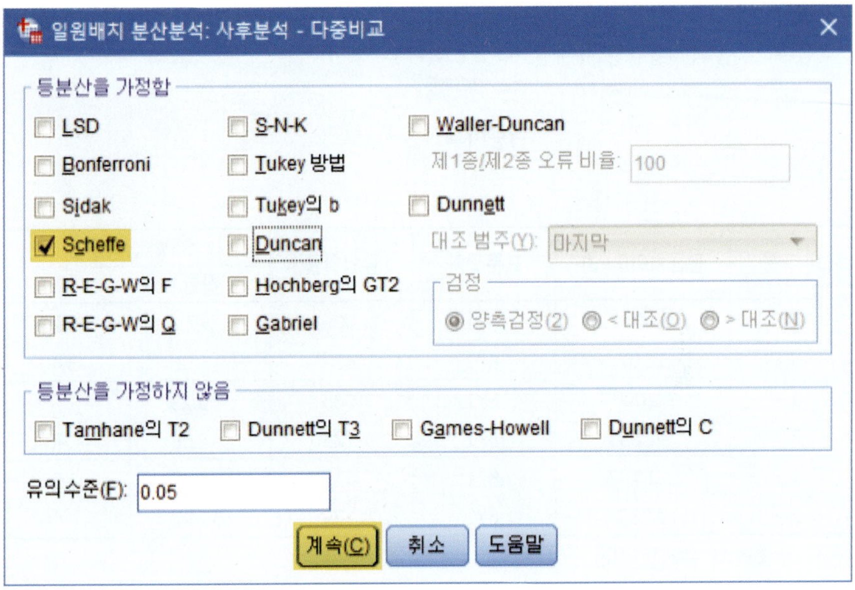

④ [확인]을 누른다.

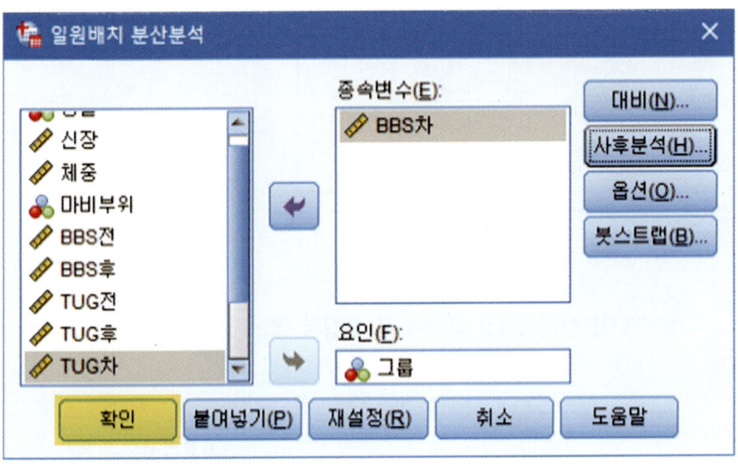

⑤ 사후분석의 결과이다.

- Scheffe 방법의 결과이다. 다중비교에서 유의확률이 유의수준(α)을 0.05로 설정하였을 때 0.05보다 작으면 두 집단 간의 차이가 있는 것이고 0.05보다 크면 차이가 있지 않은 것이다.
- 동일집단군에서 동일한 부집단에 있는 것은 차이가 유의하지 않은 것이며, 다른 부집단에 위치할 경우 유의한 차이가 있는 것이다. BBS차의 결과 A운동(그룹1), B운동(그룹2)은 각각 부집단 2와 부집단 1에 위치하므로 그룹1과 그룹2는 집단간 유의한 차이가 있다고 할 수 있다.

다중비교

종속변수 : BBS차
Scheffe

(I) 그룹	(J) 그룹	평균차이(I - J)	표준오차	유의확률	95% 신뢰구간	
					하한	상한
1	2	3.000*	.871	.006	.77	5.23
	3	1.167	.871	.417	- 1.06	3.40
2	1	- 3.000*	.871	.006	- 5.23	- .77
	3	- 1.833	.871	.125	- 4.06	.40
3	1	- 1.167	.871	.417	- 3.40	1.06
	2	1.833	.871	.125	- .40	4.06

*. 평균차이는 0.05 수준에서 유의합니다.

동질적 부분집합
BBS차

Scheffea

그룹	N	유의수준 = 0.05에 대한 부분집합	
		1	2
2	12	.42	
3	12	2.25	2.25
1	12		3.42
유의확률		.125	.417

동질적 부분집합에 있는 집단에 대한 평균이 표시됩니다.
a. 조화평균 표본크기 12.000을(를) 사용합니다.

일원배치분산분석검정 결과의 표 편집의 예

표 X. 세 군의 BBS의 비교

(N = 16)

	A군(n = 6)	B군(n = 5)	C군(n = 5)	F 사후검정	p
BBS	평균±표준편차	평균±표준편차	평균±표준편차	6.034 A | B	.006

7 상관분석(Correlation analysis)

다음 자료는 ○○재활병원의 물리치료횟수와 치료만족도에 관한 자료이다. 물리치료횟수와 치료만족도간의 상관계수를 구해보자.

※ SPSS 실습 데이터 : <SPSS 실습－상관분석, 회귀분석>

① 분석을 위해 필요한 자료를 입력한다.

○○병원의 치료만족도

물리치료횟수	치료만족도
15	5
6	4
4	3
4	3
2	1
2	2
2	3
16	5
2	5
3	4
3	2
3	1
3	3
4	3
5	5
1	2

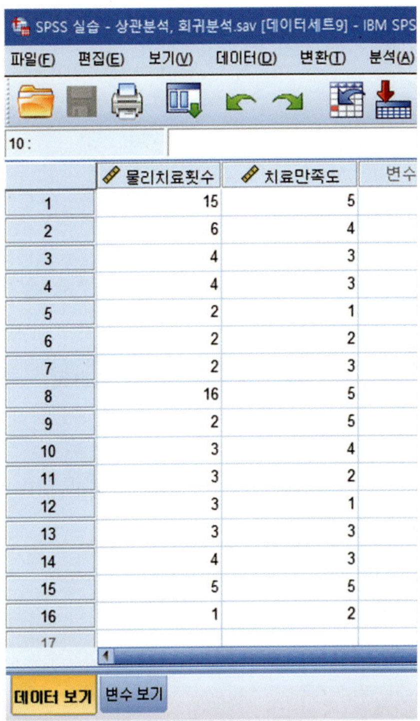

② [분석] – [상관분석] – [이변량 상관계수]를 선택한다.

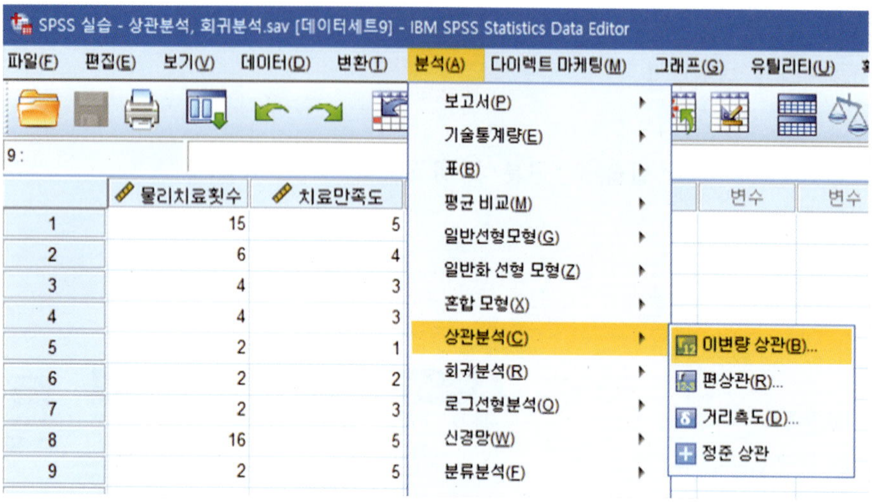

③ 분석대상 변수를 선택하여 오른쪽 변수란으로 옮긴 후 [옵션]을 누른다.

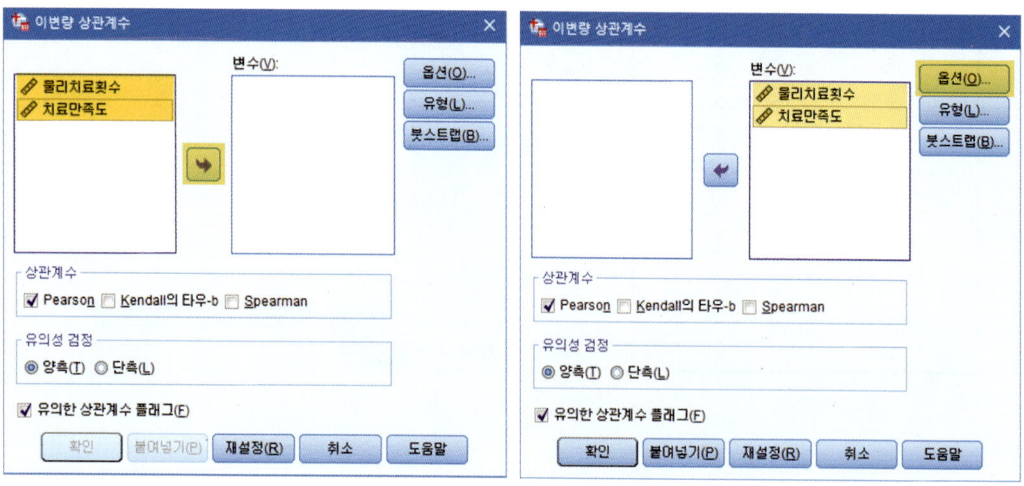

④ [이변량 상관계수 : 옵션] 대화상자에서 [평균과 표준편차]를 선택하고 [계속]을 누른다.

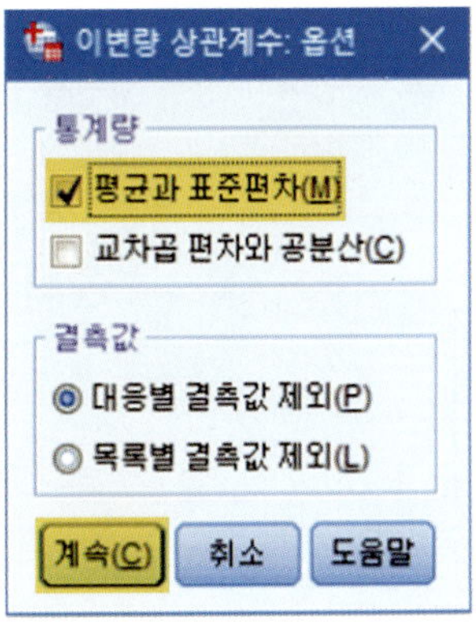

⑤ [상관계수] 항목을 선택하고 [확인]을 누른다. 예시에서는 [Pearson]을 선택하였다.

- 명목척도 : Kendall
- 순위척도 : Spearman(비모수검정 : 비정규분포)
- 양적척도 : Pearson(모수검정 : 정규분포)

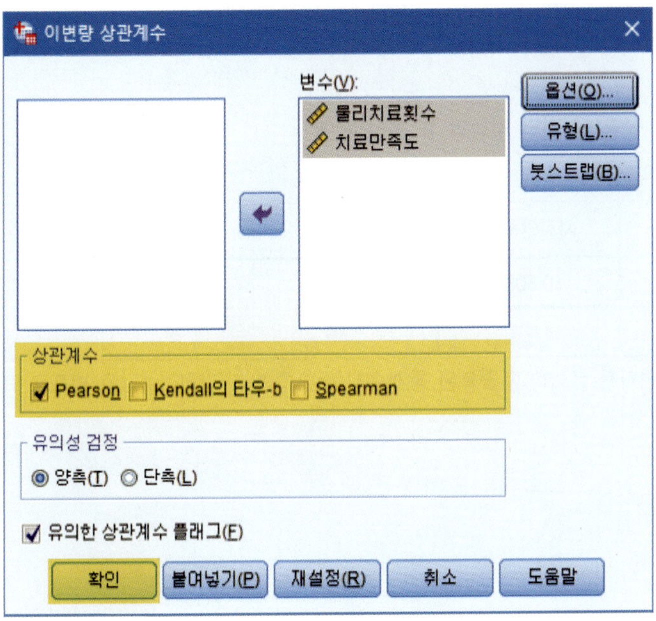

⑥ 상관분석 결과를 확인한다.

- Pearson의 상관계수는 정규분포를 가정하며 상관계수는 −1～+1까지이다.
- 대각선은 자신과의 상관관계이므로 항상 1이며 1을 중심으로 대칭된다.
- 이 분석의 결과는 물리치료횟수와 치료만족도의 상관계수가 0.603이므로 중등도의 양적 상관관계가 있으며, 통계적으로 0.05 수준에서 유의하다.

기술통계량

	평균	표준편차	N
물리치료횟수	4.69	4.408	16
치료만족도	3.19	1.377	16

상관관계

		물리치료횟수	치료만족도
물리치료횟수	Pearson 상관	1	.603*
	유의확률 (양측)		.013
	N	16	16
치료만족도	Pearson 상관	.603*	1
	유의확률 (양측)	.013	
	N	16	16

*. 상관관계가 0.05 수준에서 유의합니다(양측).

상관분석검정 결과의 표 편집의 예

표 X. 물리치료횟수와 치료만족도의 상관 (N = 16)

	물리치료횟수	치료만족도	평균	표준편차	p
물리치료횟수	-	0.603	4.69	4.41	.013
치료만족도	0.603	-	3.19	1.38	

변수가 많은 경우에는 평균과 표준편차를 생략하고 중복된 통계수치는 한쪽만 기입한다. p값은 별표로 표시할 수 있다.

8 회귀분석(Regression analysis)

1) 단순회귀분석

앞서 사용한 ○○재활병원의 물리치료횟수와 치료만족도에 관한 자료이다. 물리치료횟수에 따라 치료만족도의 변화가 어떤 함수관계가 있는지 분석해 보자.

※ SPSS 실습 데이터 : <SPSS 실습-상관분석, 회귀분석>

① 분석을 위해 필요한 자료를 입력한다.

○○병원의 치료만족도

물리치료횟수	치료만족도
15	5
6	4
4	3
4	3
2	1
2	2
2	3
16	5
2	5
3	4
3	2
3	1
3	3
4	3
5	5
1	2

⇨

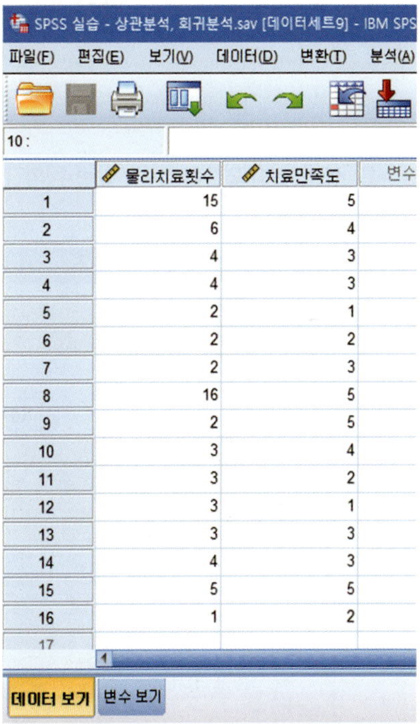

② [분석] – [회귀분석] – [선형]을 선택한다.

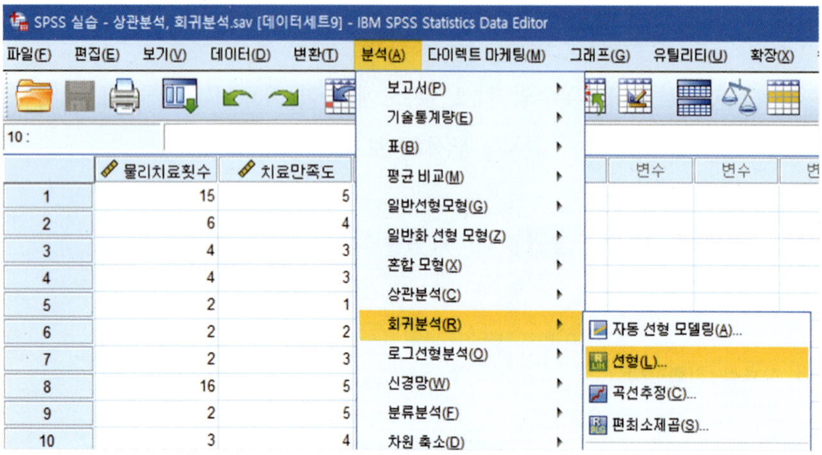

③ 분석대상 변수를 선택하여 오른쪽의 [독립변수]와 [종속변수]란으로 옮긴다.

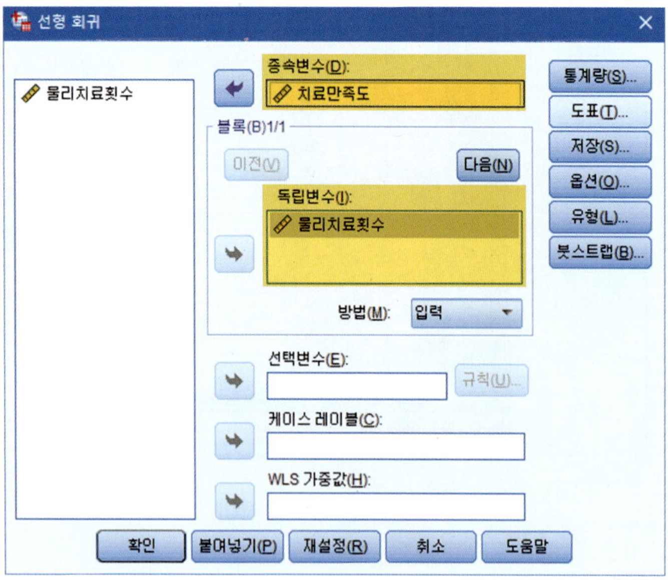

④ [도표]를 누른다.

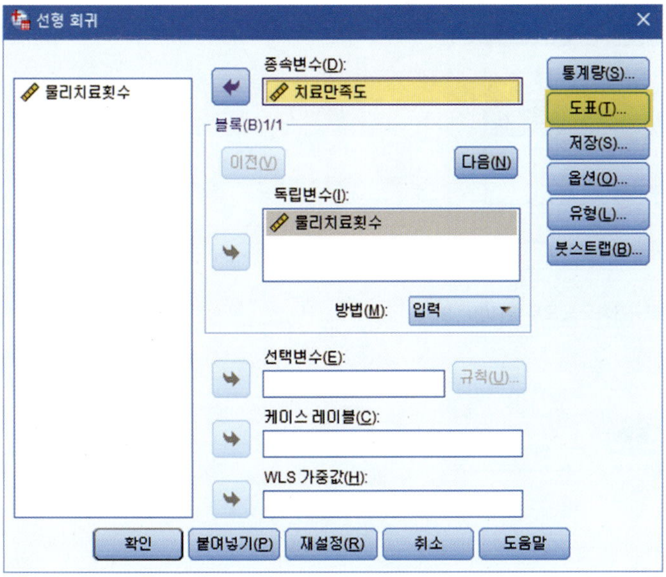

⑤ 잔차분석 도표 작성을 위하여 [표준화예측값(ZRESID)]과 [표준화잔차(ZDRED)]를 각각 선택하여 오른쪽 [Y]와 [X]란으로 옮긴다.

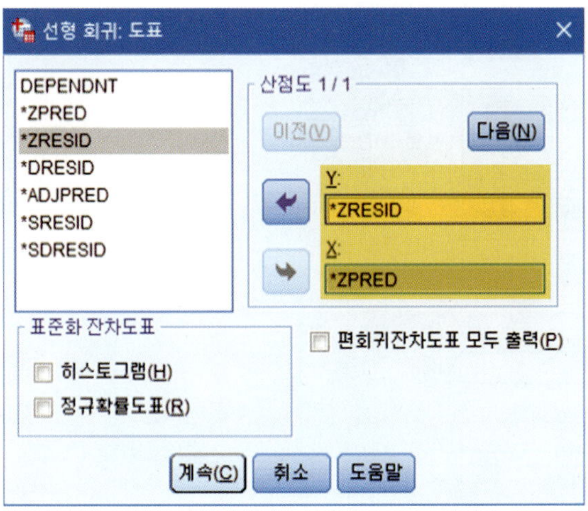

⑥ [표준화 잔차도표] 항목에서 [히스토그램]과 [정규확률분포]를 선택하고 [계속]을 누른다.

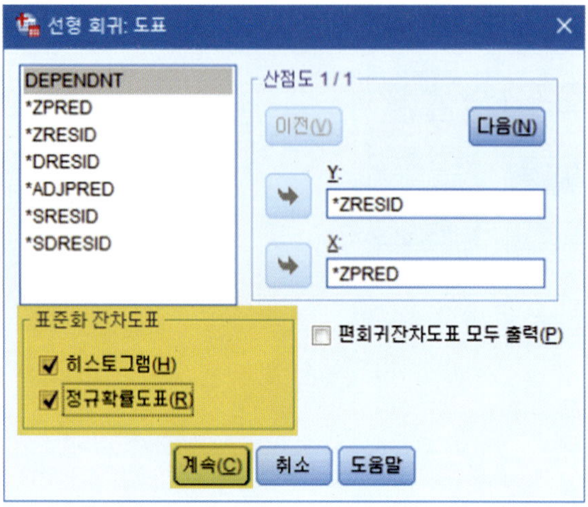

⑦ [통계량]을 누른다.

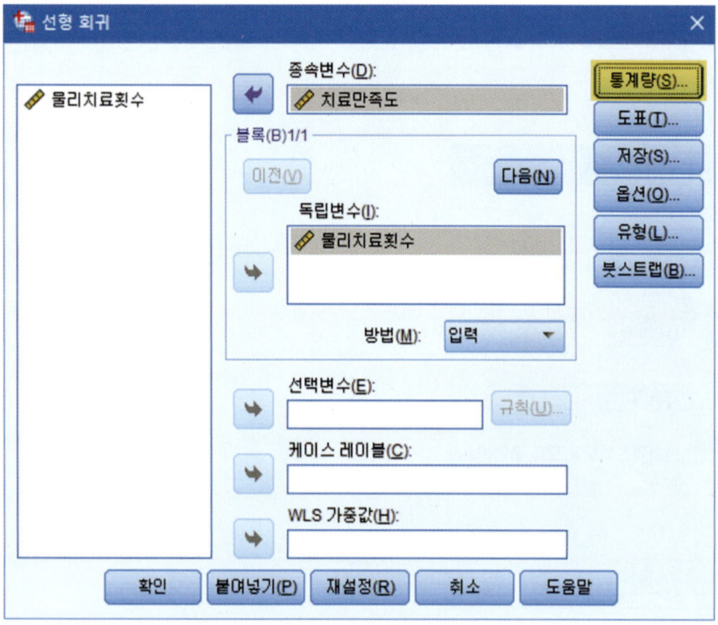

⑧ [케이스별 진단]을 선택하고 [밖으로 나타나는 이상값]을 선택한 후 [계속]을 누른다.

- 이상점을 가지는 케이스만을 선택하고자 할 때는 밖으로 나타나는 이상값을 선택하고 표준잔차의 이상값 범위로 3을 입력한다.

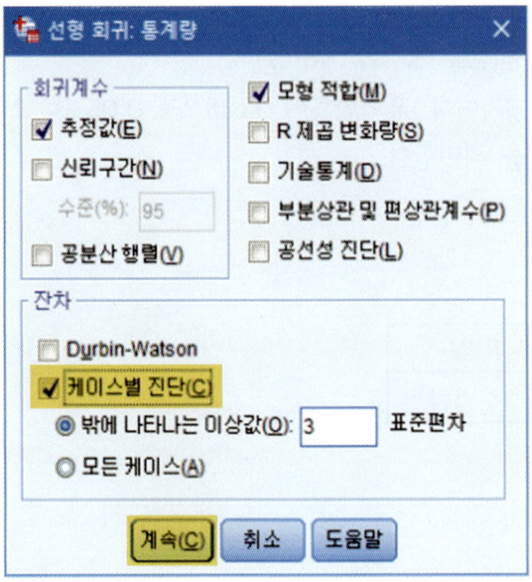

⑨ [확인]을 누른다.

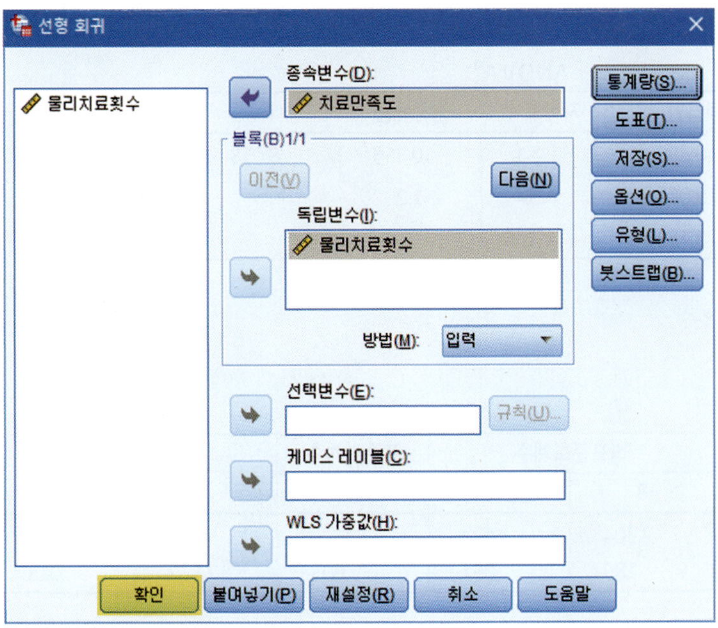

⑩ 선형회귀분석의 결과이다.

- 진입/제거된 변수에서는 진입된 변수와 제거된 변수를 보여준다. 여기서는 [물리치료횟수]가 진입되었다.
- 모형요약에서는 R값을 보여준다. R값은 예측값과 관찰값 사이의 상관을 보여주는 것으로 −1∼+1까지이다.
- R 제곱값은 회귀모델로 설명할 수 있는 비율이며 0∼1까지이다. 이 값이 낮으면 적합하지 않은 모델로 볼 수 있다. 수정된 R 제곱값은 이 모델이 더욱 적합하도록 수정한 것이다.
- 분산분석은 분산분석의 결과를 보여주며 모형에 대한 평가이다. 유의확률이 0.013으로 0.05보다 작으므로 종속변수가 독립변수를 잘 설명할 수 있다는 것을 의미한다.
- 회귀선은 다음과 같이 도출되었다. $y = 2.304 + 0.189x$

입력/제거된변수[a]

모형	입력된변수	제거된변수	방법
1	물리치료횟수[b]	.	입력

a. 종속변수 : 치료만족도
b. 요청된 모든 변수가 입력되었습니다.

모형요약[b]

모형	R	R 제곱	수정된 R 제곱	추정값의 표준오차
1	.603[a]	.364	.319	1.136

a. 예측자 : (상수), 물리치료횟수
b. 종속변수 : 치료만족도

ANOVA[a]

모형		제곱합	자유도	평균제곱	F	유의확률
1	회귀	10.356	1	10.356	8.018	.013[b]
	잔차	18.081	14	1.292		
	전체	28.438	15			

a. 종속변수 : 치료만족도
b. 예측자 : (상수), 물리치료횟수

계수[a]

모형		비표준화계수		표준화계수	t	유의확률
		B	표준오차	베타		
1	(상수)	2.304	.422		5.459	.000
	물리치료횟수	.189	.067	.603	2.832	.013

a. 종속변수 : 치료만족도

잔차통계량[a]

	최솟값	최댓값	평균	표준편차	N
예측값	2.49	5.32	3.19	.831	16
잔차	- 1.869	2.319	.000	1.098	16
표준화예측값	- .837	2.566	.000	1.000	16
표준화잔차	- 1.645	2.041	.000	.966	16

a. 종속변수 : 치료만족도

회귀분석 결과의 표 편집의 예

표 X. 물리치료횟수가 치료만족도에 미치는 효과 (N = 16)

	비표준화계수		표준화계수	t	p
	B	표준오차	베타		
상수	2.304	0.422		5.459	0.000
물리치료횟수	0.189	0.067	0.603	2.832	0.013

R^2 = 0.364, 수정된 R^2 = 0.319, F = 8.018, p = 0.013

회귀분석을 실시한 결과 F=8.018(p=0.013)으로 나타났으며 R2값은 0.364로서 종속변수와 독립변수간의 영향관계를 설명하고 있다. 치료만족도에 영향을 미치는 요인은 물리치료횟수(p=0.013)으로 유의한 영향력을 미치는 것으로 조사되었으며 영향력의 크기는 물리치료횟수가 베타=0.603으로 나타났다. 결과적으로 물리치료횟수는 치료만족도에 양의 영향을 준다고 볼 수 있다.

MEMO

2) 로지스틱회귀분석

다음 예제는 근력측정을 통해 노인의 낙상 유무를 예측하는 모형이다.

종속변수는 이분된 자료만 허용된다. 즉 낙상경험을 기준으로 근력을 보려고 하면 정상=0, 비정상=1 혹은 정상=1, 비정상=2 처럼 낙상이 있는 사람이 정상보다 높은 숫자로 코딩되어야 한다. 이것이 바뀌게 되면 단변량 분석에서 얻은 OR값과 틀리게 나와서 해석하기 힘드니 주의해야 한다.

※ SPSS 실습 데이터 : <SPSS 실습-로지스틱회귀분석>

① 분석을 위해 필요한 자료를 입력한다.

하지근력	낙상경험
5.87	○
18.93	×
14.5	×
11.9	○
11.5	○
20.03	×
9.63	○
12.97	○
23.53	×
13.7	○
21.8	×
15.9	×
11.17	×
15.73	×
11.17	○

⇨

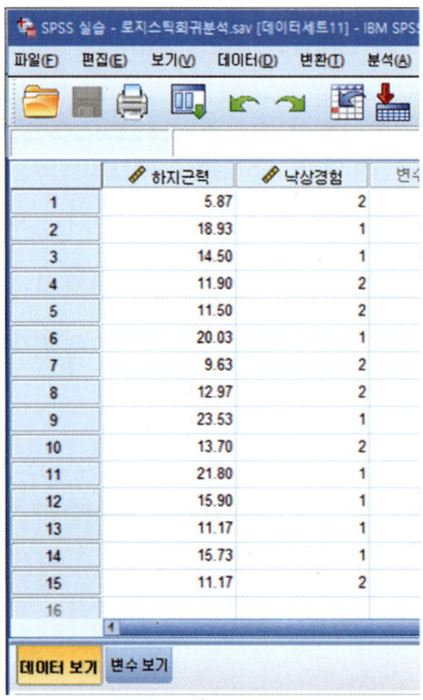

② [분석] – [회귀분석] – [이분형 로지스틱]을 선택한다.

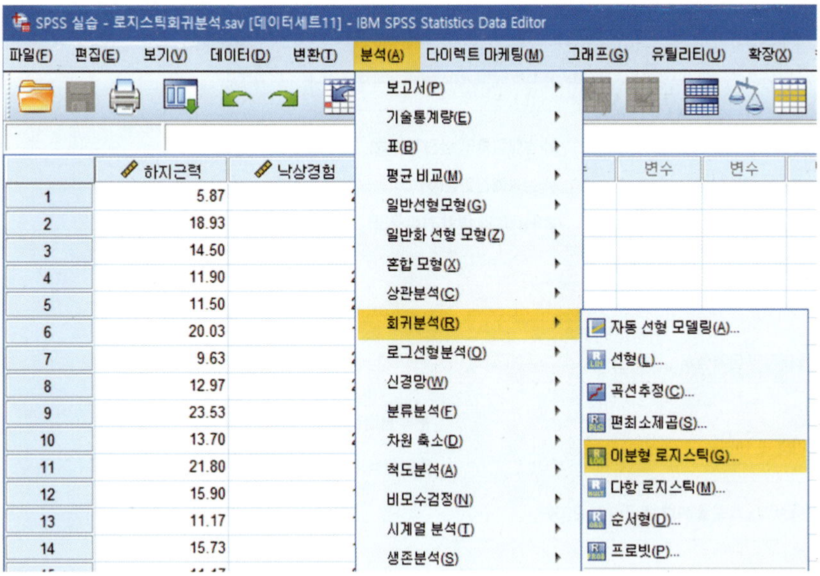

③ [종속변수]에는 '낙상경험'을 [공변량]으로 '하지근력'을 선택한다. 만약 공변량에 범주형 변수가 있다면 [범주형]을 선택하여 변수를 지정하고, [옵션]을 누른다.

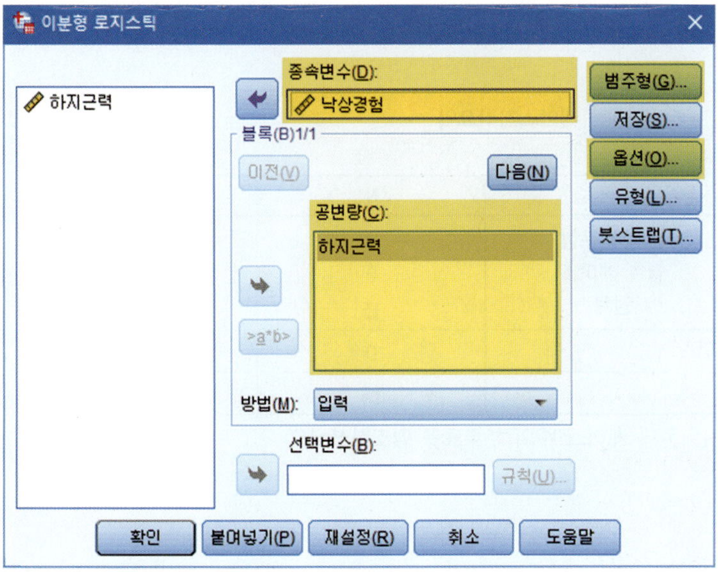

④ [로지스틱 회귀분석 : 옵션] 대화상자에서 다양한 통계량을 출력할 수 있도록 선택하며, 예시에서는 [모형에 상수 포함]을 해제하여 상수가 포함되지 않은 모형을 분석하였다.

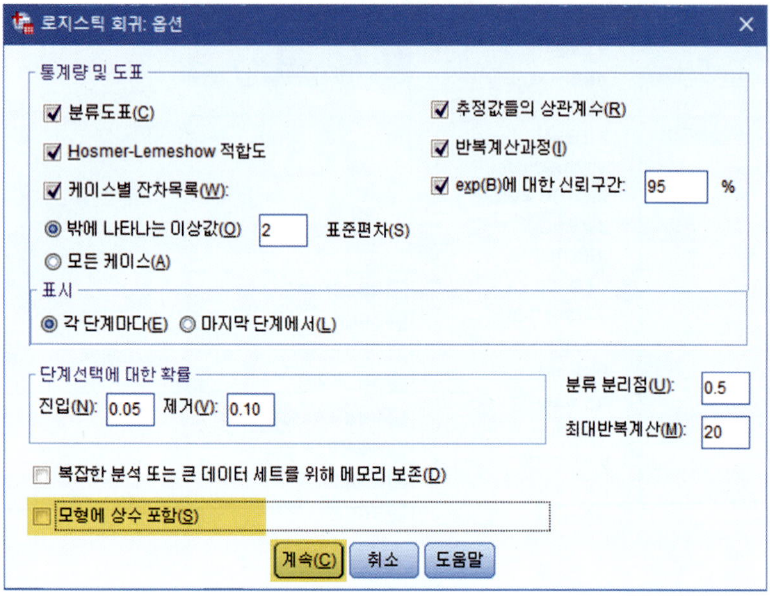

⑤ 데이터집합에 대한 결과이다. 전체 관찰치 수는 15개이며, 종속변수가 코딩이 낙상경험이 없는 것은 0, 낙상경험이 있는 것은 1로서 입력이 되어 계산이 된 것을 알 수 있다. 즉 낙상경험이 있는 것을 기준으로 계산이 된다.

케이스처리요약

가중되지 않은 케이스[a]

		N	퍼센트
선택 케이스	분석에 포함	15	100.0
	결측 케이스	0	.0
	전체	15	100.0
비선택 케이스		0	.0
전체		15	100.0

a. 가중값을 사용하는 경우에는 전체 케이스 수의 분류표를 참조하십시오.

종속변수 인코딩

원래값	내부값
1	0
2	1

모형계수의총괄검정

		카이제곱	자유도	유의확률
1 단계	단계	1.223	1	.269
	블록	1.223	1	.269
	모형	1.223	1	.269

모형요약

단계	-2 로그우도	Cox와 Snell의 R-제곱	Nagelkerke R-제곱
1	19.572a	.078	.104

a. 모수 추정값이 .001보다 작게 변경되어 계산반복수 3에서 추정을 종료하였습니다.

⑥ 모형의 적합도와 관찰치간의 분류통계량에 대한 결과이다.

- Hosmer와 Lemeshow 적합도 통계량은 연속형 공변량을 포함하는 모형이나 표본 크기가 작은 연구에 효과적인 방법으로 쓰인다.
- 유의확률이 0.079로 5% 유의수준에서 볼 때 모형이 적합함을 알 수 있다.

= Hosmer와 Lemeshow 검정 =

단계	카이제곱	자유도	유의확률
1	9.881	5	.079

Hosmer와 Lemeshow 검정에 대한 분할표

		낙상경험 = 1		낙상경험 = 2		전체
		관측됨	예측됨	관측됨	예측됨	
1 단계	1	2	1.410	0	.590	2
	2	2	1.358	0	.642	2
	3	2	1.295	0	.705	2
	4	1	1.265	1	.735	2
	5	0	1.235	2	.765	2
	6	1	1.820	2	1.180	3
	7	0	1.148	2	.852	2

⑦ 분류표와 모형의 예측 결과이다.

- 현재 모형으로 관찰치를 정확히 예측한 비율이 53.3%이다.
- 두 변수의 유의확률은 0.283으로 유의하지 않은 결과를 보인다.
- E(the logit) = −0.038 × 하지근력

분류표[a]

	관측됨		예측		
			낙상경험		분류정확 %
			1	2	
1 단계	낙상경험	1	8	0	100.0
		2	7	0	.0
	전체퍼센트				53.3

a. 절단값은 .500입니다.

방정식의변수

		B	S.E.	Wald	자유도	유의확률	Exp(B)	EXP(B)에 대한 95% 신뢰구간	
								하한	상한
1 단계a	하지근력	-.038	.036	1.154	1	.283	.962	.897	1.032

a. 변수가 1: 하지근력 단계에 입력되었습니다.

MEMO

선행논문 초록 예시

노인의 신체조성, 슬관절 신전근력, 선 자세 균형과 골밀도와의 관련성

본 연구는 노인여성 400명을 대상으로 신체조성, 슬관절 신전근력, 선 자세 균형과 골밀도와의 관련성을 확인하고 각 변인간의 상관관계를 파악하기 위한 횡단적 조사연구이다. 대상자의 체중, 신장, 신체조성, 좌·우 슬관절 신전 근력, 선 자세의 균형 그리고 요추부 및 대퇴경부 골밀도를 측정한 후 요추부 골밀도 T-점수에 따라 골밀도 정상군 170명, 골밀도 위험군 230명으로 나누었다. 두 집단의 신체조성을 비교한 결과 골밀도 정상군의 근육량, 골격근량, 제지방량이 골밀도 위험군보다 유의하게 높았다. 슬관절 신전 근력과 선 자세 균형은 두 집단 간 유의한 차이를 보이지 않았다. 대퇴경부 골밀도는 정상군이 위험군보다 유의하게 높았다. 연구대상자 전체의 요추부 골밀도와 측정변수간의 상관관계를 조사한 결과 요추부 골밀도는 연령, 폐경기간과 통계적으로 유의한 음의 상관관계를 나타내었으며, 신장, 체중은 양의 상관관계를 보였다. 대상자의 신체조성 중 근육량, 골격근량, 제지방량은 요추부 골밀도와 통계적으로 유의한 양의 상관관계를 보였으며, 대상자의 대퇴경부 골밀도는 요추부 골밀도와 유의한 양의 상관관계를 보였다. 측정변수들의 골밀도 위험군 포함 유무에 미치는 영향을 알아본 결과 연령과 폐경기간의 증가는 골밀도 위험군에 포함될 확률을 유의하게 증가시켰으며, 신장은 골밀도 위험군에 포함될 확률을 유의하게 감소시켰다. 근육량, 골격근량 그리고 제지방량의 증가도 골밀도 위험군에 포함될 확률을 유의하게 감소시켰으며, 대퇴경부 골밀도의 증가 역시 골밀도 위험군에 포함될 확률을 유의하게 감소시키는 영향력을 보였다. 본 연구 결과 폐경기 여성의 요추부 골밀도 위험도에 영향을 주는 관련인자는 연령, 폐경기간, 근육량, 골격근량, 제지방량인 것으로 나타났다.

본 연구의 모든 통계분석은 SPSS ver. 19.0을 이용하였다. 대상자들의 모든 측정 자료는 Shapiro-Wilk 정규성 검정을 시행하였으며, 검정결과 모든 측정값이 정규분포의 특성을 보였다. 대상자의 일반적 특성은 기술통계를 이용하였으며, 골밀도 정상군과 위험군을 서로 비교하기 위해 독립 t-검정을 시행하였다. 연구대상자들의 요추부 골밀도와 측정값 사이의 상관관계를 알아보기 위해 Pearson's correlation 검정을 시행하였으며, 골밀도 정상군과 위험군의 영향요인을 알아보기 위해 로지스틱 회귀분석(logistic regression analysis)의 승산비를 이용하여 평가하였다. 연구에 사용된 측정 자료의 모든 통계학적 유의수준은 $p<.05$로 하였다.

핵심단어 : 신체조성, 슬관절 근력, 균형, 골밀도

Clinical Research Methodology

02

Chapter

공분산분석

학·습·목·표

1. 공분산분석의 정의를 알 수 있다.
2. 공분산분석 통계를 시행할 수 있다.

핵·심·용·어

- 공분산분석

Clinical Research Methodology

1 개 요

공분산분석(analysis of covariance : ANCOVA)은 일원배치 분산분석과 회귀분석이 결합된 형태의 분석방법이다. 일원배치 분산분석은 독립변수와 종속변수만을 설정하였지만 공분산분석은 다른 변수인 공변인(covariate)을 함께 설정해야 한다. 따라서 종속변수에 영향을 미칠 것으로 판단되는 연속형 변수인 공변량(covariate)을 제거한 뒤 수준 간의 차이(평균차이)를 분석하게 된다.

2 공분산분석의 장점 및 주의사항

공분산분석의 장점은 종속변수에서 대상자 사이의 개인차 혹은 집단 간 차이를 유발시키는 변인(공변인)을 통제하여 오차분산을 감소시킬 수 있다는 점이다. 따라서 오차분산이 감소되어 검정력(power)이 증가되기 때문에 귀무가설을 올바르게 기각할 확률이 증가된다. 공분산분석은 집단을 동등하게하기 위해 사용되지만 사용 전에 반드시 공변인을 제외하고 다른 부분에서는 집단이 서로 같아야 한다는 확신이 있어야 할 수 있는 분석방법임을 주의하여야 한다. 그러나 현실적으로 완벽히 같다는 확신을 할 수 있기는 어려운 점이 있다.

3 공분산분석 시 필요한 가정

공분산분석은 독립변수가 보통 2개 이상이며, 종속변수는 연속형 변수이어야 하고 정규분포 및 분산의 동질성에 대한 가정을 만족하여야 한다. 또한 공변인은 연속형 변수이어야 하며, 종속변수에 대한 독립변수와 공변인 사이의 교호작용이 없어야만 공분산분석이 가능하다.

4 예 제

민첩성에 대한 2주 간 A 운동의 효과를 알아보고자 대조군과 운동군의 실험 전, 후 사이드 스텝의 횟수를 측정하여 효과를 확인하고자 한다(그림 2-1).

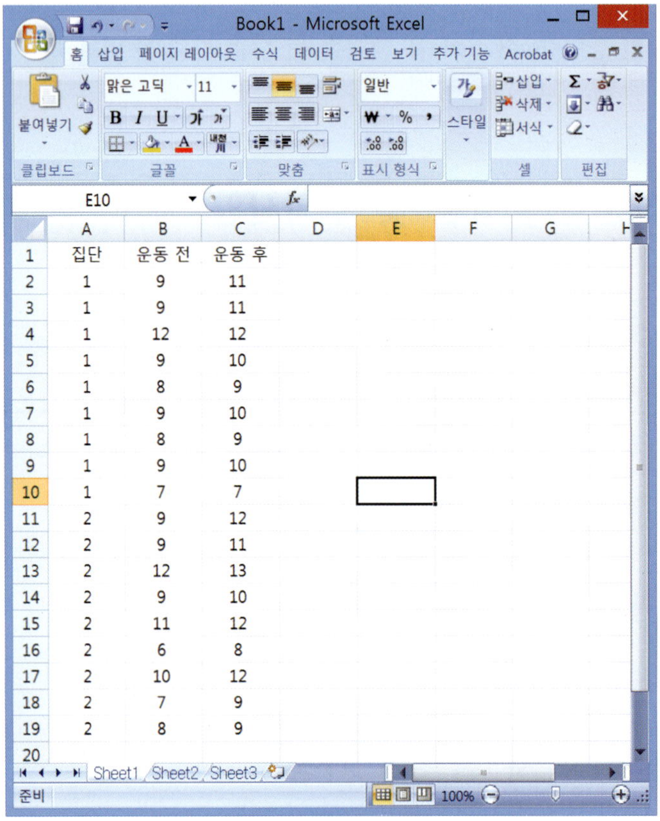

	A	B	C
1	집단	운동 전	운동 후
2	1	9	11
3	1	9	11
4	1	12	12
5	1	9	10
6	1	8	9
7	1	9	10
8	1	8	9
9	1	9	10
10	1	7	7
11	2	9	12
12	2	9	11
13	2	12	13
14	2	9	10
15	2	11	12
16	2	6	8
17	2	10	12
18	2	7	9
19	2	8	9

그림 2-1 운동 후 사이드 스텝 횟수의 변화

대조군과 운동군은 운동 전, 후에 사이드 스텝의 변화차이가 있을까?

<자료분석 작성 글 예시>

자료분석을 위해 SPSS 24.0프로그램을 이용하였다. 그룹 간 00변화에 대한 차이비교는 00값을 공변량으로 설정하여 공분산분석을 실시하였다. 통계적인 유의성을 검정하기 위해 유의수준 α는 0.05로 설정하였다.

<결과 예시>

그룹 간 사이드 스텝의 변화를 분석한 결과 통계적인 유의한 차이가 있는 것으로 나타났다($p<0.05$)(표 2-1). 대조군은 운동 전 평균 8.9회에서 운동 후 평균 9.9회, 운동군은 운동 전 평균 9.0회에서 운동 후 평균 11.2회로 변화된 것으로 나타났다.

<표 예시1>

표 2-1 사이드 스텝의 변화 (단위: 회)

그룹	운동 전	운동 후	F
대조군	8.89±1.36	9.89±1.45	13.291*
운동군	9.00±1.87	11.22±1.64	

평균±표준편차
* $p<0.05$

<표 예시2>

표 2-2 사이드 스텝의 변화 (단위: 회)

그룹	운동 전	운동 후	p
대조군	8.89±1.36	9.89±1.45	0.002
운동군	9.00±1.87	11.22±1.64	

평균±표준편차

<표 예시3>

표 2-3 사이드 스텝의 변화 (단위: 회)

그룹	운동 전	운동 후	F(p)
대조군	8.89±1.36	9.89±1.45	13.291 (0.002)
운동군	9.00±1.87	11.22±1.64	

평균±표준편차

<표 예시4>

표 2-4 사이드 스텝의 변화 (단위: 회)

그룹	운동 전	운동 후	F (p)
I	8.89±1.36	9.89±1.45	13.291 (0.002)
II	9.00±1.87	11.22±1.64	

평균±표준편차
I: 대조군, II: 운동군

❋ SPSS에 의한 분석

• 자료 입력 및 설정방법

① 분석을 위해 필요한 자료를 입력한다.

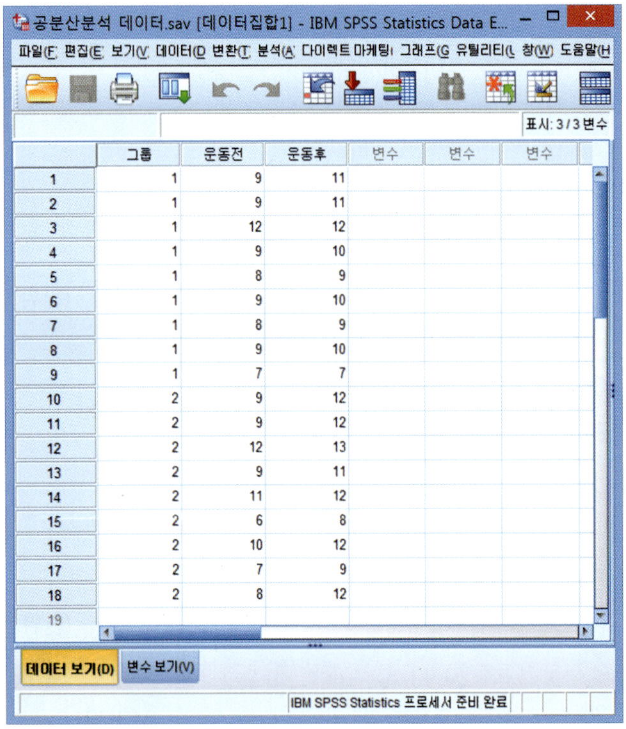

② 분석방법선택
[메뉴] – [분석] – [일반선형모형] – [일변량] 선택

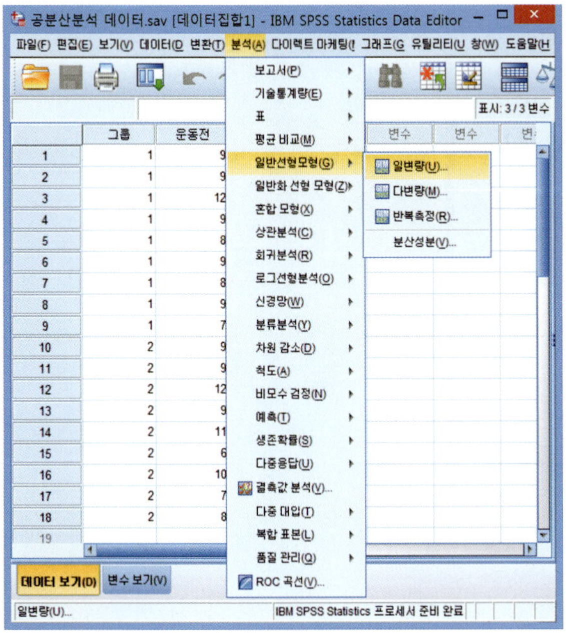

다음과 같은 창이 열린다.

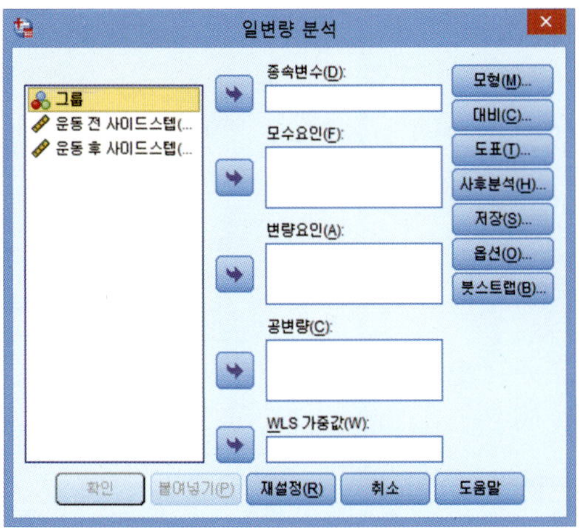

먼저, 독립변수와 공변량이 종속변수에 대한 교호작용이 없는지를 검토하기 위해 다음과 같이 실행한다.

③ [그룹]을 [모수요인]으로 이동, [운동 전 사이드 스텝]을 [공변량]으로 이동, [운동 후 사이드 스텝]을 [종속변수]로 이동한다.

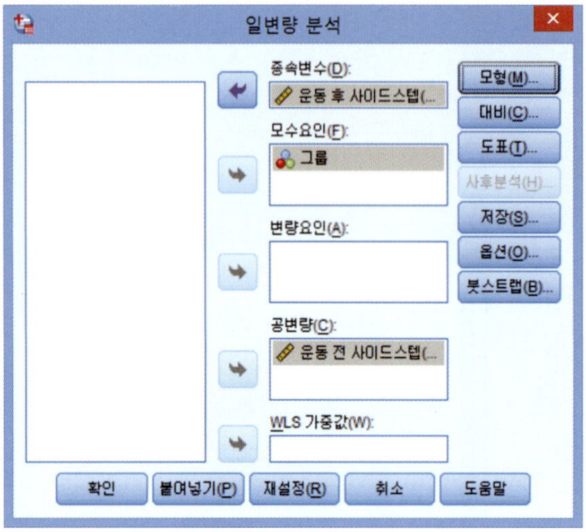

우측 상단에 모형(M)을 선택하면 다음과 같은 창이 열린다.

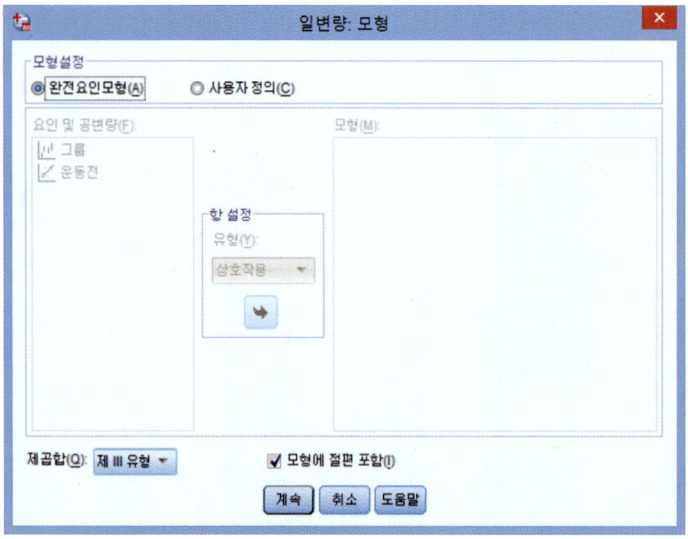

④ [모형설정]의 [사용자 정의]를 선택하면 다음과 같이 [요인 및 공변량]의 부분이 활성화 된다.

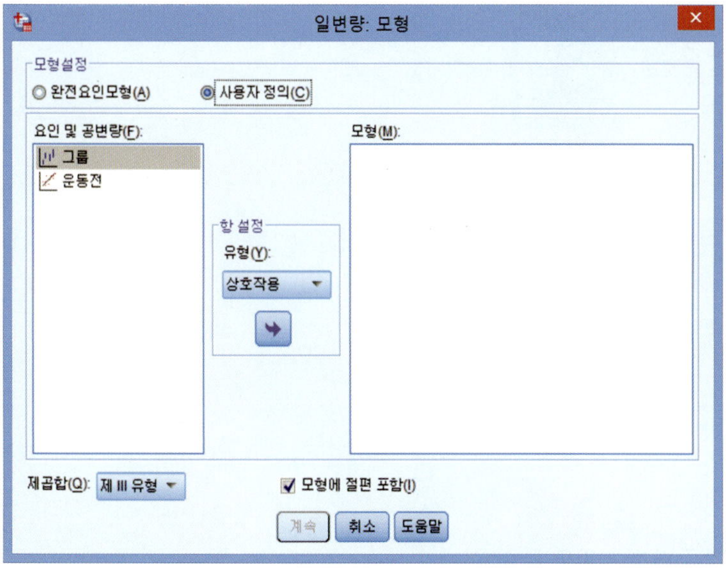

⑤ [요인 및 공변량]에서 '그룹'과 '운동전'을 각각 오른쪽 [모형]으로 이동하고 '그룹'과 '운동전'을 동시에 선택(키보드에서 'Ctrl' 키를 누른 상태에서 왼쪽 마우스를 이동하여 '그룹'과 '운동전'을 각각 한 번씩 누름)하여 [모형]으로 이동한다.

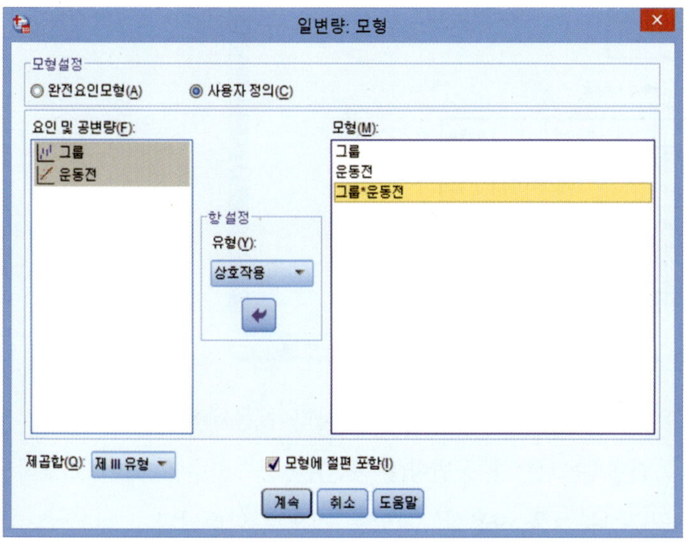

[계속]을 누르면 다음과 같은 창으로 되돌아온다.

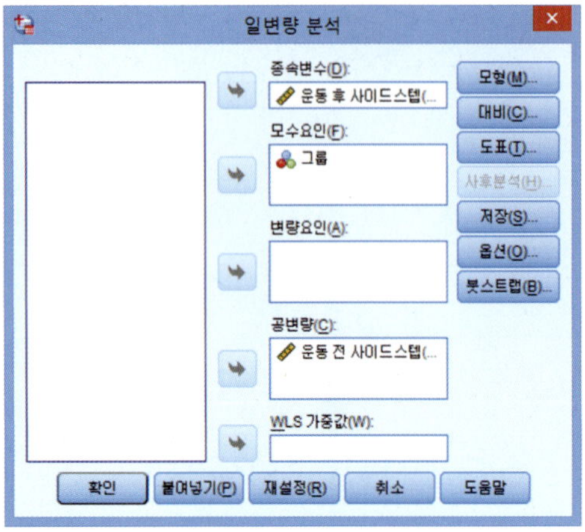

[확인]을 선택하면 다음과 같은 통계 결과표가 출력된다.

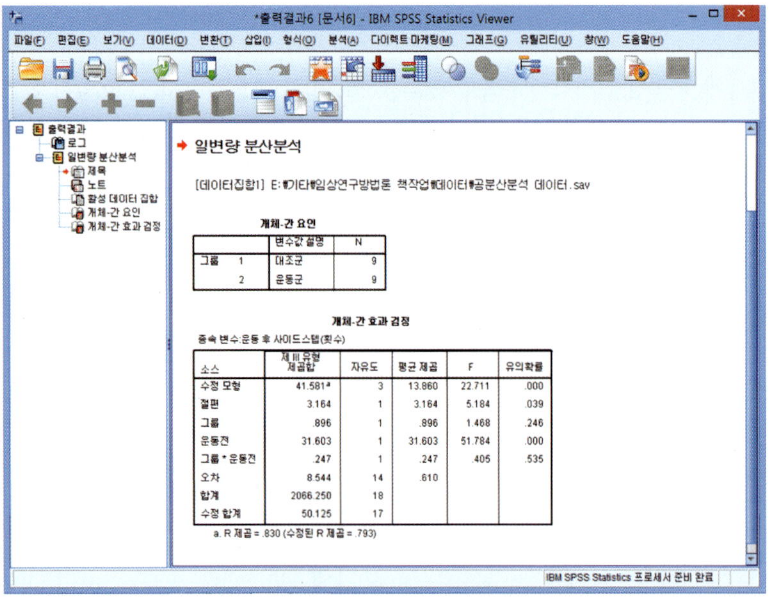

→ 결과 해석 : '그룹*운동전'의 유의확률 값이 $p=0.535$로 나타나 통계적으로 유의하지 않은 것으로 나타났다. 따라서 독립변수(그룹)와 공변량(운동전)은 종속변수에 대한 교호작용을 하지 않는 것으로 나타나 공분산분석을 사용할 수 있는 것으로 나타났다.

독립변수와 공변량이 종속변수에 대한 교호작용을 하지 않는다는 의미 : 회귀선의 동질성(homogeneity of regression)에 대한 가정이 만족을 했다는 의미이며, 회귀선이 동질하다는 것은 독립변수가 공변인과 종속변수와의 관계에 영향을 미치지 않는다는 의미이다. 다시 말하면 공변인은 모든 집단의 종속변수에 같은 효과를 가지고 있다는 의미로 이 가정이 위배될 경우 1종 오류가 증가하게 된다. 따라서 이러한 가정이 위배될 경우(교호작용이 유의할 경우) 공분산 분석을 하면 안 된다.

⑥ 분석방법선택
[메뉴]-[분석]-[일반선형모형]-[일변량] 선택

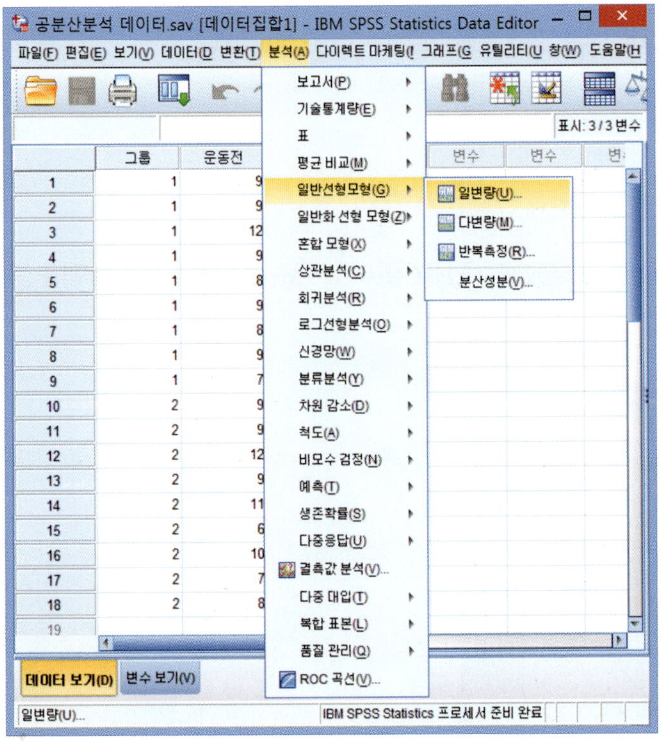

다음과 같은 창이 열린다.

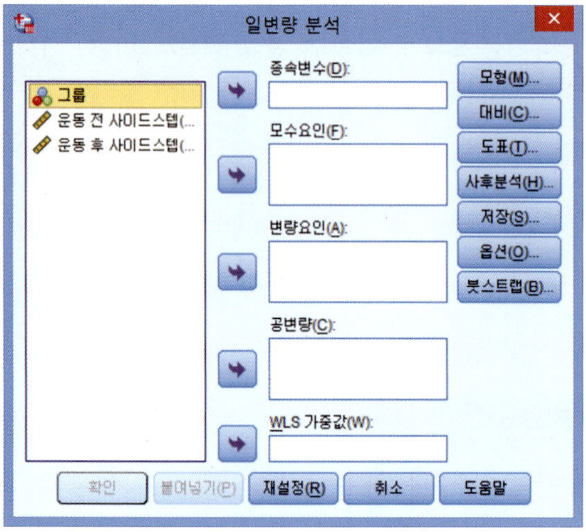

[그룹]을 [모수요인]으로 이동, [운동 전 사이드 스텝]을 [공변량]으로 이동, [운동 후 사이드 스텝]을 [종속변수]로 이동한다.

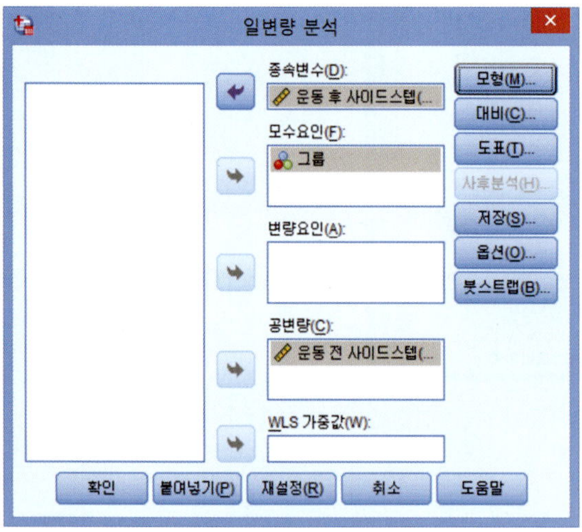

우측 상단에 모형(M)을 선택하면 다음과 같은 창이 열린다.

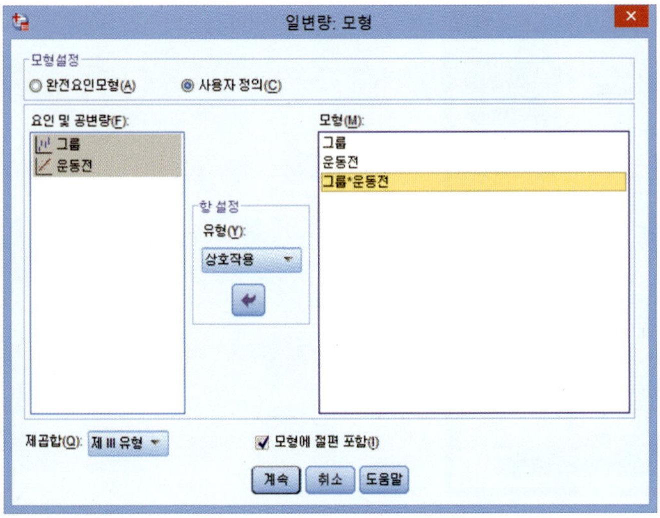

[모형설정]에서 '완전요인모형(A)'으로 선택하면 아래와 같은 창으로 변경된다.

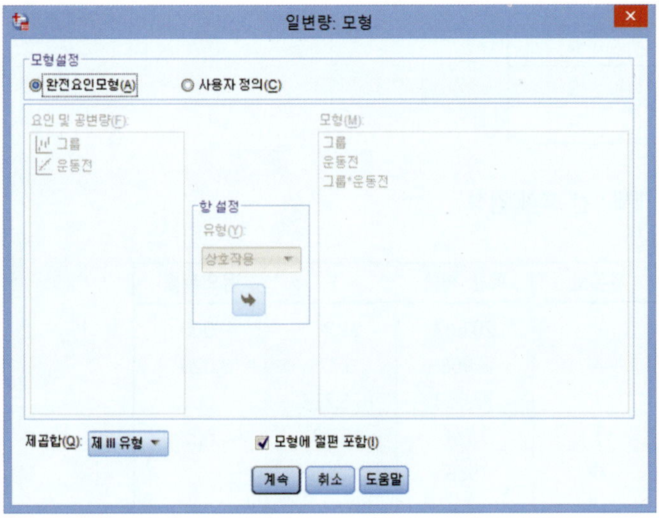

계속을 선택하면 다음과 같은 창이 열린다.

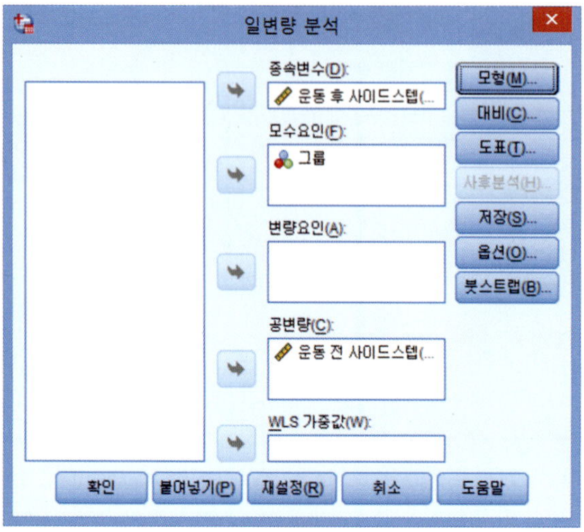

확인을 선택하면 다음과 같은 결과가 출력된다.

개체-간 요인

		변수값 설명	N
그룹	1	대조군	9
	2	운동군	9

개체-간 효과 검정

종속 변수 : 운동 후 사이드스텝(횟수)

소스	제 III 유형 제곱합	자유도	평균 제곱	F	유의확률
수정 모형	41.334a	2	20.667	35.263	.000
절편	3.968	1	3.968	6.771	.020
운동전	32.653	1	32.653	55.714	.000
그룹	7.790	1	7.790	13.291	.002
오차	8.791	15	.586		
합계	2066.250	18			
수정 합계	50.125	17			

a. R 제곱 = .825 (수정된 R 제곱 = .801)

• 분석결과 및 해석

– 통계 결과해석

개체-간 효과 검정표에서 그룹의 유의확률 값이 $p=0.002$로 $p<0.05$이므로 공변인을 통제한 후 집단에 따른 사이드 스텝횟수는 차이가 있는 것으로 나타났다.

– 통계 결과해석의 의미

A 운동방법은 사이드 스텝횟수를 늘리는데 효과적이므로, 민첩성 증진에 A 운동방법이 긍정적인 영향을 미치고 있다고 해석할 수 있다.

MEMO

참·고·문·헌

- 노형진. 한글 SPSS 10.0에 의한 알기쉬운 다변량분석. 형설출판사. 2003.
- 박지환. 알기쉬운 연구방법론. 범문에듀케이션. 2014.
- 서의훈. SPSS 통계분석. 자유아카데미. 2002.

03

Chapter

반복측정 분산분석

학·습·목·표

1. 반복측정 분산분석의 정의를 알 수 있다.
2. 반복측정 분산분석 통계를 실행할 수 있다.

핵·심·용·어

- 반복측정 분산분석
- 교호작용

Clinical Research Methodology

1 반복측정설계 개요

1) 반복측정 설계의 필요성

의학이나 보건학, 물리치료학 분야의 실험에서는 동일 실험대상(subject)에 대해 실험조건(condition)이나 처치(therapy)를 달리하거나 또는 여러 번의 시기(time)에서 반복적으로 측정 값을 측정하는 경우가 많다. 한 피실험자에게 시간의 경과에 따라 2회 이상 측정을 하게 되므로 이러한 실험설계 방법을 반복측정설계(repeated measures design)라고 한다. 따라서 물리치료학 분야에서도 많은 실험에 있어서 중재 효과를 알아보고자 중재 전과 후에 변화의 차이를 알고자 하는 연구가 많기 때문에 반복측정 실험설계에 대한 정확한 이해를 필요로 한다. 그러나 실제로는 많은 연구들에 있어서 이 실험설계에 대한 적용과 해석에 있어 오류를 범하는 경우가 흔하게 나타나고 있다. 예를 들어 대상자를 실험군과 대조군으로 무작위 배정을 하여 실험군에 대한 처치 효과를 알아보는 실험이 있다고 가정해보자. 두 집단 모두 실험 전과 후에 2회 반복 측정하였다면 여기에는 한 개 이상의 독립적 요인인 실험처치 유무에 따른 두 집단과 각 요인에 속한 대상자에 대한 반복측정이라는 두 가지 종류의 요인(factor)을 가지고 있는 혼합설계(mixed design) 혹은 요인설계(factorial design)에 해당된다. 이러한 혼합설계에 대응표본 t-검정을 적용하기는 적합하지 않은데, 이것은 두 번 측정된 두 집단을 가지고 있기 때문이다. 이와 같이 혼합설계에서 집단과 시간이라는 두 가지 요인이 존재하므로 두 요인 간 교호(상호)작용 효과(interaction effect)가 존재하게 되고 교호작용에 대한 효과의 분석이 중요하게 된다.

2) 반복측정 설계의 장·단점

반복측정 설계의 가장 큰 장점은 특히, 사람을 대상으로 하는 실험에 있어서 실험대상자를 충분히 확보하기가 대단히 어렵기 때문에 상대적으로 다른 설계보다 비교적 적은 수의 대상자를 필요로 한다는 점이다. 이것은 각 대상자들의 첫 번째 측정값이 다음 측정에 대한 대조군 역할을 하게 되기 때문에 집단 내 변이 또는 대상자의 이질성을 통제하여 오차요소가 줄어들게 되어 연구의 검정력(power)이 증가되게 된다. 예를 들어 2가지 종류의 운동치료를 30명으로 구성된 세 집단에 한 가지 씩의 운동치료를 적용하여 실험할 경우, 60명의 대상자가 필요하지만 이들 세 가지 운동치료를 한 대상자에게 시간의 흐름에 따라 모두 적용하면 30명의 대상자만으로도 실험할 수 있으며, 대상자의 차이로 인한 오차까지 줄 일 수 있다는 장점이 있다.

단점으로는 다음과 같다. 첫째, 실험 도중에 대상자가 중도에 탈락할 수도 있다. 반복측정 과정으로 인한 실험기간이 긴 경우 대상자 개인적 이유 등으로 인한 중도 탈락은 분석결과에 영향을 미칠 수 있어 결국 대상자의 다른 측정치까지 분석에 사용할 수 없게 된다. 둘째, 먼저 적용된 중재효과가 다음 중재에 영향을 주는 이월효과(carry over effect)가 발생할 수 있다. 이러한 이월효과를 없애기 위하여 각 측정 기간 사이의 간격을 좀 더 길게 하는 등 다양한 측면에서 세심한 검토가 필요하다. 그러나 실제 실험 상황에서는 실험기간이 길어지는데 어려울 수도 있다는 한계점도 가지고 있다. 셋째, 반복측정으로 인해 대상자가 피로감이나 싫증(boredom)을 느껴 실험결과에 부정적인 영향을 미칠 수도 있다. 넷째, 세 집단 이상이고 집단과 시간의 두 가지 요인이 존재할 경우 집단과 시간 요인 사이의 교호작용이 존재하다면 분석이 다소 복잡하고 어려울 수 있다는 것이다. 왜냐하면 세 집단에서 집단과 시간 요인 사이의 교호작용이 존재할 경우 구체적으로 어느 집단 사이에서 교호작용이 발생했는지는 통계적 결과 값으로는 확인할 수 없고 평균이 그려진 그래프를 보고 조심스럽게 해석을 할 수 밖에 없기 때문이다.

3) 반복측정분산분석 시 필요한 가정

반복측정분산분석 시 필요한 가정은 종속변수의 정규분포성과 분산의 동질성이다. 반복측정설계에서는 같은 대상자를 측정하게 되므로 측정치 사이에 서로 관련성이 존재하게 되기 때문에 복합대칭의 가정이 반드시 요구된다. 복합대칭의 가정이 만족되지 못하였을 때는 두 가지 해석방법이 있는데, 첫째는 단일변량(univariate) 결과가 아닌 다변량(multivariate) 결과를 해석하는 것이다. 다변량 방식은 단일변량 방식보다 검정력이 낮다는 단점이 있다. 두 번째는 단일변량 결과에서 1종 오류의 가능성을 감소시키기 위해 자유도를 조정한 방식의 결과를 해석하는 것이다.

4) 반복측성설계의 유형

(1) 시간의 흐름에 따른 설계

시간의 흐름에 따른 반복측정 설계는 물리치료학 연구에 있어서 가장 많이 사용되는 설계이며, 각 대상자들을 측정 시점에 따라 반복하여 측정하여 자료를 분석하는 방법이다.

예) 미세전류의 치료효과를 알아보기 위해 총 60명의 대상자를 대조군과 실험군에 각각 30명씩 배치하여 실험군에는 미세전류치료를 총 5일 간 적용하여 총 5일 간 RIII 반사(굴곡회피반사) 진폭의 데이터를 얻는다.

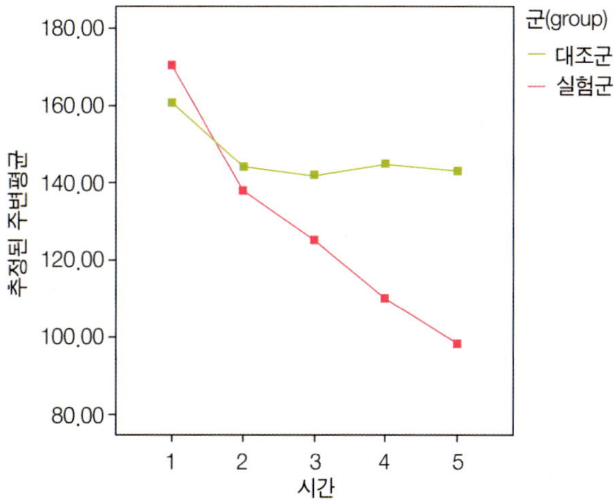

(2) 변수에 따른 설계

변수에 따른 반복측정 설계는 시간의 흐름에 따른 반복측정 설계와 달리 각 대상자들에게 관절각도와 같은 관심 대상이 되는 모든 처리를 임의의 순서에 따라 차례대로 적용한 뒤에 이를 비교분석하는 방법이며, 이러한 실험설계법은 각 관절각도에서 얻어진 데이터의 묶음을 블록(block)으로 하는 확률화블록설계(randomized block design)로 볼 수 있다.

예) 무릎 관절각도에 따라 근력의 차이가 있는지 알기 위해서 무릎관절 A도, B도, C도에서 근력을 측정하여 데이터를 얻는다.

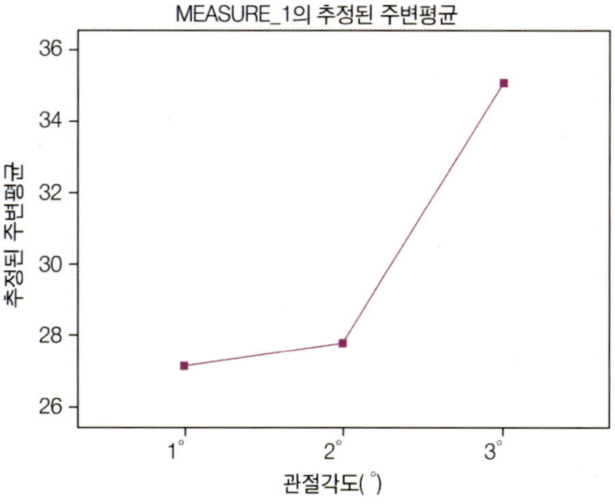

2 반복요인의 수에 따른 설계

1) 단일요인 반복측정설계

단일요인 반복측정설계는 반복요인이 하나인 설계이다. 집단이 하나이며, 반복요인이 한 가지이고 반복측정을 두 번 이상 적용한 경우의 설계이다. 물론 반복측정이 두 번일 경우는 단일 집단일 때 분석방법인 대응표본 t 검정이 있으므로, 단일요인 반복측정설계에서는 반복측정을 3번 이상일 때 적용하는 방식을 설명하기로 한다. 단일요인 반복측정설계에 대한 분석은 반복측정이 있는 일요인 분산분석(one-way ANOVA with repeated measures)이라고 한다.

(1) 예, ① 시간의 흐름에 따른 설계 유형

저빈도－고강도 경피신경전기자극이 만성 무릎 통증에 효과가 있는지 알아보기 위해 시각상사척도(VAS)를 통해 치료 전에 통증 정도를 측정하고 그날부터 전기자극을 실시하여 3일 간 통증 정도를 측정하였다.

표 3-1 전기자극 후 시각상사척도의 변화

시간 / 환자	치료 전	치료 후 1일	치료 후 2일
1	9	7	5
2	7	7	5
3	5	4	3
4	4	3	2
5	3	2	0
6	6	4	2
7	6	6	3
8	5	3	1
9	4	2	1
10	4	4	2
11	6	5	3
12	6	5	4
13	3	3	2
14	5	4	3
15	7	8	7

저빈도-고강도 경피신경전기자극 후 시각상사척도는 변화했을까? 만일 변화했다면 치료 전에 비해 어느 시기에서 변화했을까?

❋ SPSS에 의한 분석

• 자료 입력 및 설정방법

① 분석을 위해 필요한 자료를 입력한다.

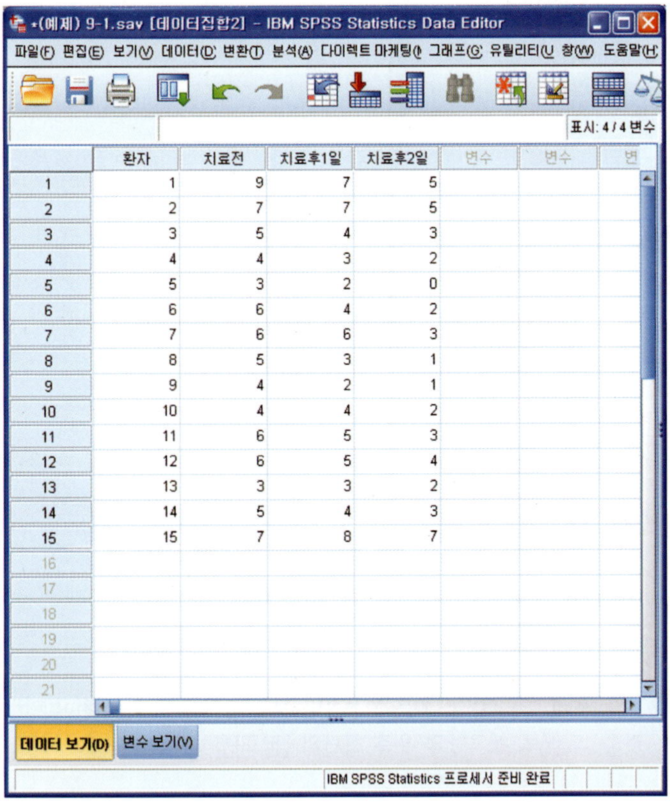

② 데이터의 정규분포 가정 검토
[분석] – [기술통계량] – [데이터 탐색] 선택

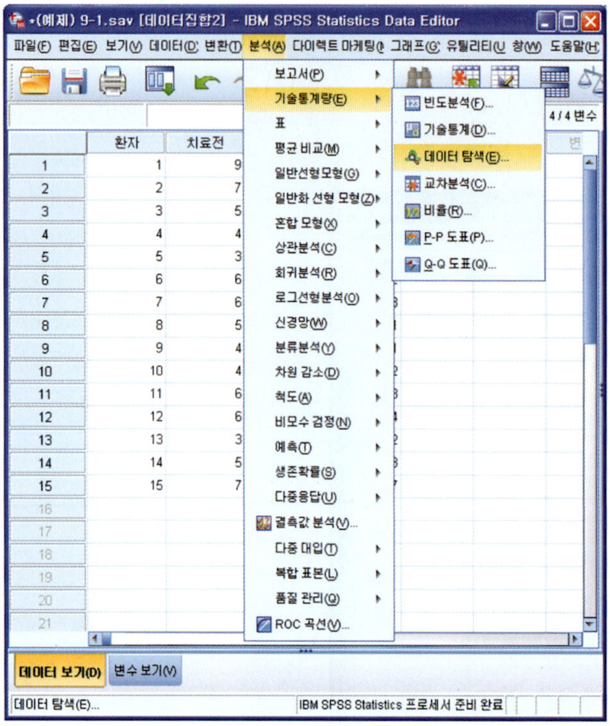

③ 데이터의 종속변수 설정 및 도표 설정
분석대상 변수인 '치료 전, 치료 후 1일, 치료 후 2일'을 오른쪽 종속변수로 차례대로 이동시키고 아래쪽 표시 옵션에서 '모두'로 되어 있는 것을 '도표'로 체크하고 우측 상단의 [도표]를 선택한다.

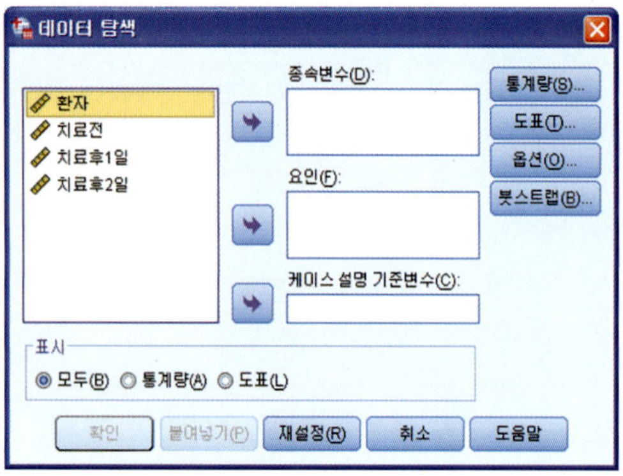

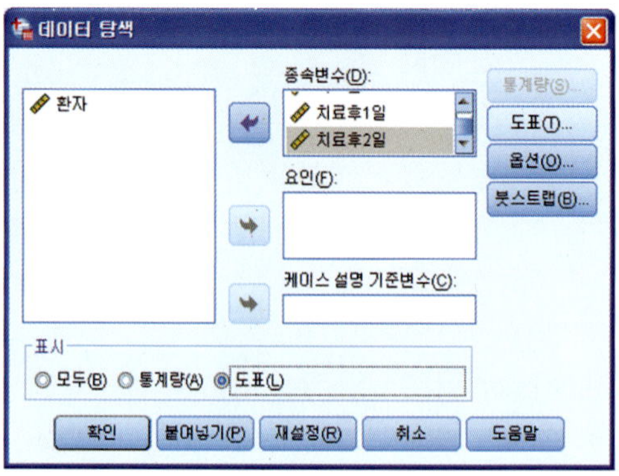

④ '검정과 함께 정규성 도표'에 체크하고 아래쪽 [계속]을 선택한다.

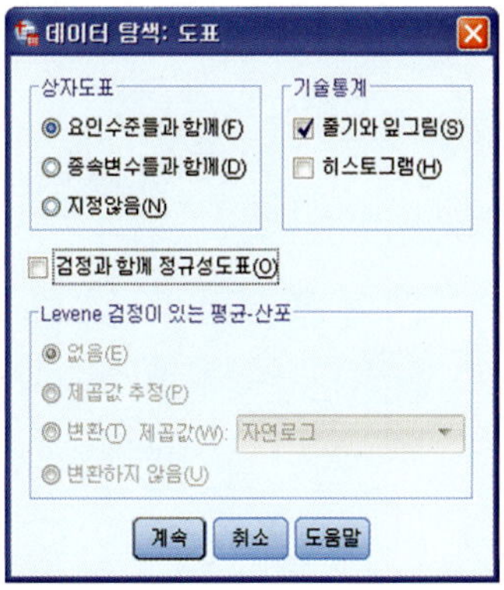

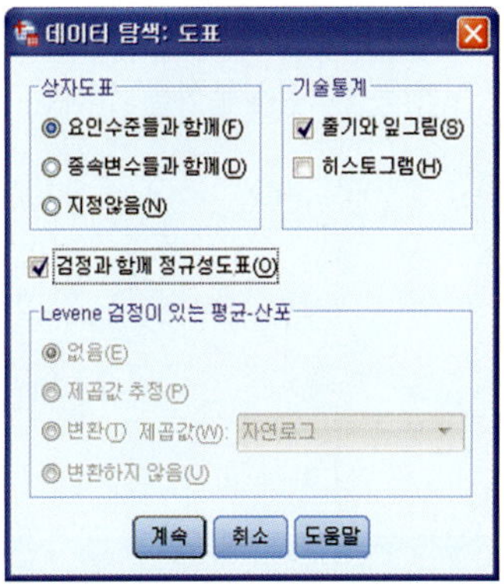

⑤ 아래쪽 [확인]을 선택한다.

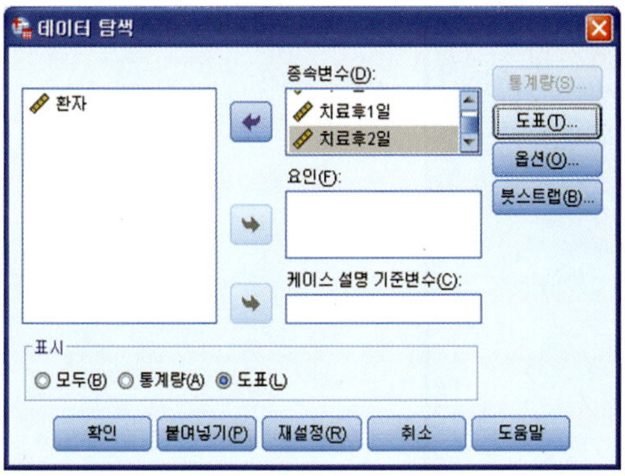

⑥ 정규분포 가정 검토

정규성검정

	Kolmogorov-Smirnova			Shapiro-Wilk		
	통계량	자유도	유의확률	통계량	자유도	유의확률
치료 전	.142	15	.200*	.945	15	.445
치료 후 1일	.200	15	.110	.930	15	.274
치료 후 2일	.204	15	.094	.943	15	.422

a. Lilliefors 유의확률수정

*. 이것은 참인 유의확률의 하한값입니다.

위 결과물에서 우측 '데이터 탐색' 항목 아래의 '정규성 검정' 출력 결과물을 해석한다. 정규분포 가정 검토는 'Kolmogorov-Smirnov'나 혹은 'Shapiro-Wilk' 항목 중 어느 하나를 선택해서 분석한다. '치료 전, 치료 후 1일, 치료 후 2일' 항목 모두 유의확률 값이 0.05 이상이므로 정규분포 가정을 만족하는 것으로 나타났다. 따라서 모수 분석방법인 반복측정분산분석을 선택한다.

⑦ 분석방법선택
[메뉴] - [분석] - [일반선형모형] - [반복측정] 선택

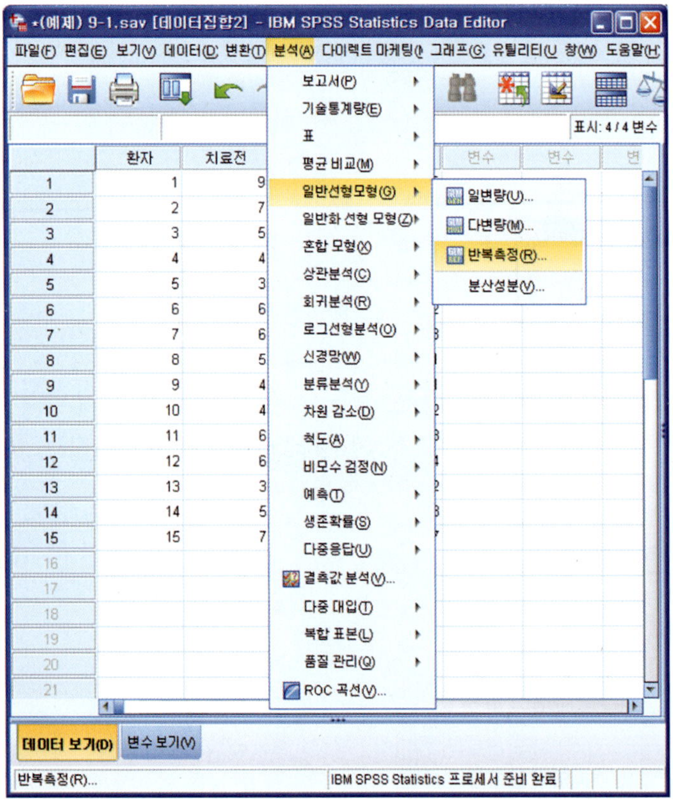

⑧ 개체 – 내 요인 정의
'개체 – 내 요인이름'은 자동으로 '요인 1'로 설정되어 있는 창이 열린다.

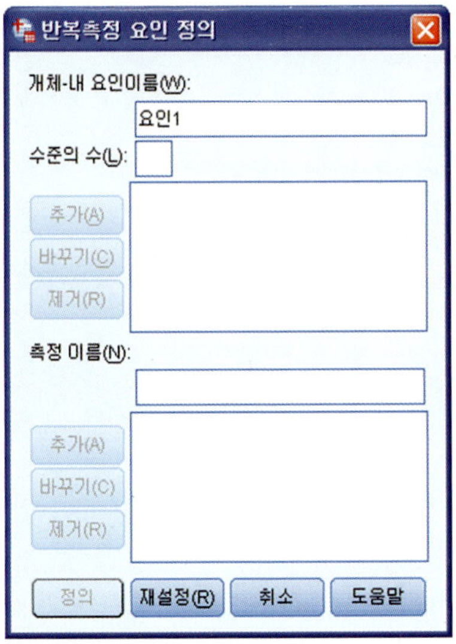

'개체 – 내 요인이름'에 시간으로 입력하고 '수준의 수'에 3을 입력하고 '추가' 버튼을 누른다.

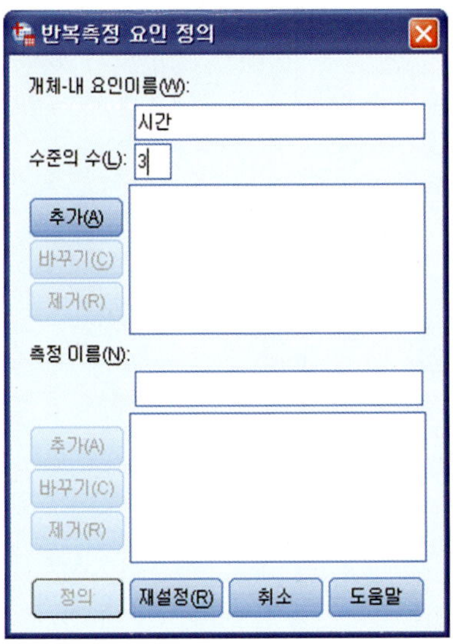

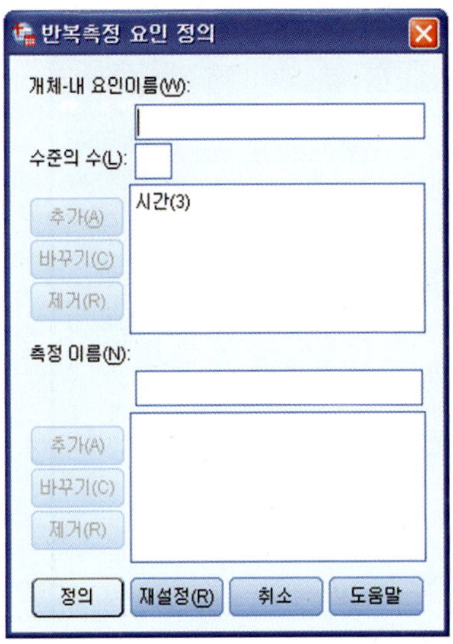

⑨ 위쪽 창에서 아래쪽 '정의' 버튼을 누르면 다음과 같은 대화상자가 열린다.

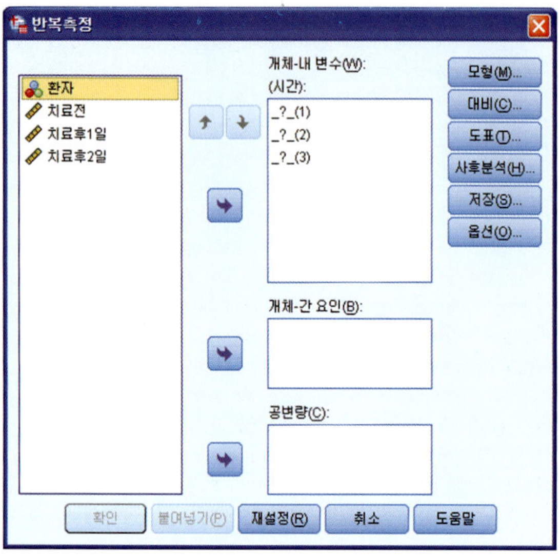

분석대상 변수인 '치료 전, 치료 후 1일, 치료 후 2일'을 차례대로 선택해서 '개체－내 변수' 쪽으로 이동시킨다.

'도표'를 보기 위해 [도표] 버튼을 누른다.

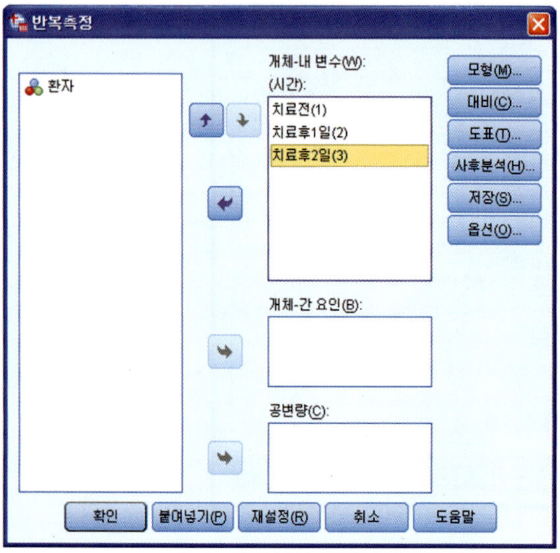

'요인' 시간을 '수평축 변수'란으로 이동 시킨다. 그러면 [추가] 버튼이 활성화되고 [추가] 버튼을 누른다.

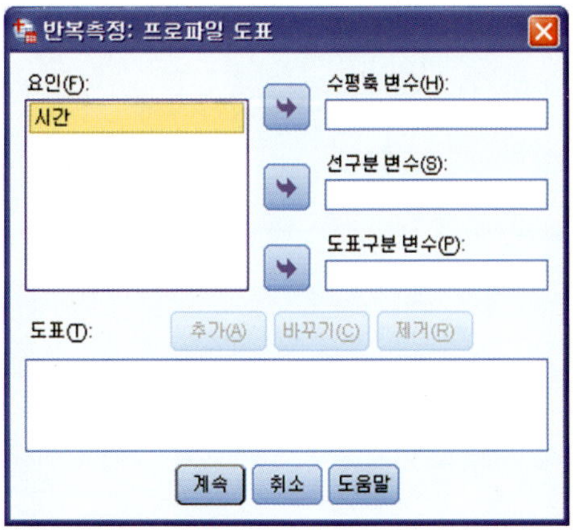

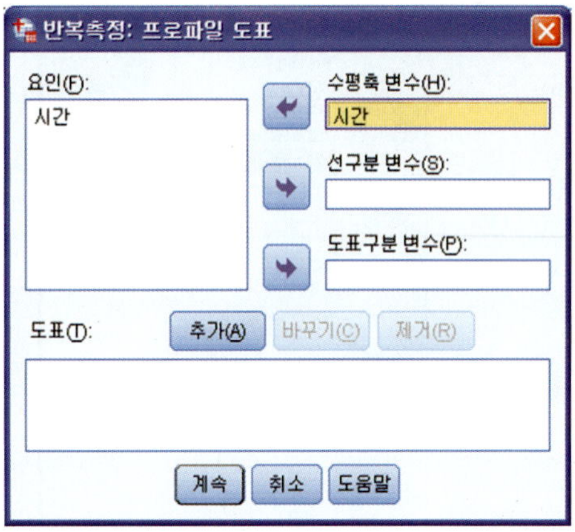

아래와 같이 '도표'란으로 시간이 이동된다. [계속] 버튼을 누른다.

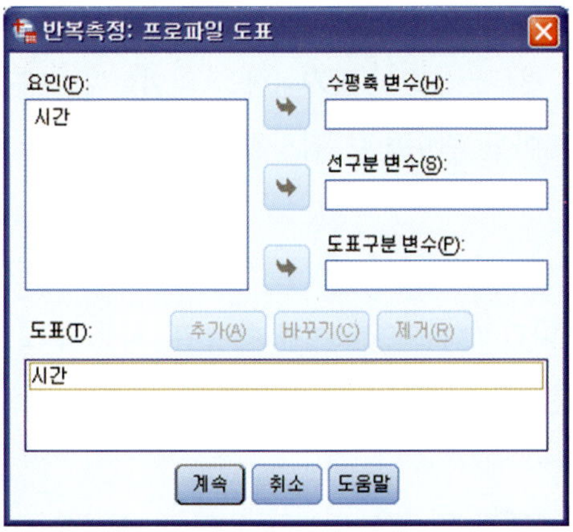

[확인] 버튼을 누른다.

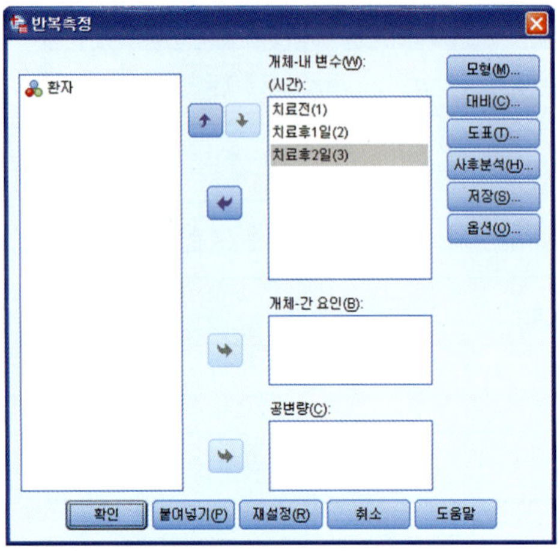

• **분석결과 및 해석**

– 복합대칭(compound symmetry)의 가정 검토

모크리(Mauchly) 구형성 검정 결과표에서 유의확률 값이 0.055로, p>0.05이므로 구형성 가정이 성립된다(이때, p값이 .(점)으로 되어 있는 경우는 p값이 0.99이상을 의미한다). 가정이 충족되므로, 검정력이 약한 다변량 검정결과가 아닌 단일변량 검정결과를 해석한다.

– 통계 결과해석

단일변량 검정결과는 개체−내 효과검정 표 안에서 반복요소인 시간의 구형성 가정 F값은 56.266 p=0.000 수준에서 유의하게 나타났다. 따라서 치료 전, 치료 후 1일, 치료 후 2일에 있어서 시각상사척도의 변화는 차이가 있는 것으로 나타났다고 해석할 수 있다.

– 통계 결과해석의 의미

저빈도−고강도 경피신경전기자극은 시각상사척도에 영향을 미치고 있다고 해석할 수 있다. 더 나아가 평균값들의 시각상사척도가 감소하고 있으므로, 치료 효과가 긍정적인 영향을 미치고 있다고 해석할 수 있다.

개체−내요인

측도 : MEASURE_1

시간	종속변수
1	치료 전
2	치료 후 1일
3	치료 후 2일

다변량검정[b]

효과		값	F	가설자유도	오차자유도	유의확률
시간	Pillai의 트레이스	.885	50.020[a]	2.000	13.000	.000
	Wilks의 람다	.115	50.020a	2.000	13.000	.000
	Hotelling의 트레이스	7.695	50.020a	2.000	13.000	.000
	Roy의 최대근	7.695	50.020a	2.000	13.000	.000

a. 정확한통계량
b. Design : 절편
개체 - 내 계획 : 시간

Mauchly의 구형성검정[b]

측도 : MEASURE_1

개체-내 효과	Mauchly의 W	근사카이제곱	자유도	유의확률	엡실런[a]		
					Greenhouse-Geisser	Huynh-Feldt	하한값
시간	.641	5.785	2	.055	.736	.801	.500

정규화된 변형종속변수의 오차공분산행렬이 단위행렬에 비례하는 영가설을 검정합니다.

a. 유의성평균검정의 자유도를 조절할 때 사용할 수 있습니다. 수정된 검정은 개체 내 효과 검정표에 나타납니다.
b. Design : 절편
개체 - 내 계획 : 시간

개체-내 효과검정

측도 : MEASURE_1

소스		제III 유형제곱합	자유도	평균제곱	F	유의확률
시간	구형성가정	46.978	2	23.489	56.266	.000
	Greenhouse-Geisser	46.978	1.471	31.926	56.266	.000
	Huynh-Feldt	46.978	1.602	29.322	56.266	.000
	하한값	46.978	1.000	46.978	56.266	.000
오차(시간)	구형성가정	11.689	28	.417		
	Greenhouse-Geisser	11.689	20.601	.567		
	Huynh-Feldt	11.689	22.430	.521		
	하한값	11.689	14.000	.835		

개체-간 효과검정

측도 : MEASURE_1
변환된 변수 : 평균

소스	제III 유형제곱합	자유도	평균제곱	F	유의확률
절편	267.407	1	267.407	94.291	.000
오차	39.704	14	2.836		

치료 전, 치료 후 1일, 치료 후 2일에 있어서 시각상사척도의 변화는 차이가 있는 것으로 나타났지만, 치료 전에 비해 어느 시기에서 차이가 나는지가 알고 싶다면 '대비 검정'이나 '다중비교'를 통한 비교분석이 필요하다.

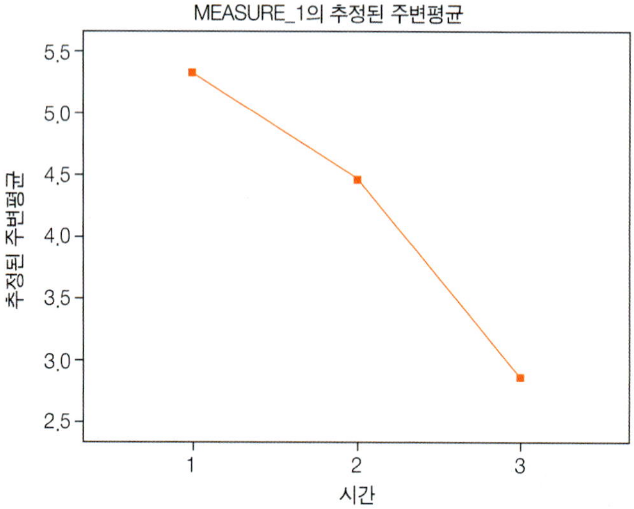

- **대비 검정**

대비는 대상자들의 반복요소인 측정 시점들 사이의 차이를 비교하기 위한 검정이다.

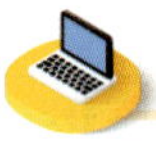

위의 ⑨번 단계의 대화상자에서 [대비]를 누른다.

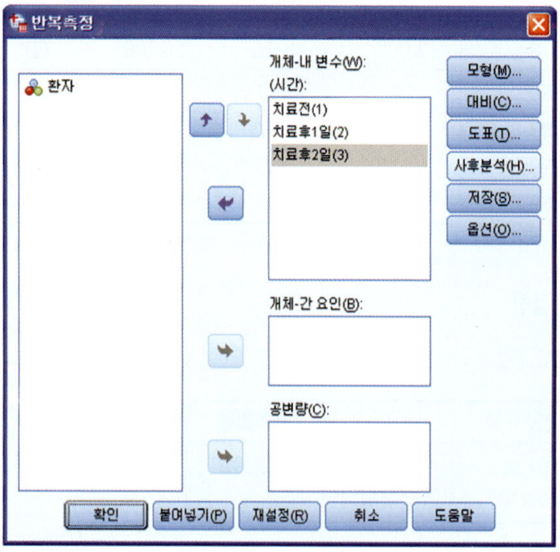

다음과 같은 대화상자가 나타난다.

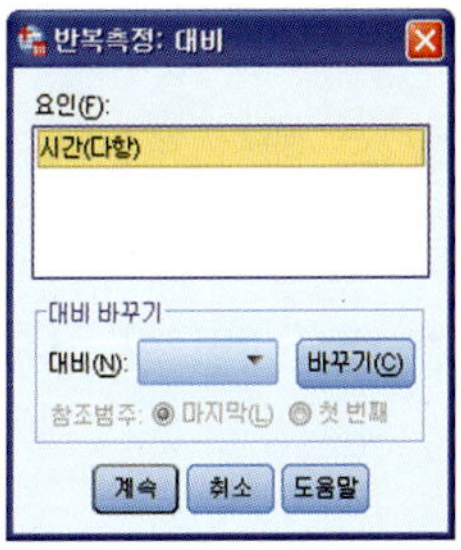

'대비 바꾸기'에서 '대비'에 '단순' 선택 – '참조범주'에 '첫 번째' 선택 – '바꾸기'를 누르면 '요인'에 '시간(다항)'에서 '시간(단순(첫 번째))'로 변경된다. 아래쪽 '계속'을 선택하면 아래의 대화상자가 나타난다.

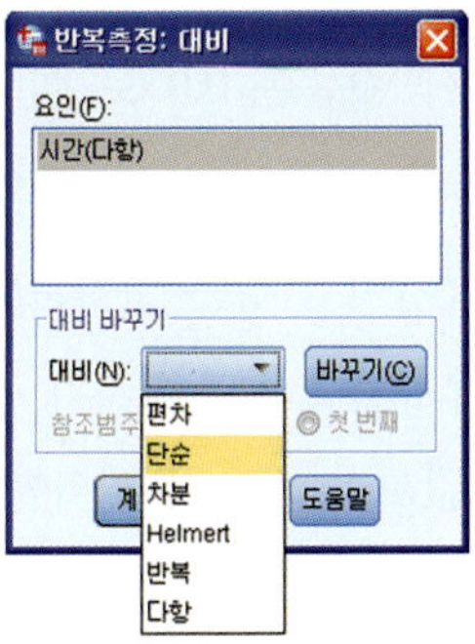

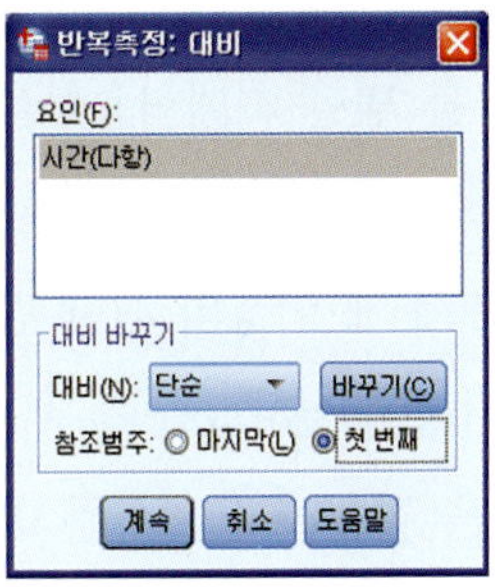

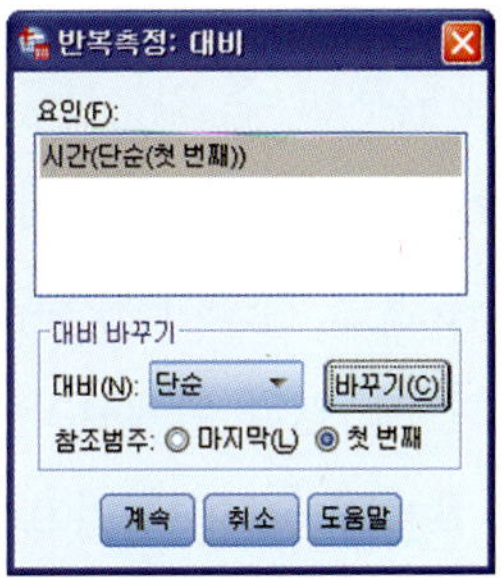

[확인]을 선택한다.

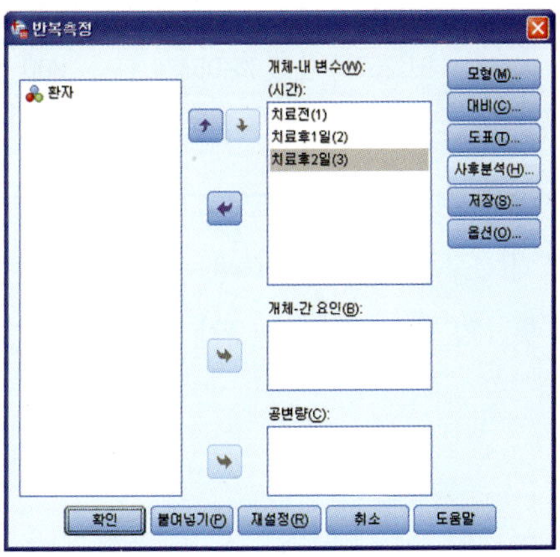

• **분석 결과 해석**

개체－내 대비 검정을 통해 다중비교 하는 것은 1종 오류에 대한 위험성이 증가할 수 있다는 점을 생각하고 다음과 같은 사항을 고려해서 해석해야 한다. '치료 전'과 '치료 후 1일', '치료 전'과 '치료 후 2일'의 시각상사척도의 차이를 검정한 것이므로 2번 대응표본 t 검정을 한 결과와 같다. 이때에는 전체 오류율을 0.05로 하기 위해 유의수준을 0.05/2로 해서 계산된 유의확률 값이 0.025보다 작은 값인 $p<0.025$를 유의한 것으로 해석해야 한다.

－ familywise error rate(1종 오류율) : 유의수준이 0.05이고, 비교 집단 수가 x번 일 경우

$$= 1-(1-0.05)^x$$

예) A, B, C의 세 개 집단의 평균차이 검정을 독립표본 t 검정으로 실시한다고 가정해보자. A－B, A－C, B－C 집단 별로 각각 세 번의 독립표본을 수행할 경우 위 공식을 대입해보면 1－(1－0.05)3＝0.143으로 계산된다. 이것은 세 번의 t 검정을 실시하여 3번의 통계적인 차이가 나타났다면 이러한 차이 중 한 번의 차이는 최소한 약 14% 이상이 우연에 의해 발생했다는 뜻이다. 이것은 1종 오류를 범할 최대허용확률인 5%를 넘는 것이다. 즉, 우연에 의해 발생될 수 있는 1종 오류를 범할 최대허용확률인 유의수준은 0.05로 설정했을 경우, 이러한 우연에 의해 나타날 수 있는 확률은 5% 미만으로 나타나야 한다. 이럴 경우 1종 오류율을 감소시키기 위해서 세 개 이상의 집단 간 평균차이 검정은 일원분산분석을 실시하는데, 만일 위에서처럼 t 검정을 실시했을 경우 1종 오류율을 감소시키기 위해 유의수준을 Bonferroni 수정법(0.05/3)을 적용해서 계산된 0.017 값보다 작은 유의확률 값에 대해서만 유의한 차이가 있는 것으로 해석한다.

개체－내 대비검정

측도 : MEASURE_1

소스	시간	제III 유형제곱합	자유도	평균제곱	F	유의확률
시간	수준2 및 수준1	11.267	1	11.267	13.443	.003
	수준3 및 수준1	91.267	1	91.267	72.053	.000
오차(시간)	수준2 및 수준1	11.733	14	.838		
	수준3 및 수준1	17.733	14	1.267		

개체－내 대비 검정표에서 시간에 대한 유의 확률 값 '수준2 및 수준1'과 '수준3 및 수준1' 모두 0.025보다 작으므로 '치료 전'에 비해 '치료 후 1일' 및 '치료 후 2일' 모두 차이가 있는 것으로 해석할 수 있다.

- **다중비교**

본 예제와 같이 시간의 흐름에 따른 반복측정 데이터의 경우 '치료 전, 치료 후 1일, 치료 후 2일'이라고 하는 변화의 양상을 조사하는 것이 주목적이므로, 즉 치료 전과 시각상사척도가 차이가 나는 것은 며칠 후이며, 어느 시기에서 시각상사척도가 가장 감소되는가가 관심이 있다. 따라서 모든 시점 간을 비교하는 Tukey의 방법과 같은 다중비교는 별로 의미가 없다. 이때 1종 오류에 대한 위험성을 증가시키지 않고 사용될 수 있는 방법은 Dunnett t 검정이 있다. Dunnett t 검정을 하기 위해서는 아래와 같이 데이터를 변경해야 한다.

① 데이터 코딩 변경

'치료 전, 치료 후 1일, 치료 후 2일'로 된 변수코딩을 '시간' 0, 1, 2로 설정된 항목에 늘어 세워서 변경하고 종속변수인 시각상사척도로 변수명을 바꾸고 이곳에 각각의 점수를 기입한다. 이렇게 되면 환자 1명에서 시간 3번에 따라 3명인 것처럼 변경되고 총 15명에서 45명인 것처럼 변경된다.

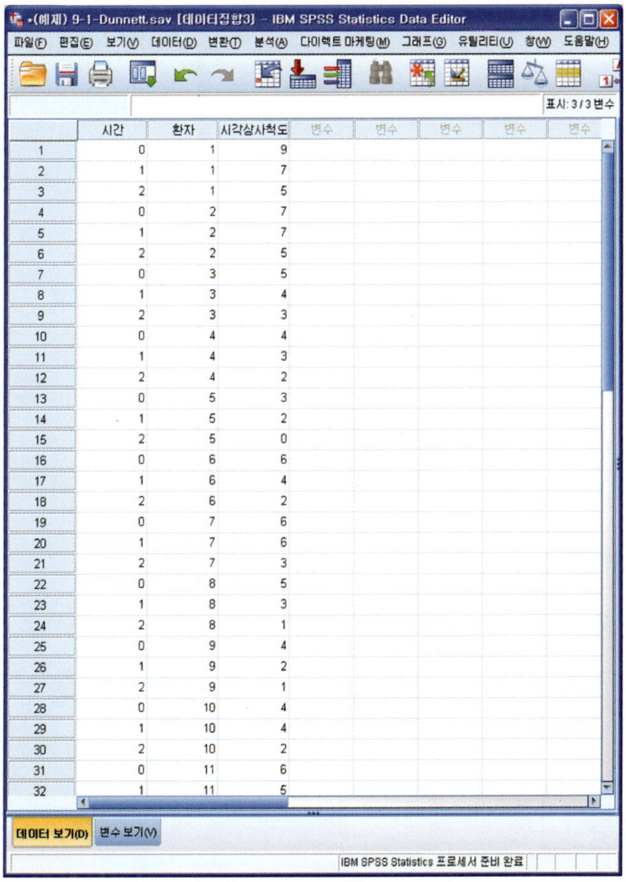

	시간	환자	시각상사척도
1	0	1	9
2	1	1	7
3	2	1	5
4	0	2	7
5	1	2	7
6	2	2	5
7	0	3	5
8	1	3	4
9	2	3	3
10	0	4	4
11	1	4	3
12	2	4	2
13	0	5	3
14	1	5	2
15	2	5	0
16	0	6	6
17	1	6	4
18	2	6	2
19	0	7	6
20	1	7	6
21	2	7	3
22	0	8	5
23	1	8	3
24	2	8	1
25	0	9	4
26	1	9	2
27	2	9	1
28	0	10	4
29	1	10	4
30	2	10	2
31	0	11	6
32	1	11	5

② 변수보기에서 '값'설정
아래쪽의 [변수 보기]를 선택한다.
변수 조건의 '값'에 마우스 커서를 놓고 왼쪽 마우스 버튼을 누른다.

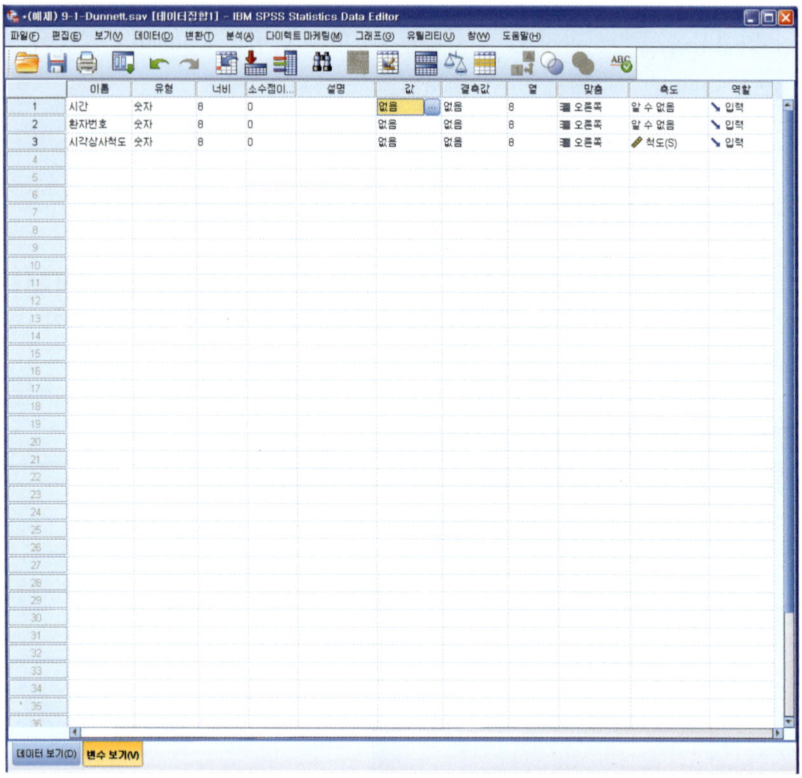

다음과 같은 대화상자가 열린다.

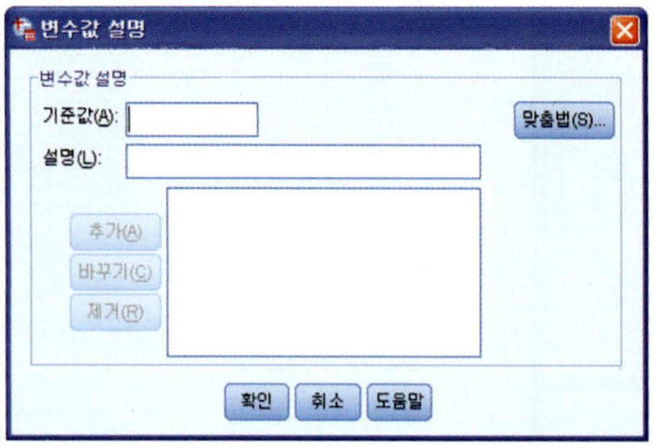

[기준값]에 '0'을 기입하고 [설명]에 '치료 전'을 기입하고 [추가] 버튼을 누른다.

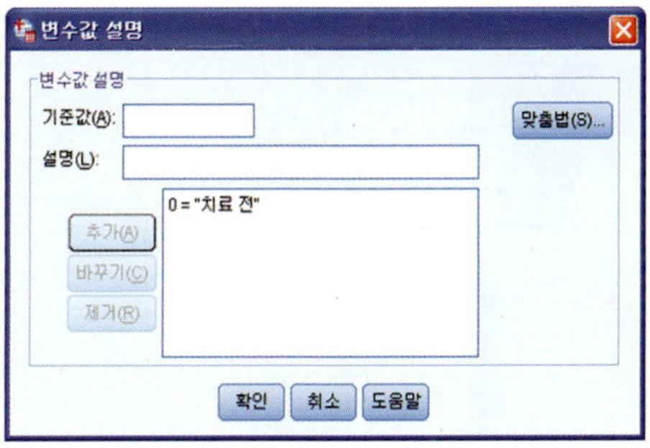

위의 방법과 같은 방식으로 차례대로 [기준값]에 '1', [설명]에 '치료 후 1일'을 기입하고 [추가] 버튼을 누르고 다시 [기준값]에 '2', [설명]에 '치료 후 2일'을 기입하고 [추가] 버튼을 누른다.

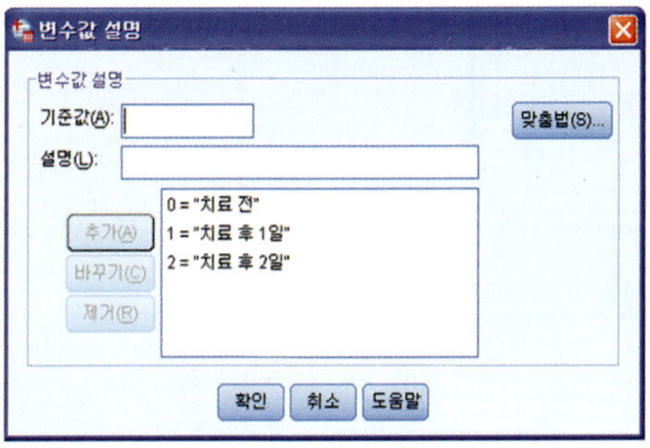

다음 아래에 [확인] 버튼을 누른다.
그러면 아래와 같이 변수 조건 '값' 항목이 활성화 된다.

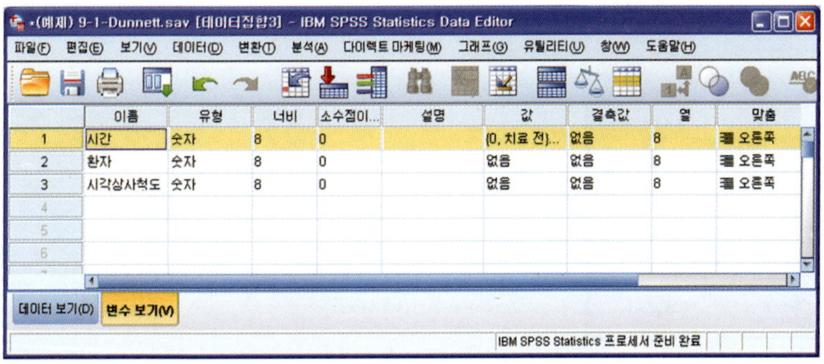

③ 분석방법 선택

[분석] – [일반선형모형] – [일변량]을 선택한다.

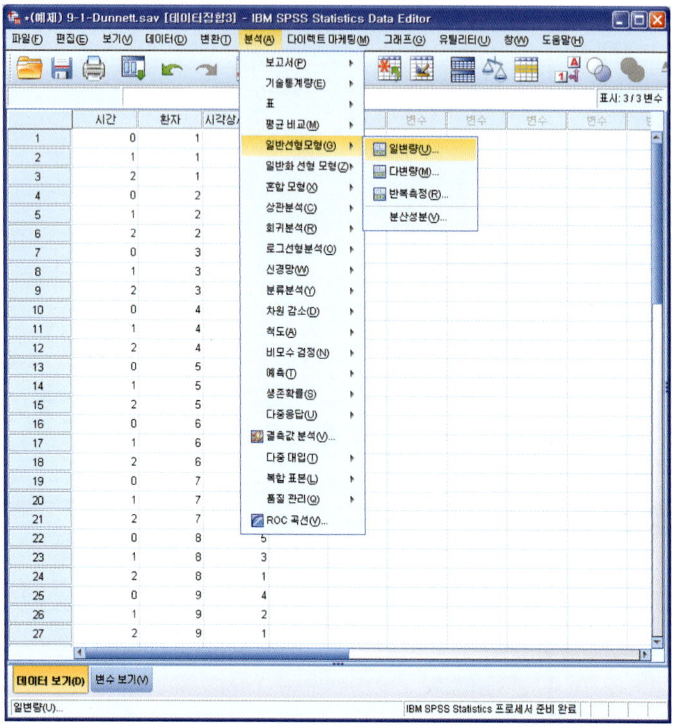

다음과 같은 대화상자가 열린다.

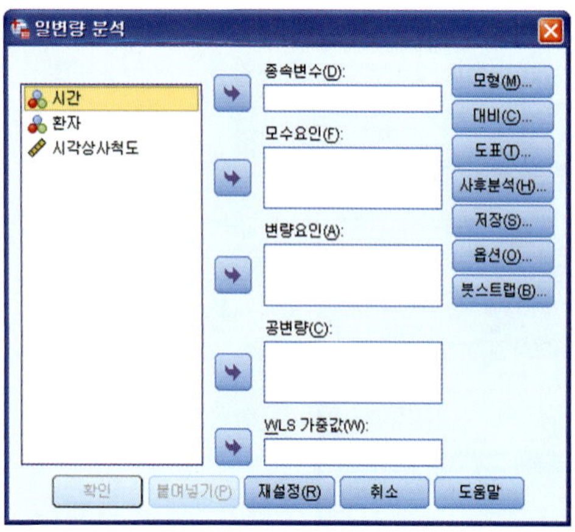

[종속변수]에 '시각상사척도'를 선택하고 [모수요인]에 '환자번호'와 '시간'을 선택한다.

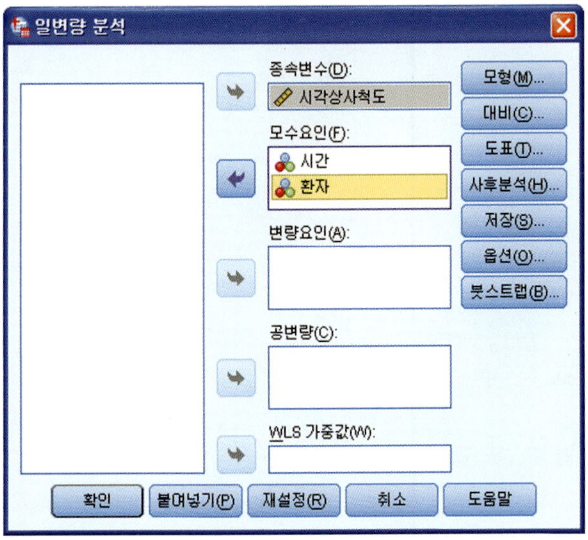

[사후분석] 버튼을 누른다.
다음과 같은 대화상자가 열린다.

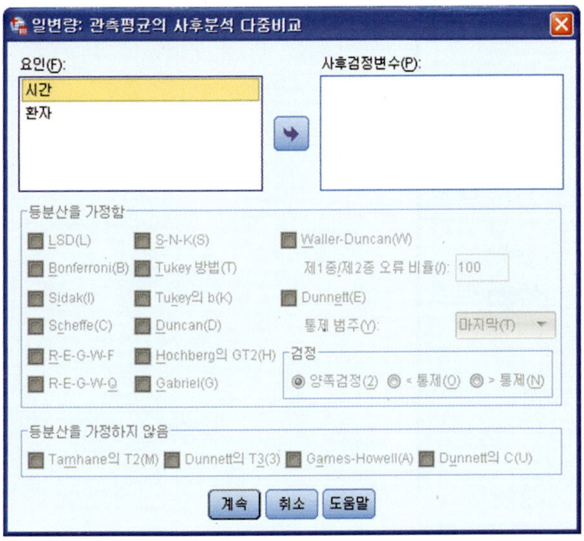

[요인]에서 '시간'만 선택해서 '사후검정변수'쪽으로 이동시킨다.

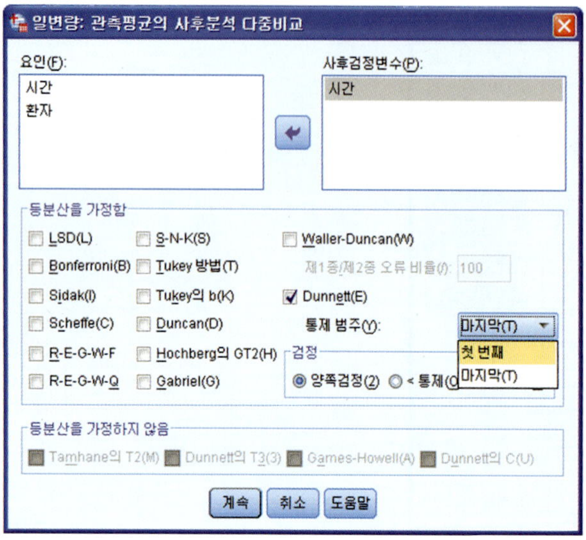

[등분산을 가정함]에서 'Dunnett(E)' 선택하여 체크하고, 치료 전과 비교하기 위해 [통제범주]에 '첫 번째'를 선택한 후 [계속] 버튼을 누른다.

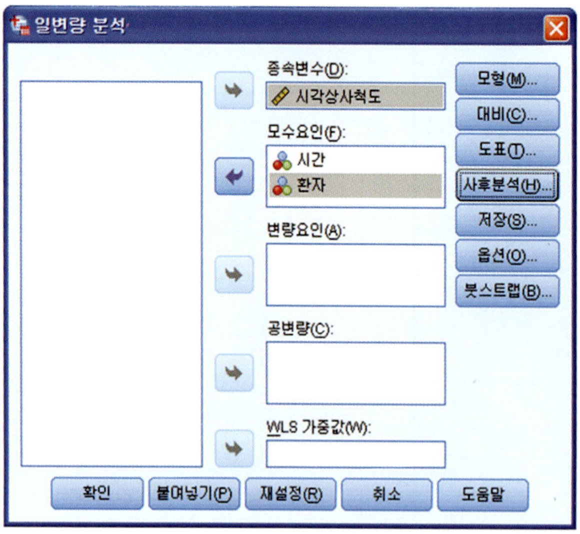

이 데이터는 반복이 없는 데이터 코딩으로 변경했으므로, 다중비교 모형에서 상호작용항을 없음으로 선택해야 한다.
[모형] 버튼 누르면 아래의 대화상자가 열린다.

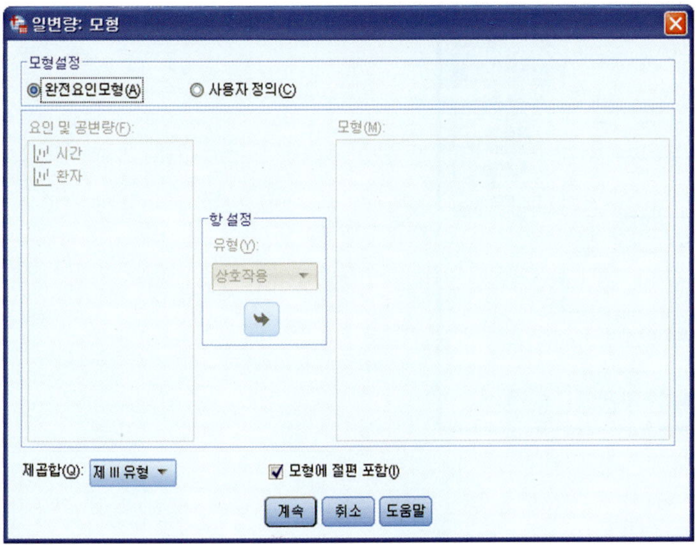

[모형설정]에서 '사용자 정의'를 선택하고 [요인 및 공변량]에서 '환자번호'와 '시간'을 각각 마우스로 선택해서 왼쪽 마우스 버튼을 누른 채 우측 [모형] 부분으로 이동시켜 옮긴다. 이렇게 되면 환자와 시간 사이의 상호작용을 없는 것으로 설정하게 된다. [계속] 버튼을 누른다.

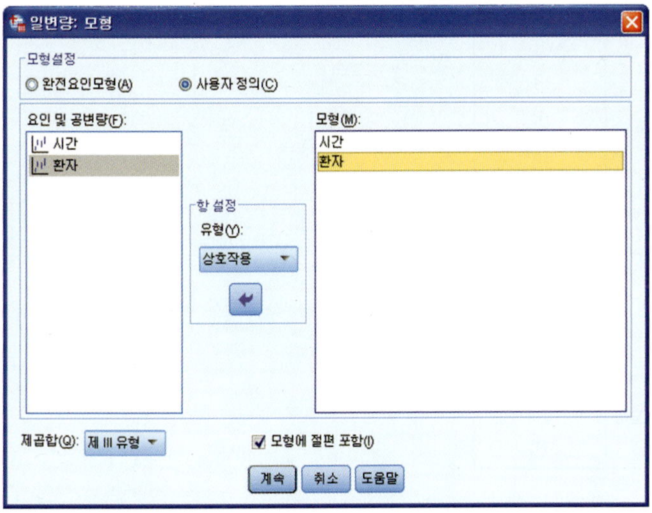

[확인] 버튼을 누른다.

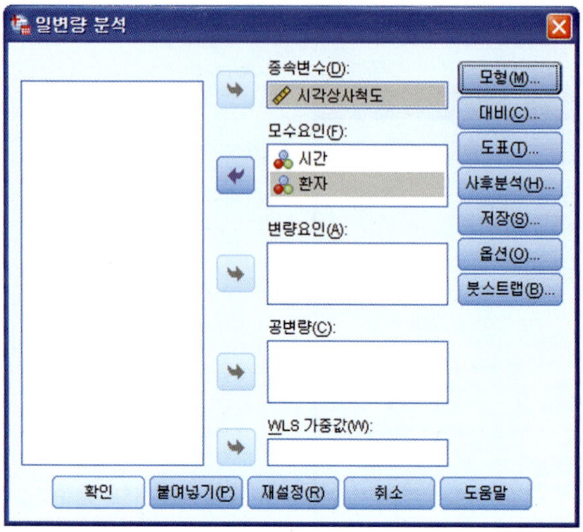

• 결과해석

개체 – 간요인

		변수값설명	N
환자	1		3
	2		3
	3		3
	4		3
	5		3
	6		3
	7		3
	8		3
	9		3
	10		3
	11		3
	12		3
	13		3
	14		3
	15		3
시간	0	치료 전	15
	1	치료 후 1일	15
	2	치료 후 2일	15

개체-간 효과검정

종속변수 : 시각상사척도

소스	제III 유형제곱합	자유도	평균제곱	F	유의확률
수정모형	166.089a	16	10.381	24.866	.000
절편	802.222	1	802.222	1921.673	.000
환자	119.111	14	8.508	20.380	.000
시간	46.978	2	23.489	56.266	.000
오차	11.689	28	.417		
합계	980.000	45			
수정합계	177.778	44			

a. R 제곱 = .934(수정된 R 제곱 = .897)

다중비교

시각상사척도

Dunnett t (양측)[a]

(I) 시간	(J) 시간	평균차(I-J)	표준오차	유의확률	95% 신뢰구간	
					하한값	상한값
치료 후 1일	치료 전	-.87*	.236	.002	-1.42	-.32
치료 후 2일	치료 전	-2.47*	.236	.000	-3.02	-1.92

관측 평균을 기준으로 합니다.

오류조건은 평균제곱(오류) = .417입니다.

a. Dunnett t-검정은 한 집단을 하나의 제어로 취급하고 다른 모든 집단을 이 제어와 비교합니다.

*. 평균차는 0.05 수준에서 유의합니다.

'다중비교' 결과표에서 유의확률 값을 보면 '치료 전'과 비교해서 '치료 후 1일'과 '치료 후 2일' 모두 $p<0.05$ 이하로, 시각상사척도에 있어서 모두 차이가 있는 것으로 나타났다. 따라서 '치료 전'에 비해 '치료 후 1일'부터 '치료 후 2일'까지 시각상사척도의 감소가 계속되는 것으로 해석할 수 있다. 반복측정분산분석에서는 보통 변화양상이 관심이므로, 막대그래프보다는 선 그래프가 추천된다. 아래 그래프에 시각상사척도가 측정 기간에 따라 급격히 감소되는 것을 알 수 있다.

MEMO

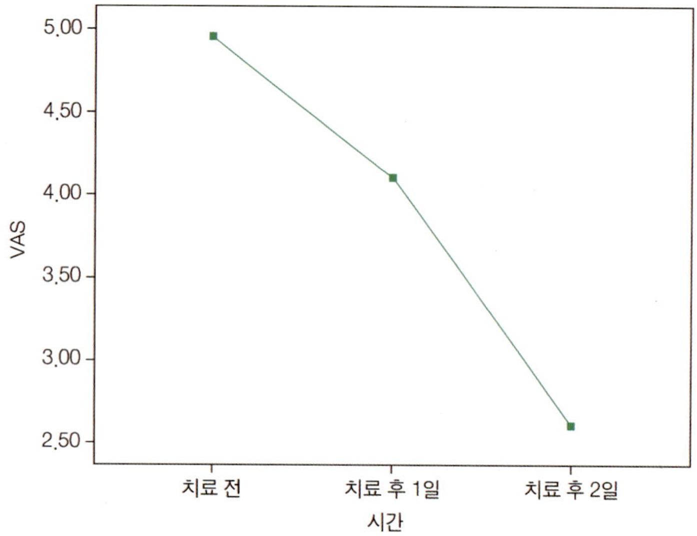

그림 3-1 저빈도-고강도 경피신경전기자극 후 시각상사척도의 변화

• 정규분포 가정을 만족하지 못하는 경우

① 비모수 통계분석(Friedman 검정) 방법선택
[분석]-[비모수 검정]-[레거시 대화상자]-[대응 K-표본] 선택

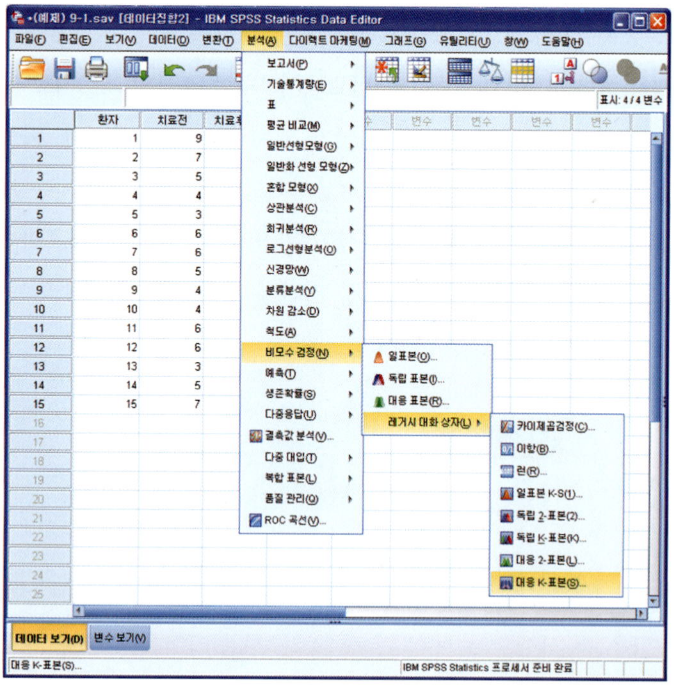

② 검정변수 선택
'치료 전, 치료 후 1일, 치료 후 2일'을 선택해서 우측 [검정변수]란으로 이동하고, 아래쪽 [확인] 버튼을 누른다.

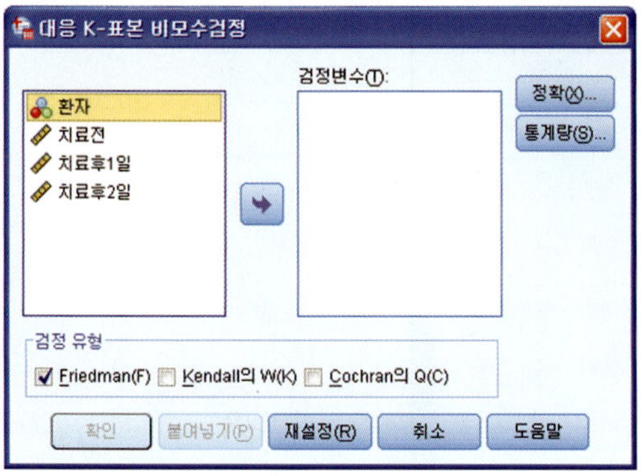

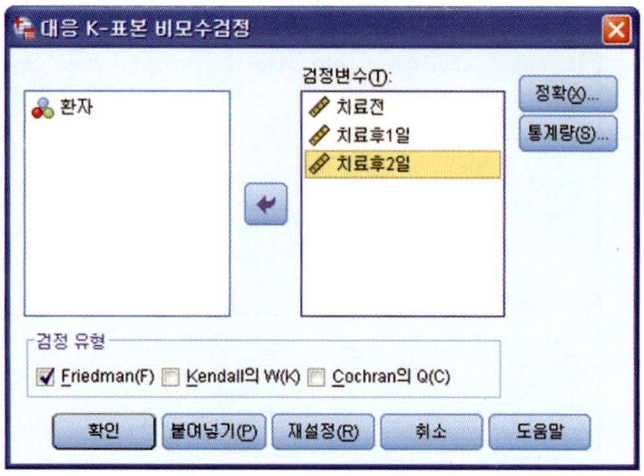

• **결과해석**

Friedman 검정

순위

	평균순위
치료 전	2.77
치료 후 1일	2.20
치료 후 2일	1.03

검정통계량[a]

N	15
카이제곱	25.564
자유도	2
근사유의확률	.000

a. Friedman 검정

출력결과를 보면 검정 통계량 카이제곱 값이 25.564이며, 이때 유의확률이 0.000이다. 따라서 $p<0.05$ 이므로 치료 기간에 따라서 시각상사척도에 변화가 있었다고 할 수 있다.

그렇다면 치료 전에 비해 어느 시기에서 차이가 나는지가 알고 싶다면 '치료 전'과 '치료 후 1일', '치료 전'과 '치료 후 2일'에 대해 각각 윌콕슨 부호순위 검정(Wilcoxon signed rank test)을 실시한다.

MEMO

• **윌콕슨 부호순위 검정**(Wilcoxon signed rank test)

① 윌콕슨 부호순위 검정
[분석]－[비모수 검정]－[레거시 대화상자]－[대응 2표본] 선택

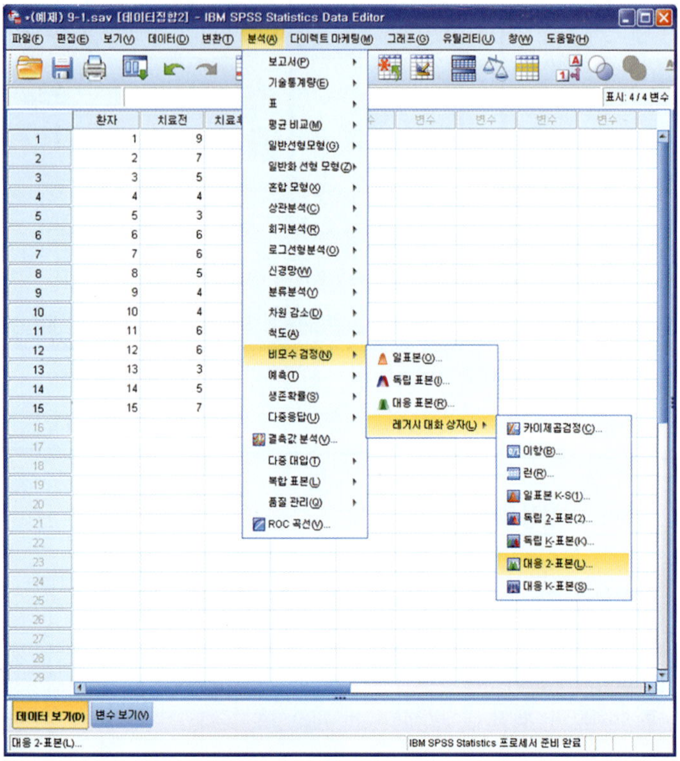

아래와 같은 대화상자가 열린다.

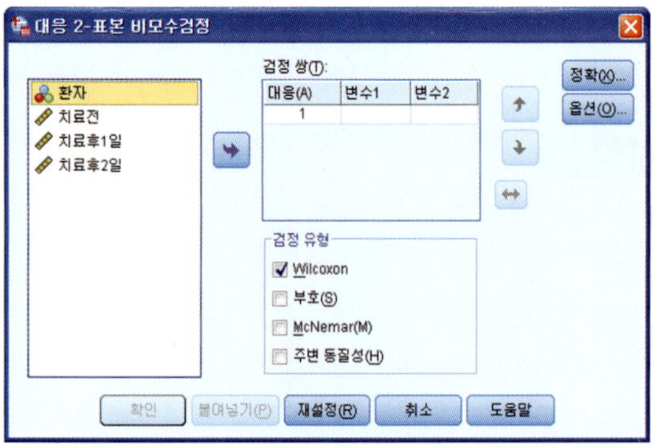

② 대응변수 선택

왼쪽 창에서 '치료 전'과 '치료 후 1일' 각각을 선택해서 왼쪽 마우스 버튼을 차례대로 누르면 두 개의 변수 모두 선택된다. 그 후에 중간에 화살표 버튼을 눌러 선택된 두 개의 변수를 오른쪽 '검정 셀'로 이동시킨다.

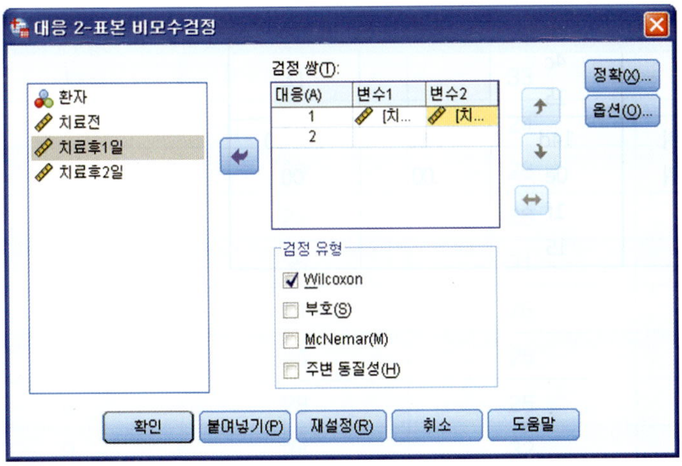

그런 다음 '치료 전'과 '치료 후 2일'을 각각을 선택해서 왼쪽 마우스 버튼을 차례대로 누르면 두 개의 변수 모두 선택된다. 그 후에 중간에 화살표 버튼을 눌러 선택된 두 개의 변수를 오른쪽 '검정 셀'로 이동시킨다.

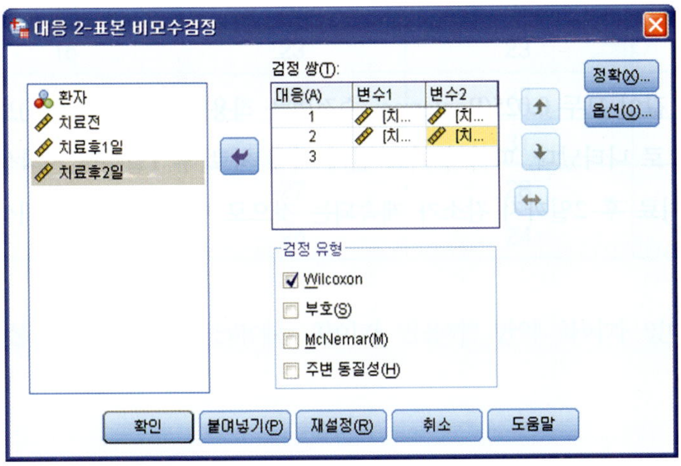

❀ SPSS에 의한 분석

• 자료 입력 및 설정방법

① 분석을 위해 필요한 자료를 입력한다.

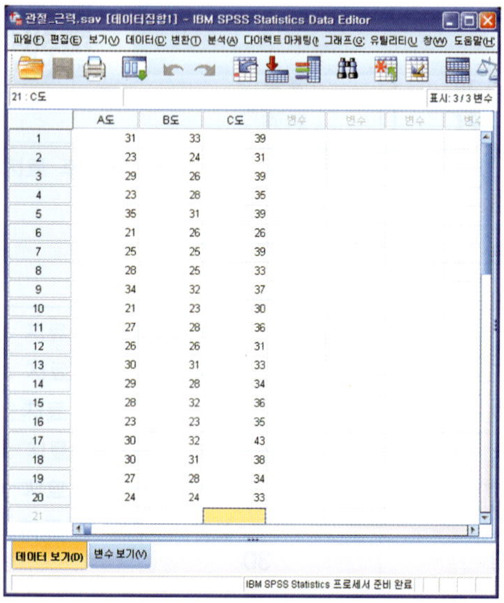

② 데이터의 정규분포 가정 검토
[분석]-[기술통계량]-[데이터 탐색] 선택

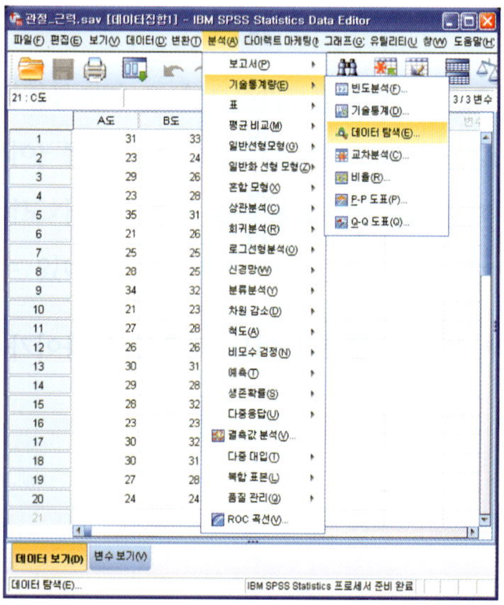

③ 데이터의 종속변수 설정 및 도표 설정
분석대상 변수인 '관절각도 [A도], 관절각도 [B도], 관절각도 [C도]'를 오른쪽 종속변수로 차례대로 이동시키고 아래쪽 표시 옵션에서 '모두'로 되어 있는 것을 '도표'로 체크하고 우측 상단의 [도표]를 선택한다.

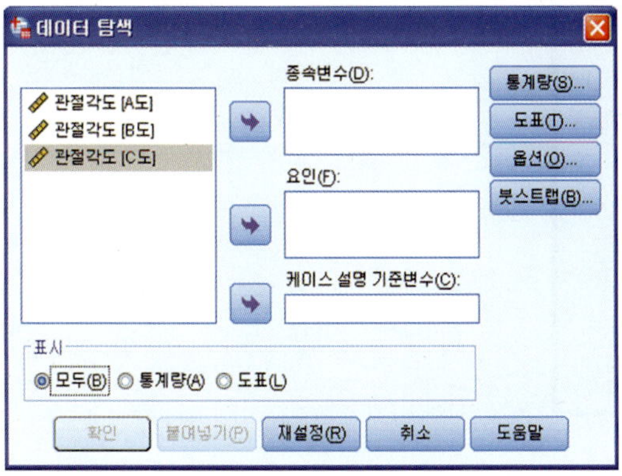

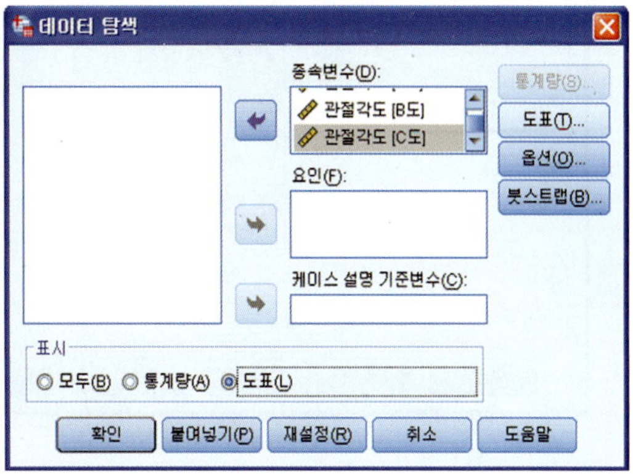

④ '검정과 함께 정규성 도표'에 체크하고 아래쪽 [계속]을 선택한다.

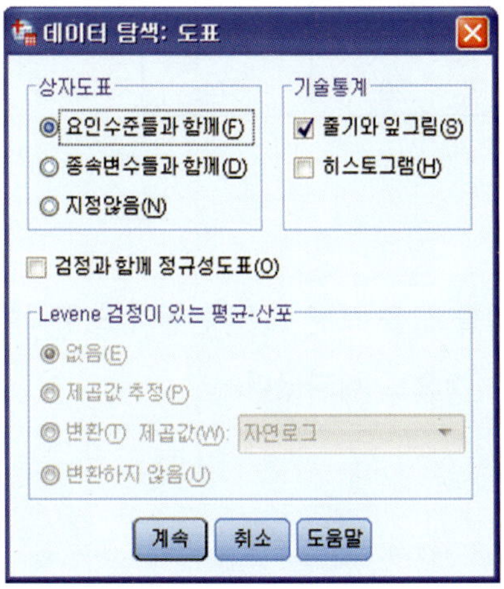

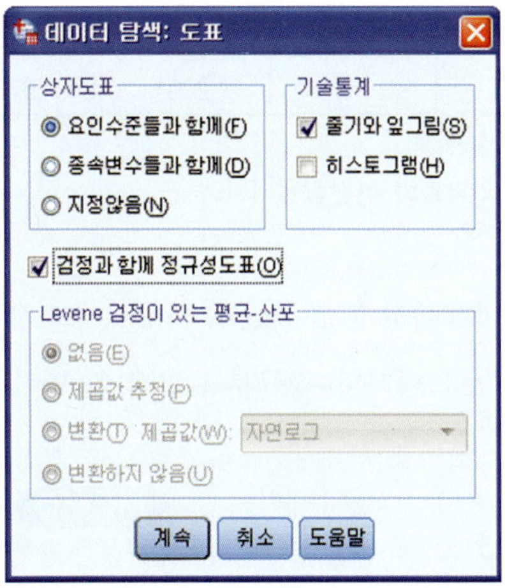

⑤ 아래쪽 [확인]을 선택한다.

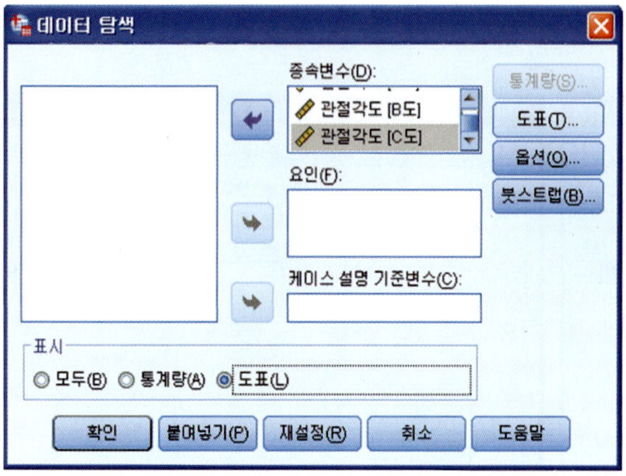

• 정규분포 가정 검토

정규성검정

	Kolmogorov-Smirnova			Shapiro-Wilk		
	통계량	자유도	유의확률	통계량	자유도	유의확률
A도	.105	20	.200*	.963	20	.598
B도	.181	20	.083	.913	20	.074
C도	.108	20	.200*	.976	20	.874

a. Lilliefors 유의확률수정

*. 이것은 참인 유의확률의 하한값입니다.

정규성 검정 결과표에서 Kolmogorov-Smironv의 유의확률 값을 보면 모든 관절각도 항목에서 0.05 이상인 것으로 나타나 정규분포 가정을 만족하는 것으로 나타났다.

MEMO

• 반복측정분산분석

① 반복측정분산분석 선택
[분석]－[일반선형모형]－[반복측정] 선택

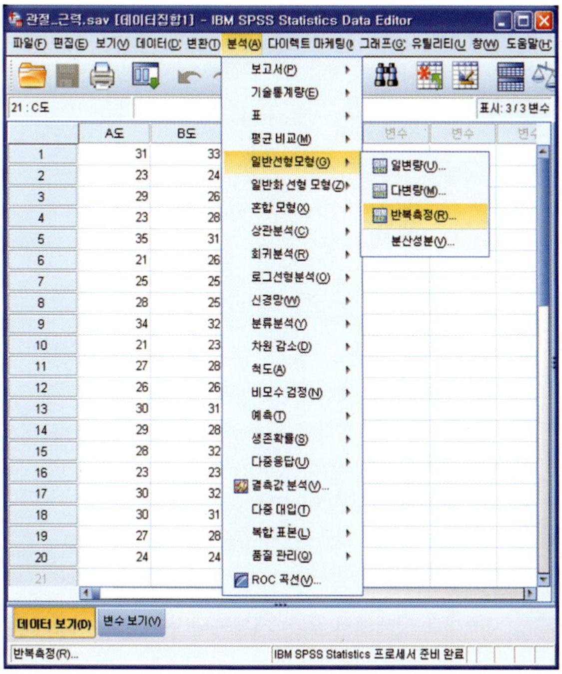

② 반복측정 요인 정의
'개체－내 요인이름'에 '요인 1'을 '관절각도'로 수정해서 기입하고 '수준의 수'에 3을 입력한다.

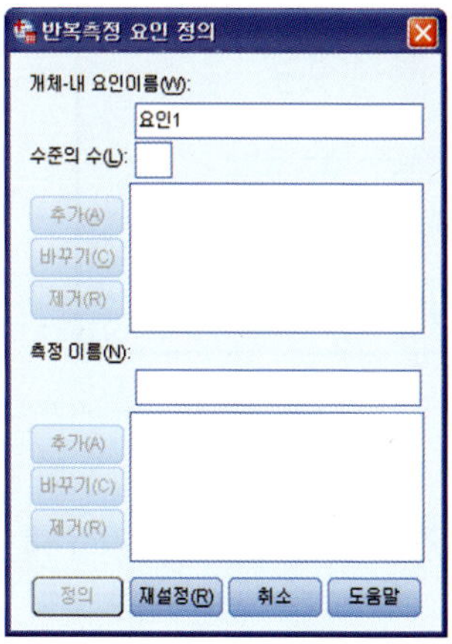

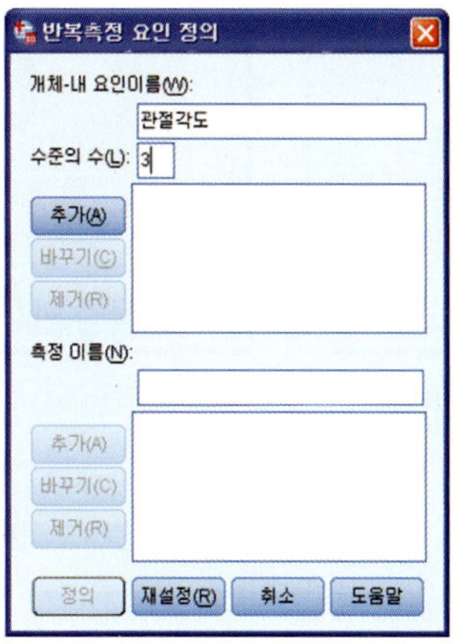

[추가] 버튼을 누른다.

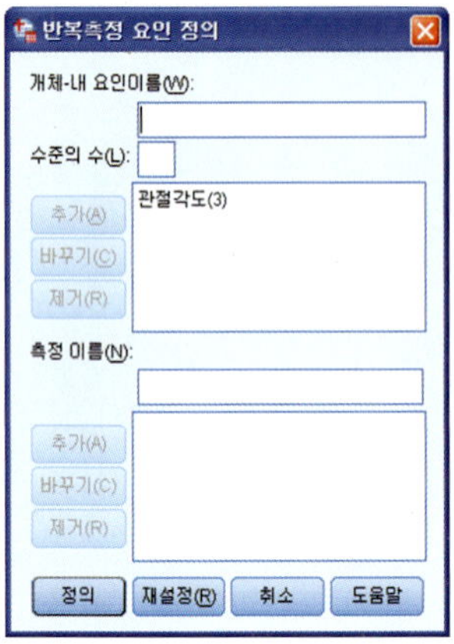

[정의] 버튼을 누른다.

③ 개체 – 내 변수 선택

'관절각도 [A도], 관절각도 [B도], 관절각도 [C도]'를 차례대로 선택해서 우측 '개체 – 내 변수'란에 이동시킨다.

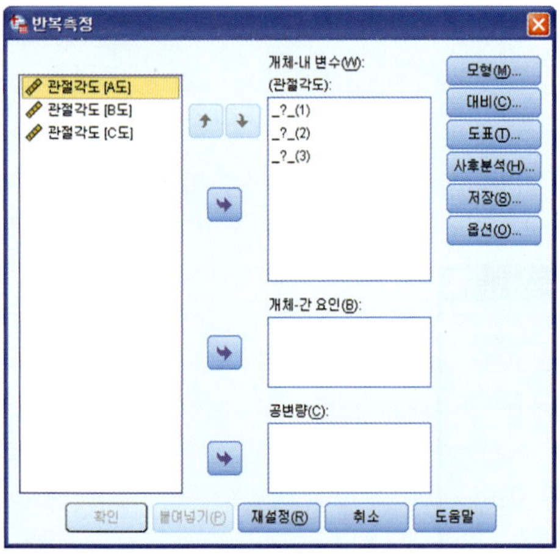

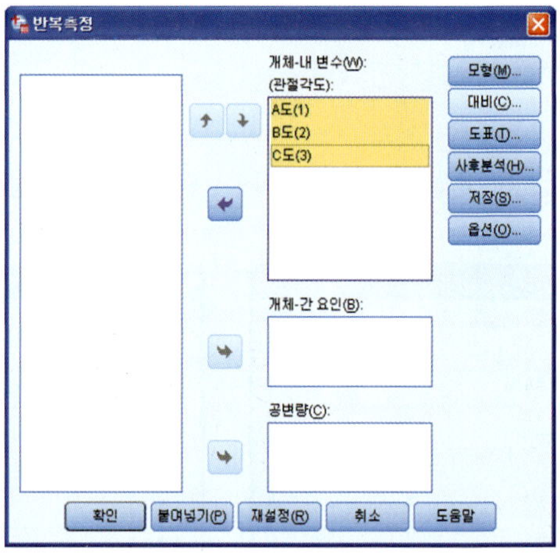

3개의 관절각도에서 근력의 차이가 나타났을 경우 어느 각도 사이에서 차이가 나타났는지 알기 위해 사후분석을 선택하기 위해 [옵션] 버튼을 누른다.

[옵션] 버튼을 누른다.
'요인 및 요인 상호작용' 아래에 '관절각도'를 선택해서 우측 '평균출력기준'란으로 이동시킨다. 우측 '주효과비교'에 체크하면 '신뢰구간조정' 항목에 Bonferroni를 선택한다.
(LSD는 1종 오류의 위험성을 배제 시키지 않은 방식이다.)

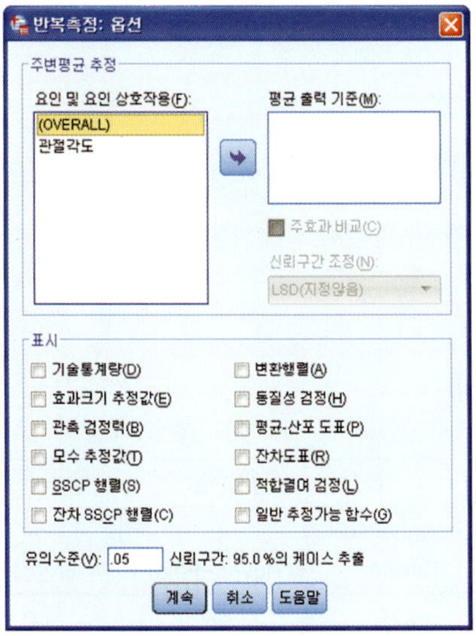

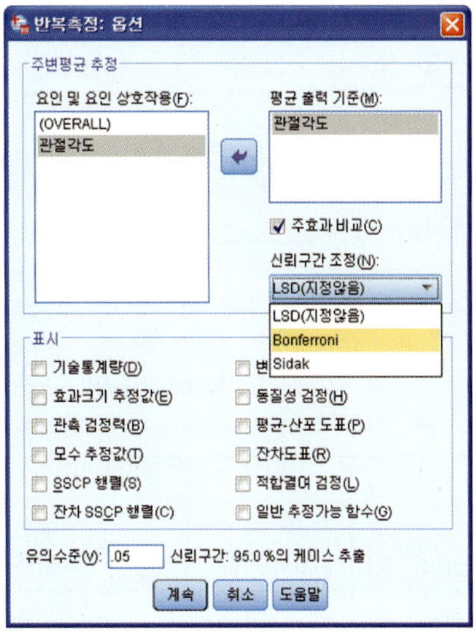

- **결과해석**

Mauchly 구형성 검정 결과표에서 유의확률이 0.269인 것으로 나타나 구형성 검정의 가정을 만족시키는 것으로 나타났다. 따라서 단일변량 검정결과인 개체-내효과 검정표에서 구형성 가정 부분의 유의확률값을 보면 0.000으로 $p<0.05$이므로, 3가지 관절각도에서의 근력은 차이가 있는 것으로 해석할 수 있다. 만일 Mauchly 구형성 검정 결과의 유의확률값이 $p<0.05$일 경우에는 두 가지 결과 해석방식이 있는데, 첫째는 다변량검정 결과를 해석하는 것이고 두 번째는 자유도를 수정한 단일변량 검정 결과를 해석하는 것이다. 단일변량 검정 결과는 다변량검정 결과보다 좀 더 통계적인 차이를 가려낼 수 있는 검정력이 좋은 방식이다.

개체-내요인

측도 : MEASURE_1

관절각도	종속변수
1	A도
2	B도
3	C도

다변량검정[b]

효과		값	F	가설자유도	오차자유도	유의확률
관절각도	Pillai의 트레이스	.864	57.141[a]	2.000	18.000	.000
	Wilks의 람다	.136	57.141[a]	2.000	18.000	.000
	Hotelling의 트레이스	6.349	57.141[a]	2.000	18.000	.000
	Roy의 최대근	6.349	57.141[a]	2.000	18.000	.000

a. 정확한 통계량
b. Design : 절편
개체 - 내 계획 : 관절각도

다변량 검정결과에서 3가지 방식의 결과 값 모두 유의확률이 0.000으로 $p<0.05$인 것으로 나타나 유의한 차이가 있는 것으로 나타났다. 따라서 3가지 관절각도에서의 근력은 차이가 있는 것으로 해석할 수 있다.

Mauchly의 구형성검정[b]

측도 : MEASURE_1

개체 - 내효과	Mauchly의 W	근사카이제곱	자유도	유의확률	엡실런a Greenhouse-Geisser	Huynh-Feldt	하한값
관절각도	.861	2.701	2	.259	.878	.960	.500

정규화된 변형 종속변수의 오차 공분산행렬이 단위행렬에 비례하는 영가설을 검정합니다.
a. 유의성 평균검정의 자유도를 조절할 때 사용할 수 있습니다. 수정된 검정은 개체 내 효과 검정표에 나타납니다.
b. Design : 절편
개체 - 내 계획 : 관절각도

개체 - 내 효과검정

측도 : MEASURE_1

소스		제III 유형제곱합	자유도	평균제곱	F	유의확률
관절각도	구형성가정	963.633	2	381.817	80.146	.000
	Greenhouse-Geisser	963.633	1.755	435.015	80.146	.000
	Huynh-Feldt	963.633	1.920	397.741	80.146	.000
	하한값	963.633	1.000	763.633	80.146	.000
오차 (관절각도)	구형성가정	181.033	38	4.764		
	Greenhouse-Geisser	181.033	33.353	5.428		
	Huynh-Feldt	181.033	36.479	4.963		
	하한값	181.033	19.000	9.528		

단일변량 검정 결과인 개체－내 효과 검정 결과에서 그린하우스－가이저(Greenhouse-Geisser)와 휸－펠트(Huynh-Feldt) 모두 $p<0.05$인 것으로 나타나 다변량 검정결과와 같은 결과를 보였다.

개체－내 대비검정

측도 : MEASURE_1

소스	관절각도	제III 유형제곱합	자유도	평균제곱	F	유의확률
관절각도	선형모형	616.225	1	616.225	115.609	.000
	2차모형	147.408	1	147.408	35.116	.000
오차 (관절각도)	선형모형	101.275	19	5.330		
	2차모형	79.758	19	4.198		

개체－간 효과검정

측도 : MEASURE_1

변환된 변수 : 평균

소스	제III 유형제곱합	자유도	평균제곱	F	유의확률
절편	54060.017	1	54060.017	1645.223	.000
오차	624.317	19	32.859		

추정값

측도 : MEASURE_1

관절각도	평균	표준오차	95% 신뢰구간	
			하한값	상한값
1	27.200	.887	25.343	29.057
2	27.800	.746	26.240	29.360
3	35.050	.881	33.206	36.894

대응별 비교

측도 : MEASURE_1

(I) 관절 각도	(J) 관절 각도	평균차(I－J)	표준오차	유의확률a	차이에 대한 95% 신뢰구간[a]	
					하한값	상한값
1	2	-.600	.550	.866	-2.043	.843
	3	-7.850*	.730	.000	-9.767	-5.933
2	1	.600	.550	.866	-.843	2.043
	3	-7.250*	.771	.000	-9.273	-5.227
3	1	7.850*	.730	.000	5.933	9.767
	2	7.250*	.771	.000	5.227	9.273

추정된 주변 평균을 기준으로

a. 다중비교에 대한조정 : Bonferroni

*. 평균차는 .05 수준에서 유의합니다.

Bonferroni 사후분석 결과인 대응별비교 결과표에서 1(A도) 관절각도와 3(C도) 관절각도, 2(B) 관절각도와 3(C) 관절각도에서 만 유의한 차이가 있는 것으로 나타났다. 따라서 3가지 관절각도 중에서 C 관절각도와 A, B 관절각도 사이에서만 근력에 차이가 있는 것으로 해석할 수 있다. 다시 말하면 A 관절각도와 B 관절각도에서는 근력차이가 없고 C 관절각도가 A와 B관절각도에 비해서만 근력이 큰 것으로 해석할 수 있다.

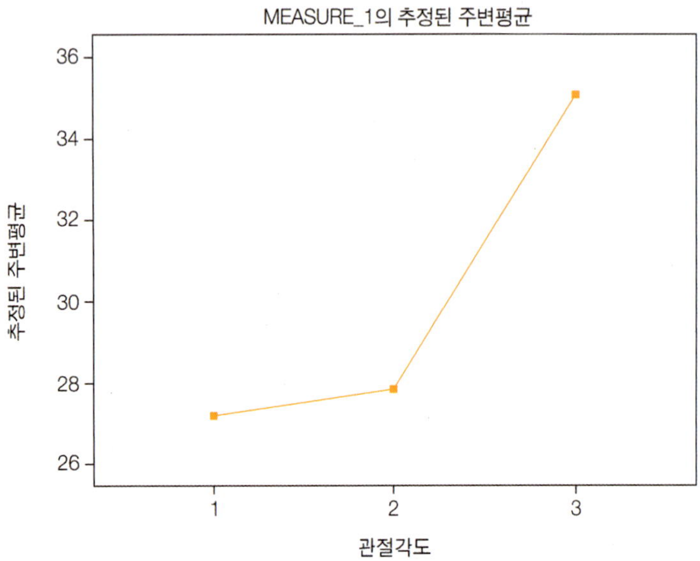

MEMO

2) 이요인 반복측정설계

이요인 반복측정설계는 반복요인이 하나이면서 집단이 2개 이상인 경우와 반복요인이 2개이면서 집단이 하나인 두 가지의 설계가 있다. 이요인 반복측정설계에 대한 분석은 반복측정이 있는 이요인 분산분석(Two way ANOVA with repeated measures)이라고 한다.

(1) 반복이 없는 요인과 반복이 있는 요인설계

예) 창상에 대한 미세전류 치료의 효과를 알기 위해서 미세전류 치료군(2군)과 전극은 부착하지만 미세전류치료는 하지 않는 위약(placebo)군(1군)에 실험동물 각각 10마리씩을 무작위로 배치하고 창상유발을 시켜 총 7일 간의 미세전류 치료를 한 후 창상길이(mm)를 측정하였다.

표 3-3 치료에 따른 창상의 크기변화(mm)

집단	실험동물	치료기간(일)		
		0	3	7
1	1	19	16.95	15.2
1	2	20.05	15.5	13.25
1	3	21.3	17.3	15.45
1	4	20	16.05	14.3
1	5	19.25	14.15	12.8
1	6	21.5	15	14.9
1	7	18.25	16	12.9
1	8	20.05	14.2	13.75
1	9	19.2	15.3	13.9
1	10	20.05	14.05	11.8
2	11	22.2	16.2	14.1
2	12	19.75	15.3	13.2
2	13	22.6	14	11.1
2	14	21.3	15	12.7
2	15	18.45	13.05	10.7
2	16	21	15.05	11
2	17	18.75	14.1	12.6
2	18	19.75	11.05	9.25
2	19	19.75	15	11.7
2	20	21.7	15.8	10.6

위약군과 미세전류치료군의 창상길이의 변화패턴은 차이가 있을까?

표 3-4 예제의 결과

그룹 간 창상크기의 변화양상을 비교한 결과 치료기간과 그룹 사이의 교호(상호)작용이 통계적으로 유의한 차이가 있는 것으로 나타나 치료기간에 따라 그룹 간 창상크기의 변화양상은 다른 것으로 나타났다($p<0.05$)(표 3-4).

<표 예시 1>

표 3-4 창상크기의 변화 (단위 : mm)

그룹	치료기간(일)			F		
	0	3	7	기간×그룹	기간	그룹
I	19.9±1.0	15.4±1.1	13.8±1.2	10.367*	307.454*	0.090
II	20.5±1.4	14.5±1.5	11.7±1.5			

평균±표준편차

* $p<0.05$

I: 위약군, II: 미세전류치료군

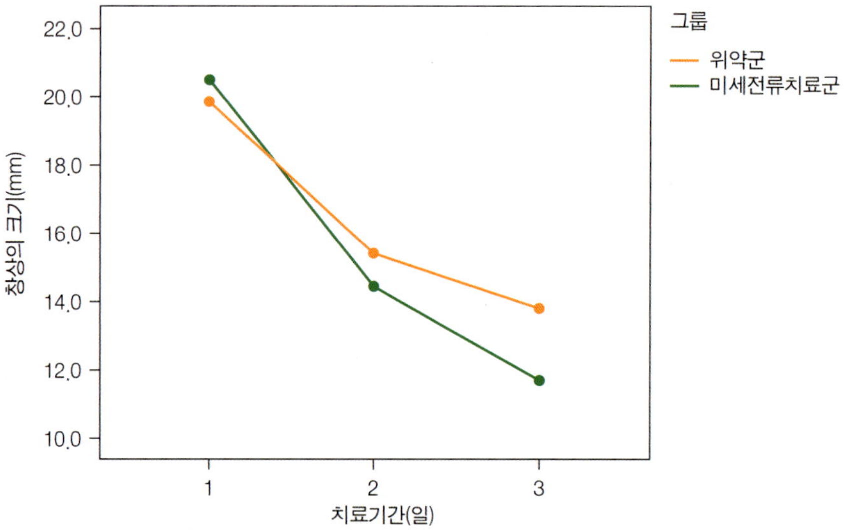

표 3-5 예제의 결과 2-통계결과가 다를 경우1

그룹 간 창상크기의 변화양상을 비교한 결과 치료기간과 그룹 사이의 교호(상호)작용이 통계적으로 차이가 없는 것으로 나타났으며, 치료기간에 따른 변화만 차이가 있는 것으로 나타났다($p<0.05$)(**표 3-5**). 따라서 치료기간에 따라 그룹 간 창상크기의 변화양상은 차이가 없이 모두 감소되는 것으로 나타났다.

표 3-5 창상크기의 변화 표 예시 1 (단위 : mm)

그룹	치료기간(일)			F		
	0	3	7	기간×그룹	기간	그룹
Ⅰ	19.9±1.0	15.4±1.1	13.8±1.2	1.367	300.454*	0.290
Ⅱ	20.5±1.4	14.5±1.5	11.7±1.5			

평균±표준편차

* $p<0.05$

Ⅰ: 위약군, Ⅱ: 미세전류치료군

표 3-6 예제의 결과 2-통계결과가 다를 경우2

그룹 간 창상크기의 변화양상을 비교한 결과 치료기간과 그룹 사이의 교호(상호)작용 및 시간에 따른 변화 모두 통계적으로 차이가 없는 것으로 나타났으며, 그룹에 따른 차이만 통계적으로 유의한 차이가 있는 것으로 나타났다($p<0.05$)(**표 3-6**). 따라서 그룹에 관계없이 창상크기는 변화가 없는 것으로 나타났다.

표 3-6 창상크기의 변화 표 예시 2 (단위 : mm)

그룹	치료기간(일)			F		
	0	3	7	기간×그룹	기간	그룹
Ⅰ	19.9±1.0	15.4±1.1	13.8±1.2	0.361	0.404	9.110*
Ⅱ	20.5±1.4	14.5±1.5	11.7±1.5			

평균±표준편차

* $p<0.05$

Ⅰ: 위약군, Ⅱ: 미세전류치료군

❋ SPSS에 의한 분석

• 자료 입력 및 설정방법

두 가지 요인이 있는 반복측정설계에서는 적용할 수 있는 비모수 통계방법이 없다. 따라서 그대로 모수통계적 방법을 적용한다.

❋ 단순요인 분산분석(simple factorial ANOVA)과 같이 두 개 이상의 요인을 다루는 경우에는 오차 분산의 동일성 가정을 만족시키기가 현실적으로 어렵기 때문에, 가정에 만족되지 않더라도 분산분석을 하게 된다(서의훈, 2002). 일반적으로 ANOVA의 F－검정은 정상분포와 동분산가정의 위반에는 어느 정도 항내성(robustness)이 있으며, 특히 집단의 사례수가 동일 할 때는 항내성이 강하여 일종오류 비율에 우려할만한 영향을 미치지 않는 것으로 알려져 있다(Glass 등, 1972).

① 분석을 위해 필요한 자료를 입력한다.

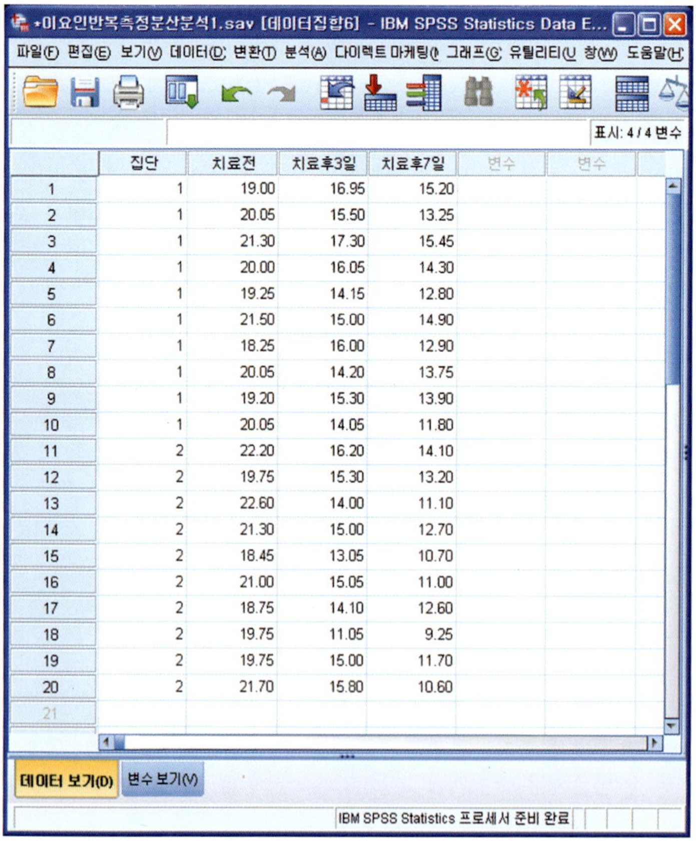

	집단	치료전	치료후3일	치료후7일	변수	변수
1	1	19.00	16.95	15.20		
2	1	20.05	15.50	13.25		
3	1	21.30	17.30	15.45		
4	1	20.00	16.05	14.30		
5	1	19.25	14.15	12.80		
6	1	21.50	15.00	14.90		
7	1	18.25	16.00	12.90		
8	1	20.05	14.20	13.75		
9	1	19.20	15.30	13.90		
10	1	20.05	14.05	11.80		
11	2	22.20	16.20	14.10		
12	2	19.75	15.30	13.20		
13	2	22.60	14.00	11.10		
14	2	21.30	15.00	12.70		
15	2	18.45	13.05	10.70		
16	2	21.00	15.05	11.00		
17	2	18.75	14.10	12.60		
18	2	19.75	11.05	9.25		
19	2	19.75	15.00	11.70		
20	2	21.70	15.80	10.60		
21						

② 분석방법선택

[메뉴] – [분석] – [일반선형모형] – [반복측정] 선택

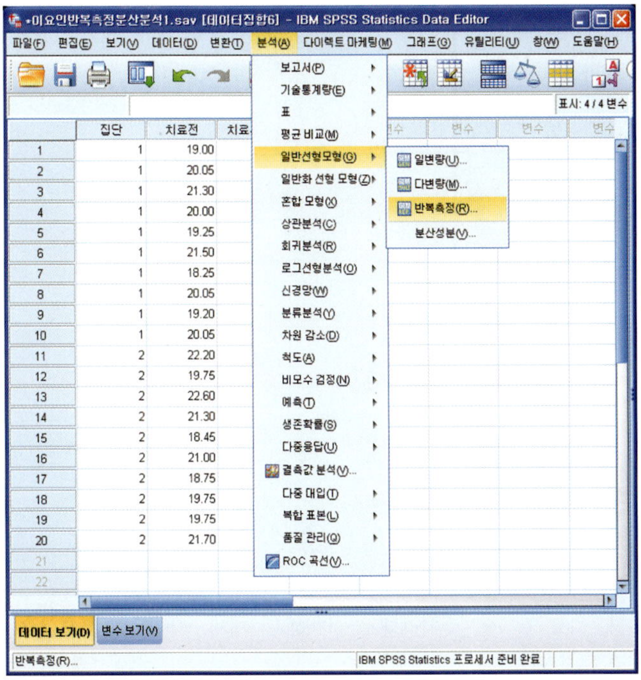

③ 개체 – 내 요인 정의

'개체 – 내 요인이름'은 자동으로 '요인1' 로 설정되어 있는 창이 열린다. '개체 – 내 요인이름'에 시간으로 입력하고 '수준의 수'에 3을 입력하고 '추가' 버튼을 누른다.

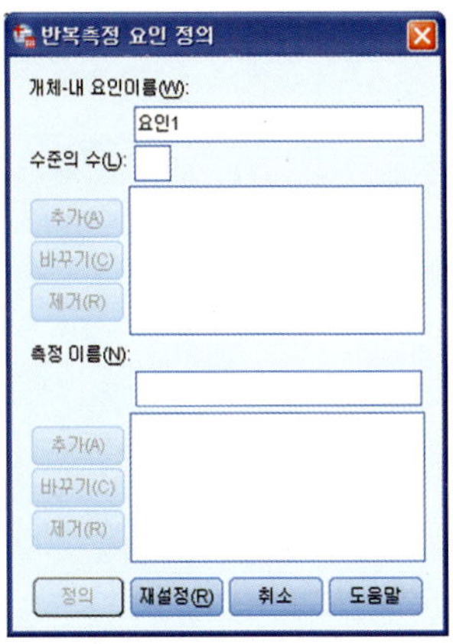

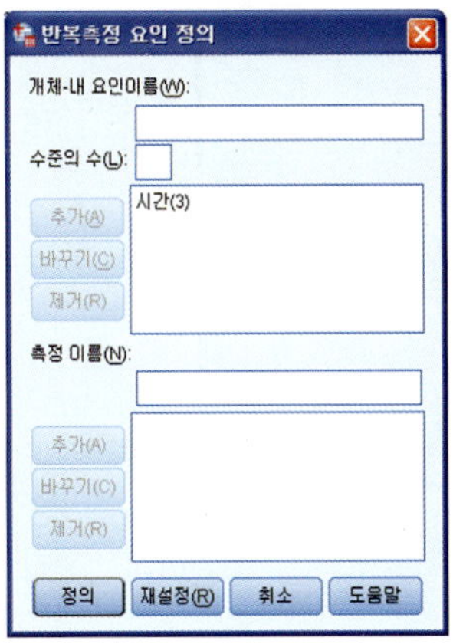

④ 위쪽 창에서 아래쪽 '정의' 버튼을 누르면 다음과 같은 대화상자가 열린다.

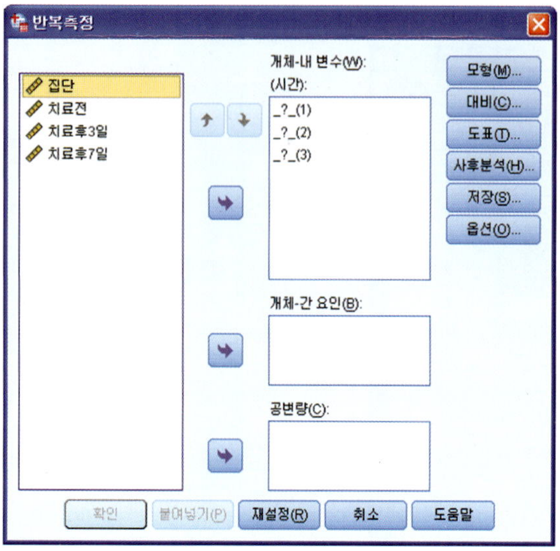

분석대상 변수인 '치료 전, 치료 후 3일, 치료 후 7일'을 차례대로 선택해서 '개체－내 변수' 쪽으로 이동시킨다. '집단'은 '개체－간 요인'으로 이동시킨다.

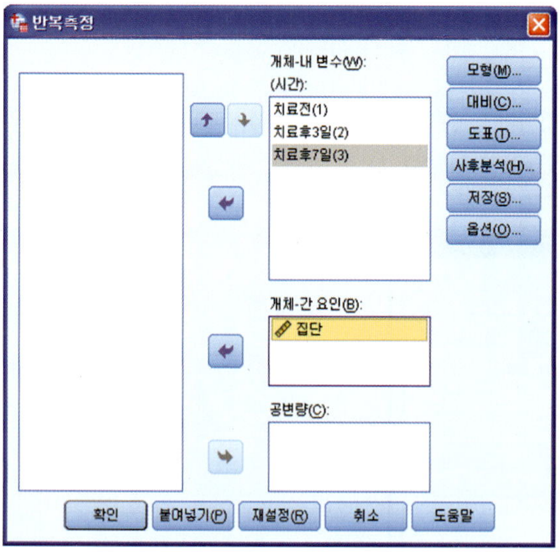

⑤ 도표작성

도표를 그리기 위해 [도표] 버튼을 누르면 아래와 같은 대화상자가 열린다. '요인'에서 '집단'을 '선구분 변수'란으로 이동시키고, '시간'을 '수평축 변수'란으로 이동시킨다.

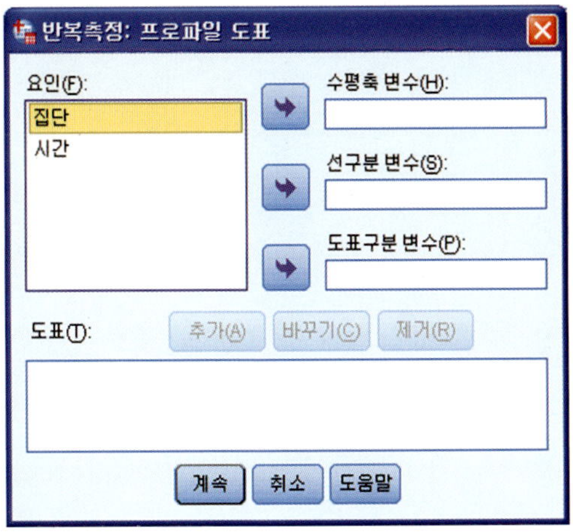

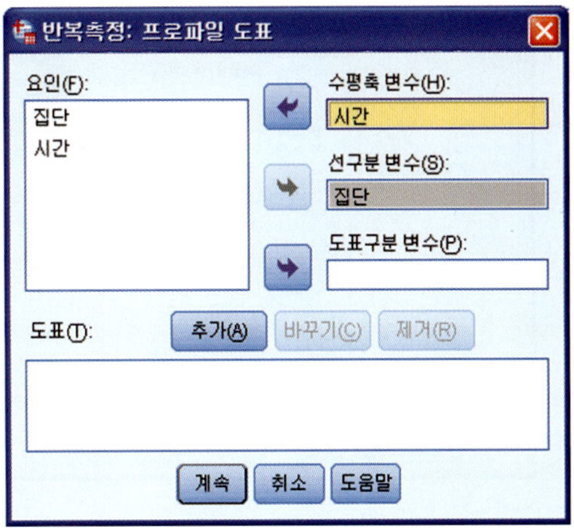

[추가] 버튼을 누른다.

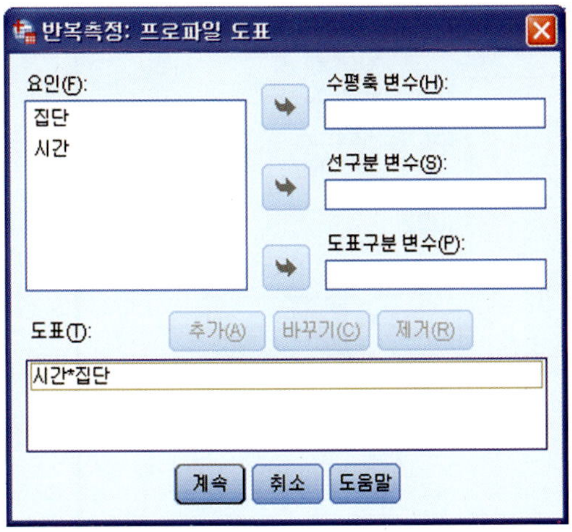

[계속] 버튼을 누른다.

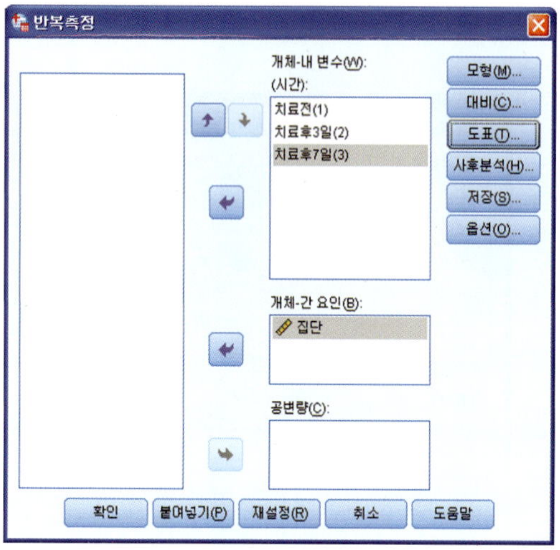

⑥ 옵션 선택

다음과 같은 대화상자가 열리면 '표시'란의 '동질성 검정'에 체크하고, [계속] 버튼을 누른다.

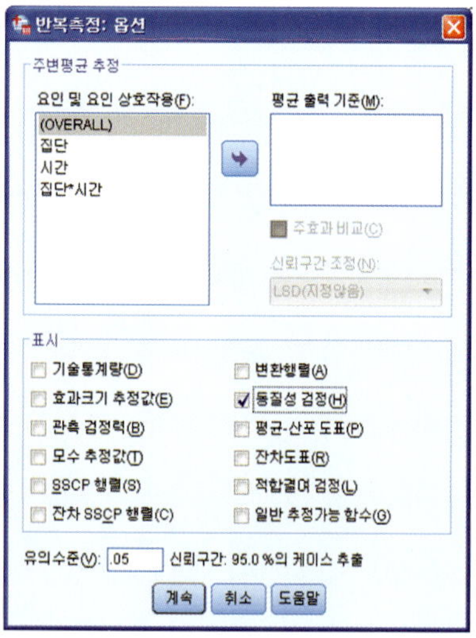

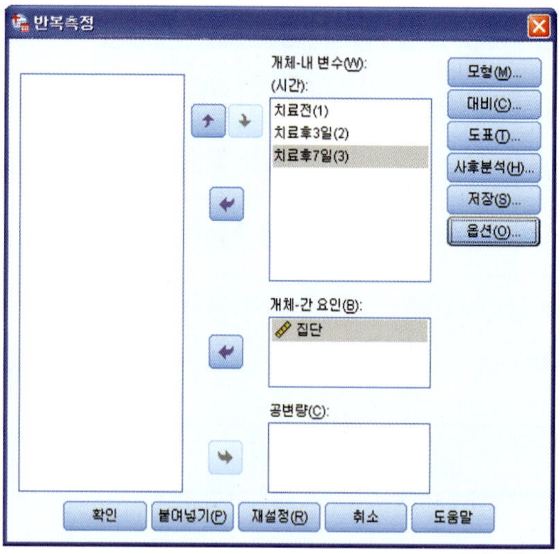

[확인] 버튼을 누른다.

• **분석결과 해석**

개체-내요인

측도 : MEASURE_1

시간	종속변수
1	치료 전
2	치료 후 3일
3	치료 후 7일

개체-간요인

		변수값 설명	N
집단	1	위약군	10
	2	미세전류치료군	10

공분산행렬에 대한 Box의 동일성 검정[a]

Box의M	7.299
F	.994
df1	6
df2	2347.472
유의확률	.428

여러집단에서 종속변수의 관측공분산행렬이 동일한 영가설을 검정합니다.

a. Design : 절편 + 집단
개체 - 내 계획 : 시간

다변량검정[b]

효과		값	F	가설자유도	오차자유도	유의 확률
시간	Pillai의 트레이스	.962	218.010[a]	2.000	17.000	.000
	Wilks의 람다	.038	218.010[a]	2.000	17.000	.000
	Hotelling의 트레이스	25.648	218.010[a]	2.000	17.000	.000
	Roy의 최대근	25.648	218.010[a]	2.000	17.000	.000
시간* 집단	Pillai의 트레이스	.490	8.162[a]	2.000	17.000	.003
	Wilks의 람다	.510	8.162[a]	2.000	17.000	.003
	Hotelling의 트레이스	.960	8.162[a]	2.000	17.000	.003
	Roy의 최대근	.960	8.162[a]	2.000	17.000	.003

a. 정확한통계량
b. Design : 절편 + 집단
개체 - 내 계획 : 시간

Mauchly의 구형성검정[b]

측도 : MEASURE_1

개체-내 효과	Mauchly의 W	근사카이 제곱	자유도	유의확률	엡실런a		
					Greenhouse-Geisser	Huynh-Feldt	하한값
시간	.789	4.030	2	.133	.826	.949	.500

정규화된 변형종속 변수의 오차공분산행렬이 단위 행렬에 비례하는 영가설을 검정합니다.

a. 유의성 평균 검정의 자유도를 조절할 때 사용할 수 있습니다.
수정된 검정은 개체 내 효과 검정표에 나타납니다.

b. Design : 절편+ 집단
개체 - 내 계획 : 시간

Mauchly의 구형성 검정결과표의 유의확률 값이 0.133으로 $p>0.05$인 것으로 나타나 구형성 가정을 만족하는 것으로 나타났다. 따라서 다변량 검정결과표나 단일변량 검정결과인 개체-내 효과 검정표를 해석한다. 반복측정에 의한 분산분석에서 교호(상호)작용(interaction effect)의 검정은 매우 중요하다. 따라서 시간과 집단 간 교호작용, 주효과인 시간 및 집단 각각에 대한 검정, 즉 3가지의 통계적인 결과값이 출력된다. 먼저 다변량 검정결과표에서 시간과 집단의 교호작용 유의확률 값이 0.003으로 $p<0.05$인 것으로 나타나 시간과 집단 간 교호작용이 존재하는 것으로 나타났다. 개체-내 효과 검정결과표에서도 시간과 집단 간 교호작용의 유의확률 값이 0.000으로 $p<0.05$인 것으로 나타나 역시 시간과 집단 간 교호작용이 존재하는 것으로 나타났다. 개체-간 효과 검정결과표에서 유의확률 값이 0.090으로 $p>0.05$인 것으로 나타나 미세전류치료에 따른 창상길이 차이는 없는 것으로 나타났지만 개체-내 효과 검정에서 교호작용이 존재하는 것으로 나타났으므로 개체-간 효과검정 해석은 별로 의미가 없다. 상호작용이란 두 개 이상의 요인들 사이에서 나타나는 간섭작용이다. 따라서 상호작용이 유의하면 주효과도 유의한 것이다. 아래와 같이 교호작용은 유의한데, 주효과 집단에서 유의하지 않다고 나오는 현상을 가면효과(masking effect)라고 하며, 교호작용 효과가 유의한 주효과들을 가리는 것이다(성내경, 1997). 그래프를 보면 치료 후 3일부터 위약군에 비해 미세전류치료군에서 창상길이가 좀 더 감소하기 시작해서 치료 후 7일은 더욱 크게 감소되는 변화가 나타났다. 따라서 미세전류치료의 효과가 있는 것으로 해석할 수 있다.

치료 전에 비해 차이가 나는 치료 일이 언제인지 궁금하다면, 각 집단마다 별도로 Dunnett t 검정을 실시한다.

개체-내 효과검정

측도 : MEASURE_1

소스		제III 유형제곱합	자유도	평균제곱	F	유의확률
시간	구형성가정	583.801	2	291.900	307.454	.000
	Greenhouse-Geisser	583.801	1.651	353.505	307.454	.000
	Huynh-Feldt	583.801	1.898	307.589	307.454	.000
	하한값	583.801	1.000	583.801	307.454	.000
시간* 집단	구형성가정	19.686	2	9.843	10.367	.000
	Greenhouse-Geisser	19.686	1.651	11.920	10.367	.001
	Huynh-Feldt	19.686	1.898	10.372	10.367	.000
	하한값	19.686	1.000	19.686	10.367	.005
오차(시간)	구형성가정	34.179	36	.949		
	Greenhouse-Geisser	34.179	29.726	1.150		
	Huynh-Feldt	34.179	34.164	1.000		
	하한값	34.179	18.000	1.899		

개체-간 효과검정

측도 : MEASURE_1

변환된변수 : 평균

소스	제III 유형제곱합	자유도	평균제곱	F	유의확률
절편	15300.857	1	15300.857	4851.988	.000
집단	10.127	1	10.127	3.211	.090
오차	56.763	18	3.154		

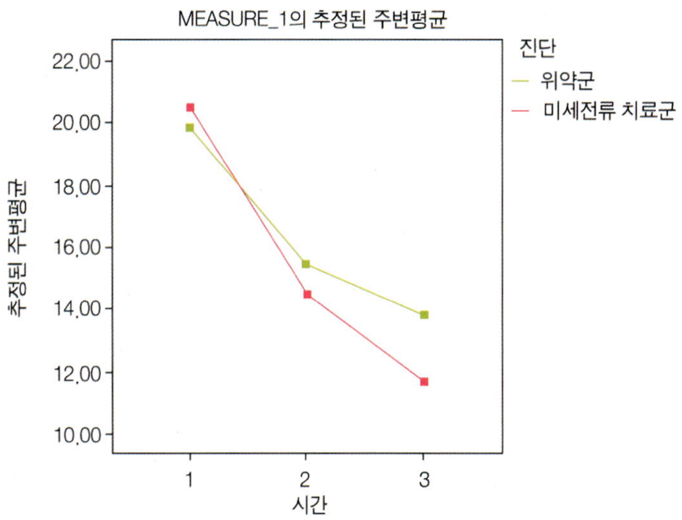

• **반복측정분산분석 절차**

① Mauchly의 구형성검정에서 교호작용이 유의할 경우
집단 간 '변화의 패턴이 다르다'는 것을 의미하며 그래프를 보고 어떻게 패턴이 다른지 해석한다.
② Mauchly의 구형성검정에서 교호작용이 유의하지 않을 경우
집단 간 '변화의 패턴이 같다'는 것을 의미하고, 주효과 시간 및 집단 각각의 차이 검정

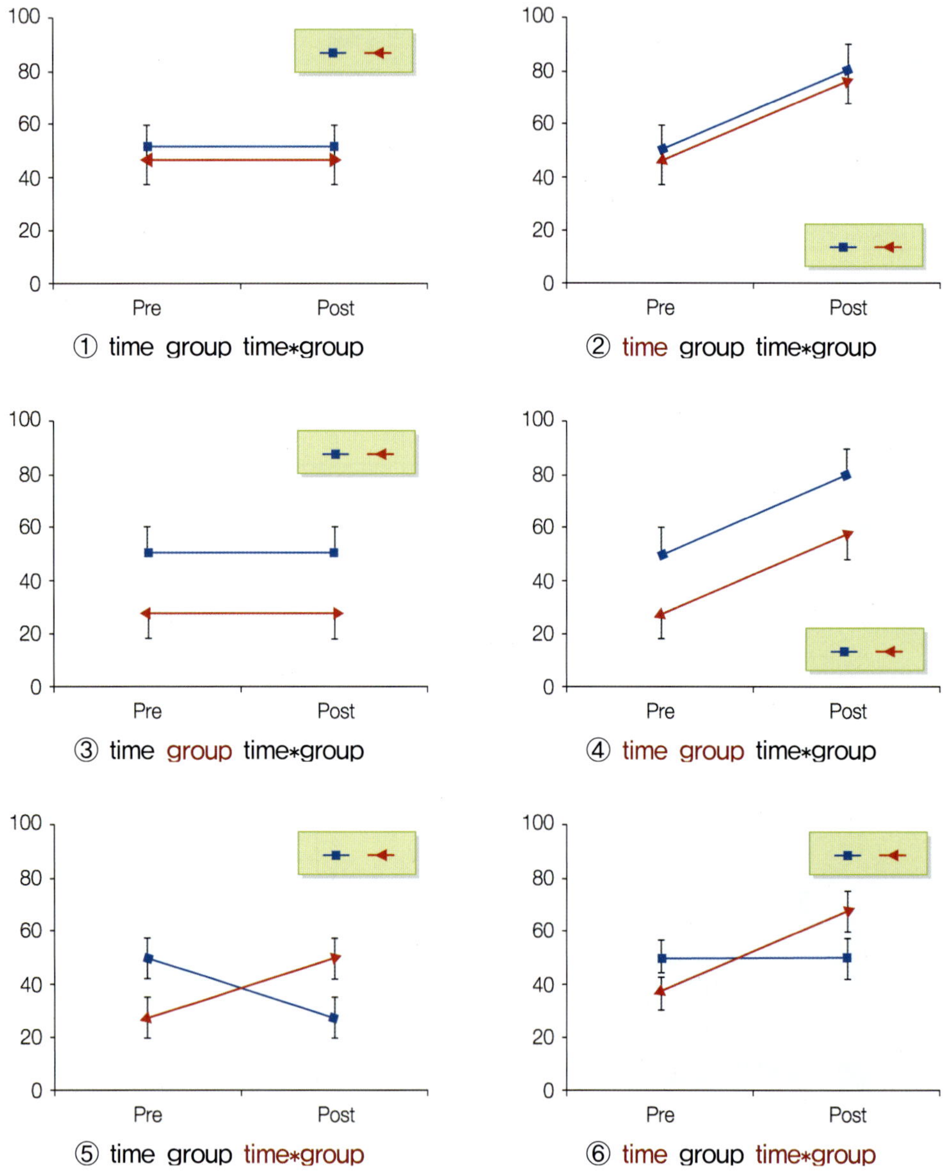

① time group time*group

② time group time*group

③ time group time*group

④ time group time*group

⑤ time group time*group

⑥ time group time*group

그림 3-2 반복측정분산분석 시 다양한 결과 유형의 그래프(글자 색깔이 빨간색이 통계적으로 유의한 차이를 나타냄)

• 위의 그림에서의 해석

① 교호작용, 주효과 시간 및 집단 모두 유의하지 않은 경우로, 이때에는 치료효과가 전혀 없는 것으로 해석한다.

② 교호작용, 주효과 집단에서는 유의하지 않고 주효과 시간에서만 유의한 경우로, 이때에는 두 집단의 변화패턴이 비슷하고 치료 전에 비해 치료 후 측정치가 상승한 것으로 해석한다. 따라서 치료의 효과 차이는 없는 것으로 해석한다. 다만 치료가 긍정적 혹은 부정적으로 작용하여 변화를 초래한 것으로 해석한다.

③ 교호작용, 주효과 시간에서는 유의하지 않고 주효과 집단에서만 유의한 경우로, 이때에는 두 집단 모두 치료효과가 전혀 없어 변화가 없는 것으로 해석한다.

④ 교호작용은 유의하지 않고 주효과 시간 및 집단 각각 유의한 경우로, 이때에는 두 개의 집단에서 치료효과가 비슷하게 나타난 것으로 해석한다. ②번과 해석이 같고, 주효과 집단에서의 유의한 차이는 치료효과에 의한 것이 아니라 치료 전부터 집단 간 차이로 인한 것임을 주의해야 한다.

⑤, ⑥은 교호작용이 유의한 것으로 집단 간 변화패턴이 다르다는 것을 의미하여, 두 개의 집단에서 치료효과가 다르게 작용한 것으로 해석한다. 각 집단 마다 다르게 나타난 변화패턴에 따라 치료효과가 긍정적인지 부정적인지 아니면 효과가 없어 변화가 없는 것인지에 대해 해석한다.

물리치료 연구분야에서는 집단이 2개 이상이며, 치료방법에 따라 변화패턴의 차이가 있는지 알아보는 설계가 상당히 많다. 따라서 이와 같이 집단이 2개 이상인 이요인 반복측정분산분석에서는 집단 간 변화패턴의 차이가 있는지를 알아보기 위한 것이므로 교호작용이 유의하지 않을 경우 변화패턴이 같다는 것을 의미하므로 치료방법 간의 차이를 인정하기 어렵다. 반대로 교호작용이 존재할 경우 변화패턴이 다르다는 것을 의미하므로 이것은 치료방법의 차이 때문인 것으로 해석할 수 있다.

(2) 반복이 있는 요인과 반복이 있는 요인설계

예) 넓적다리에 대한 온습포와 냉습포 적용이 무릎 폄근 근활성도에 영향을 주는지 알아보고자 10명의 대상자를 선정하여 전기 온습포를 넙다리에 둥글게 말아 20분을 적용하였다. 적용 전과 직후, 10분 후에 근전도 기기를 통해 무릎 안쪽넓은근의 실효치진폭을 기록하였다. 일정 기간 후에 다시 동일한 대상자들로 이번에는 냉습포를 동일부위에 10분 동안 적용하고 동일한 측정을 실시하였다.

온습포와 냉습포에 따른 무릎 안쪽넓은근의 근활성도의 변화패턴은 다른가?

표 3-7 습포종류에 따른 무릎 안쪽넓은근의 근전도 실효치진폭값(mV)

환자	apre	apost	apost10	bpre	bpost	bpost10
1	6.84	4.13	4.69	6.83	9.25	5.89
2	10.04	9.28	5.57	9.97	13.81	7
3	3.69	3.66	5.16	3.69	4.24	2.93
4	6.42	4.98	4.64	6.42	5.48	6.21
5	2.31	2	3.02	5.12	3.59	3.83
6	5.72	6.69	4.92	5.71	7.88	6.38
7	4.57	4.47	5.25	6.72	10.94	8.12
8	8.01	6.26	7.04	8.02	3.98	4.15
9	8.5	4.4	3.18	8.5	11.08	9.44
10	6.32	5.15	4.48	3.91	5.43	4.03

❋ SPSS에 의한 분석

• 자료 입력 및 설정방법

① 분석을 위해 필요한 자료를 입력한다.

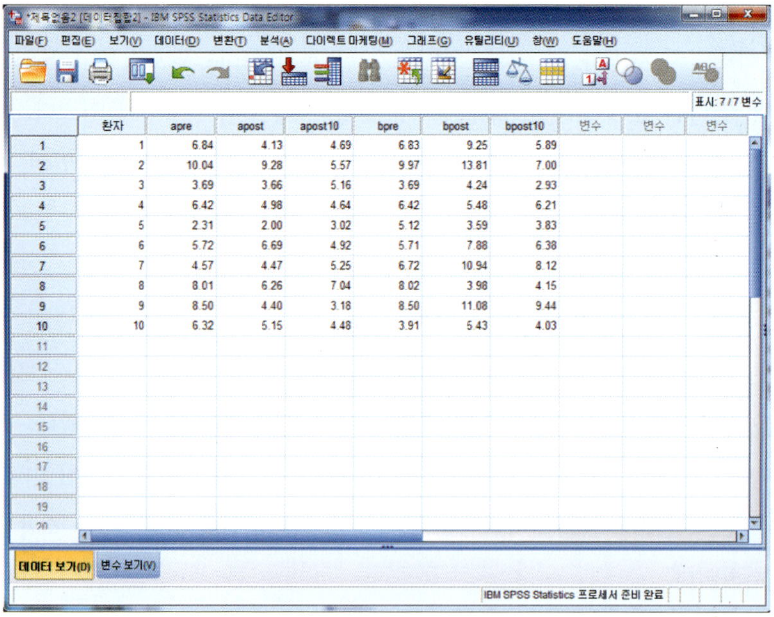

② 데이터의 정규분포 가정 검토
[분석] - [기술통계량] - [데이터 탐색] 선택

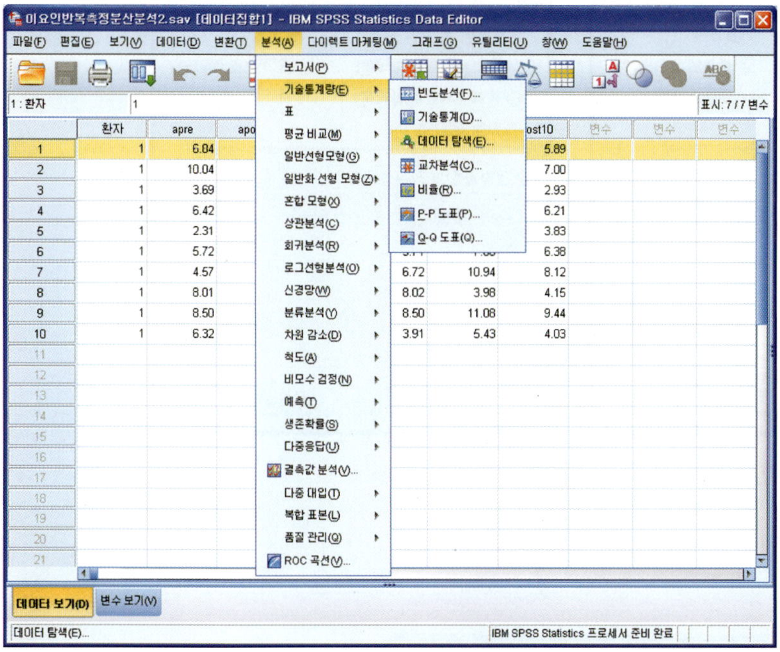

③ 데이터의 종속변수 설정 및 도표 설정
분석대상 변수인 'apre, apost, apost10, bpre, bpost, bpost10'을 오른쪽 종속변수로 차례대로 이동시키고 아래쪽 표시 옵션에서 '모두'로 되어 있는 것을 '도표'로 체크하고 우측 상단의 [도표]를 선택한다.

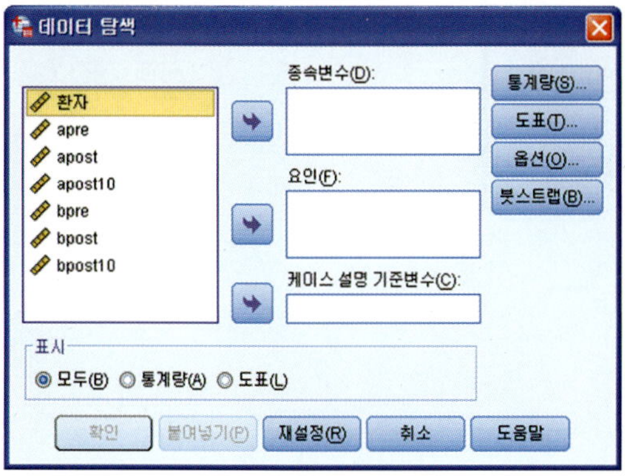

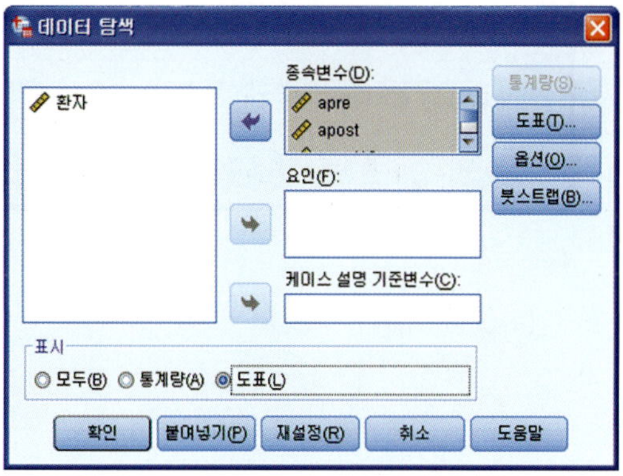

④ '검정과 함께 정규성 도표'에 체크하고 아래쪽 [계속]을 선택한다.

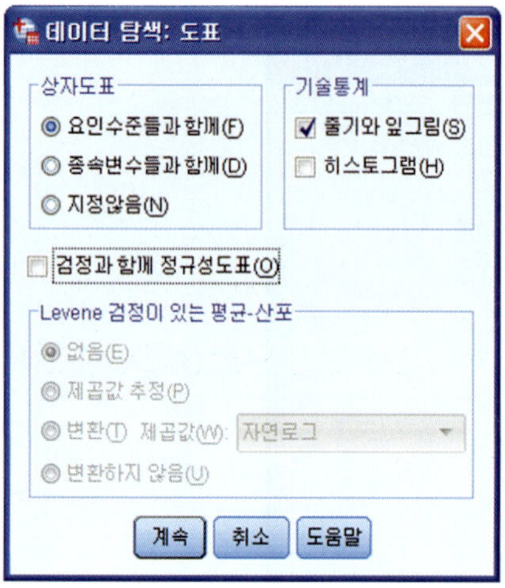

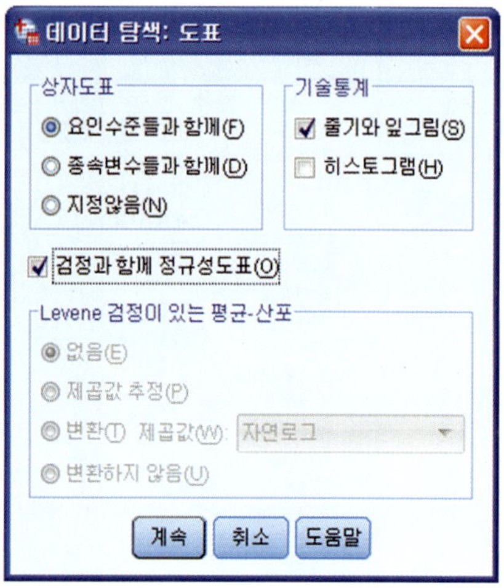

⑤ 아래쪽 [확인]을 선택한다.

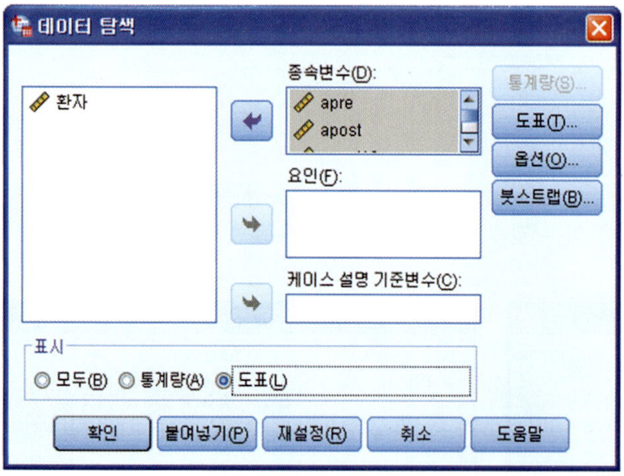

⑥ 정규분포 가정 검토

정규성검정

	Kolmogorov-Smirnova			Shapiro-Wilk		
	통계량	자유도	유의확률	통계량	자유도	유의확률
apre	.114	10	.200*	.989	10	.995
apost	.191	10	.200*	.945	10	.614
apost10	.193	10	.200*	.933	10	.474
bpre	.132	10	.200*	.971	10	.903
bpost	.221	10	.183	.910	10	.284
bpost10	.187	10	.200*	.955	10	.732

a. Lilliefors 유의확률 수정

*. 이것은 참인 유의확률의 하한값입니다.

위 결과물에서 우측 '데이터 탐색' 항목 아래의 '정규성 검정' 출력 결과물을 해석한다. 정규분포 가정 검토는 'Kolmogorov-Smirnov'나 혹은 'Shapiro-Wilk' 항목 중 어느 하나를 선택해서 분석한다. 모든 항목에서 유의확률 값이 0.05 이상이므로 정규분포 가정을 만족하는 것으로 나타났다. 따라서 모수 분석방법인 반복측정분산분석을 선택한다.

⑦ 분석방법선택

[메뉴] - [분석] - [일반선형모형] - [반복측정] 선택

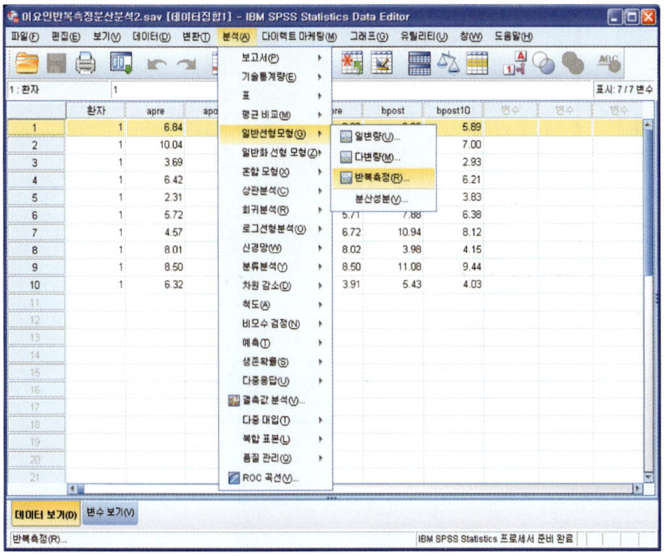

⑧ 개체－내 요인 정의
'개체－내 요인이름'은 자동으로 '요인1'로 설정되어 있는 창이 열린다.

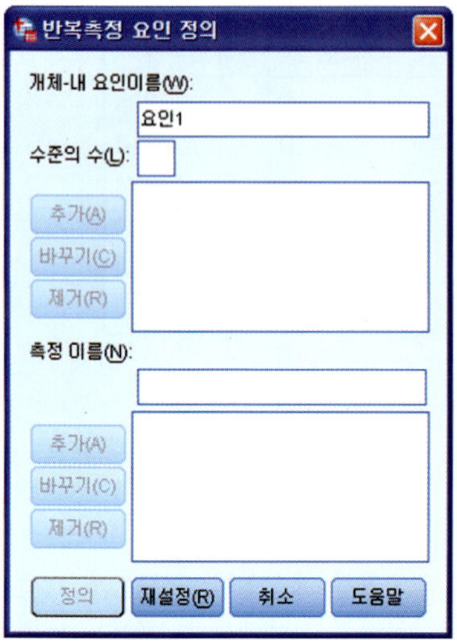

'개체－내 요인이름'에 습포종류로 입력하고 '수준의 수'에 2를 입력하고 '추가' 버튼을 누른다.

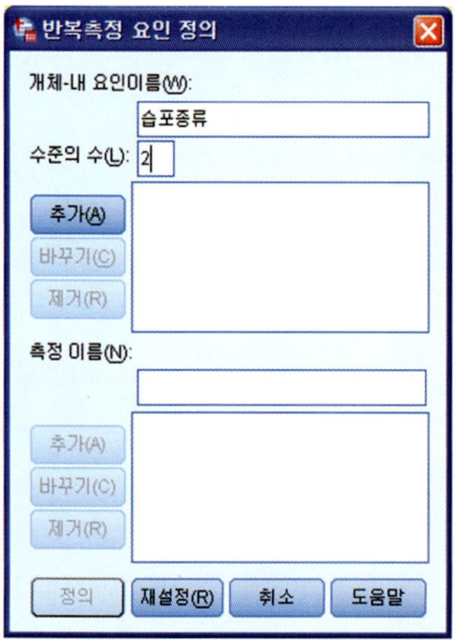

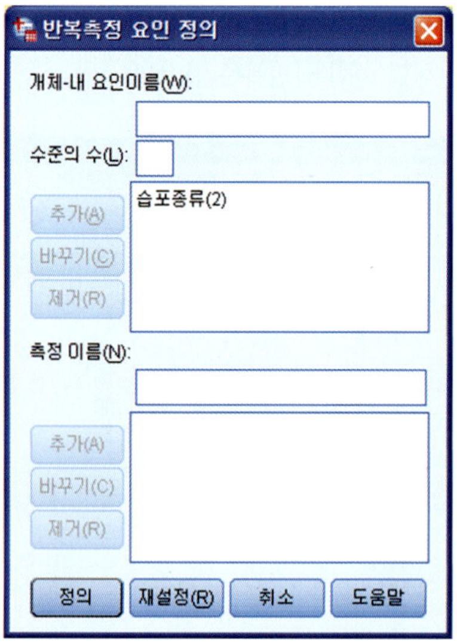

그 다음 다시 '개체-내 요인이름'에 시간을 입력하고 '수준의 수'에 3을 입력하고 '추가' 버튼을 누른다.

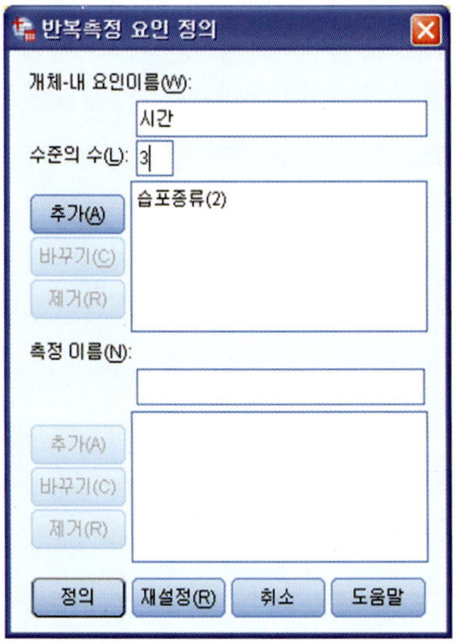

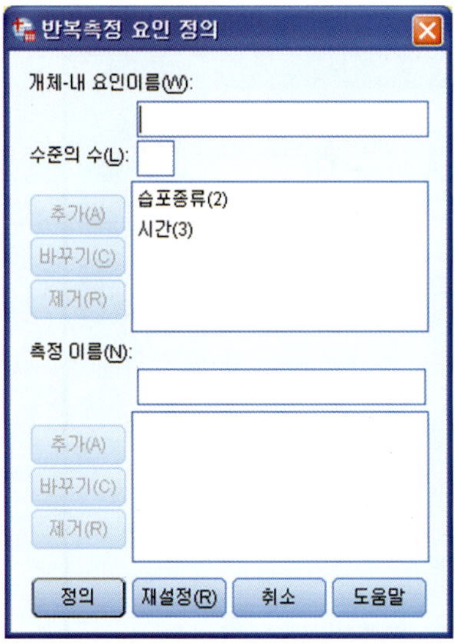

⑨ 위쪽 창에서 아래쪽 '정의' 버튼을 누르면 다음과 같은 대화상자가 열린다.

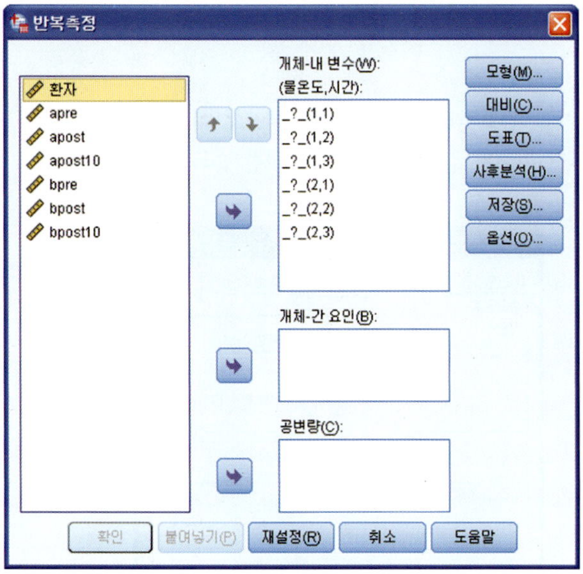

분석대상 변수인 'apre, apost, apost10, bpre, bpost, bpost10'을 오른쪽 종속변수로 차례대로 이동시킨다.

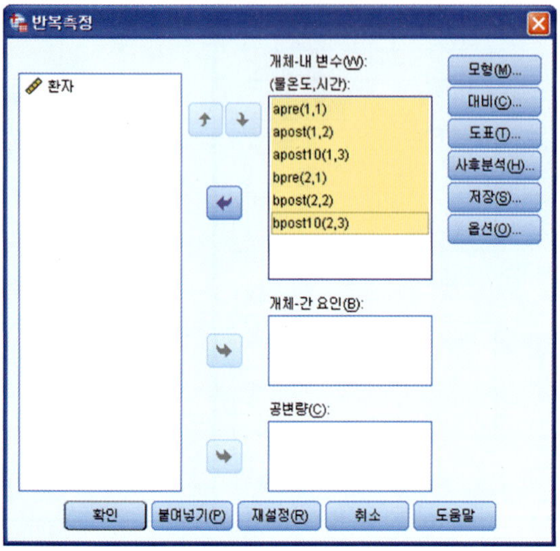

'도표'를 보기 위해 [도표] 버튼을 누른다.

'요인' 시간을 '수평축 변수'란으로 이동 시키고, 습포종류를 '선구분 변수'란으로 이동 시킨다. 그러면 [추가] 버튼이 활성화되고 [추가] 버튼을 누르면 아래와 같이 '도표'란으로 시간*습포종류가 이동된다.

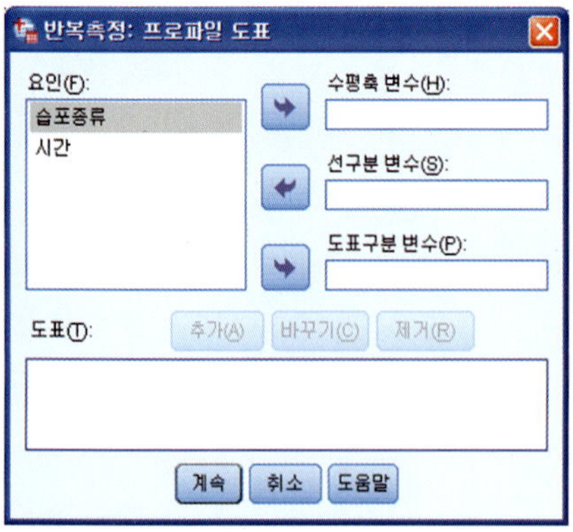

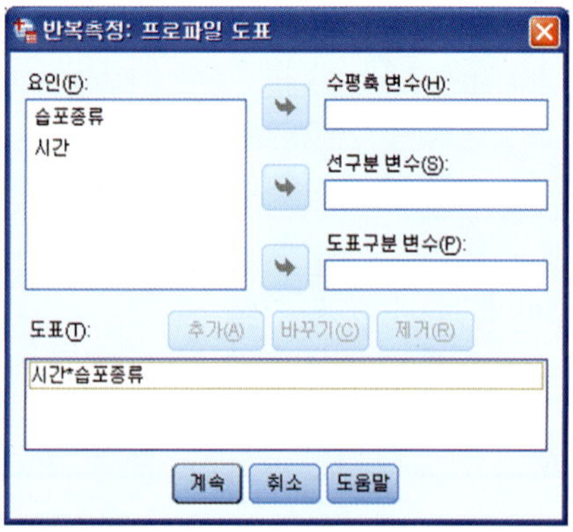

[계속] 버튼을 누른다.

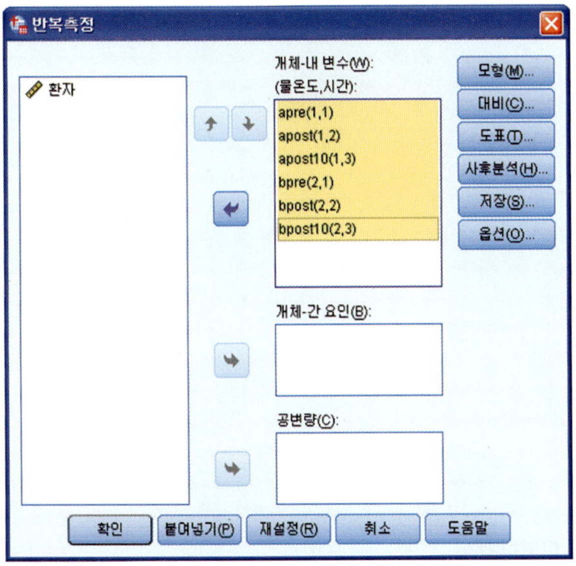

[확인] 버튼을 누른다.

• **분석결과 및 해석**

① **복합대칭(compound symmetry)의 가정 검토**

모크리(Mauchly) 구형성 검정 결과표에서 물 온도는 유의확률 값이 .(점), 시간의 유의확률은 0.823, 물 온도와 시간 사이의 교호작용 유의확률은 0.262로, 모두 $p>0.05$이므로 구형성 가정이 성립된다(이때, p값이 .(점)으로 되어 있는 경우는 p값이 0.99 이상을 의미한다). 가정이 충족되므로, 검정력이 약한 다변량 검정결과가 아닌 단일변량 검정결과를 해석한다.

② **통계 결과해석**

단일변량 검정결과는 개체-내 효과검정 표 안에서 가장 먼저 해석해야 할 부분은 물 온도와 시간 사이의 교호작용에 대한 구형성 가정의 유의확률 값이다. 유의확률 값이 0.035이므로 교호작용이 유의한 것으로 나타났다. 따라서 습포의 종류에 따라 무릎 안쪽넓은근의 실효치진폭의 변화패턴은 다른 것으로 나타난 것으로 해석할 수 있다.

③ 통계 결과해석의 의미

온습포는 적용 직후 근활성도가 증가되다가 10분 후에는 감소하는 것에 비해 냉습포는 적용 직후부터 근활성도가 감소해서 10분 후까지 계속해서 감소하는 것으로 나타났다. 따라서 습포 종류에 따라 무릎 안쪽넓은근에 대한 근활성도에 서로 다른 영향을 미치는 것으로 해석할 수 있다.

개체－내요인

측도 : MEASURE_1

습포종류	시간	종속변수
1	1	apre
	2	apost
	3	apost10
2	1	bpre
	2	bpost
	3	bpost10

다변량검정[b]

효과		값	F	가설자유도	오차자유도	유의확률
습포종류	Pillai의 트레이스	.308	4.010[a]	1.000	9.000	.076
	Wilks의 람다	.692	4.010[a]	1.000	9.000	.076
	Hotelling의 트레이스	.446	4.010[a]	1.000	9.000	.076
	Roy의 최대근	.446	4.010[a]	1.000	9.000	.076
시간	Pillai의 트레이스	.405	2.721[a]	2.000	8.000	.125
	Wilks의 람다	.595	2.721[a]	2.000	8.000	.125
	Hotelling의 트레이스	.680	2.721[a]	2.000	8.000	.125
	Roy의 최대근	.680	2.721[a]	2.000	8.000	.125
습포종류*시간	Pillai의 트레이스	.497	3.946[a]	2.000	8.000	.064
	Wilks의 람다	.503	3.946[a]	2.000	8.000	.064
	Hotelling의 트레이스	.986	3.946[a]	2.000	8.000	.064
	Roy의 최대근	.986	3.946[a]	2.000	8.000	.064

a. 정확한 통계량

b. Design : 절편

개체 - 내계획 : 습포종류 + 시간 + 습포종류*시간

Mauchly의 구형성검정[b]

측도 : MEASURE_1

개체 - 내효과	Mauchly의W	근사카이제곱	자유도	유의확률	엡실런[a]		
					Greenhouse-Geisser	Huynh-Feldt	하한값
습포종류	1.000	.000	0	.	1.000	1.000	1.000
시간	.952	.389	2	.823	.955	1.000	.500
습포종류*시간	.715	2.681	2	.262	.778	.911	.500

정규화된 변형종속변수의 오차공분산행렬이 단위행렬에 비례하는 영가설을 검정합니다.

a. 유의성 평균검정의 자유도를 조절할 때 사용할 수 있습니다. 수정된 검정은 개체 내 효과검정표에 나타납니다.

b. Design : 절편

개체 - 내 계획 : 습포종류 + 시간 + 습포종류*시간

개체 - 내 효과검정

측도 : MEASURE_1

소스		제 III 유형 제곱합	자유도	평균제곱	F	유의확률
습포종류	구형성가정	23.043	1	23.043	4.010	.076
	Greenhouse-Geisser	23.043	1.000	23.043	4.010	.076
	Huynh-Feldt	23.043	1.000	23.043	4.010	.076
	하한값	23.043	1.000	23.043	4.010	.076
오차(습포종류)	구형성가정	51.716	9	5.746		
	Greenhouse-Geisser	51.716	9.000	5.746		
	Huynh-Feldt	51.716	9.000	5.746		
	하한값	51.716	9.000	5.746		
시간	구형성가정	14.847	2	7.424	3.072	.071
	Greenhouse-Geisser	14.847	1.909	7.776	3.072	.074
	Huynh-Feldt	14.847	2.000	7.424	3.072	.071
	하한값	14.847	1.000	14.847	3.072	.114
오차(시간)	구형성가정	43.491	18	2.416		
	Greenhouse-Geisser	43.491	17.184	2.531		
	Huynh-Feldt	43.491	18.000	2.416		
	하한값	43.491	9.000	4.832		
습포종류*시간	구형성가정	12.734	2	6.367	4.081	.035
	Greenhouse-Geisser	12.734	1.557	8.180	4.081	.048
	Huynh-Feldt	12.734	1.823	6.987	4.081	.039
	하한값	12.734	1.000	12.734	4.081	.074
오차 (습포종류*시간)	구형성가정	28.060	18	1.559		
	Greenhouse-Geisser	28.060	14.010	2.003		
	Huynh-Feldt	28.060	16.404	1.711		
	하한값	28.060	9.000	3.118		

개체 – 내대비검정

측도 : MEASURE_1

소스		시간	제III 유형제곱합	자유도	평균제곱	F	유의확률
습포종류	선형모형		23.043	1	23.043	4.010	.076
오차(습포종류)	선형모형		51.716	9	5.746		
시간		선형모형	11.458	1	11.458	5.579	.042
		2차모형	3.390	1	3.390	1.220	.298
오차(시간)		선형모형	18.483	9	2.054		
		2차모형	25.008	9	2.779		
습포종류*시간	선형모형	선형모형	1.425	1	1.425	.807	.392
		2차모형	11.309	1	11.309	8.366	.018
오차 (습포종류*시간)	선형모형	선형모형	15.895	9	1.766		
		2차모형	12.166	9	1.352		

개체 – 간효과검정

측도 : MEASURE_1

변환된 변수 : 평균

소스	제III 유형제곱합	자유도	평균제곱	F	유의확률
절편	2159.309	1	2159.309	121.381	.000
오차	160.106	9	17.790		

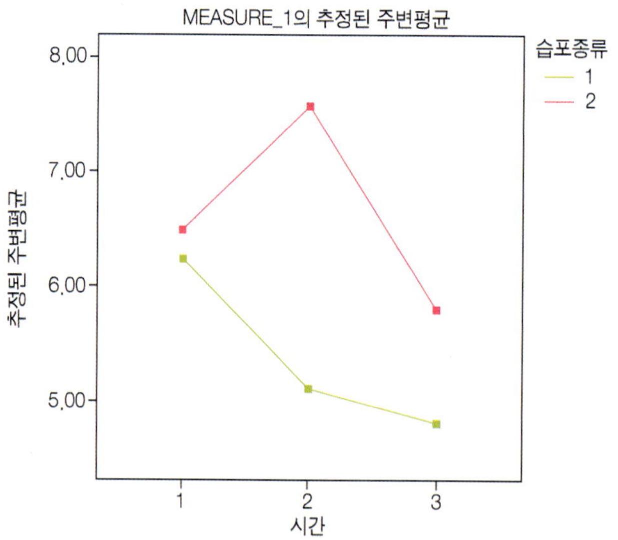

참·고·문·헌

- 성내경. 반복측정실험과 분석. 자유아카데미. 1997.
- 엄한주. 반복측정자료의 구형성 조건과 분석결과의 이해. 한국체육측정평가학회지. 2007;9(2):45-61.
- 정동빈, 박덕영. 치학 반복측정설계 및 분석의 실제. 2007.

Clinical Research Methodology

서식지

1. 연구 계획서
2. 연구 일지
3. 동료 평가

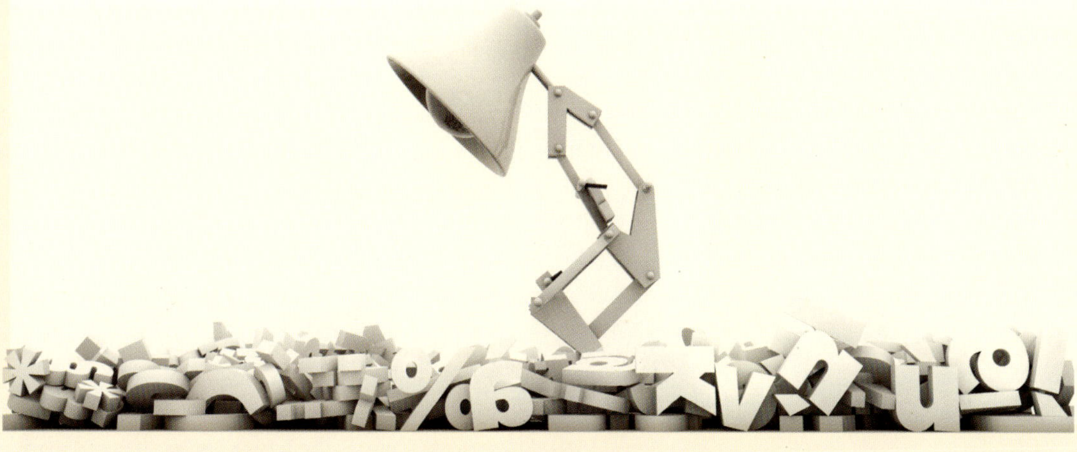

Clinical Research Methodology

연 구 계 획 서

<table>
<tr><td>팀 명</td><td colspan="3"></td><td>팀 원</td><td></td></tr>
<tr><td>조 장</td><td></td><td>연락처</td><td></td><td>분 반</td><td></td></tr>
<tr><td>부조장</td><td></td><td>연락처</td><td></td><td>학 번</td><td></td></tr>
<tr><td rowspan="2">논문제목</td><td>국 문</td><td colspan="4"></td></tr>
<tr><td>영 문</td><td colspan="4"></td></tr>
</table>

연구계획서를 아래와 같이 제출합니다.

년 월 일

제 출 자 : ㊞

지도교수 : ㊞

연구계획내용

1. 연구내용

2. 문제 제기

3. 연구의 중요성과 예상 기여도

4. 연구 방법 및 제한

5. 참고문헌

연구 일지(1 주차)

분 반 :	팀 명 :	이 름 :	작성 일자 :

향후 1주간 추진할 사전 학습 내용(팀원 과제 분배, 사전학습 내용 등)

학습 시 추진한 내용(주제 발표, 토의사항 및 방법 등 주차별 일과 시 활동기록)	
토론 주제	
토론 내용	
결 과	

학습 후 추진한 내용(토의사항, 카페활동, 지도교수방문, 산업체교수방문 등)

질문사항/애로요인	성찰내용(배운점, 느낀점, 실행다짐 등)

교수확인 및 command

연구 일지(2 주차)

분 반 :	팀 명 :	이 름 :	작성 일자 :

향후 1주간 추진할 사전 학습 내용(팀원 과제 분배, 사전학습 내용 등)

학습 시 추진한 내용(주제 발표, 토의사항 및 방법 등 주차별 일과 시 활동기록)	
토론 주제	
토론 내용	
결 과	

학습 후 추진한 내용(토의사항, 카페활동, 지도교수방문, 산업체교수방문 등)	
질문사항/애로요인	성찰내용(배운점, 느낀점, 실행다짐 등)

교수확인 및 command

연구 일지(3 주차)

분 반 :	팀 명 :	이 름 :	작성 일자 :

향후 1주간 추진할 사전 학습 내용(팀원 과제 분배, 사전학습 내용 등)

학습 시 추진한 내용(주제 발표, 토의사항 및 방법 등 주차별 일과 시 활동기록)	
토론 주제	
토론 내용	
결 과	

학습 후 추진한 내용(토의사항, 카페활동, 지도교수방문, 산업체교수방문 등)	
질문사항/애로요인	성찰내용(배운점, 느낀점, 실행다짐 등)

교수확인 및 command

연구 일지(4 주차)

분 반 :	팀 명 :	이 름 :	작성 일자 :

향후 1주간 추진할 사전 학습 내용(팀원 과제 분배, 사전학습 내용 등)

학습 시 추진한 내용(주제 발표, 토의사항 및 방법 등 주차별 일과 시 활동기록)	
토론 주제	
토론 내용	
결 과	

학습 후 추진한 내용(토의사항, 카페활동, 지도교수방문, 산업체교수방문 등)

질문사항/애로요인	성찰내용(배운점, 느낀점, 실행다짐 등)

교수확인 및 command

연구 일지(5 주차)

분 반 :	팀 명 :	이 름 :	작성 일자 :

향후 1주간 추진할 사전 학습 내용(팀원 과제 분배, 사전학습 내용 등)

학습 시 추진한 내용(주제 발표, 토의사항 및 방법 등 주차별 일과 시 활동기록)	
토론 주제	
토론 내용	
결 과	

학습 후 추진한 내용(토의사항, 카페활동, 지도교수방문, 산업체교수방문 등)	
질문사항/애로요인	성찰내용(배운점, 느낀점, 실행다짐 등)

교수확인 및 command

연구 일지(6 주차)

분 반 :	팀 명 :	이 름 :	작성 일자 :

향후 1주간 추진할 사전 학습 내용(팀원 과제 분배, 사전학습 내용 등)

학습 시 추진한 내용(주제 발표, 토의사항 및 방법 등 주차별 일과 시 활동기록)	
토론 주제	
토론 내용	
결 과	

학습 후 추진한 내용(토의사항, 카페활동, 지도교수방문, 산업체교수방문 등)	
질문사항/애로요인	성찰내용(배운점, 느낀점, 실행다짐 등)

교수확인 및 command

연구 일지(7 주차)

분 반 :	팀 명 :	이 름 :	작성 일자 :

향후 1주간 추진할 사전 학습 내용(팀원 과제 분배, 사전학습 내용 등)

학습 시 추진한 내용(주제 발표, 토의사항 및 방법 등 주차별 일과 시 활동기록)	
토론 주제	
토론 내용	
결 과	

학습 후 추진한 내용(토의사항, 카페활동, 지도교수방문, 산업체교수방문 등)	
질문사항/애로요인	성찰내용(배운점, 느낀점, 실행다짐 등)

교수확인 및 command

연구 일지(8 주차)

분 반 :	팀 명 :	이 름 :	작성 일자 :

향후 1주간 추진할 사전 학습 내용(팀원 과제 분배, 사전학습 내용 등)

학습 시 추진한 내용(주제 발표, 토의사항 및 방법 등 주차별 일과 시 활동기록)	
토론 주제	
토론 내용	
결 과	

학습 후 추진한 내용(토의사항, 카페활동, 지도교수방문, 산업체교수방문 등)	
질문사항/애로요인	성찰내용(배운점, 느낀점, 실행다짐 등)

교수확인 및 command

연구 일지(9 주차)

분 반 :	팀 명 :	이 름 :	작성 일자 :

향후 1주간 추진할 사전 학습 내용(팀원 과제 분배, 사전학습 내용 등)

학습 시 추진한 내용(주제 발표, 토의사항 및 방법 등 주차별 일과 시 활동기록)	
토론 주제	
토론 내용	
결 과	

학습 후 추진한 내용(토의사항, 카페활동, 지도교수방문, 산업체교수방문 등)	
질문사항/애로요인	성찰내용(배운점, 느낀점, 실행다짐 등)

교수확인 및 command

연구 일지(10 주차)

분 반 :	팀 명 :	이 름 :	작성 일자 :

향후 1주간 추진할 사전 학습 내용(팀원 과제 분배, 사전학습 내용 등)

학습 시 추진한 내용(주제 발표, 토의사항 및 방법 등 주차별 일과 시 활동기록)	
토론 주제	
토론 내용	
결 과	

학습 후 추진한 내용(토의사항, 카페활동, 지도교수방문, 산업체교수방문 등)	
질문사항/애로요인	성찰내용(배운점, 느낀점, 실행다짐 등)

교수확인 및 command

연구 일지(11 주차)

분 반 :	팀 명 :	이 름 :	작성 일자 :

향후 1주간 추진할 사전 학습 내용(팀원 과제 분배, 사전학습 내용 등)

학습 시 추진한 내용(주제 발표, 토의사항 및 방법 등 주차별 일과 시 활동기록)	
토론 주제	
토론 내용	
결 과	

학습 후 추진한 내용(토의사항, 카페활동, 지도교수방문, 산업체교수방문 등)

질문사항/애로요인	성찰내용(배운점, 느낀점, 실행다짐 등)

교수확인 및 command

연구 일지(12 주차)

분 반 :	팀 명 :	이 름 :	작성 일자 :

향후 1주간 추진할 사전 학습 내용(팀원 과제 분배, 사전학습 내용 등)

학습 시 추진한 내용(주제 발표, 토의사항 및 방법 등 주차별 일과 시 활동기록)	
토론 주제	
토론 내용	
결 과	

학습 후 추진한 내용(토의사항, 카페활동, 지도교수방문, 산업체교수방문 등)	
질문사항/애로요인	성찰내용(배운점, 느낀점, 실행다짐 등)

교수확인 및 command

연구 일지(13 주차)

분 반 :	팀 명 :	이 름 :	작성 일자 :

향후 1주간 추진할 사전 학습 내용(팀원 과제 분배, 사전학습 내용 등)

학습 시 추진한 내용(주제 발표, 토의사항 및 방법 등 주차별 일과 시 활동기록)	
토론 주제	
토론 내용	
결 과	

학습 후 추진한 내용(토의사항, 카페활동, 지도교수방문, 산업체교수방문 등)	
질문사항/애로요인	성찰내용(배운점, 느낀점, 실행다짐 등)

교수확인 및 command

연구 일지(14 주차)

분 반 :	팀 명 :	이 름 :	작성 일자 :

향후 1주간 추진할 사전 학습 내용(팀원 과제 분배, 사전학습 내용 등)

학습 시 추진한 내용(주제 발표, 토의사항 및 방법 등 주차별 일과 시 활동기록)	
토론 주제	
토론 내용	
결 과	

학습 후 추진한 내용(토의사항, 카페활동, 지도교수방문, 산업체교수방문 등)	
질문사항/애로요인	성찰내용(배운점, 느낀점, 실행다짐 등)

교수확인 및 command

연구 일지(15 주차)

분 반 :	팀 명 :	이 름 :	작성 일자 :

향후 1주간 추진할 사전 학습 내용(팀원 과제 분배, 사전학습 내용 등)

학습 시 추진한 내용(주제 발표, 토의사항 및 방법 등 주차별 일과 시 활동기록)	
토론 주제	
토론 내용	
결 과	

학습 후 추진한 내용(토의사항, 카페활동, 지도교수방문, 산업체교수방문 등)	
질문사항/애로요인	성찰내용(배운점, 느낀점, 실행다짐 등)

교수확인 및 command

연구 일지(　　주차)

분 반 :	팀 명 :	이 름 :	작성 일자 :

향후 1주간 추진할 사전 학습 내용(팀원 과제 분배, 사전학습 내용 등)

학습 시 추진한 내용(주제 발표, 토의사항 및 방법 등 주차별 일과 시 활동기록)	
토론 주제	
토론 내용	
결 과	

학습 후 추진한 내용(토의사항, 카페활동, 지도교수방문, 산업체교수방문 등)	
질문사항/애로요인	성찰내용(배운점, 느낀점, 실행다짐 등)

교수확인 및 command

팀원 상호평가

분 반		이 름	
팀 명		학 번	

기여도 순위		이 름	점 수	계
A+	1		20	
	2			
A	3		10	
	4			
B+	5		5	
	6			
B	7		2	
	8			
	9			

* 본인 제외하고 평가할 것. 과대표에게 직접 제출
* 기여도는 참여도, 역할 완수, 협동성 등을 모두 합한 내용을 산출해서 평가

Clinical Research Methodology

Clinical Research Methodology

I·N·D·E·X

가

가설설정 97
가용 표본추출법 97
가우스 분포 265
검사-재검사 신뢰도 288
검색 31
검정력 111
검정력 분석 프로그램 111
결론 211
계통 표본추출 89
고찰 28, 206
공분산분석 391
과학적 연구 14
교차설계 133
교호작용 132
구성타당도 287
국회도서관 173
군집표본추출 89
군집표본추출법 93
귀무가설 98
근거수준 피라미드 11
근거중심 물리치료센터 18
근거중심의학 17
근거중심치료 11, 13
급간내 상관계수 292
기관생명윤리위원회 54
기술연구 24
기준관련타당도 286
기초연구와 응용연구 23
기타대조임상시험 27

나

난수표 91
날조 69
내용타당도 286
내적일관성 신뢰도 298
눈가림법 128
눈덩이 표본추출법 96
뉘른베르크강령 50

다

다단계 층화 추출 92
단면적 연구 25
단순무작위배정 127
단순무작위 표본추출 89
단순무작위 표본추출법 90
단순회귀분석 377
단일대상자 설계 137
단일집단 시계열설계 136
단측검정 116
대립가설 98
대응 2 표본 355
대응표본 T검정 362
대인 면접법 144
대한물리의학회지 181
대한물리치료학회지 180
대한작업치료학회지 181
대한재활의학회지 181
대한통합의학회지 181
독립 2 표본 347
독립 K 표본 351
독립표본 T검정 358
동료 평가 475
동시타당도 286
동형검사 신뢰도 298
두 집단 사전사후 설계 129
등간척도 270

라

로지스틱회귀분석 384

마

메타분석 28, 158
명목척도 269
모수적 방법 347, 351, 355
모집단과 표본 87
무작위 임상시험 125
문헌 검색 168
문헌고찰 190
미국 연구윤리국 44

바

반복측정 분산분석 407
반복측정설계 138
반분 신뢰도 298
발달학적 연구 25
벤쿠버 스타일 212
벨몬트 보고서 52
변조 69, 71
보건연구정보센터 172
복합집단 사전사후 설계 130
블록 무작위배정 127
블록화 127
비동등 사전사후 통제집단설계 136
비례층화표본추출 92
비모수적 방법 347, 351, 355
비모수통계 309
비모수통계 검정 342
비비례층화표본추출 92
비율척도 270
비확률적 표본추출 94

비확률적 표본추출방법 *89*

사

사례 연구 *25*
사분위수 *255*
사전사후검사 통제집단설계 *129*
사정 *32*
사피로－윌크 검정 *199*
사후검사 통제집단설계 *130*
산점도 *259*
산포도 *251, 254*
상관분석 *309, 373*
상관연구 *25*
생명윤리 *48*
생명윤리법 *48*
서론 *183*
서식지 *475*
서열척도 *270*
설문지법 *146*
세계물리치료연맹 *17*
솔로몬 4집단 실험설계 *131*
수렴타당도 *287*
숲그림 *160*
시행하는 무작위 임상시험 *27*
신뢰도－타당도연구 *25*
신뢰도 *288*
실험설계 *129*
실험연구 *27*
실험연구와 비실험연구 *24*

아

양적연구와 질적연구 *23*
양측검정 *116*
연구 *11, 13*
연구가설 *97, 98*
연구 결과 *201*
연구 계획서 *475*
연구방법 *194*
연구윤리 *43*
연구 일지 *475*
연구주제 *165*
영가설 *98*
영문초록 *183*
예측타당도 *287*
왜도 *251, 255*
요인설계 *131*
위조 *71*
유병률 연구 *25*
유사실험설계 *135*
유사실험 연구 *27, 125*
유의수준 α *101*
유의수준과 유의확률 *101*
유효성 *35*
윤리 *43*
의도적 표본추출법 *95, 96*
의사결정 분석 *28*
의학연구정보센터 *172*
이상값 *251, 256*
이요인 반복측정 설계 *134*
일원배치 분산분석 *309, 367*
임상적 질문 *29*
임상치료지침 *33*

자

자유도 *118*
전문적 임상지식 *16*
정규분포 *265*
정규성 검정 *198*
정량화 연구 *25*
제1종 오류 *100*
제2종 오류 *100*
제목 *182, 183*
조사연구 *27, 144*
주효과 *132*
중심경향치 *251, 253*
중위수 *253*
질적 연구 *25*
짝짓기 *128*

차

참고문헌 *212*
척도 *268*
첨도 *251, 255*
체계적 고찰 *28, 155*
체계적 고찰과 메타분석 *155*
체계적 무작위 표본추출법 *91*
최빈치 *253*
최선의 근거 *16*
최종 평가 *35*
측정 *268*
측정 도구 *272*
측정자간 신뢰도 *291*
측정자내 신뢰도 *291*
층화 무작위배정 *127*
층화표본추출 *89*
층화표본추출법 *92*

카

카이제곱 검정 *342*
코로모고로프－스미노프 *199*
코헨의 카파계수 *295*
코호트 연구 *25, 26*
크론바흐 알파 *301*

타

타당도 285
탐색 연구 25
통계적 가설 97
통합 35

파

파워포인트 작성법 215
판별타당도 288
편리 표본추출법 94
편향 89
평균 253
표면타당도 286
표본오차 88
표본추출 87
표본추출기법 89
표본크기 111
표절 69, 72
표준정규분포 267
표준편차 254

하

하버드 스타일 213
한국전문물리치료학회지 180
할당 표본추출법 96
헬싱키 선언 51
현장실험설계 135
혼합요인 설계 134
확률적 표본추출방법 89
환자－대조군연구 25, 27
환자선호도 16
회귀분석 309, 377
효과성 35
효과크기 119

A

A&HCI 168
AGREE Ⅱ 33
alternate-forms reliability 298
alternative hypothesis 98
American Psychological Association 213
APA 스타일 213
Appraise 32
Assessment 33
available sampling method 97

B

basic and applied research 23
Belmont Report 52
Best research 16
bias 89
blinding 128
blocking 127

C

case-control group study 27
case-control studies 25
case study 25
CAT 35
CEBP 18
Centre of Evidence-Based Physiotherapy 18
Clinical expertise 16
Clinical Practice Guidelines 33
Clinical question 29
cluster sampling 89, 93
Cochrane 171
Cochrane library 33
Cohen의 효과크기 119
cohort studies 25
cohort study 26
concurrent validity 286
Consolidated Standards of Reporting Trials 139
CONSORT 지침서 35, 139
construct validity 287
content validity 286
convenience sampling 94
convergent validity 287
Correlation analysis 373
correlational research 25
CPG 33
criterion-related validity 286
Critically Appraised Topic 35
Cronbach's alpha 301
cross-over design 133
cross-sectional study 25

D

DBPIA 173
decision analysis 28
Declaration of Helsinki 51
degree of freedom 118
descriptive research 24
Development and Evaluation 33
developmental research 25
df 118
discriminant validity 288
disproportionate stratified sampling 92

E

EBP 13
effectiveness 35
efficacy 35
Embase 171, 179
EndNote 35, 233
ethics 43
Evaluation 35
Evidence based practice 13
evidence-based medicine 17
experimental design 129
experimental research 24, 27
exploratory research 25

F

Fabrication 69, 71
face to face interview 144
face validity 286
factorial design 131
Falsification 69, 71
field experimental design 135
forest plot 160

G

Gaussian distribution 265
G-Power 3.1 111
GRADE 33
Grading of Recommendation 33

H

H0 98
H1 98
Harvard style 213

I

Independent-samples t test 347, 358
Institutional Review Board 54
Integration 35
intention-to-treat 141
interaction effect 132
internal consistency reliability 298
interrater reliability 291
interval scale 270
intraclass correlation coefficient 292
intrarater reliability 291
IRB 54
ITT 141

J

Jackheere-Terpstra test 351

K

Kappa 295
KISS 173, 180
Kolmogorov-Smirnov 199
KoreaMed 172
Kruskal-Wallis test 351

M

main effect 132
Mann-Whitney U-test 347
matching 128
mean 253
median 253
Median test 347, 351
MEDLINE 168
Medric 172
meta analysis 28, 158
mixed design 134
mode 253
multigroup pretest-posttest design 130

N

NAS 78
National Academy of Society 78
nominal scale 269
nonequivalent pretest-posttest control group design 136
non-probability sampling 89, 94
normality test 198
normative research 25
null hypothesis 98
Nuremberg Code 50

O

one-group time series design 136
one-tailed test 116
One-Way ANOVA 351
ordinal scale 270
other controlled clinical trial 27
outlier 256

P

Paired t test 355, 362
patients Values 16
PEDro 11, 18, 179

Physical Therapy Rehabilitation Science 180
PICO 29, 173
PICOS 29
plagiarism 69, 72
posttest only control group design 130
power 111
predictive validity 287
Preferred Reporting Items for Systematic Reviews and Meta-Analyses 157
pretest-posttest control group design 129
prevalence study 25
PRISMA 157
probability sampling 89
proportionate stratified sampling 92
PTRS 180
Pubmed 168
purposive sampling method 95

Q

qualitative research 25
quantitative and qualitative research 23
quartile 255
quasi-experimental design 135
Quasi-experimental studies 27, 125
quota sampling 96

R

Randomized controlled trial 27, 125
ratio scale 270
RCT 27, 125
Regression analysis 377
reliability 288
reliability-validity research 25
Research ethics 43
research hypothesis 97
review 28
Rich 172
Riss4U 179

S

sampling bias 88
sampling techniques 89
scatter plot 259
SCI 168
SCIE 168
Sciencedirect 179
SCOPUS 168
Search 31
Shapiro-Wilk 199
Sign test 355
simple random sampling 89, 90
single-subject design 137
snowball sampling 96
solomon four group design 131
split-half reliability 298
SPSS 311
SRS 90
SSCI 168
standard deviation 254
statistical hypothesis 97
Statistical Package for the Social Science 311
stratified sampling 89, 92
stroke 32
survey research 27
systematic random sampling 91
systematic sampling 89
systemic review 28, 155

T

task oriented 32
test-retest reliability 288
The Appraisal of Guidelines for Research & Evaluation 33
two-group pretest-posttest design 129
two-tailed test 116
two-way repeated measures design 134
type Ⅰ error 100
type Ⅱ error 100

V

validity 285
Vancouver style 212

W

Wilcoxon rank sum test 347
Wilcoxon signed rank test 355

X

X2 test 342

기타

1차 연구 28
2차 연구 28
T검정 309

Clinical Research Methodology

Clinical Research Methodology

QR코드를 활용한

NEW Clinical Research Methodology 임상연구방법론

초판 1쇄 발행 2018년 1월 25일
초판 2쇄 발행 2019년 2월 20일

저 자 송창호 신원섭 유재호 이경진 이규창 이동엽 이동진 이정우 조성현 한상완 강민혁 김진섭 김진욱 문동철 박대성 박정서 박희수 서동권 신준호 심제명 유경태 이연섭 이종원 이호승 임종민 정진규 조미숙 한슬기 한진태

발행인 이 웅 현

발행처 **퍼시픽북스**
서울시 중구 충무로 29 아시아미디어타워 501호
TEL. 02-2272-7766(代) / FAX. 02-2272-7166
www.papu.co.kr

ISBN 978-89-6130-940-0

정가 38,000원

Clinical Research Methodology